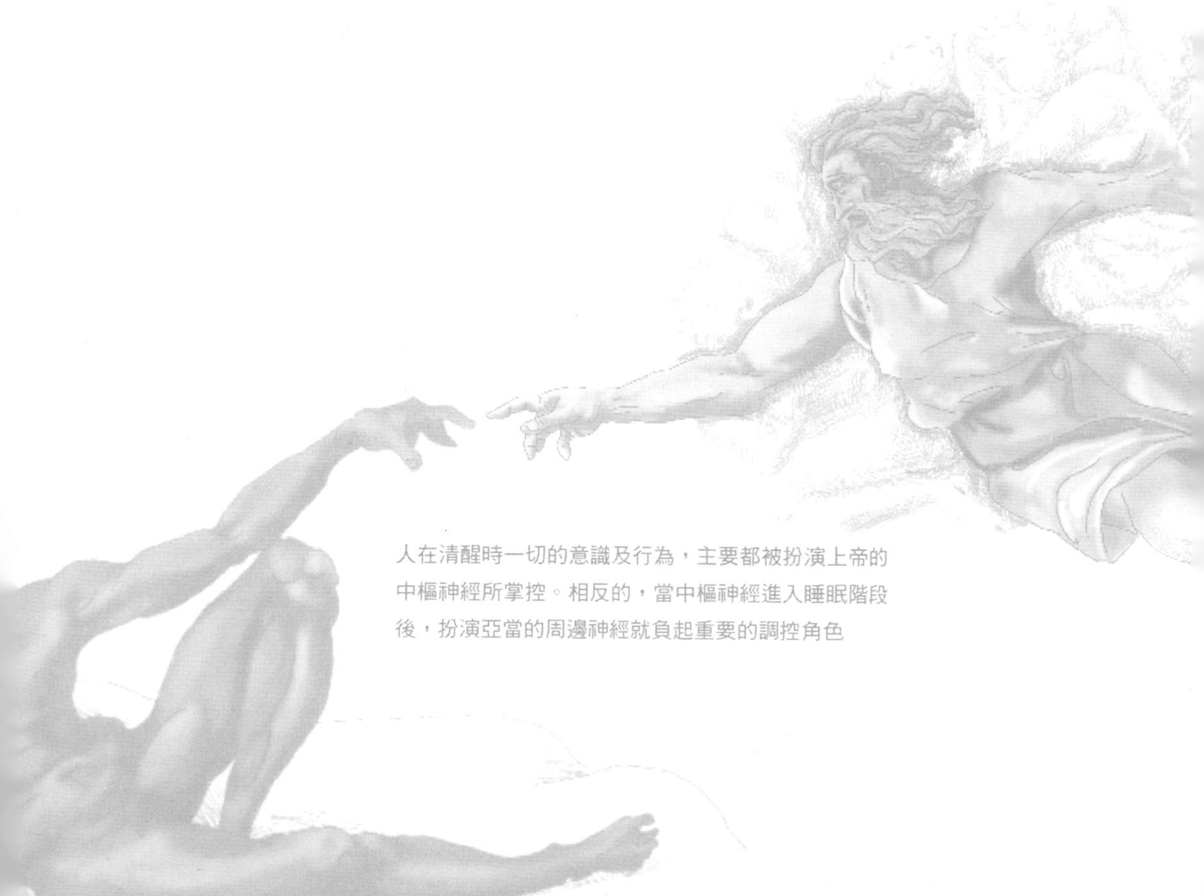

人在清醒時一切的意識及行為，主要都被扮演上帝的中樞神經所掌控。相反的，當中樞神經進入睡眠階段後，扮演亞當的周邊神經就負起重要的調控角色

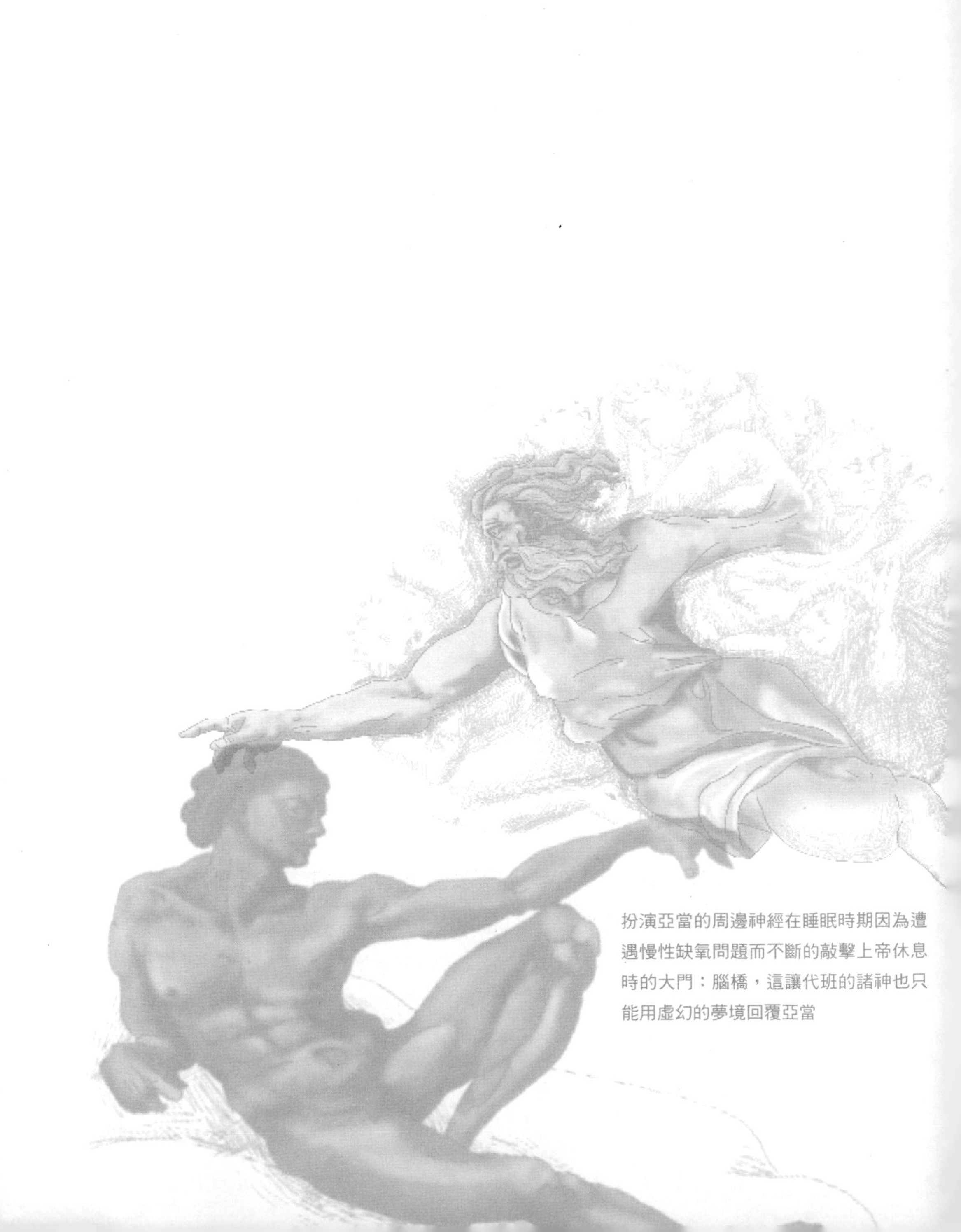

扮演亞當的周邊神經在睡眠時期因為遭遇慢性缺氧問題而不斷的敲擊上帝休息時的大門：腦橋，這讓代班的諸神也只能用虛幻的夢境回覆亞當

# 作者序

封面上這幅大腦版的『創世紀』，是我改編自米開郎基羅大師在梵蒂岡大教堂頂上的曠世巨作。500 多年前，在那象徵上帝中心的梵蒂岡大教堂高聳的大廳天頂上，藏著一個鮮為人知的秘密：上帝及諸神存在我們的大腦中，代表人類的亞當，被大腦中的上帝所創造！

也因為從這幅畫中得到一絲線索，讓我可以探尋出睡眠、作夢及失眠等等生理現象的源頭啟示：當上帝和諸神都休息時，那代表人的『亞當』會發生甚麼事呢？讀者可能會猜想著應該會很無助吧，畢竟沒有『神』在做指示？也有讀者猜想著可能會很自由吧，好不容易解脫了，沒『神』在監管著？當然也有人會說當然是在休息睡覺吧，畢竟跟著『神』總沒有錯？

我跟大夥一樣，對著這些謎題原本想一笑置之、倒頭就睡。可惜卻在一些特殊的情況下，只能翻來覆去兩眼直瞪暗黑的天花板，朦朧中突然閃過一個念頭：做為軀體的『亞當』，會不會也在一些特別的情況下去向扮演大腦的上帝求助一下，並在祂休息下班的時間還去敲上帝的門？當然，除非是天崩地裂的大事，否則在一般情況下的『小事』，大領導人在下班休假後一般是不會輕易出面的，只會找代班的助理幫忙緊急處裡一下罷了。可是如果從偶爾敲門、不斷敲門、到用力敲門的情況接連發生之後，代表著上帝也會提早結束休假，而急忙得拎著公事包上班囉！

我不知道 500 多年前米開郎基羅是否經常失眠，但是蠻肯定的是大師他除了是位了不起的藝術家之外，也是一位卓越的神經生理學者。當人在清醒時一切的意識及行為，主要都被中樞神經所掌控。相反的，一旦中樞神經進入休息階段，也就是處在睡眠的非清醒狀態下時，周邊神經系統就應該扮演起很重要的調控腳色。這個概念在這個失眠、瞪著天花板、『創世紀』朦朧出現的夜裡，我悟出到了這個有趣的秘密。

雖然說上天經常會玩著關上一扇窗，然後再開啟另一扇門的作弄遊戲。當然，也可能在關上窗後，就得靠你獨自暗矇矇地摸出門鎖。當藏在天花板上的秘密被打開後，另一些重要的問題就緊跟著出現：到底甚麼東西在睡覺時能調控周邊神經？是闇黑之神嗎？還是扮演人的『亞當』？另外為什麼在睡覺時『亞當』會去敲上帝的門？是要求救嗎？還是要叫囂抗議？……這些門窗一直的被上天關了好久。

直到有一天，當我傻傻地跑了 12 公里後的晚上，突然地又摸到一扇窗，這才又再度的露出一絲光線。原來在睡眠時不斷地去敲上帝之門的『亞當』的理由，是因為他的能量已經匱乏到必須找上帝去求救，否則他如果依照上帝的規律方式偷懶地去睡覺時，很可能見不到明天的太陽。所以他趁上帝還沒下班休息前，就死纏活賴的敲著上帝辦公的大門，讓祂不得不加班去拯救『亞當』的疲困！當這扇失眠的窗被我打開之後，發現這竟然是大腦救贖身體所表演的前戲！

知道了窗外在演救贖的戲之後，我又不禁好奇地問:到底誰是主角？誰是導演？怎麼演出？劇情如何？在那裏演？……。如果將這些翻譯成較專業的名詞就變成:到底那些器官或細胞扮演睡眠障礙的主角？那些因子決定身體清醒或睡覺？睡眠或清醒的發生機制為何？如何發生失眠或睡眠障礙？透過那些組織或器官發生睡眠現象？等等……。看來越是接近謎題的中心，一扇扇上了鎖的暗黑小窗接連地橫亙在面前，這些窗戶邊早已經佈滿了一隻隻凝固不動的探索之手。如果我沒有辦法找到開窗的金鑰匙，那麼遲早上面還會再添上一隻滿佈蜘蛛網長繭的手。

寶藏，並不一定只藏在最神祕的地方！有時就會平凡巧妙的隱藏在身旁每天生活的周遭，只是我們經常視而不見罷了。當我偶然在一個仲夏的海邊魚塭池經過停留的片刻時，看見魚塭池裏頭幾萬條魚的生命，竟然是依靠一小具打氧水車設備的運作之後，我突然地就找到了那把尋找了許多年的金鑰匙！原來那一扇扇小窗緊閉著睡眠之謎的鎖頭，竟然都在我發現的這把鑰匙加上我專研許久的缺氧代謝理論下打開了！

---

這是一本我對睡眠、失眠、以及做夢等等未知的生理現象所研究的獨特全新發現、定義及理論。它們的發生主要都是因為缺氧這個核心現象而發生，所以對於因為缺氧而導致的睡眠問題，我則定義成缺氧型失眠及缺氧型睡眠障礙。而這套睡眠理論我則稱它作**『睡眠救贖理論』(Sleep Salvation Theory)** 或**『魚池平衡理論』(Balance Fishpond Theory)**，除了通俗易懂之外，畢竟還可以在這裡面找到我的英文名字！

原本我開啟這些研究的最先初衷，是想替世上千千萬萬、每天服用管制毒品來『昏迷』自己而短暫逃避失眠及睡眠障礙問題的可憐人群，去幫助他們脫離這些藥物毒害的控制。可是就在我研究達成目標的過程中，我驚訝的發現，透過這些管制藥物的安眠機制，將是多麼地傷害身體細胞，核心的問題依然出在它們原始的作用機理，而造成身體更加缺氧的事實。這也是吃多了安眠藥物，可以直接找上帝或閻羅王報到的首要原因。

相反的，當透過我的魚池平衡理論，則可以輕易地運用強化有氧的各類方法，讓這個像大魚池一樣的身體，含氧量高出大腦中能量平衡偵測器的水平。於是不但在睡眠時期可以正常的關閉『清醒』的開關，同時還可以讓睡眠過程中啟動睡眠救贖的『打氧』機制趨向正常。這些結果除了將令人可以快速而合理的入睡之外，同時還能促使睡眠結構趨向正常型態，也就是使睡眠品質變好，而消彌眾多的睡眠障礙問題。當然最重要的是，它可以彌補現有安眠藥物的造成身體缺氧的嚴重缺陷，當透過這套理論衍伸的相關方法，才能戒除這些用藥者對藥物的依賴並挽救相關的睡眠障礙問題！

---

當我在 35 歲時放下開業建築師的生涯，再轉換成專注醫藥健康及對抗疾病研究的這麼多年以來，一直有幾個生命中的任務迴盪在心中：癌症到底是怎麼發生的？失智症及漸凍症是怎麼形成的？過敏性氣喘和鼻炎怎麼越

來越多人患得？女性為何會發生經痛和子宮內膜異位症？憂鬱焦慮和失眠只是精神問題嗎？糖尿病和高血壓只能依賴藥物控制嗎？肥胖和高血脂是疾病嗎？……，在經過反覆徹底的研究之後，我發現原來這些問題的發生原因都源自同一個現象：缺氧！

我們或許可以三周不吃飯，也可能三天不喝水，但是卻沒法三分鐘不呼吸。然而縱使你吸進了大口的空氣，也不表示你身上38兆個細胞都能夠充分得到氧氣。可是目前醫生無法治癒的疾病，包括：各種癌症、失智症、漸凍症、心臟病、失眠、睡眠障礙、睡眠呼吸中止症、子宮內膜異位症、經痛、氣管過敏、鼻竇炎、高血壓、糖尿病、肥胖症、憂鬱症、精神分裂症、肝硬化、腎衰竭、性障礙、腦中風等等，卻都是因為你的慢性缺氧而最後演變成『病』。

當然讀者們或許會說現有的醫師和藥物都可以醫治這些，可是不要忘了這些醫和藥只能消除這些慢性疾病的症狀：所以長了腫瘤時也只能依靠切除、放療、化療等手段消滅它們，之後就得像割野草一樣地等著下次長大時再度光臨；血壓數值高了就用血管擴張劑天天強制的壓抑血壓，失眠睡不著覺時就用迷姦麻醉藥讓你失去昏迷；至於你的血管為什麼會自發收縮不重要，反正吃藥能控制又不要錢就對了；於是血糖高了、鼻子塞了、精神低落了、記不太起來了、手腳顫抖了、月經下腹痛了、勃不起來了……也都比照這個的模式辦理；再嚴重點的像是血管不通的心梗塞、腦中風、腎梗塞，做完疏通手術後，也只能依靠機器或抗血栓劑等藥物維生！

由於東西方的文化差異，在從二千多年前引領西方文化的希臘人到現今的全世界，就早已根深締固所謂的二分法哲理，也就是非黑即白、非好即壞的辯證心態，不論在國對國、人對人、事物對事物之間隨處都可見到這現象。這是科學能夠快速發展的基礎，同時也是現代主流醫學的根本觀念。因此每當醫師看見病菌感染、毒瘤腫塊、發炎發燒、器官衰竭、頭痛腳痛等等現象，當然是直接的以「消去法」為最高宗旨。不但外科的各種「刀」是如此、內科的「診」是如此，最重要的幾乎所有的「藥」也是在這樣的觀念下被研發生產出來！

也因此，在現有醫學觀念中似乎只有生病和健康兩類的人，而鮮有亞健康這個名詞。至於你覺得身體不太舒服、頭髮越來越白、體力越來越差、睡眠越來越短……等等檢查不到或者不明原因者，你也只能等到哪一天『疾病』發作時再去排隊拜訪醫院。可是你真的是健康嗎？除非你是 25 歲以下又過得正常生活的人，否則你的身體就已經開始進入缺氧狀態，只不過隨著年紀越大、習慣越差，缺氧的情況就越來越嚴重，積累一陣子後就發展成疾病。所以除非你所有的細胞都不缺氧，否則你就已處在不健康的狀態下，只等著哪天發生了『病』，再去醫院排隊以及等著一系列的西藥永久的款待囉！

新觀念的導入需要有新的科學研究資料作為支持，由於內容較廣，因此將研究分為發現篇、現況問題篇、以及曙光篇，建議讀者先依順序章節閱讀作依概括性了解後，再依讀者個人的問題去尋求可能對應的解決方式。為了不讓讀者霧裡看花，全部的文章裡，除了有些研究比較平鋪直述之外，其餘各段落都儘量以故事化或擬人化等寫作方式表達，並且每一段的論點我都置入科學文獻以為負責，並且在書後附上大約六百篇文獻可供醫界先進及讀者參考。另外就像我以往出版書的風格一樣，這次我更是構思了約二百多幅的插圖在本書中，相信能讓讀者更容易瞭解睡眠、失眠、做夢及缺氧的面貌！

最後還得感謝我的家人及同事們支持和我一起共演的精彩人生，在他們的加油聲中，才能促成我寫完本書！同時也真誠希望這本研究能帶給讀者一些睡眠健康的奇蹟，以及順利擺脫安眠藥物的依賴，才是我研究的原動力！

**陳志明 博士 (Dr. Balance Chen) 2019 年 寒冬 紐西蘭**

# 目錄

## ●●● 發現篇

—發 現 篇—

# 第一章

# 睡眠救贖

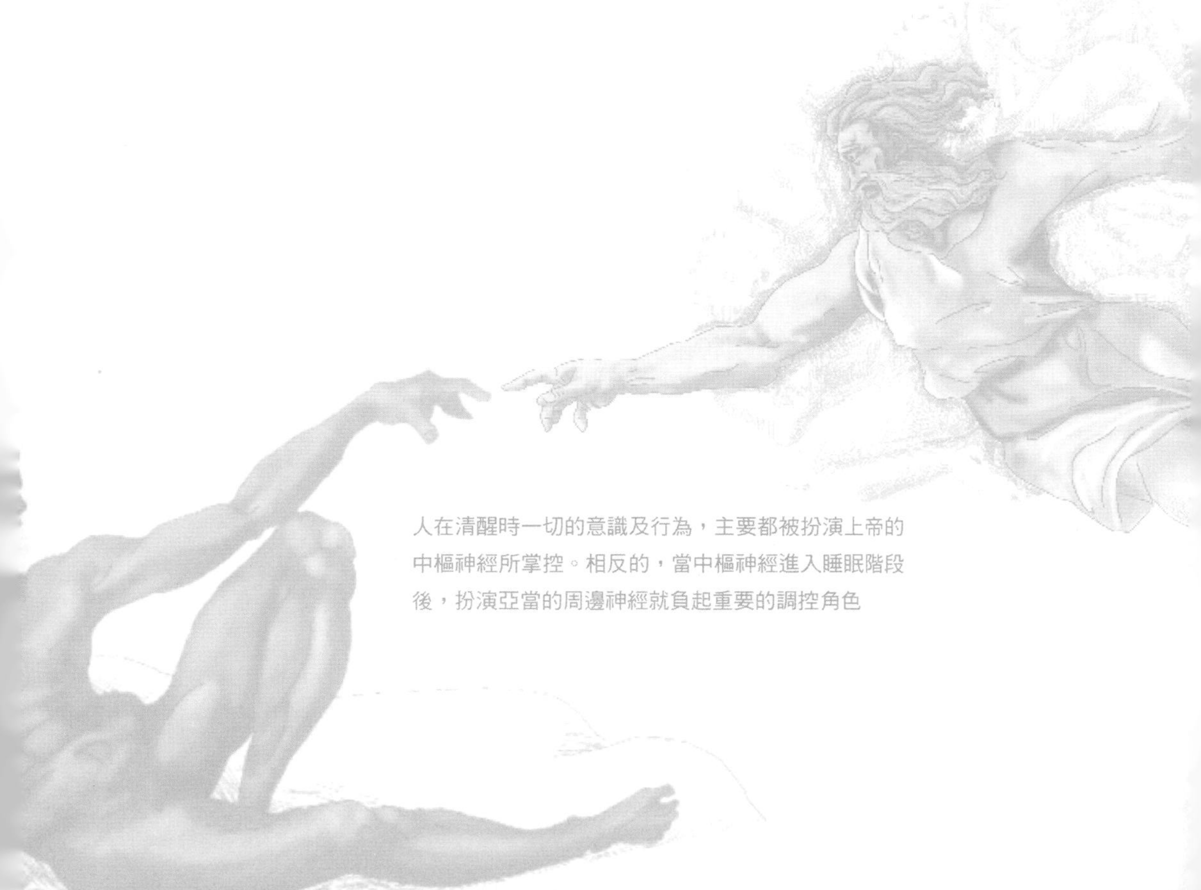

人在清醒時一切的意識及行為，主要都被扮演上帝的中樞神經所掌控。相反的，當中樞神經進入睡眠階段後，扮演亞當的周邊神經就負起重要的調控角色

# ··· 馬拉松和魚塭池 ···

## 累到睡不著的疑惑

記得 2017 年過了清明節後的某一個周末下午，因為想挑戰自己是否能達到參加馬拉松賽的體力情況，經過暖身之後，我從南港附近的河堤開始往淡水的方向慢慢跑去。前面 4 公里的路程內，臉上大致上還能感覺微風掠過的涼爽，呼氣和吸氣也還能維持一定的規律。接著再往下延續的 6 公里路程中，身上的汗水就像毛毛雨轉大雨那樣的流個不停，大腿、小腿則呈現著像被橡皮筋綁住那樣緊綳麻木感，戴上耳機似乎都還可以聽見心臟強烈的砰擊聲，當然，呼吸的頻率已經快到不像話，甚至有時都搞不清楚到底是吸氣還是呼氣。再繼續撐了兩公里左右，我的膝蓋及腳踝已經痛得像裡面有砂紙那樣，口乾舌燥，眼前一片模糊，我撐不下去了…。

晚上睡覺前，我以為今天累得要命，肯定明天會睡到太陽曬屁股。可是整個晚上，除了我的眼睛是閉著之外，我覺得根本沒睡著，或者說我從沒睡得這麼糟糕！除了翻來覆去、偶爾爬起來上洗手間或喝點水之外，最多的是迷迷濛濛一直重複著一下子做著亂七八糟的夢，一下子又醒來的情況，直到外面又是車水馬龍人聲鼎沸的清晨。

我覺得很奇怪，以對運動生理的了解，經過激烈持續的運動後，身體的能量確實是耗盡了，許多的肌肉及體細胞也的確處在缺氧狀態下，甚至細胞和細胞之間也因為急性缺氧而啟動發炎狀態，但是依照身體運作及能量補充的機制，在很疲憊的狀態下理論上我們應該很快就睡著才是，但是為什麼我會累到睡不著呢？[1]

## 魚池和馬達的啟示

『累到睡不著』這個疑惑一直困擾了我好久，一直到 2018 年夏末秋初的某一假期，到中南部海邊度假時，車子經過一大片一大片的魚塭池時，因為想拍些美美的相片而停下來取景，每個魚塭池上面都會有幾個打氣的水車馬達，有的在轉著，有的則是靜止著，配合著夕陽逆光而照，的確是美極了。

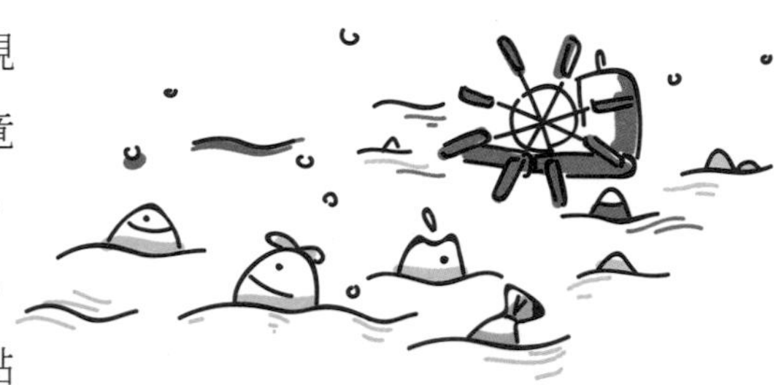

魚塭池的氧氣補充機制，恰好能解釋所有睡眠生理的各種現象，包括失眠、作夢、快速眼動睡眠及早醒

只不過，當仔細停留觀察後，發現幾處沒有打氣的魚池，魚頭魚嘴竟然浮在水面上一直不停的張闔著，有些魚甚至還會不斷的跳出水面，原來這是它們在想辦法獲取多一點氧氣的求生動作，而當魚頭越來越多上浮張著嘴、甚至跳躍的現象出現之際，也就是水質含氧偵測設備發現氧氣降低到該啟動電源的臨界點，當電源啟動後馬達運轉水車並打了一小陣子的氣體之後，魚都不再躁動了！

我頓時腦筋突然靈光一閃，原來『累得睡不著覺』、睡眠時的快速眼動睡眠、睡眠障礙問題、甚至作夢現象等等睡眠醫學上的種種迷思，都在這魚塭池和水車馬達的運作關係中得到啟示和解答了！

## ‧‧‧ 有氧、無氧和缺氧的能量 ‧‧‧

在刷新讀者對睡眠的全新概念認識之前，我們必須得先簡單認識一下『有氧』、『無氧』、以及『缺氧』對應『能量』的另一種新觀念。

各位回憶一下，當在高中或大學時期生物課堂中，老師或教授一定曾經教過的：有氧代謝和無氧代謝，這些既複雜又無聊的名詞和內容。的確，尤其當看到裡面密密麻麻的代謝產物和酵素的專有名詞時，相信除了偉大的化學家之外，實在很難去一一了解和記得。但是不用擔心，我也記不起來，所以裡面根本不是我們的重點，真正的重點其實在中秋節烤肉的現象之中。

### 烤肉爐的柴火

自從十幾年前回國之後，中秋節已經不再像“古”時候吃月餅、賞明月這麼有詩意的靜態活動了，取而代之的是家家戶戶都拿出木炭爐，不管是在陽台或馬路上就烤起肉兼賞月的活熱節慶囉！

如果在爐底下，只放上幾塊木炭或樹枝，在完全通風的環境下，很快地就可以燃起熊熊烈火，當然上面的生肉、豆干、還是青椒、吐司等等一下子就可以烤熟，滿足了全家老少邊吃邊賞月的所有需求。我們用專業一點的生物化學說法是：**有氧代謝**。

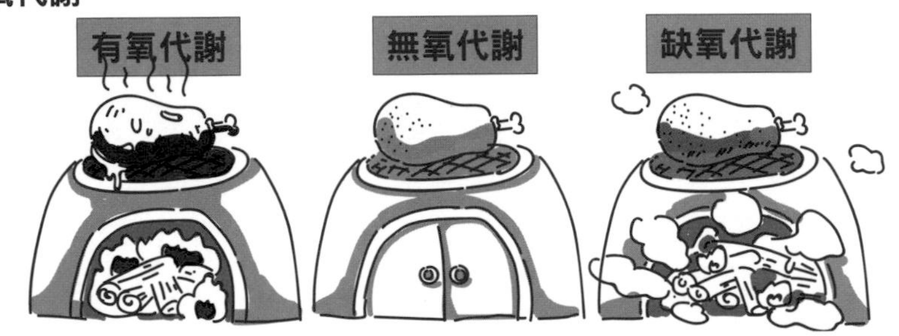


長久以來科學家及醫學界對生命體只注重有氧代謝及無氧代謝的區別，但現實中卻經常出現介於兩者之間的缺氧代謝現象，而同時這種缺氧代謝的機制也是造成現今幾乎所有慢性疾病的根源

如果在爐底下，雖然也放上足夠的木炭或樹枝，可是卻忘了開啟風門，導致裡面一點空氣都沒有，不論你點上一整盒的火種也無法生火，當然上面擺的生肉、豆干、青椒、吐司等等通通都還是冰的、生的，全家老少只能在餓肚子的情況下，無奈的收東西打道回府。我們用專業一點的生物化學說法是：**無氧代謝**。

還有一種最普遍的情況，就是在爐底下，塞了滿滿的木炭或樹枝導致密不透氣，同時也風門因為生鏽卡住，只能開點縫透進一點空氣，當起火點然後，裡面的木材木炭是有點燃燒，但是火大不起來，同時又有大量的煙一直冒出來，等了半天，上面擺的生肉、豆干、青椒、吐司等等也只有表面有點熟，但裡面都還是生的，靠近的人都被煙嗆得咳嗽聲不中斷，同時也只能吃點邊角半熟的部位，實在無法滿足全家老少的胃。我們用我所新創定義而且還專業一點的說法是：**缺氧代謝**。[2]

### 38 和 2 之間的問題

前面二種烤肉的情況，事實上是很多位諾貝爾生醫及化學得主們畢其一生所研究的貢獻，也是我們細胞中最渴望和最懼怕的兩種情況。就像前面第一種烤肉爐情況那樣，如果火爐在完全通風的情況下，放上去烤的生鮮原料，可以很快的就可以變成可以吃的食物，所以能夠滿足全家晚餐所需。相反的，另一種最令人懼怕的情況是，火爐完全密不通風，放上去加熱的生鮮原料，仍舊是血淋淋無法入口的生肉，當然這時全家也只有挨餓的份了。

細胞也是如此，當身體運送可以進入到細胞裡面的最大生鮮原料：葡萄糖之後，如果在完全有氧的情況下，就可以迅速的轉變成一種細胞裡面大大小小動作都需要的物質：生物能量(ATP)。細胞裡有了充分的 ATP 也才能健全的存活並做它們應盡的本分。經過這群諾貝爾級的科學家研究後得出，一個單位的葡萄糖，在完全有氧狀態下，可以代謝產出 38 個 ATP 生物能量，以及各 2 個單位的水和二氧化碳。[3]

但是如果在完全無氧的情況下，這些葡萄糖原料幾乎無法被利用轉換成生物能量(ATP)，所以只能被轉換成另一種退件型式：乳酸以及附帶垃圾：氫離子，而被丟棄到細胞外面。這時候細胞裡因為沒有足夠的能量，所以許多的動作都只能被迫停頓。同樣的經過許多諾貝爾級的科學家研究計算後得出，一個單位的葡萄糖，在完全無氧的狀況下，只能產出 2 個 ATP 生物能量，以及 2 個單位的氫離子和 2 個乳酸。[3]

這裡要特別提出來說的是有關氫離子的豐功偉業，許多讀者在國中、高中或大學時期都曾經做過化學實驗，裡面會用鹽酸或硫酸等物質作為調節酸鹼度的溶劑。之所以會用它們是因為這些液體裡面都含有相當高濃度的氫離子，簡單的說當氫離子濃度越高時，代表液體就越酸(酸鹼值越低)，這個特性會在本書後面的內容中經常運用得到。[3]

OK 如果細胞像烤肉爐的情況發展成第三種既不完全有氧，也不是完全缺氧的情況呢？同樣的，這時除了會有大量自由基溢出，並像流彈那般的破壞細胞內外之外，這些葡萄糖原料則是一部分可以轉換成生物能量 ATP，其餘部分則走無氧代謝路徑，變成乳酸及氫離子而被丟棄到細胞外面。整個能量的產出數目，則是介於 38 到 2 之間。[2]

如果將三者合併起來做個結論，就是當細胞處在完全有氧環境時，細胞所獲得的能量可多達 38 倍的單位而產出的廢物幾乎為 0。接著當氧氣漸漸不足而處於缺氧的情況下時，能量則從 38 倍的單位開始隨之等比遞減，同時氫離子、乳酸及自由基的濃度，則隨著氧氣的飽和度減少而越來越高。如果很不幸的細胞已經在完全無氧狀態時，基本上，雖然能量還可能產出 2 個單位，但是因為根本就無法應付細胞的需求，所以在兩三分鐘後細胞就死亡了，當然也由於火爐沒有升起火來，所以並不會有自由基會被溢出來，至於乳酸和氫離子雖然很高，但是也只是發生在 3 至 5 分鐘的事情吧！

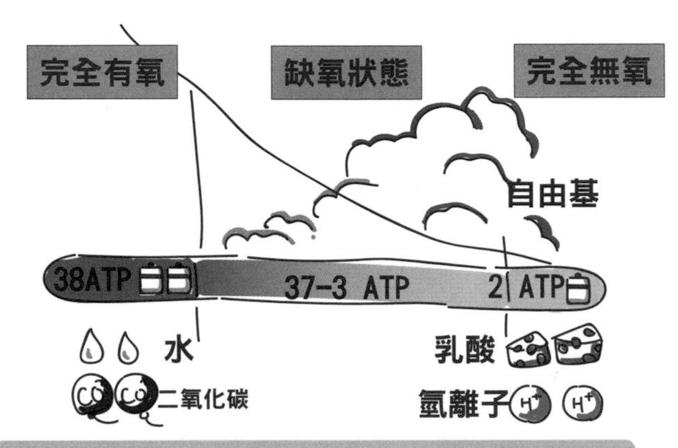


完全有氧是 20 歲以前的狀態，而完全無氧則是死人的權力，成人的身體大多介於這兩者間的缺氧狀態

簡單的說，完全有氧，細胞就完全健康；完全無氧，細胞就立刻死亡；但介於有氧和無氧之間的缺氧，細胞則在半死不活的情況下，會設法去求獲氧、求能量、求生存！我們身體所有的慢性疾病及包括本書的失眠或睡眠障礙問題都是因此而發生的。

## ··· 為什麼要睡覺？ ···

我們為什麼要睡覺呢？這真是個複雜到無法完整解答的問題，但是如果不去探索它的話，那失眠和睡眠障礙的研究，就會顯得失去了它的合理價值了。

在開始探討睡眠的目的之前，先讓我們看一下幾個和睡眠相關的現象：

## 冬眠期

冬眠主要的作用是當氣候及環境轉化成惡劣狀態時期(一般指寒冷)，為了在這種環境下生存，有些動物會利用降低新陳代謝率及降低核心體溫的設定調整，在維持生命最小能量損耗的原則之下，進行類似睡眠的長期動作。簡單的說，冬眠的生理目的是減低能量的消耗，以延長生命及時間，去逃避外在嚴苛環境的壓力。

而睡眠的新陳代謝率當然是比白天活動時減少許多，同時體溫也下降一點點，而在夜晚，我們確實也遭遇比白天更差的環境壓力，例如溫度、視線、安全，食物獲取等威脅。所以廣泛的說，睡眠可能也是一種減少能量損耗，以利延長生命時間，而達到逃避環境壓力的冬眠縮小版。[4]

## 嬰兒期

母體中的胎兒以及一歲以前的嬰兒，他們的睡眠時間占全天的 60%，明顯的比成人的睡眠時間只佔全天的 30% 多出了一倍左右。嬰幼兒用了這麼長的睡眠時間，主要和嬰幼兒快速發育成長有密切的關係，也就是像俚語所說的『一眠長一寸』的期望功能。[5]

由於睡眠時期，能量不需要像白天時的工作、學習、獵食等活動的被耗損，可以在這時期集中能量進行相當耗損能源的細胞分裂以利成長發育。所以睡眠的目的也和我們身體各組織器官的生長有密切關係。

## 疾病期

不論是內傷或外傷，也不論是得到感染還是慢性疾病，只要是發生了疾病傷痛，我們的睡眠時間都會明顯的加長許多。隨然睡眠的結構和品質會隨著疾病不同以及階段而發生差異，但是總體來說，疾病期間自發性的睡眠加強了疾病的抵抗及復原。[6]

由於疾病狀態下，身體必須集中能量去對抗疾病的傷害，同時還得快速復原受損的細胞組織，因此節省清醒時外部動作的能量耗損及不足，轉成睡眠時期靜態的能量集約作為修復及抵抗的動力，也變成睡眠重要目的。

### 打瞌睡

許多人會在白天時打瞌睡，有些甚至會在打瞌睡時作夢，理由當然是千奇百怪，但是最後都達到了休息的目的。嚴格說起來打瞌睡也是睡眠的一種方式，例如中午餐後血液集中消化而有想睡的意念、前晚失眠沒睡好的再補充、或者講堂太無聊不願再聽等等，也就是這些以睡眠型式表達的瞌睡，基本上是為了補充、反應或節約能量的不足或損耗為主要目的。[7]

### 睡眠的目的

透過前面幾種和睡眠類似的生理行為，我們可以發現，這類的靜態生理行為，主要都和能量的多寡及調整應用有著密切的關係。也就是說睡眠的主要目的是：保存並製造補充生物能量，再進行有效的能量分配。運用分配後能量進行軀體生長、固化記憶、修護損傷、強化防禦、清理廢物，以及延長生命等幾項重要功能。

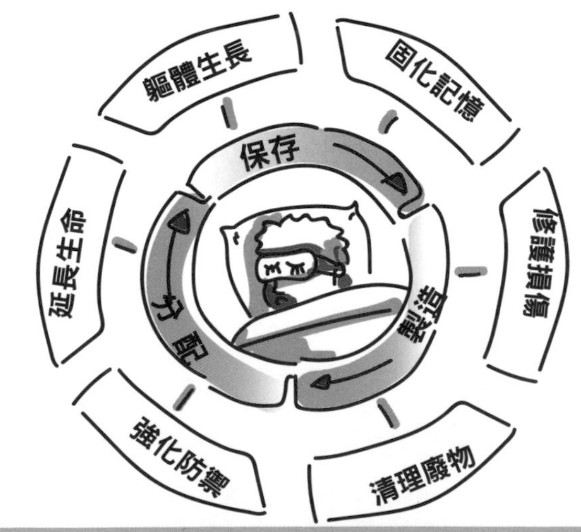


睡眠的核心目的是為了保存、製造、及分配能量，而達到固化記憶、修護損傷、清理廢物、強化防禦、促進生長及延長生命等次目的

當清醒的時候，上面這些功能很難和白日的一些活動同時並行，舉例來說，當人類在白天從事獵食的生存活動時，身上偶爾會發生小傷口或感染的情況，身體會先透過血小板系統進行止血功能，同時還會派遣免疫細胞在傷口處進行第一道守衛及對

抗。可是由於全身還處在活動階段，如果還沒有失血過多的情況下，還是得繼續進行打或逃的生存法則。因此也只能等到大家都看不清楚，停止活動的黑夜時分，才進行修護損傷的動作。當然這時最好是全身不相干的活動都停止，身體維持在最低耗能的情況下，才能夠將能量集中提供給相關細胞（如免疫細胞、纖維母細胞等）進行重建和驅敵的工作。[8]

生物能量 ATP 不但是細胞中公用的能量形式，同時也是身體中任一處通用的能量形式以及訊號傳遞的物質，而生產生物能量 ATP 的最重要素材，除了可以用來燃燒轉換的食物原料之外，就屬上一節中所討論的氧氣為關鍵因素。也因此這兩項東西在睡眠的過程中也同樣扮演著決定性因素。

## ・・・ 憑什麼能睡覺？ ・・・

相信大多數的讀者都曾經發生過睡不著經驗，原因可能是千百種，有人是因為明天要考試，有人是感情受打擊，有人是第二天要出國，有人是肚子餓著，有人是剛被率取，有人是喝了咖啡，有人是……，情況不一而足。可是同樣類似的情境在世上千千萬萬的人都能夠睡著，為什麼唯獨一些人就是無法睡覺呢？在我們中腦的下視丘附近，有一小撮稱作食慾素分泌神經的細胞，顧名思義，它們的主要功能便是分泌釋出一種叫作食慾素的神經傳導物質，它的作用主要是用來調控身體能量的支出消耗，包括增加代謝速度，提高體溫、脂肪轉換，以及增加食慾等等動作。最重要的是，當分泌食慾素時，就會清醒不想睡覺，而食慾素細胞完全破壞後，就會發生嗜睡現象。[9,10]

這印證了前一節裡所討論睡眠的主要目的是保存並製造補充生物能量，再進行有效的能量分配。也就是當身體感測到可支配或儲存的能量不足時，就會自動地叫醒身體不得再睡覺，該去進行獵食的生存活動了。當然這種生存的天性延伸至今日的文明社會，就化成了學習、工作、社交等等行為，甚至還可以細分成考試、感情、旅行、男女、飲食、緊張、情緒 ・・・ 等各種不同情境模式，並參雜所謂『打或逃』的基本生物本能，而變得細緻複雜化。[11]

我們前面討論過，能量的製造除了食物的取得之外，最重要的還是代謝轉換的模式，如果用很簡單的算數比喻的話，假設當全身只需要 38 單位的能量就足夠應付一日活動的需求時，那麼處在效率最高的有氧呼吸的動物，在白天只需要獵取 1 個單位的食物原料就足夠了。相反的，假設在無氧代謝的狀況下還能活著的話，那這個動物體在白天時就必須得獵取到 19 個單位的食物原料，才足夠應付正常的身體能量需求。

當然，所有動物在純粹無氧的情況下，三分鐘就得去見祖宗，也談不上獵食的這種生物本能了。所以最常見的代謝情況就是介於這兩者之間的缺氧代謝囉。所以我們再假設，當一個動物體的全身細胞平均只到達正常動物體獲氧量的 70% 時，那麼它就必須比完全有氧的動物多攝食 5 倍單位的食物才能達到正常的運作能量門檻。

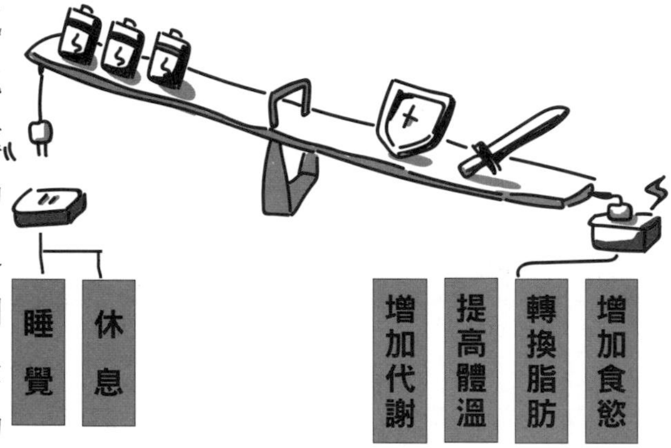

身體能否具有資格睡覺，取決於睡前能量是否足夠支撐睡眠時期所需的損耗，如果不足身體將繼續保持『打或逃』的狀態

但這對缺氧的個體來說，在體能不夠充足的狀態下，要以常態的生理運作方式去達成，基本上是件很難辦到的事。因此，身體會運用兩項短期代償的策略去設法彌補這種能量的缺口：第一，延長獵食的活動時間；第二，強化短期獲氧的能力。[12,13]

第一個策略簡單的說，就是當別人用八小時就能完成，而缺氧的個體則需要多花些獵食工作時間，甚至延後睡眠時間，去設法多攝取補充一些能量資源。這包括前面所提的大腦會多釋出一些食慾素，刺激脂肪釋出一些『能量存貨』去補充燃燒。甚至調整生理時鐘，減少褪黑激素分泌、刺激身體器官運作規律，

展延及縮短入睡時間以增加工時等等方法。[12,14]

執行第二個策略的簡單方法，就是強化運用『打或逃』的生物本能，將身體處在備戰的狀態，以增強工作時間的血氧獲取，包括增加多巴胺、腎上腺素系統的分泌，擴大瞳孔、加大血壓，增快心跳、保留水分、加速呼吸，收縮毛孔等等。當然除了讓身體處在壓力、緊張的備戰狀態之外，同時還減少身上煞車系統的分泌，包括像是 GABA 這類的神經煞車系統，或者像快樂激素(又稱作血清素或 5- 羥色胺)這類的神經安慰系統等等都應該降低甚至停止分泌，簡單的說就是衝、衝、衝！[15]

不論是運用甚麼手段，當大腦偵測及判斷身上的能量或血氧濃度達到一定門檻之後，就會像老闆滿意員工的工作表現，然後就希望員工休假、沉澱一下、重整新知再教育後，當再度上班後將提升工作效率並升職成長等等雷同。我們大腦也會中斷食慾素的分泌，停止多巴胺類的下游『踩油門』系統分泌，加強像 GABA 類的『踩煞車』系統分泌，而進入另一場以睡眠為主的能量分配新活動。[16]

相反的，當大腦仍舊偵測到身上能量不足，或仍屬於缺氧的情況下，就會繼續前面的釋出大量的食慾素，命令身體今晚應該在多加班幹活，同時放出『踩油門』的大多數分泌系統，讓你衝、衝、衝的再多增取一些能量。簡單的說，就是大腦告訴身體你還沒資格睡覺！[17]

## ‧‧‧ 睡眠的律動結構 ‧‧‧

很多不曾失眠或睡不好的人會以為，睡眠是身體除了偶爾伴隨著打鼾、做夢等小動作之外，大多數生理活動都停頓的一種靜態休息現象。周遭能感受到的事情除了交雜著沉重而規律的呼吸聲之外，再來就是日出而醒、夜半而眠的生理規律罷了。

可是事實卻完全超乎一般人的想像及觀察。原來在睡眠期間，不論是大腦或身體都發生著有趣又明顯的波動循環，而這種律動的結構決定了我們睡眠的時間長短、做夢多寡、精神體能，甚至疾病與否等等重要問題，而要觀察並了解這些問題，就得先看一下暗藏在大腦裡的神經波動變化不可。[18]

在這一章節中我只針對目前科學界的已知發現現象，幫讀者對睡眠的律動結構作一簡單的整理，而我對睡眠本身及睡眠障礙的推翻性研究發現將在下一章節中討論。

## 睡眠時的腦波

波，是一種能量的表現，不同的腦波強弱及頻率代表著神經的生理活動程度。以目前的科技人類可以利用在頭上貼上幾片電極，而偵測到腦部的神經波形變化，同時也藉由不同波形的頻率和強度，歸類出許多類型及神經活動的變化，用這樣技術所得出的波形圖稱作腦電圖 (EEG)。而在睡眠時期對這種測試所得出的波形結構結果，我們稱它為睡眠結構圖。[19] 人類在睡眠時的腦波型態變化，基本上分作：

**一、激動階段**，但為激動或焦慮的情緒，腦袋仍舊集中注意並在思考一些事情的 Beta（$\beta$）波，它的頻率範圍是 30 至 13Hz 之間。心跳頻率維持在每分鐘 80 至 90 下左右，體溫則略高於 37.5oC 以上。

**二、安靜階段**，但情緒為平靜放鬆狀態，眼睛一般已閉上，準備有睡覺意願的 Alpha（$\alpha$）波，它的頻率範圍是 13 至 7Hz 之間。心跳頻率維持在每分鐘 75 至 80 下左右，體溫則保持介於 37.0oC 左右。

**三、淺眠階段**，包含第一及第二階段的淺眠期，我們稱作 N1 及 N2 期睡眠。這階段主要出現的腦波是容易受干擾吵醒的 Theta（$\theta$）波，頻率範圍是 7 至 4Hz 之間。心跳頻率維持在每分鐘 70 至 75 下左右，體溫則大多介於 37.0-36.5oC 之間。

**四、熟睡階段**，包含第三及第四階段的熟睡期，我們稱作 N3 期睡眠。這階段主要出現的腦波是不容易被干擾吵醒的 Delta（$\delta$）波，頻率範圍是 4 至 0.1Hz

之間的最低頻率波形。心跳頻率維持在每分鐘 60 至 70 下左右，體溫則低於 36.5oC 以下。

這四類波形基本上構成了人類從清醒到睡覺時期的所有腦波頻率範圍，如果從睡前開始依時間順序紀錄波形的變化之後，我們可以得出睡眠的結構變化。一般來說，如果在沒有服用安眠藥物的狀況下，從醒著時候的 Alpha（$\alpha$）波，漸漸進入的第一個睡眠期階段的 Theta（$\theta$）波睡眠。這個階段是屬於半醒半睡之間的階段，但也是最容易被干擾吵醒的時期。

接著腦波的頻率還會繼續降低，而進入第二個階段的睡眠期，這階段的主要特徵是些微降低頻率的 Theta（$\theta$）波形，偶爾中間會發生一小段大約 13Hz 高頻，被稱作睡眠紡錘波 (sleep spindles) 的波形參雜著，同時之後還會短暫出現一段和緩的被稱作 K 複成波 (K-complex) 的波形，交替出現。這個階段算是屬於已經睡覺的階段，但也還是容易被吵醒的淺眠時期。

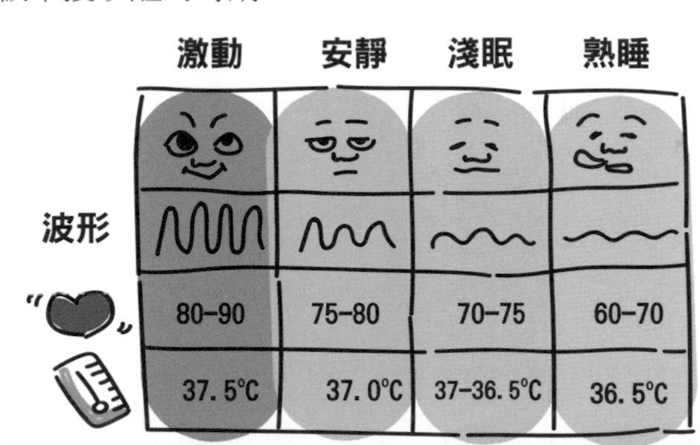


身體在清醒到熟睡狀態下，身體的腦波、心跳、體溫、血壓、賀爾蒙等等都呈現截然不同的動態變化

當腦波繼續再降低到達 Delta（$\delta$）波之後，便進入了第三階段和第四階段的熟睡期。這階段的主要特徵是腦波呈現低頻率的 $\delta$ 波形，這個階段是屬於深層睡眠的階段，不容易被吵醒的熟睡時期，但是也因為全身肌肉都處於鬆弛狀態，因此打鼾現象及睡眠呼吸中止症的問題大多在這時期發生。[20,21,22]

## 起伏變化的動態睡眠

前面已經討論過睡眠時各個階段大腦神經所發出不同的腦波型態和睡眠的生理反映，更有趣的是這些睡眠的階段將會形成一種特殊的週期，而這種週期的時間和階段波形的順序，除了會隨著我們的睡眠品質發生變化之外，它的發生和

我們身體在睡眠期間的缺氧程度息息相關，這將留到下面幾單元裡詳細討論我的研究發現。

就像前面討論的睡眠各個階段，當我們從清醒時激動階段的 $\beta$ 波，緩緩降下到清醒時安靜的 $\alpha$ 波之後，如果沒有意外，就開始進入到容易醒的淺層睡眠 $\theta$ 波的第一階段，漸漸地再到 $\theta$ 波的第二階段，這時如果沒被吵醒或過度缺氧的話，將會轉變成熟睡且不容易醒的第三階段和第四階段深層睡眠 $\delta$ 波。

到了深層睡眠階段，很多人就會發出大小不一的鼾聲，這個熟睡階段可能『每次』會持續 60 到 15 分鐘不等的時間，接著就開始逆轉，從第四階段返回到第三階段的睡眠並停留一小段時間，然後再回去到第二階段再睡一小片刻。接著就發生一種特異的現象，大腦這時將跳過第一階段的波形，直接出現清醒時才會有的 $\alpha$ 及 $\beta$ 的高頻率波型。[23,24]

雖然我們仍然是處在眼皮閉著的睡眠狀態，但是這時眼球會發生上下左右的快速轉動，大腦也正在發生作夢現象。這就是所謂的快速眼動睡眠 ( Rapid Eye Movement, REM)。這種睡眠的持續時間也是『每次』會持續 10 到 20 分鐘不等，它的時間長短也和我們身體缺氧情況的多寡有直接關聯，詳細的情況我們會在下面幾個單元中探討。[25]

如果從清醒時開始入睡，直到第一次的快速眼動睡眠波形結束，將這些階段當成睡眠的第一個周期。而第二個之後的周期，則會從快速眼動睡眠後，直接進入淺層睡眠的第二階段開始睡覺，如此重複著睡眠週期，一直到醒來為止。一般正常人每個周期的時間，大致上都是前面幾個週期時間持續較長一些，大約是 90 至 110 分鐘左右，之後週期的時間便逐漸縮短，直到清醒為止。[26]

所以一個晚上以八個小時的睡眠時間來說，大概會有 4 至 6 個睡眠週期，而深層睡眠 ( 第三及第四階段 ) 主要發生在前面二個周期裡面。而到了後面幾周期，主要都是淺眠和快速眼動睡眠所組成的週期，同時週期的時間越來越短，而快速眼動睡眠的持續時間也越變越長或越密集。[26]

## 快速眼動睡眠 (Rapid Eye Movement, REM)

沒有人會感受到自己在睡覺時眼睛會動，除非是整夜沒閉眼睡著的人或者服用某些安眠藥物者，否則每個人在特定的睡覺期間都會眼睛閉著打轉，也就是前面所討論睡眠周期中的快速眼動睡眠。

這是睡眠的最奇特特徵之一，而且直到本書出版之前，所有的科學家都還無法發現快速眼動睡眠的形成原因和生理的目的。只知道當所有哺乳動物在進行快速眼動睡眠時，也就是正在作夢的時期。當然類似的謎題也還包括了睡眠周期的發生，以及作夢的根源等等問題。如果無法解開快速眼動睡眠的科學之謎，那失眠及睡眠障礙等問題也就只能以瞎子摸象的錯誤方式，給予安眠的藥物罷了。

快速眼動睡眠 (REM)，顧名思義就是在睡眠時期，眼球會在睡眠的狀態下，不規則的快速轉動。當然，這只是從睡眠者外表上所看到的表象，除了眼球轉動之外，同時在這段睡眠時間中，我們身體還會同步發生其他的變化，包括：

**飛奔的腦波**

在快速眼動睡眠發生期間，大腦皮質區的腦波變化會從淺層睡眠的 $\theta$ 波轉變成高頻率的 $\beta$ 波，甚至還會達到更高頻的 $\gamma$ 波 (40-60Hz)。相反的，在白天非常高頻的大腦海馬迴短期記憶區，在這快速眼動睡眠時間裡則仍舊處在和緩的 $\theta$ 波狀態。

在發生快速眼動睡眠之前幾分鐘，在延髓上方的腦橋部位，會發射出一種密集的間歇性高強度的神經波，隨著這種神經波的發散之後，眼球將被刺激快速轉動，並且也同步漸漸啟動夢境。[27]

**偏頗的神經**

在快速眼動睡眠時期，遍佈身上自主神經專用的傳遞物質：乙醯膽鹼，變得突然大量分泌及快速傳遞。相反的，其他單胺類的神經傳遞物質，像是去甲腎上腺素、多巴胺、血清素、組織胺等，以及像是食慾素及 $\gamma$ - 氨基丁酸 (GABA) 跟睡眠相關的激素等，則發生突然停頓而幾乎沒有任何分泌和傳遞活動。[27]

#### 轉動的眼球

在啟動快速眼動睡眠的期間，眼球將以每分鐘七圈左右的速度轉動，轉動的方式並不是兩眼都在同一協調的運動規律，可能是左右眼都不相同而程隨機的轉動。眼球的轉動是因為腦橋的高強度波所引起，同時也可能投影反射夢境活動的劇情。[27]

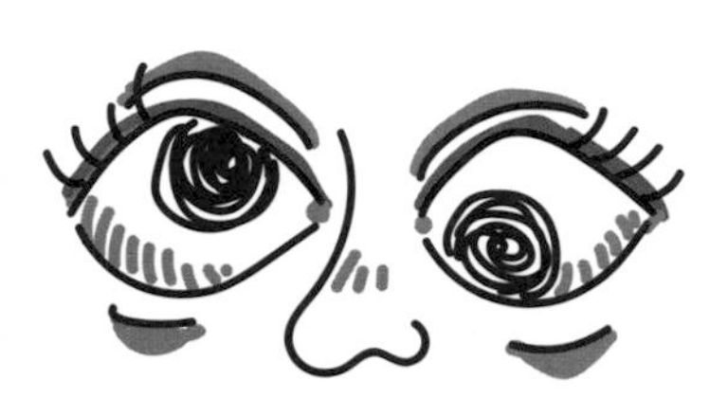

快速眼動睡眠的眼球轉動是因為腦橋高強度神經波所引起的

#### 加速的呼吸

在熟睡期間遲緩的打鼾呼吸頻率，會在快速眼動睡眠時，突然的加速呼吸頻率，同時呼吸的速度及次數也似乎不受大腦控制，反而和身體的缺氧程度有關聯。[27]

#### 潮汐般的心跳

當進入快速眼動睡眠時期，心跳的速度將變得成像波潮一般調節模式，也就是心跳的速率是以一波一波起伏的形式，從準備進入快速眼動睡眠的期間一直的像漲潮的模式增高心跳頻率。到達高潮之後，隨後又像退潮那般快速地一波一波的降低心率。而血壓也和心跳頻率一樣，在快速眼動睡眠期間，呈現波浪式的漲潮與退潮型態，但是在非眼動睡眠期間卻又是維持在風平浪靜的低潮中。[27]

#### 起伏的體溫

在熟睡期間，人體的體溫將明顯的下降，尤其到了清晨 4 點左右，溫度將達到最低點。不過當發生快速眼動睡眠期間，大腦中樞神經區的溫度將明顯升高，但身體核心溫度則是像循環系統那樣，呈現波浪式且非常細微的漲潮和退潮模式變化，整體身體的核心溫度仍然依照生物時鐘的晝夜節率變化。[27]

**癱瘓的肌肉**

在快速眼動睡眠期，身體肌肉將呈現明顯的鬆弛癱瘓狀態，也就是控制肌肉的神經信號都在快速眼動睡眠時期失效，或者也可以說全部都被抑制了。也因為剛好這時期是做夢期，許多人在夢境會出現有肢體動作的夢境劇情，甚至有些人會出現半清醒的類真實夢境，但卻常因為手腳卻無法動彈的經驗發生，導致經常被人誤以為鬼壓床的驚悚靈異事件。[27]

**夢境的演出**

如同之前所討論，所有的夢境都只在快速眼動睡眠期間發生，但是這些夢境除了在清醒前的最後一次快速眼動睡眠之後半段的夢境，可能還有些映像之外，其餘夢境都無法被記得。同時睡眠障礙及失眠者的快速眼動睡眠發生次數明顯較多，而且做夢次數及發生夢魘的機會也較多。[27]

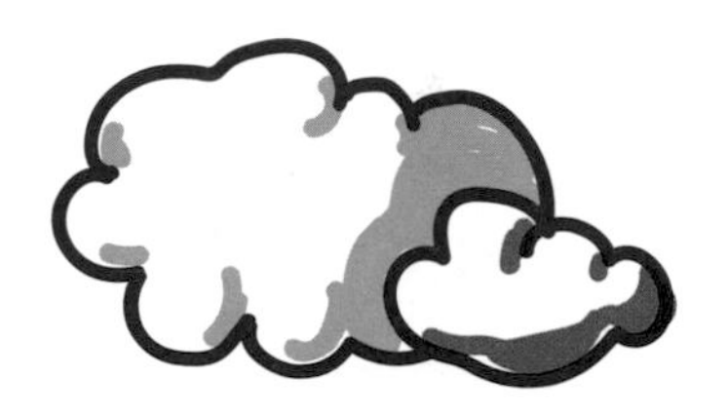

夢境，都是在快速眼動睡眠啟動的期間發生形成

**鮮活的精神**

不論是正常睡眠者或是睡眠障礙者（早醒者除外），如果睡眠時的快速眼動睡眠時間總和相同時，醒後的精神狀態將大致相同。但是如果利用安眠藥物強迫進入睡眠狀態時，快速眼動睡眠的時間及頻率除了明顯減少之外，醒後的精神狀態也將容易呈現疲累並失去精神注意力、創造力及記憶力。[27]

**消長的歲月**

新生嬰兒在睡眠期間中，大約有 11.5 個小時都屬於快速眼動睡眠，佔全體睡眠時間的 80% 比例。而成人每晚則大約發生 1.5 至 2 小時的快速眼動睡眠，占整晚睡眠時間的 20-25% 左右。年長者的整體睡眠時間比成年人還短，但快速眼動睡眠時間反而有微略增加現象，同時佔睡眠期的比例卻明顯增加。正常成人的睡眠大約有 5 次的快速眼動睡眠，越接近清醒的後期，快速眼動睡眠與快速眼動睡眠之間的時間長度，將明顯縮短，同時快速眼動睡眠的持續時間將從開始的 10-15 分鐘拉長到 25 分鐘左右。[27]

上面這些現象都是以科學的方式觀察所得，至於為什麼會在睡眠時發生這些特別的生理現象，直到本書出版為止，仍然是許多未解的謎底。畢竟為什麼發生快速眼動睡眠的基本問題沒得到完整的解答之前，這期間所發生的所有現象當然也只是一些觀察罷了，我所研究的詳細解答將在下一章節中：『原來都是缺氧惹的禍』提出。

## 非快速眼動睡眠 (Non-Rapid Eye Movement, NREM

前面一節中已經對快速眼動睡眠有了概括的認識，相對的我們當然得再去了解一下，屬於一般所認知的真正睡眠階段：非快速眼動睡眠 (NREM) 的範圍了。這個階段就像前面幾節裡所討論的情況一樣，分為入睡之後比較容易被吵醒的第一階段睡眠，到含有睡眠紡錘波及 K 型 - 複合波的第二階段睡眠，最後進入到深層睡眠的第三及第四階段的睡眠波段，都稱作非快速眼動睡眠期 [28]，這段期間的主要生理特徵如下：

### U 型的腦波

在非快速眼動睡眠發生期間，大腦皮質區的腦波變化會從清醒時的 $\alpha$ 波轉變成淺層睡眠的 $\theta$ 波，甚至再降為超低頻率的 $\delta$ 波，而進入熟睡期睡眠。在進入第二階段睡眠時會出現獨有的睡眠紡錘波及 K 型 - 複合波，這紡錘波從每個睡眠循環周期的開始，到非快速眼動睡眠的結束前都會出現這種波形。而 K 型 - 複合波則在第二階段中隨機出現，偶爾週遭環境有噪音發生時也將激發 K- 型波的形成。[28]

### 停頓的神經

在非快速眼動睡眠時期，調控自主神經的專用傳遞物質：乙醯膽鹼，明顯的比清醒時以及快速眼動睡眠期減少許多。其他單胺類的神經傳遞物質的分泌和傳遞活動，像是去甲腎上腺素、多巴胺、血清素、組織胺等控制肌肉骨骼伸縮，

以及像是食慾素及 γ - 氨基丁酸 (GABA) 跟睡眠相關的激素等，雖然是比清醒時減少了許多，但卻比快速眼動睡眠期全部停止的分泌現象要來得高一些。[28]

**靜止的眼動**

在非快速眼動睡眠的期間，雖然偶爾也可能出現緩慢轉動，但眼球基本上可算是靜止不動的。這是從表面區分觀察快速或非快速眼動睡眠的基本特徵。[28]

**雷動的呼吸**

在非快速眼動睡眠時期，因為呼吸道肌肉的收縮力突然減弱，使得喉嚨及鼻腔組織的肌肉纖維收縮力軟化無力，於是發生加大呼吸聲或打鼾聲響。同時呼吸的頻率也降低到最低情況，比清醒時及快速眼動睡眠時期都要來得低下許多。當這兩種情況同時嚴重出現時經常發生睡眠呼吸中止症問題。[29]

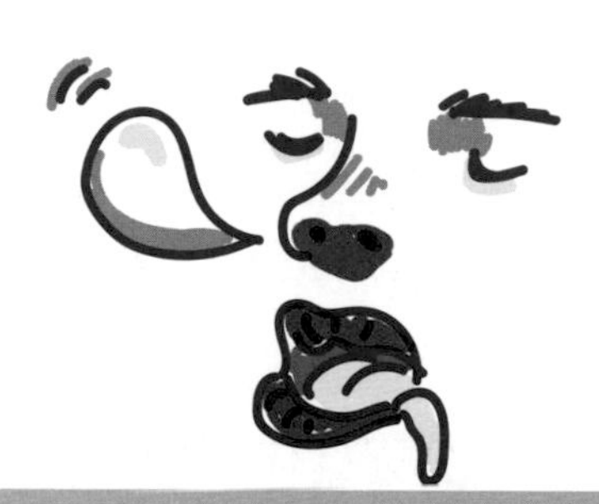

在非快速眼動睡眠期間由於呼吸道肌肉收縮力不足軟化無力而導致發生打鼾現象

**緩動的心跳**

當處在非快速眼動睡眠時期，心跳的速度將明顯地呈現低速的緩慢跳動，它的模式不像清醒時的快速跳動，也不像快速眼動睡眠時的潮汐波浪式的起伏。而血壓及血流速度也和心跳頻率一樣，在非快速眼動睡眠期，由於血管的鬆弛，使得血壓及血流呈現低血壓、低流速的遲緩循環狀態。[29]

**低潮的體溫**

在非快速眼動睡眠期的熟睡期間，人體的核心體溫將明顯的下降，尤其到了清晨 4 點左右，核心溫度將達到最低點。不過體表足部到頭頂的溫度之間則呈現幾乎無差異情況，不像白日清醒活動時可能達到上下 3.5oC 的變化。另外，在非快速眼動睡眠期間，大腦神經區的溫度並不會明顯升高，但身體核心溫度則是依循生理時鐘那樣的晝夜節率變化。[29]

### 肌肉的力量

在非快速眼動睡眠期，身體肌肉除了呼吸道組織之外，將呈現局部的鬆弛狀態，但卻又不像快速眼動睡眠時的完全癱瘓狀態。而呼吸組織的肌肉（橫膈膜除外）則因為細胞內的鈣離子濃度明顯減少，因此肌肉無法收縮而導致軟化癱瘓狀態，因此容易發生打鼾及睡眠呼吸中止症的現象。[29]

### 無夢的夢境

基本上在非眼動睡眠期不會發生作夢的行為，絕大多數的夢境都只在快速眼動睡眠期間發生，而且這些夢境都比較鮮活有劇情。但是偶爾在非眼動睡眠期也可能產生夢境，只不過這些在這期間的夢境，大多屬於較平淡甚至是可能是一種另類思考的型態。[30]

### 奇怪的行為

許多睡眠時期的奇怪行為，包括夢遊、磨牙、夢囈、尿床、無意識清醒、夢話等等異相睡眠的奇怪現象，大多發生在非快速眼動睡眠的結束階段（第二階段睡眠）與快清醒時、或準備進入快速眼動睡眠的交接時期。而發生這些現象的年齡主要以幼兒到孩童時期居多，並隨著年齡的增加而減少發作的頻率，但若發生睡眠不足、情緒壓力、體能消耗、憂鬱、生病發燒等等問題時，將容易誘發這類異相睡眠的發生。[30]

### 遞減的睡眠

新生嬰兒在睡眠期間大約只有 2 個小時都是非快速眼動睡眠，僅佔全體睡眠時間的 20% 比例，而成人每晚則大約發生 5 至 6 小時的非快速眼動睡眠，占整晚睡眠時間的 3/4 左右。年長者的整體睡眠時間比成年人還短，非快速眼動睡眠時間一直漸漸減少。正常成人的睡眠大約有 5 次週期的非快速眼動睡眠，前面 2 週期的非快速眼動睡眠，可以有第三及第四階段的熟睡期慢速波出現，之後就很少會再進入熟睡階段，而以淺層睡眠搭配較長時間的快速眼動睡眠的結構方式，一直到清醒為止。[30]

## 睡眠的結構（Sleep Architecture）

前面兩種睡眠型態中幾項明顯不同又重要的睡眠現象，包括各階段睡眠的腦波型態，睡眠的波型週期，以及快速眼動睡眠及非快速眼動睡眠的明顯生理區隔等等元素，最後都構成了決定睡眠品質好壞的睡眠結構狀態。

所謂的睡眠結構，主要從入睡到清醒的整個睡眠時間中，包括入睡時間的長短、非快速眼動睡眠的持續時間、發生頻率，深層睡眠的延續時間及次數，中間清醒次數，快速眼動睡眠的持續時間、發生次數頻率與間隔時間等等元素，綜合之後所構築而成的一種結構狀態。[31]

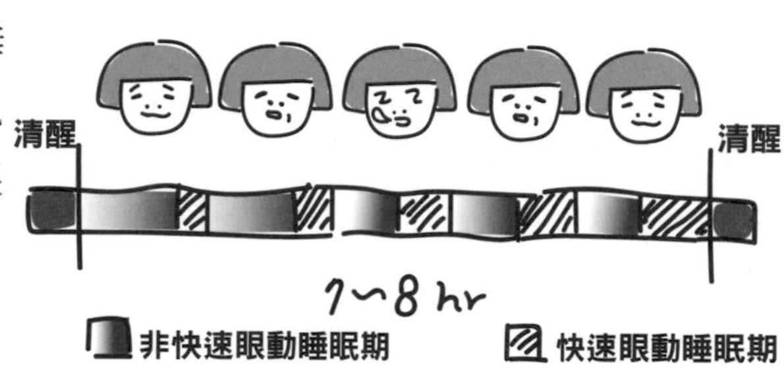


在一夜 7-8 小時的睡眠期間，正常的睡眠結構包括非快速眼動睡眠再加上快速眼動睡眠所構成，共約 4-5 個週期

透過這種睡眠結構的組合，可以判斷睡眠問題的發生根源，例如失眠或早醒、夜咳、睡眠呼吸中止、頻尿、嗜睡、多夢、醒後疲倦等睡眠障礙問題的發生原因。正常成人的睡眠結構包括了以下的幾個要素以及各個週期所延續的時間：

### 1 入睡時間

也就是在正常睡眠時間，從清醒到第一階段睡眠的持續時間。這段時間雖然是最困擾失眠或難入睡族群的睡眠結構階段，而且大多數的人都會認為這階段將隨著年紀的增加而延長入睡時間，可事實上經過統計後卻發現，這段入睡時間，從 5 歲的孩童到 85 歲的長者入睡的時間大致上都相同。[31]

### 2 第一次睡眠周期

大體上這個週期的主要特徵，是深層睡眠的時間最長，同時快速眼動睡眠的時間最短的一個週期，整個週期時間大約是 90 至 110 分鐘左右。

當躺下開始睡覺之後，到第一階段睡眠，正常人大致只要 5-10 分鐘左右。之後

的第一階段睡眠 (N1) 則持續大致 3 至 5 分鐘就進入第二階段了。緊接著將出現大約 10 分鐘左右的第二階段睡眠 (N2)，然後就發生第三階段的深層睡眠 (N3)。時間將持續 30 至 50 分鐘以上，中間可能會突然轉變成第二階段的睡眠，並持續從 3 到 25 分鐘不等，之後再回到第三階段深層睡眠。然後會再出現大約 10 分鐘不等的第二階段睡眠。最後直接的轉變成快速眼動睡眠並持續 8 至 15 分鐘左右。[31]

### 3 第二次睡眠周期

第二週期的睡眠，除了少有清醒及第一階段睡眠的情況出現之外，其餘的結構和時間都和第一周期相似，只不過，整個週期的時間稍微減少 5-10 分鐘，熟睡期睡眠也以相應比例略為減少一些。[31]

### 4 第三次睡眠周期

這個週期的睡眠，比起前兩個周期開始有明顯的轉變，主要是全週期的時間減短到 80 至 90 分鐘左右，而且第三階段熟睡期的時間明顯的降低到全部只剩 0 至 10 分鐘左右，而且中間斷斷續續的被第二階段睡眠所干擾，同時快速眼動睡眠將拉長並持續 12 至 20 分鐘左右，其餘主要都是第二階段的淺層睡眠所佔有。

[31]

### 5 第四次睡眠周期

第四次週期睡眠的時間大致又減短成 75 至 85 分鐘左右，原則上第三階段的熟睡期已經幾乎不再出現，除了可能有幾分鐘的朦朧清醒穿插之外，在前後快速眼動睡眠之間都是第二階段的睡眠型態，持續時間大致有 40 至 55 分鐘左右，而快速眼動睡眠將明顯增加到 20 至 25 分鐘左右。[31]

### 6 第五或第六次睡眠周期

一般正常睡眠的人大多有五次的睡眠周期，但是如果工作壓力較大時則將出現第六次週期，第五或第六次週期睡眠的時間基本上又會再減短成 50 至 75 分鐘左右，如果是清醒前的那個週期，可能還會出現短暫但斷斷續續，只有幾分鐘長度的第三階段的熟睡期，同時在中間仍舊會穿插多一點點的朦朧清醒現象。其他在前後快速眼動睡眠之間仍然都是第二階段的睡眠型態，持續時間大致有30至40分鐘左右，而快速眼動睡眠將明顯增加到25至30分鐘左右，在這之後就開始清醒了。[31]

但是對於失眠者、年長者、更年期女性，以及睡眠障礙者，他們的睡眠結構就和前面正常睡眠者的結構不太相同。一般來說，大致上是前面第一及第二睡眠周期較短，同時深層睡眠時間變短或異常。其他明顯的特徵包括睡眠周期變多、時間變短、入睡時間拉長、熟睡期變短或消失、中間清醒頻率加多同時時間變長、甚至醒後在入睡時間變得更長，有些人醒後非常難再入睡、最明顯的是，快速眼動睡眠出現的頻率變多、時間比例相對變大，而最後清醒的時間經常提前許多。[32]

但是按常理說，這些人體力比較差一些，更需要休息及補充睡眠，為什麼該睡的時候反而睡不著呢？

## ･･･ 原來都是缺氧惹的禍 ･･･

看完前面所談的睡眠現象後，許多人可能會問為什麼我們睡覺的時候會出現這麼怪異的睡眠週期結構現象呢？它到底對人的生理有甚麼意義呢？要是能解開這個謎題，應該也就能知道為什麼會發生失眠及睡眠障礙的問題，同時也可能改變了那些以迷姦藥或麻醉藥物質來當成安眠藥的毒害。

在解答這個問題之前，我們得先去了解一下周邊神經系統的分布，以及是它的信號運作方式，因為這和睡眠結構週期發生了不可分的關係。

### 倒立的樹：周邊神經系統

我們的神經主要是由兩套系統所構成，一套是中樞神經系統，而另一套則是周邊神經系統。中樞神經系統是由大腦神經和脊髓神經所組成， 如果要從外觀來說，像極了一顆被連根挖起倒立的樹，樹根包裹著土則像是個大腦，而直挺的主樹幹則像是脊髓。它們有特殊的神經鞘保護，主要由神經元和分叉延伸的樹突及軸突纖維和稱作突觸的端點交叉連接所構成，主要的功能是控制身體的一切意志及活動。[33]

而周邊神經系統則是由中樞神經所分岔出來並分布散播在軀體各處的神經，從外觀來說，則像是從倒立的樹幹分叉出來所有的大大小小樹枝。它們的主要功能在感測身體及環境狀況以及執行中樞神經的控制命令。

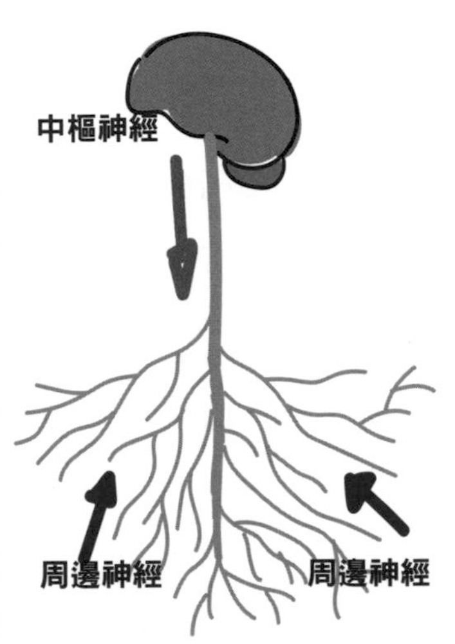


中樞神經主要對軀體發出命令及控制，而周邊神經主要對大腦發出感測及反饋

周邊神經不像中樞神經那樣有堅硬的骨骼包覆，而且還有神經髓鞘以及血腦屏障這三項保護的機制，周邊神經以完全裸露的神經軸突和突觸穿插在各個器官及肌肉細胞中間，神經的軸突及尾端纖維上面佈滿了不同的受體，以感測外部及體內不同的訊息，並回傳資訊給中樞神經判別使用。而神經節點上的突觸則釋放不同的神經傳導物質，以執行中樞神經的調控命令。[33]

周邊神經又再區分為自主神經系統以及軀體神經系統兩大類，兩者的最大分別是自主神經並不需要透過大腦的意志就能去調控器官活動，像是心跳、血壓、腸胃蠕動等運作。而軀體神經則得接收大腦的指令才能執行動作，像是肌肉的活動等等。當然像是呼吸、排尿或排便等等的活動，便是兩者之間互有重疊的指令控制結果。[33]

更重要的是軀體神經具有強大的感測能力，透過它們散佈在全身各個角落的網絡，感測所有的體外環境及體內細胞的變化，並將訊息化成神經波傳送給中樞神經做進一步使用。我們可以想像周邊神經就像是專制極權國家裡面無所不在並到處裝設的攝影機、監聽器、人臉辨識、航拍機、衛星感測、電話竊聽器、甚至在你手機裡的連結照相機、麥克風、APP、金融卡、刷卡機等等網絡系統的訊息，連結到中央『大阿哥』那樣的情景。[33]

自主神經依照調控方式，又區分成交感神經系統及副交感神經系統，簡單的說，交感神經大致上像是自動駕駛汽車的油門那樣，驅動著器官活動，而副交感神經則像是自動駕駛汽車的煞車那樣，抑制器官活動，兩者交互影響時，使器官得以適當的運作。[33]

軀體神經的感測功能依分布又可區分為感覺系統和體感系統兩大類，感覺系統是指人和環境之間的感測介面，包括聽覺、視覺、觸覺、味覺、及嗅覺等五大感覺類，除了觸覺還包括痛感、冷感、熱感、壓感、其他機械感五類，這些感覺主要是藉由皮下各種特異化的接受器的刺激才構成，其餘幾類得感覺大家都比較熟悉，所以暫不討論。

而體感系統則是指體內各處分布的感覺偵測系統，也同樣包括痛感、冷感、熱感、壓感、機械感等五類，這一些感覺主要是反映軀體內部組織器官甚至細胞的生理現況，所以有些器官內部就會因為缺少了一些感覺，如痛感，而使得疾病被偵測到時，已經處在很嚴重的狀態，例如肝臟裡面就沒有痛感、甚至冷熱等感覺的分布，所以一旦肝癌發生時，根本就很難察覺。[33]

以上將高中的生物課程重新溫習了一次之後，我們大致上已經知道神經的系統和感覺的基本分布。但問題是如果當身體覺得很疲累時，甚至走不動時，四肢痠痛時，情緒低落時…等等，這些既不是前面所提的冷、熱、痛、壓、或機械的感覺，但卻又無時無刻發生在身體裡面，這種感覺又是怎麼發生及傳遞給大腦呢？如果不能找出這種目前科學上還未知的關鍵點，那睡眠的問題根源也就難以開啟大門了。

## 酸敏感離子通道

最近一二十年之間科學家從周邊神經纖維上面找到一系列跟 pH 酸鹼值密切關

聯的神經受體，命名為酸敏感離子 (Acid-Sensing Ion Channels, ASIC) 通道。當細胞周遭的氫離子濃度越高時，也就是 pH 值越低 ( 越酸性 ) 的狀況下，將會激發這種神經通道的開啟，這個開啟的通道並不是讓氫離子進去，而主要是讓在神經細胞外面游離散佈的鈉離子或鈣離子流進入到細胞內，而直接引發神經波動。[34]

如果我們將神經比喻成是一個靜止的池塘那樣，當在一端丟入一粒小石頭之後，這池水就會產生一個小小的波，如果丟入一顆巨大的石頭，那麼這個波將震盪得更大更遠，如果連續不斷的丟入石頭下去，所有池塘的岸邊將不斷有波浪拍打。相同的，當細胞外部的酸度越強時 (pH 越小 )，氫離子的濃度也就越高，所產生的刺激強度越大，同時刺激的時間也就越持久。

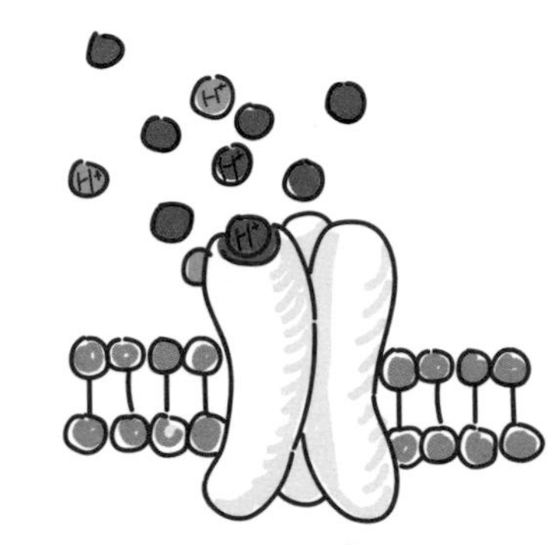

酸敏感離子通道是周邊神經纖維上一種感測細胞組織周遭酸度的通道，大腦可依此感測細胞組織缺氧的狀態

可是動物的神經傳遞，除了原有像丟石頭那般的投入刺激之外，其實還多了許多的複雜程序，包括當鈉離子進入到細胞之後，將產生所謂『去極化』上升的半個波型。緊接著，細胞原先就內含的鉀離子，也將因為和鈉的不相容，便透過鉀離子通道，奔出到細胞外面，而形成所謂『再極化』下降的半個多的波型。但因為在這狀態下，鈉和鉀都處在非常態的位置，因此電位也不是原始靜止狀態，因此還得透過所謂的鈉鉀離子幫浦酶在耗損能量的情況下，將鈉打出細胞、鉀送回細胞，而形成所謂的『超極化』的回復波型。所以當刺激越多時，雖然大腦雖然可以得到越多的訊息，但是身體也得付出相當多的能量作為代價。[35,36]

但問題是像這種酸敏感離子通道在所有的神經上面都有，而且分布的位置也不侷限在神經突觸或神經節上面而已，包括神經的軸突纖維上面一樣有大量的分布，而且數量也相當多。可能有些讀者會懷疑，這麼多的酸敏感離子通道，一定有它的特殊用途，否則身體絕不會莫名其妙大量的安排它出現。的確，但目前也僅限於發炎及神經凋萎等等問題可能和這通道有關，於是大量的科學家及藥廠也只針對如何抑制它的存在，卻忽略了它只是一種傳遞的通道罷了，至於細胞為什麼會產生大量的氫離子所形成酸的環境，才是問題的根源！

### 睡眠時的副產物：氫離子

在前面一章中，我用了中秋節烤肉爐的比喻，說明了有氧代謝、無氧代謝、及缺氧代謝所產出生物能量和副產物產出的情況，其中完全有氧代謝因為是完全的健康，所以不需要冗談。相對的，完全無氧代謝因為是三分鐘就死亡，所以也不用再深入研究了。

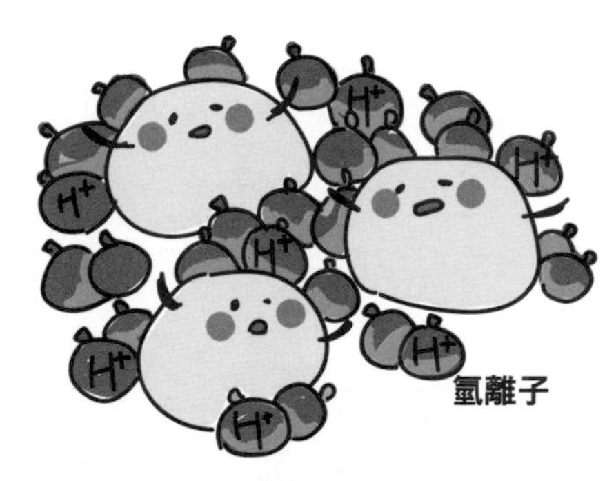


熟睡期時將累積大量的缺氧代謝產物：氫離子，激發酸感離子通道而產生大量的神經波動

可是最大的問題是，當我們每晚在睡覺時身上大多數的細胞，是否都能夠像白天那樣的獲取足夠的氧氣呢？當然如果再更進一步討論，當年紀過了二十五歲以後，每年逐漸消退 1% 攝氧量的人，在睡眠時氧氣的獲取會不會變得更少呢？[37,38]

許多的研究都發現，在熟睡期的呼吸頻率比快速眼動期或清醒時來得平穩而緩和，但是卻因為單胺類的神經傳遞物質，像是多巴胺、去甲腎上腺素等控制氣管肌肉擴張的激素都明顯減少分泌，因此使得喉部、氣管的肌肉無力坍陷，從而加大呼吸的阻力，而減少呼吸潮氣量。同時在循環系統上，由於心跳的速率及血壓和血液流速都明顯降低許多，不但使得肺泡的血氧交換效率減少，而且還使得體細胞的血氧壓力降低。[39,40]

雖然在睡眠時，全身的代謝速度以及能量的損耗已降至最低，但是當非快速眼動睡眠期間持續一段時間之後，身上就有越來越多的體細胞面臨到漸漸缺氧的情況。當然這對細胞是一種傷害，只不過該如何通知身體的管理層：中樞神經，讓『大阿哥』知道並改善這情況呢？

畢竟全身已經進入休息階段，就像所有公務員下班之後，如果民眾要辦理一些不算太緊急但也不算不重要的事情（如補助金之類），只能等待第二天上班之後再說。身體也是如此，整個大腦及中腦的神經細胞都已處在隔離休息的狀態下，一般的神經傳遞物質像是乙醯膽鹼、甲腎上腺素、多巴胺、血清素、組織胺，甚至穀胺酸等等物質也幾乎都停止運作了，那剩下甚麼可以作反應工具呢？難道得丟垃圾抗議嗎！

沒錯！在許多情況下，經常垃圾也可能變成黃金。當細胞被迫只能處在越來越艱困的缺氧環境下生存，細胞外面自然就會堆積越來越多缺氧代謝的副產物：氫離子，而漸漸的將胞外環境變得更加酸化一些。當然，當這種酸性的氫離子堆積到一定濃度之後，將影響到散佈在細胞周遭的體感神經網絡，直接觸發這些神經纖維上面、甚至神經節點上面所佈滿了前面所討論過的酸敏感離子通道！[41,42]

## ··· 睡眠的救贖：魚池平衡理論 ···

直到我深入研究睡眠的生理之前，我始終認為睡覺只是身體深層休息的一種既簡單又愜意不過的事了。可是當我漸漸研究這項主宰黑夜的活動時，才陡然發覺，原來睡眠是一件既危險又刺激的生理探險活動，裡面充滿了陷阱及自我救贖的動作，只要配合得不對，輕則傷身，重則找上帝報到！

### 魚、池水和馬達的三角關係

其實睡眠的結構就如同一區區人工養殖的魚塭池那樣，假設當 10000 條魚被飼養在 100 立方公尺的魚池當中，而水中的含氧量假設只夠這些魚使用 100 分鐘，超過時間之後，所有的魚就會因為缺氧而死亡，那麼作為魚池主人的你，會採取甚麼措施來飼養這些魚呢？

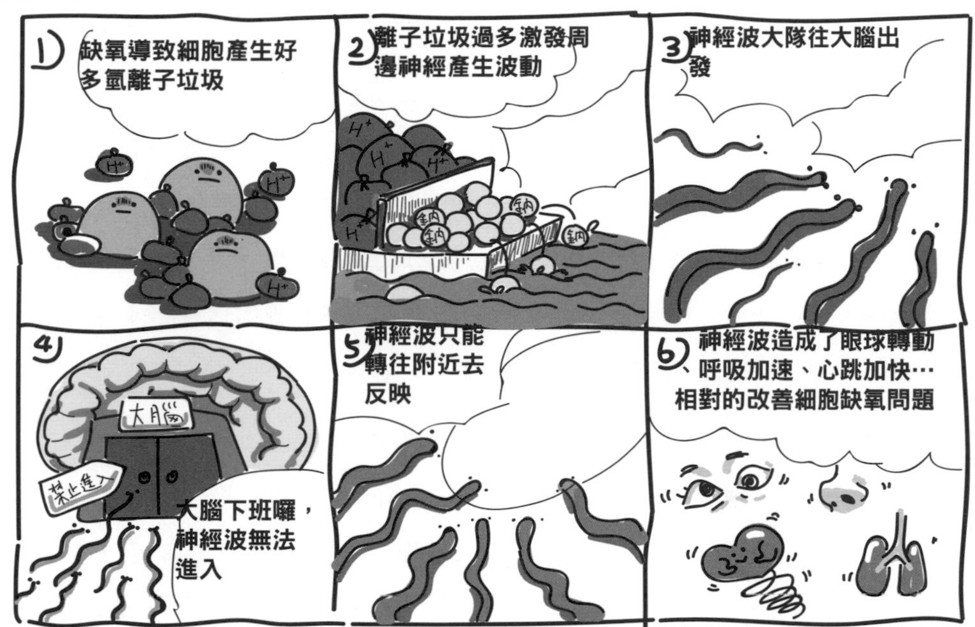


相信大多數的人都會在水池上面裝設一個打氣馬達，當池水中的含氧量超過警戒線之際，就會自動的開啟馬達，向池水中打氧氣。而馬達運作打氧氣的時間，則會以水中含氧量達到安全值之後才會停止，畢竟馬達持續開啟太久，不但耗能及電費可觀，同時馬達也會提早報銷甚至燒掉！

在我研究睡眠的結構中，發現身上 38 兆個細胞就如同這 10000 條魚那樣的生命體，體液及血液的含氧程度則就像是池水的情況那般，而心臟及肺臟則像是馬達那樣的打氧功能。一旦當這 38 兆條魚的含氧量超過警戒線時，就會設法在一邊睡眠同時又一邊補氧直至滿足為止，而形成所謂快速眼動睡眠的特殊睡覺救贖型現象。整個睡眠期間就在這些漸漸缺氧到補氧的動態過程交替平衡，我稱這種睡眠現象為**睡眠救贖**，而這個論點基礎則為**魚池平衡理論**。

## 含氧警戒線：從深層到淺層睡眠之間

當我在魚塭池邊持續的觀察之後發現，每當魚池的含氧量漸漸接近警戒線之際，水中的魚群就會開始浮上水面，甚至跳出水面，爭取較多的氧氣。同樣的，當經過一段全身細胞都處在完全休息不運作的深層睡眠期間 (N3)，大多數細胞的缺氧狀況也漸漸變得開始亮起了黃燈的警戒，而它們唯一武器就是運用缺氧代謝的垃圾廢物：氫離子，去進行不滿的表達！

位在神經細胞上面的那些酸敏感離子通道，就像一道道沉重的鐵門那樣，如果氫離子所堆積的濃度不夠時，是推不開這些酸敏感離子通道的門。但是隨著睡眠時間的持續累積，全身上下幾乎除了心臟和大腦這些高級優氧區域之外的器官或組織，都會在接近忍無可忍的熟睡期末期，陸續先發出這些離子垃圾，而使周遭酸度越堆積越多。

剛好在經過 30 至 50 分鐘的深層睡眠階段，也是細胞血氧供給的最低潮時期，氫離子的濃度剛好堆積到足夠觸發酸敏感離子通道開啟的開關。這時周邊神經上面的鈉離子及鈣離子，也將會順勢進入到神經細胞內部，因而形成了所謂的去極化、再極化、與超極化的神經波，從體細胞組織處沿著脊髓朝向延髓的方向一波波的傳遞上去。

腦橋是位處在連結中腦的重要地理位置，而且又長得特別的大，裡面的神經叢也在這分叉成橫向、直向、及斜向等幾個交錯的方向，包括連接到後腦勺視覺區的枕葉；連通中腦的核心管理區：丘腦；連通腦橋後面延腦的呼吸及心跳中樞；連接顱神經的十對周邊神經等等。但是它不屬於大腦的高級管理階層，所以大多只會將身體反應的訊息集中之後再分散呈報大腦。[43]

在熟睡期的末段期間，當越來越多的信號波從四面八方匯集到腦橋之後，部分的波將會被腦橋往頭骨外層的顱神經放射出去。只不過由於顱神經有十對，而且分布廣泛，所以像這類能量不大的身體訊號波，這時會使原本只在深層睡眠才出現的和緩型態 $\delta$ 波，快速的轉變成頻率較高且較易醒的 $\theta$ 波。[44]

另外也有一小部分的波，在到達腦橋區域後而往丘腦方向釋放。只不過在深層睡眠的時期，這個在白天專門處理大腦訊息的主要對外窗口：丘腦，必須要關閉休息，否則會像電線過熱那樣而短路損傷。因此只會留下包覆丘腦外圍一層薄薄的、被稱作丘腦網狀神經，勉強在夜間加班營業。在熟睡期間突然從腦橋傳來的神經波，則因此會在這層網狀神經之間徘徊震盪，而產生一小小段稱作紡錘波的強波。這個波的出現，加上前面所提的 $\theta$ 波轉變，代表了睡眠已經從深層睡眠轉變成淺層睡眠的含氧警戒新階段了。[45]

這時候的睡眠狀態，由於腦橋匯集了較多的訊號波，連帶刺激了周邊局部的腦神經組織（如 $\theta$ 波及紡錘波），造成舌咽神經、迷走神經、及舌下神經的波動微略增強一點，使相關肌肉收縮訊號多了一些刺激，從而讓打鼾聲下降了許多，心跳及呼吸的頻率也出現些微的增高。[46]

這些現象就像一台機器在準備啟動前的熱機情況類似，但同時也代表著身體缺氧已達到一定警戒的休息狀態。這種人體在睡眠轉換的熱機時間長短，和身體原本體質的缺氧程度息息相關。尤其是這些被高濃度氫離子所造成的酸化問題，並不是在打開酸敏感離子通道之後就可以被中和消除掉的，畢竟細胞缺氧的問題並非僅僅只依靠這些神經的波動警戒就能夠化解，相反的，必須藉由打氧馬達在熱機後作一定程度的運轉才能夠解除身體的缺氧壓力！

### 睡眠救贖：快速眼動睡眠

每當太空梭要升空之前，黃色的警戒燈會在控制台前不斷的閃爍倒數計時，機組的熱機狀況也逐漸達到標準，當發射的指令下達之後，火箭就啟動朝向天際飛出執行任務。我們的睡眠也是在這種情境中，從熟睡狀態下，通過淺眠狀態形成快速的熱機，最終啟動了快速眼動睡眠，去執行我所稱它作救贖型睡眠的任務：補充身體血氧！

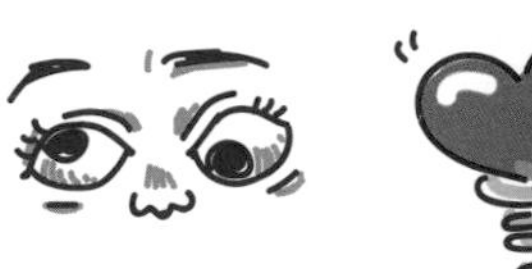
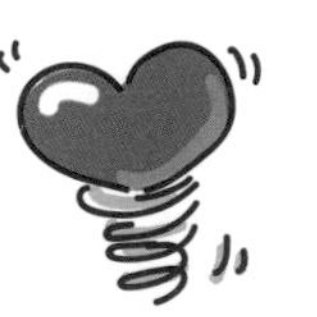
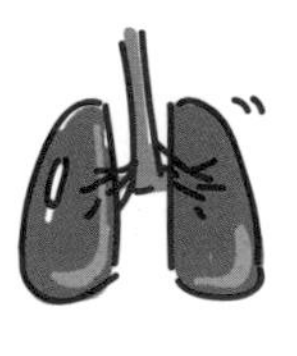

快速眼動睡眠的基本功能就是透過強化局部器官如循環及呼吸系統等睡眠時的功能，而救贖因睡眠時所造成的缺氧問題

如果火箭沒有燃料，那根本就升不了空，同樣的，如果睡眠時不缺氧，那就根

本不會產生氫離子這種垃圾。也就是說，這些氫離子的堆積才是啟動快速眼動睡眠的根本『燃料』。前面討論過那些熱機時一直累積的氫離子濃度，並不會隨著它們激發酸敏感離子通道的開啟而解除掉，反而會隨著時間的持續而不斷累積。

經過前面像暖機狀態的一小段淺眠睡眠之後，身體各處細胞外面環境的高濃度氫離子，最後會像火山爆發似地，再次大量地觸動酸敏感離子通道的開啟，使神經周邊的鈉離子及鈣離子湧入神經細胞內部，不斷造成去極化、再極化、及超極化的神經波，形成大量同時又強烈的神經脈波，最後匯集到脊髓頂端的延腦部位。[47]

但是就如同上一節中所討論大腦中樞神經的運作那樣，在睡眠狀態下大腦的對外訊息接收和處理基本是關閉的。也就是說，如果身體的訊號要透過白天那種模式，從延腦傳到中腦作短暫記憶及反應處理，之後，再往上傳到大腦作再處理及分類儲存的這條路徑是行不通的。[48]

可是大量湧入的體神經訊息波，聚集在延腦部位的問題依然存在，必須得處理解除掉，否則將會造成延腦的傷害。也因此延腦就得依賴它天生的遠古生理功能：自主神經的器官本能。[49]

首先延腦頂端的腦橋會讓一部分的波送往的丘腦網狀神經區，激化這些細胞將神經波轉變成另一種自主神經纖維專用的神經訊號，釋出大量的乙醯膽鹼去刺激心臟收縮跳動、加快呼吸頻率等等增加血氧的器官運作，一旦當滿足體細胞對氧氣的需求後，就可以根除那些不斷傳入的缺氧訊息波源頭，這也是救贖型睡眠的主要任務。[50]

另外一部分的體神經訊息波，當到達延腦部位時，將會被送往連接腦橋和十對顱神經的周邊神經系統中，其中的三對神經（動眼神經、滑車神經、外展神經）主要是負責眼球轉動肌肉的控制神經。於是當身體進行睡眠救贖時，強度不同的訊號波刺激這三對神經，因而發生了閉著眼睡覺而同時眼球卻隨意轉動的一種特別睡眠現象。也是因為這個現象，使得這個睡眠救贖的階段被人們稱作快速眼動睡眠期。[51]

也由於腦橋連接了前後上下許多的神經叢，除了中腦因為睡眠時休息關閉，使得白天清醒時的神經運作途徑無法連通之外，這些大量的訊號波便藉著腦橋的特性，直接傳遞到顱神經、枕葉、小腦、及大腦皮質等區域。因此當在睡眠時運用腦電波儀量測電波的變化，這個特殊的快速眼動睡眠期的腦波，將呈現如清醒時那般的 β 波型，甚至如果缺氧情況的人（如睡眠呼吸中止症、年紀老化者、過度勞累者等），將出現更高頻律的 γ 波。[52]

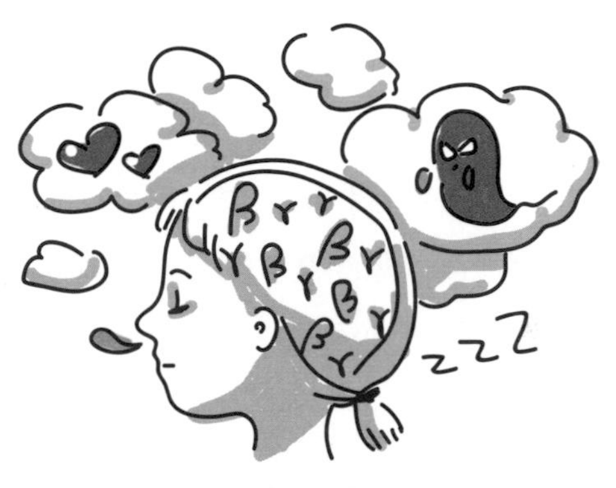

快速眼動睡眠時所產生的 β 波或 γ 波，將刺激大腦視覺皮質而產生夢境

這類像清醒時大腦所發出的 β 波或 γ 波，直接原因雖然是大量周邊體神經訊號波所造成的效果，但是還包含了被這些訊號波激化的大腦皮質層，以及枕葉視覺區的神經活化的協同作用。簡單的說，就是透過神經訊號波的隨機刺激，活化了大腦皮質層內部的記憶組合，並投影在位在枕葉部位的視覺區上面，而形成所謂的夢境。這些將在下一個章節中，會再詳細討論我對夢的研究發現。[53]
在睡眠期間，由於身體及中樞神經都需要休息，尤其中腦的基底核神經更是停止所有活動，所以原先清醒時透過基底核神經所分泌的多巴胺、GABA 等神經傳遞物質將停止分泌，這連帶使得它們的下游控制肌肉收縮運動的神經傳遞物質（去甲腎上腺素及腎上腺素）也無法製造，而使得睡眠時肌肉組織呈現鬆脫的狀態。[54]

尤其是在快速眼動睡眠的救贖期間，大量的訊號波進入腦橋之後，激化位在腦的訊號波刺激這三對神經，因而發生了閉著眼睡覺而同時眼球卻隨意轉動的一種特別睡眠現象。也是因為這個現象，使得這個睡眠救贖的階段被人們稱作快速眼動睡眠期。[51]

也由於腦橋連接了前後上下許多的神經叢，除了中腦因為睡眠時休息關閉，使得白天清醒時的神經運作途徑無法連通之外，這些大量的訊號波便藉著腦橋的特性，直接傳遞到顱神經、枕葉、小腦、及大腦皮質等區域。因此當在睡眠時運用腦電波儀量測電波的變化，這個特殊的快速眼動睡眠期的腦波，將呈現如清醒時那般的 β 波型，甚至如果缺氧情況的人(如睡眠呼吸中止症、年紀老化者、過度勞累者等)，將出現更高頻律的 γ 波。[52]

這類像清醒時大腦所發出的 β 波或 γ 波，直接原因雖然是大量周邊體神經訊號波所造成的效果，但是還包含了被這些訊號波激化的大腦皮質層，以及枕葉視覺區的神經活化的協同作用。簡單的說，就是透過神經訊號波的隨機刺激，活化了大腦皮質層內部的記憶組合，並投影在位在枕葉部位的視覺區上面，而形成所謂的夢境。這些將在下一個章節中，會再詳細討論我對夢的研究發現。[53]
在睡眠期間，由於身體及中樞神經都需要休息，尤其中腦的基底核神經更是停止所有活動，所以原先清醒時透過基底核神經所分泌的多巴胺、GABA 等神經傳遞物質將停止分泌，這連帶使得它們的下游控制肌肉收縮運動的神經傳遞物質(去甲腎上腺素及腎上腺素)也無法製造，而使得睡眠時肌肉組織呈現鬆脫的狀態。[54]

尤其是在快速眼動睡眠的救贖期間，大量的訊號波進入腦橋之後，激化位在腦橋上部的腳橋被蓋核神經細胞，這些細胞專門製造乙醯膽鹼類的神經傳遞物質，因而大大地控制了肌肉的副交感神經，也就是使肌肉呈現更舒張的動作。這個結果就像 1+1=2 那樣的加乘功效，使得在快速眼動睡眠期間的四肢及軀幹肌肉，呈現類似痲痺、無力癱瘓的現象。[55]

我的研究發現，當身體在睡眠時，將使體細胞從清醒時的有氧狀態逐漸轉變成慢性缺氧的問題，因而產生缺氧代謝時的氫離子垃圾產物。並在經過時間的堆積之後，所產生的酸度，開啟了周邊體神經的酸敏感神經通道，也連帶地開啟了神經的鈉離子及鈣離子通道，因而形成神經訊號波。當身體四處大量訊號脈波沿著脊髓回傳到延腦之後，啟動並加速了心臟及呼吸系統的運作，而在不干擾睡眠的原則下代償性的補充血氧，直到體細胞回復到接近有氧代謝的可接受情況。如此循環，直到缺氧所產生的訊號波動，過大到無法用這種救贖型的快速眼動睡眠來代償回補時，就停止睡眠行為而回到清醒狀態。

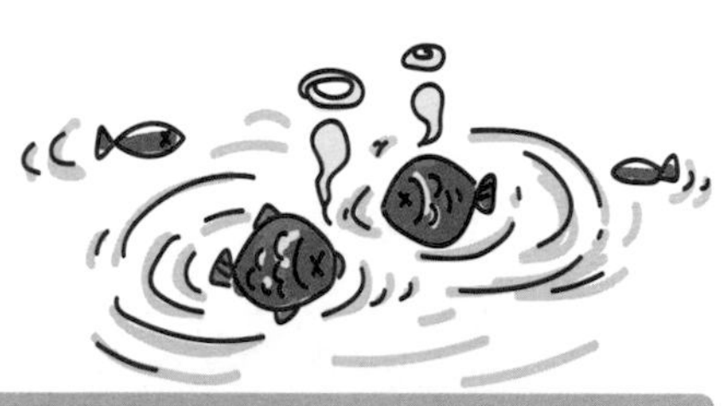

安眠藥物的介入抑制了快速眼動睡眠的發生，也同時阻斷了睡眠的救贖機制

所以如果正常人具有 8 小時的睡眠期間，快速眼動睡眠的發生頻率大約四至五次上下，而每次發生的時間則大約持續 10 至 20 分鐘左右。但是如果是失眠或睡眠障礙者，則可能整夜的睡眠期間會發生六次以上的快速眼動睡眠期，或者每次發生的持續時間超過 20 分鐘以上，甚至睡眠時間無法持續達 8 小時期間，這都代表這些族群身體的缺氧情況越來越嚴重，而發生所謂的睡眠障礙問題！

[56]

如果再用魚、池水、和馬達來作比喻的話，可能是魚的健康及反應狀態越來越差，也可能是池水的含氧能力減弱，當然也可能是馬達的效能每況愈下等等因素。反正這時候到魚塭池觀察時，就經常可看到馬達不停的打氧，但是魚群仍舊在水面上張嘴呼吸，池水總是汙濁，甚至偶爾還會看見幾條翻肚的魚浮在水上。

聽魚塭池老闆說，這當然不是好現象，但也不算是很壞的情況，畢竟這些問題都可以解決。我問老闆最糟糕的情況是甚麼？他則指了指旁邊高壓電塔上掛的金屬牌 logo，還說了聲『X』！

精神病患長期大量服用鎮定劑或精神病類安眠藥物後，行為及思想將可被醫療人員控制

## ‧‧‧ 如果馬達停電呢？ ‧‧‧

魚塭池老闆的國罵，其實是反映他內心的恐懼，畢竟他的家當資產都寄託在這池魚貨成熟後的收入，如果魚塭突然發生持續一兩個小時的停電狀況時，魚池的水將很快沒氧氣，就會出現魚群集體暴斃死亡翻肚，那全家老小的生活就會無以為繼了。但是假設這情況發生在我們睡眠的救贖時呢？

### 迷姦藥、精神病和毒品

在我們繼續討論睡眠救贖的根源問題之前，先讓我們插入一小段和睡眠息息相關的現況，也就是探討幾項人類常用的安眠藥物和迷姦藥、精神病、及毒品的關係。

如果一個男性看到一位美女，想要佔有她，最古老的禽獸方法就是拿根木棒敲昏她，之後再為所欲為。可是如果敲擊過度，延腦的自主神經受損後，可能呼吸及心跳都因而停止而死亡，結果罪刑從暴力強暴罪轉變成殺人強姦罪，有些國家直接判處這些禽獸不同方法的死刑。

於是這讓許多禽獸轉向較文明一點的迷姦藥物方法，在千方百計設法讓美女服下之後，藥物就會發生如同木棒敲昏的效果，甚至延續的時間還更長一些。當然由於這類化學物質增加了許多犯罪問題，所以大多數國家都將這類物質當成毒品管制。

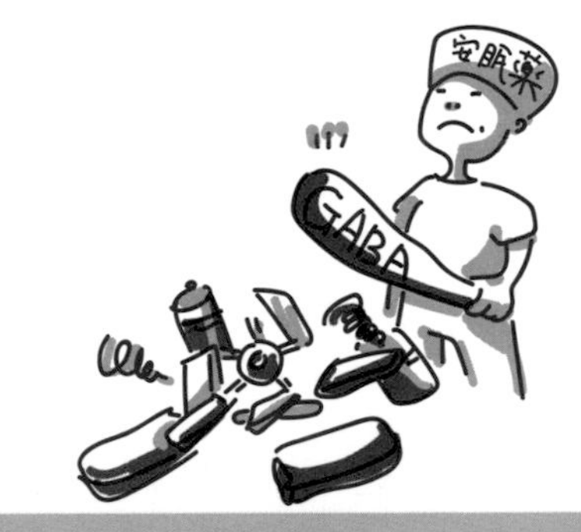

透過 GABA 類的安眠藥物機制，就猶如以鐵棒將身體打氧的水車打爛一般，八小時的昏睡期過後，將如同池水中的魚群因缺氧而翻肚

在 19 世紀中期，大多數精神病患除了進行慘無人道的前額葉切除手術之外，就是服用這類的迷姦藥物，作為對於精神病患較有人道的主流治療方法。透過這類新的精神病藥物，它除了可以讓病人情緒安靜的聽話之外，心理的異常行為表現方面也將可以受到醫生所控制。[58,59]

當然好康逗陣報，從此之後，這類物質一躍就成為醫院新寵兒，麻醉師用它來作手術的麻醉藥物，家醫科及身心科醫師拿它當作安眠、催眠、鎮定藥物，心理精神科專家則用它來對付焦慮、精神分裂、癲癇等等病人。當然由於是毒品，為了要合法，所以政府就將它們列為管制類藥品，只有具有穿白袍執照的人才能開立販賣給病人使用。[60]

## 熟睡？昏睡！

當然絕大多數的人都是正常人，不是禽獸、不是精神病患、也不需要像關公那樣的刮骨療傷，只不過偶爾在晚上睡不著覺、感到煩悶時，去醫院診所找個醫生聊聊之後，就可能拿到一排排上一段所描述的藥丸。按照指示吃完之後，很快地就不省人事倒頭就睡了。如果只看效果，它的確有效，可是它真的是讓人睡覺嗎？

在身體裡，神經纖維的傳遞物質，主要以乙醯膽鹼以及去甲腎上腺素為主，它們的作用都是藉由神經突觸上面的特殊受體激化成神經波而達成中樞神經的訊息傳遞動作。然而在神經纖維上面，還有一種特別受體，簡稱作 GABA 受體。它的主要作用是引入氯離子進入神經細胞，將纖維內的神經波頻率消抵（超極化作用），而減緩甚至阻斷神經訊號的傳遞。[61]

前面所提的迷姦藥、精神病藥、麻醉藥、鎮定藥、抗焦慮藥，抗癲癇藥、以及安眠藥等等，都是透過激化這個 GABA 神經受體的作用去達到目的。簡單的說是將神經波訊號干擾、減緩或截斷的方式，來達成這些藥物的目的。如果是身體內部自我分泌的，那當然有它調節的目的，但是若是透過人為的干預，那情況可能會出乎意料的可怕！

我在前一節裡所討論的睡眠結構中，已經清楚的研究出，快速眼動睡眠其實是身體在睡眠時的一種缺氧救贖動作，就好像魚塭池裡馬達適當打氧氣的循環動作那樣。而人為干預的安眠藥物，就好像電力公司停電一樣，不但感測池水情

—發 現 篇—

# 第二章

# 『夢』源自缺氧

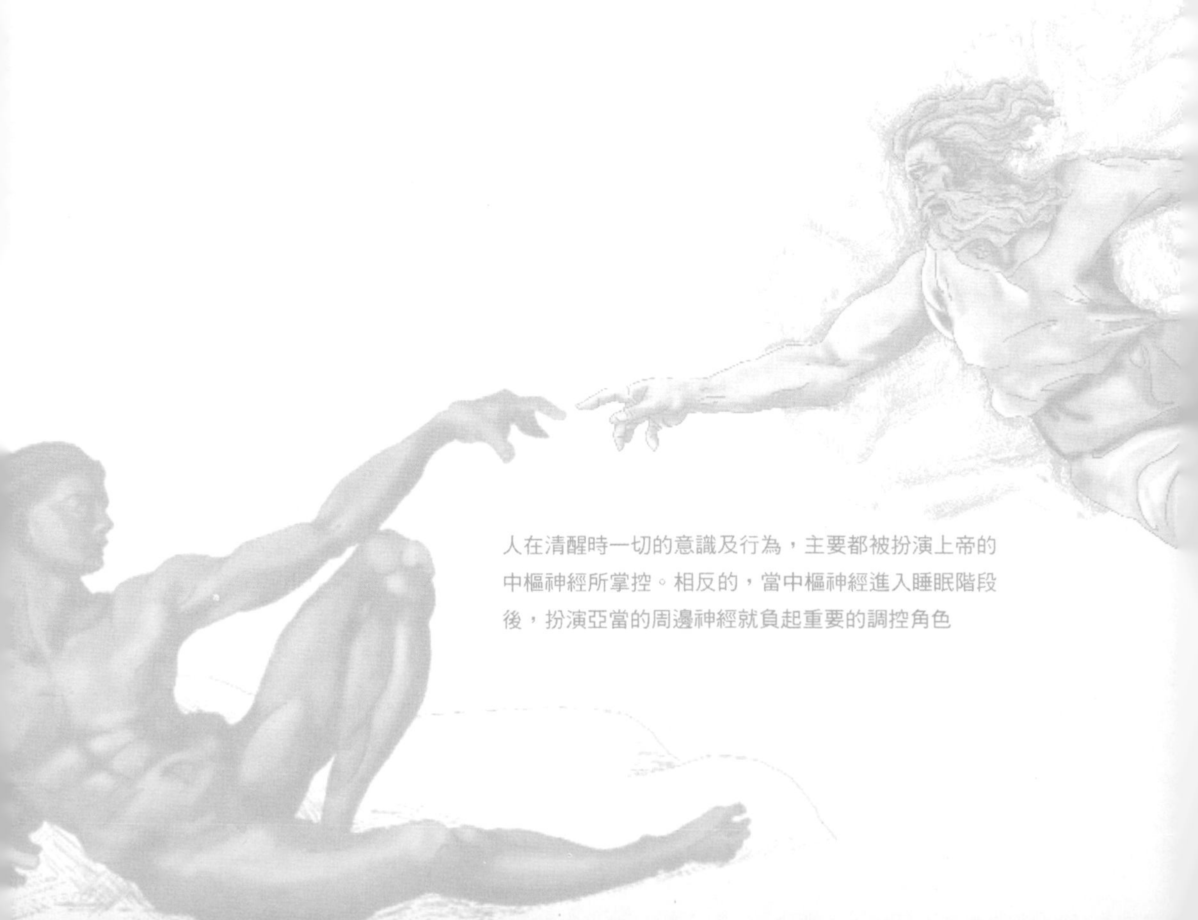

人在清醒時一切的意識及行為，主要都被扮演上帝的中樞神經所掌控。相反的，當中樞神經進入睡眠階段後，扮演亞當的周邊神經就負起重要的調控角色

不知周之夢為胡蝶與？胡蝶之夢為周與？』這是著名莊周夢蝶對『夢』的描述，也是人類至今一直不斷探索的最大謎題之一。然而為甚麼會做夢？到底夢是怎麼發生的？夢的作用是甚麼？為什麼總是記不得夢？仍然還在迷霧的夢境中。

這些謎題，在我研究缺氧型失眠的過程中，偶然在一個酷寒又疲累的夜晚中趴著睡著了，夢境中彷彿我正在測試一台我自己發明的做夢機器，在興奮的的接上電之後，突然火光四射的短路爆炸…，然後我就突然驚醒。接下來有點像莊子那樣，在迷迷糊糊之間突然捕捉到夢中所想的，趕快將片碎的內容用鉛筆在便條紙上隨便畫下，當第二天之後再仔細推敲研究時，終於發現上面所提的如何作夢、為何做夢、夢的作用、記不得夢等等問題的解答，突然都變得清晰無比！

原來所有的『夢』都來自缺氧，這才是人類追尋了好久的夢想，也是要打開夢的重要鑰匙！以下就是這把打開夢鑰匙的結構原理：

## ··· 天才導演：缺氧 ···

如果將夢境比喻成一部電影的話，那麼執掌夢境的天才導演就是缺氧了！

在前一章節裡，我們曾討論過快速眼動睡眠這個奇特的睡眠救贖現象，而事實上，所有的夢境也只出現在這個快速眼動睡眠時期，其他的睡眠階段都不會發生作夢的現象。而之所以發生快速眼動睡眠的原因，則是因為在熟睡期間身上大多數的器官，都已經處在接近停頓的休息階段，心臟及呼吸頻率也降低至維持最低生命需求的狀態。因此在經過幾十分鐘熟睡期（非快速眼動睡眠）的末段

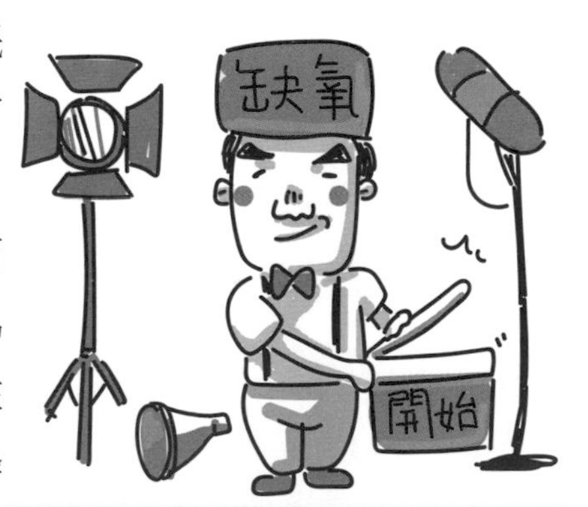


夢的形成主要是依賴睡眠時身體缺氧所產生大量神經波，觸發大腦視覺皮質後所造成，因此可以說缺氧是夢境的最佳導演

時間，身體各處就發生了程度嚴重不一的缺氧狀況，這時一位奧斯卡級的天才導演也在這時候誕生了！

當身體處在缺氧環境下，細胞就會進行缺氧代謝運作，而其中被丟到細胞外面最多的垃圾就是氫離子，可是當這種離子垃圾持續的堆積之後，所產生的酸卻足以開啟周邊神經上面所佈滿的酸敏感離子通道，一旦這些通道被打開，連帶的也會開啟神經纖維上的鈉離子通道和鈣離子通道，而讓大量的鈉和鈣離子衝入神經細胞軸內，激起神經波。

這時不同頻率及強度的神經波，從身體各處持續的匯入集中到延腦部位，就像準備開播的電影院，一旦觀眾大家排排坐滿後，鈴聲一響就開始播放，至於影片的內容，只有導演知道囉！

## ··· 腦中的電影院 ···

當你準備在電影院裏面欣賞影片的時候，是否曾注意到一個戲院需要具備幾個構成元素？或許有人會認為舒服的椅子和震撼的音響設備是絕對重要的。話說雖然沒錯，但卻不是主要元素，以傳統投影的戲院來說，有了放映機、影片膠捲、投影影幕、遮光窗簾，在通上電源之後，大概就可以播放電影了。甚至新型的電影院的放映機還改成了電子化設備，結合儲存在電腦裡的數位檔，直接就投影到螢幕上面。但是若其中任何這些元素壞掉或缺少時，像是臨時停電或遮光布無法關上等狀況出現的時候，觀眾既使待在戲院裡也看不到影片。

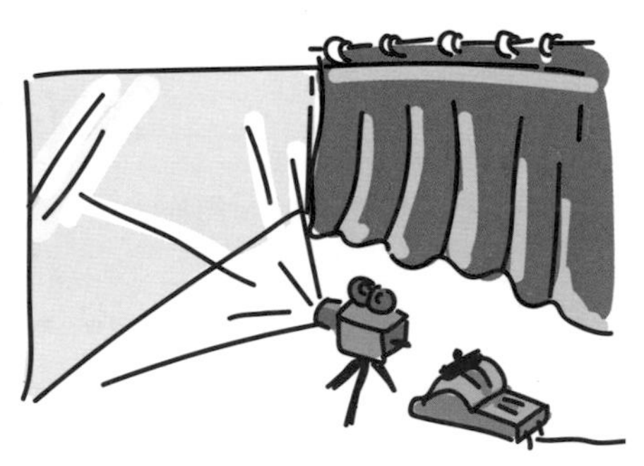

構成夢境的主要因子就像電影院一樣，包括投影銀幕、投影機、影片、遮光窗簾，以及最重要的電源

我所研究的『夢』，其實就是大腦中的電影院！當在白天清醒的時候，就像是

電影院裡面遮光布簾全部送洗，沒能裝上那樣，根本做不了清晰的夢。而投影機的螢幕可能就是在大腦枕葉上面的視覺皮質神經區。這個神經區在張開眼睛的清醒狀態時，能接收眼睛傳來所有光線的投影刺激電波，經過周邊皮質神經區的後製之後，成為大腦認知的影像，同時大腦也將這些訊號傳送到其他神經區塊，以突觸連結方式而形成記憶並儲存起來。[1]

在晚上進入睡覺時，如同在前面『天才導演：缺氧』那小節所討論的，當接近快速眼動睡眠的前一小段時間，大量的神經訊號電波從身體送往延腦區域並集中在腦橋上面，神經波累積的能量越來越高，當波形頻率已達到 40-60Hz 的 $\gamma$ 波時，在腦橋旁邊的一小塊稱作梭狀回 (occipitotemporal gyrus) 的神經區，就會被這些電波所刺激活化，而形成像接上電源並開啟了開關的大腦放映機，向視覺皮質神經區投影播放。[2]

當然就像許多在台下已經等了 90 分鐘左右的觀眾也一定會起鬨，當那天才導演已經駕到，電源也開通，放映機也啟動了，那到底要上演甚麼大片呢？

## ・・・『疊』影重重・・・

偶爾還記得夢境的人一定會被夢裡的真實情境所迷惑，為什麼在夢中經常都是自己當起了主角，同時許多夢裡的經歷雖然是栩栩如生，但卻又和真實情況有點關連但又迴然不同？

我對夢發生的研究發現，夢境是一種『大腦多軌影像重疊』的一種現象，簡單的說，就像是很多台內存大量影片的投映機，依電波刺激發生的大小和位置而隨機播放記憶體中的片段，不同的投映機直接投放疊影在視覺皮質神經區的銀幕上，而形成一部既真實又虛幻的 4D 虛擬電影。

身體藉由在深層睡眠階段所形成的缺氧狀態，而造成不穩定的電壓的神經電流波，這些電波經過腦橋的上升活化系統 (Ascending Reticular Activating System, ARAS) 時，將會連結到腦橋周邊扮演影像記憶區的梭狀回神經區

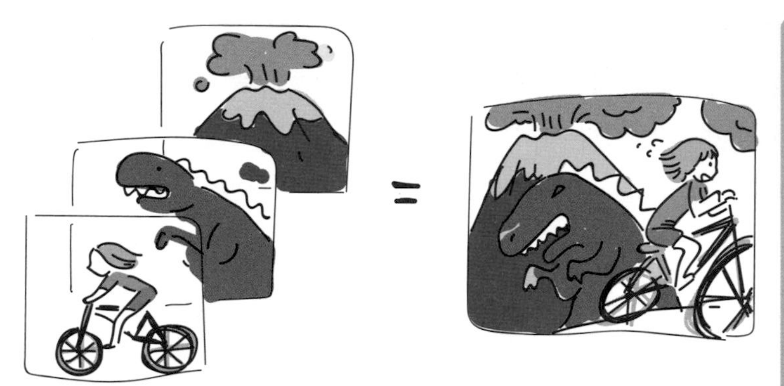

當神經電波以不同強度刺激視覺皮質區後，將隨機的活化腦中局部存放的『影片』片段，透過片段的組合後，將呈現現實生活中既熟悉又荒誕的影像劇情

(Fusiform Gyrus)。在快速眼動睡眠開始時，這些神經電波的頻率 (40-60Hz) 及能量剛好到達局部活化梭狀回的神經細胞，因此被活化部位的影像記憶片段，便被投影在大腦枕葉上的視覺皮質上，而投影多久則隨電波的頻率及強度而不同。[3]

最重要的是這些因缺氧所引發的電波並不僅僅連結到影像記憶神經的一個點上，它同時還隨機連接上該區各處神經的記憶片段，這些片段能在同一時間交錯的疊影在一起，而形成完全不同的情境及劇情。

譬如，當你的記憶中曾經看過侏儸紀公園的暴龍在追捕著主角的影像，而在記憶中你也曾和同學在河堤上努力地騎著腳踏車追風，同時在你的大腦記憶裡也曾存在著印尼火山爆發的新聞場景，睡覺時當這些記憶影像隨機的被電波激發之後，在夢中將可能會出現你和班上同學到峇里島畢業旅遊，突然在一陣巨響後，附近的阿貢火山爆發，岩漿四處漫流，你和你的一位同學為了躲避火山災難，竟然朝著森林裡面逃跑，跑啊跑啊，突然從大樹旁邊鑽出一隻暴龍，要追捕你們兩人，路邊剛好有兩輛 U-Bike，你還幫你同學刷了卡，就這樣兩個人就努力的沿著河邊騎車逃跑，而後面一直還被暴龍追趕著…！

## ··· 記不得的劇情 ···

上面這些劇情當然還會神奇的發展下去，只不過劇情的發展是完全被缺氧所引發的訊號波強弱、週期、頻率而隨機控制，所以會顯得完全沒有邏輯但卻鮮明萬分。而由於每次發生快速眼動睡眠的時間正常的大約是 10-15 鐘左右，這期間當身體已經因為強化心臟輸出及增加呼吸效率後，身體缺氧所產生的神經波強度及頻率就會降低，使得夢境漸漸模糊。

這種做夢的情況，在每次快速眼動睡眠開始時都會容易發生，但是在經過深層睡眠的熟睡期，甚至淺層睡眠的 N2 階段的『中場休息』之後，由於夢境是隨機發生的，所以前段的夢境和後一次快速眼動睡眠的夢境變成是完全不連貫的。

[4]

也由於夢境的這種影像，是從大腦原有記憶資料庫房中隨機所抽出重疊組合的內生性影像，它的路徑並沒經過海馬迴再到大腦皮質的路徑，所以不像清醒時透過眼睛的光波刺激傳導，以及其他感官同步刺激訊號，協同在經過對應受體神經作初步處理後，再通過海馬迴連接到大腦皮質層再作進一步思考及記憶儲存。[5]

因此絕大多數的夢境都不會記得，偶爾只有在最後一次的快速眼動睡眠期所作的夢境，會因為那階段身體缺氧的情況越來越嚴重，所以缺氧所發生的神經電波也相對變得強烈。除了能使得夢境的影像較鮮明之外，也因為隨即所發生的清醒階段，使得在視覺皮質的局部投影夢境，可能因此通過了海馬迴而產生了短暫的記憶，這也是人們常會說起昨晚作了些奇怪的夢，其實就是醒前幾分鐘夢境的原因。[6]

—發現篇—

# 第三章

# 定義
# 缺氧型失眠及睡眠障礙

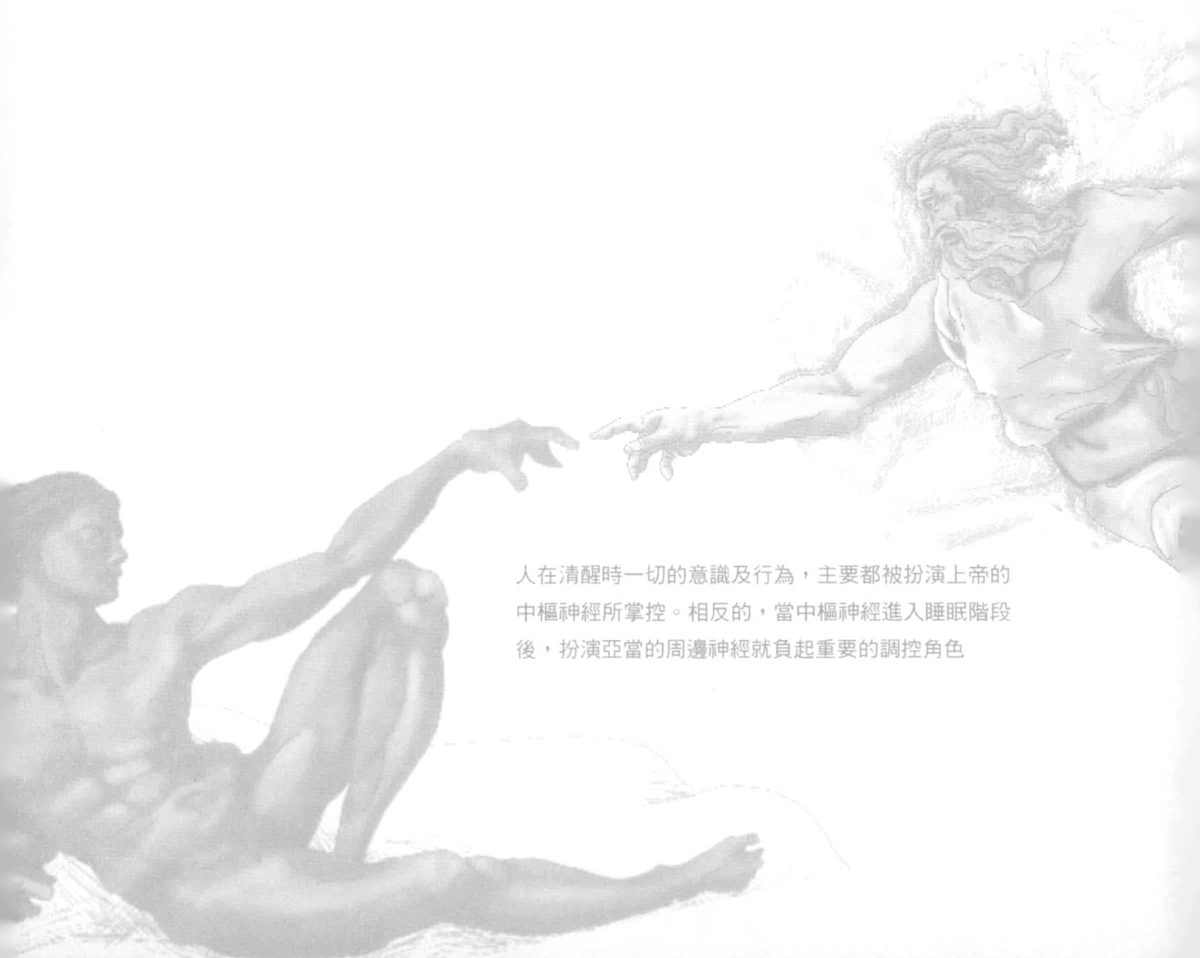

人在清醒時一切的意識及行為，主要都被扮演上帝的中樞神經所掌控。相反的，當中樞神經進入睡眠階段後，扮演亞當的周邊神經就負起重要的調控角色

這世上，每天晚上都有數以億計的人因為睡眠問題而苦惱不已，有人是輾轉難眠，睡不著覺，有人是入睡後一下子醒了就睡不著覺了，有人是還不到太陽升起就清醒起床，有人是睡完覺後覺得疲倦不堪，有人是睡覺時鼾聲大作，有人是睡到一段時間就不呼吸了，有人經常會被噩夢給驚醒，有人會邊睡邊咳嗽等等…這許多問題在以前由於大多不知道它們的發生原因，所以當然也就使用頭痛醫頭、腳痛醫腳的原始方法去使症狀消除，只不過卻經常弄得這些人的睡眠及健康更糟糕一些。

我的研究發現許多睡眠的問題，其實根源很多是發生在身體的缺氧缺陷上面，我認為必須先做明確的界定，才能讓這類型失眠或睡眠障礙的族群，有機會逃離現有以迷姦藥物作為安眠功能的噩夢。或者讓那些經常為失眠或睡眠問題所苦，但堅持不服用精神病藥物的族群，提供另一種克服失眠的本源性策略。

## ··· 缺氧型失眠的定義 ···

在經過長時間對睡眠的研究之後，發現許多患有失眠症狀的人，他們因為身體器官陷入了較嚴重程度的缺氧狀態而造成無法入睡的失眠現象。為了區隔現有諸如精神亢奮或藥物作用等其他因素所造成的失眠現象，以便對這類的問題進行更深入的後續專一研究及發展，所以我對這類的失眠問題定義成缺氧型失眠。缺氧型失眠是因為諸多內生及外部的缺氧因子，使身體各處器官或組織發生程度不一的缺氧狀態，而造成細胞進行缺氧代謝，因為這類代謝所產生的能量不足以及代謝產物的累積等等現狀，進而透過刺激周邊神經所產生的神經波動，導致身體產生一系列的代償性反應，而使人在正常睡眠期間無法適當入睡，則稱做缺氧型失眠。

## ··· 缺氧型睡眠障礙的定義 ···

當我對睡眠及作夢提出了新的觀念之後，接著發現許多的睡眠障礙症狀，都是因為原先身體器官已發生不同程度的缺氧狀態，使得在睡眠時更凸顯而發生嚴重的睡眠障礙現象。為了和現有如精神疾病或藥物作用等因素所造成的睡眠障礙現象有所區隔，並可對這類的睡眠問題進行更深入的後續正確研究及發展，我認為有必要對這類的睡眠障礙問題定義成缺氧型睡眠障礙。

缺氧型睡眠障礙，是因為諸多內生及外部的缺氧因子，使身體各處器官或組織發生程度不一的缺氧狀態，而使細胞進行缺氧代謝。而當進入睡眠狀態時，由於睡眠時身體所產生缺氧現況再加上原本器官組織的缺氧問題，使得細胞代謝所產生的能量不足、以及缺氧代謝產物的累積加劇等現象，進而透過刺激周邊神經所產生的神經波動，而使身體產生一系列的代償性反應，造成在睡眠各個階段發生非常態性的睡眠干擾或障礙等現象，則稱做缺氧型睡眠障礙。

—發 現 篇—

# 第四章

# 缺氧型失眠及睡眠障礙類別

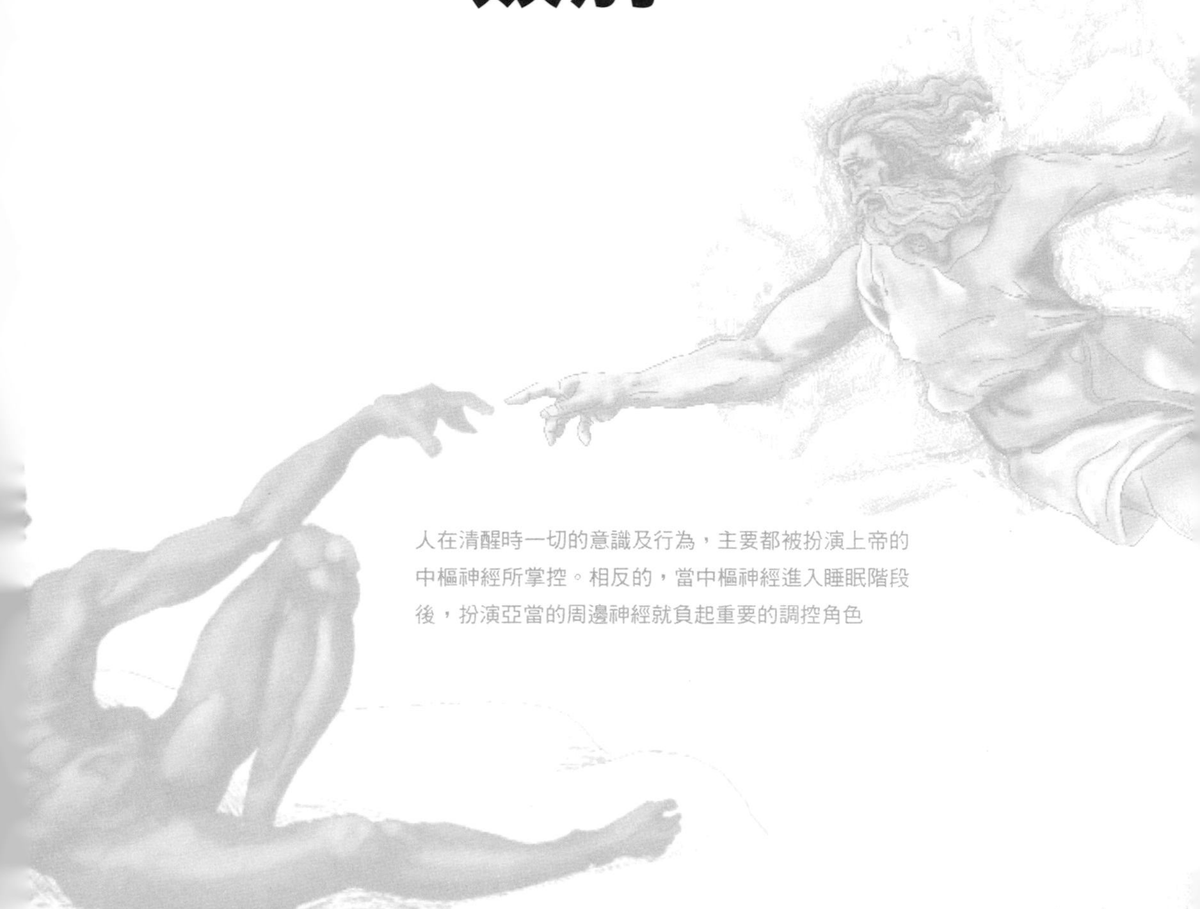

人在清醒時一切的意識及行為，主要都被扮演上帝的中樞神經所掌控。相反的，當中樞神經進入睡眠階段後，扮演亞當的周邊神經就負起重要的調控角色

許多人對失眠的觀念仍然停留在只是睡不著覺而已，但其實對於很多 45 歲以上的人們而言，失眠的問題已經漸漸地從睡不著覺，進化到難睡、多夢、易醒，最後變成早醒短眠，睡後疲倦等等的困擾。而這些人也正是標準的缺氧型失眠及缺氧型睡眠障礙的人群。同時也還有更多的枕邊人為了身旁的打鼾噪音干擾到快要精神衰弱，或者偶爾聽不到呼吸聲而擔憂他會不會就此……。這些失眠或睡眠障礙的發生原因雖然都是起源於身體的慢性缺氧，但是卻會因為不同的缺氧問題而發生不同種類的失眠或睡眠障礙型態，因此要對付它們，必須得先認清楚你或者枕邊人是屬於哪種失眠，才有機會高枕無憂！

## ··· 難入睡型 ···

這幾乎是所有人都曾發生過的睡眠問題，但是卻有一半以上睡不著覺的人與缺氧型失眠有關！這裡所指的缺氧型失眠，和大家所熟知的喝了含咖啡因飲料或藥品的亢奮失眠無關。同時也和睡前進行過度緊張、刺激的活動（如看影片）的失眠無關。

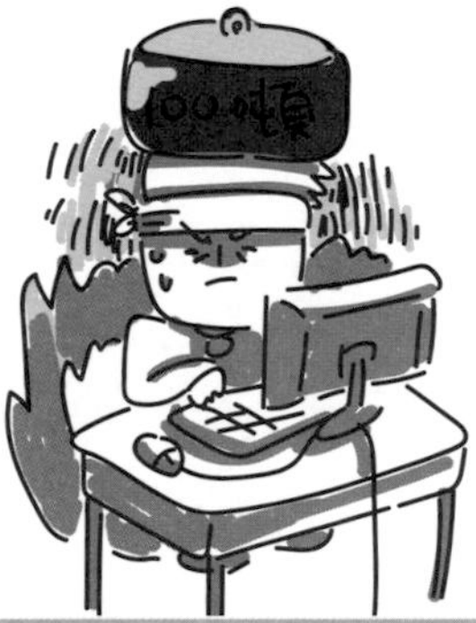

難以入睡型因為發生在睡眠前，所以容易被人們所注意及重視

最典型缺氧性難入睡型的案例，其實就是『累到睡不著』這種失眠問題。這裡所謂的『累』包括了體力上以及精神上的超荷。舉例來說，當一個平常體能的人，因為朋友已經替他報了名，所以在某周末時只能硬著頭皮，突然地去跑了一趟馬拉松比賽，體力上雖然超支而相當的疲累，心裡面雖然很想休息睡覺，但是腦子裡卻一直不斷的有片段思緒飛入，常常會誤以為這是因為運動讓身體循環加速，而使精神特別亢奮所造成的現象，但是實際上卻是身體過度缺氧所造成遲遲無法入睡。[1]

另一種精神上的『累』就更是司空常見了，例如在科學園區裡賣命加班設計的軟體或硬體工程師們，由於突然接單後的交貨時間及任務上等等壓力，使得腦力透支而感到異常疲憊，雖然躺在床上眼睛已經緊閉，但是腦袋裡卻一直出現和工作無關的思緒或混亂想法湧現，常常會誤以為這是因為工作壓力讓腦袋過度亢奮所造成的現象，但是實際上卻是身體遭遇慢性缺氧所造成的難以成眠問題。[2]

還有一類缺氧性難入睡型的人群，和前面這兩大類『累』的情況又有些不同，嚴格說他們在體力上及腦力上並不透支，相反地，很多人反而還剩餘過多的體力或腦力，但是卻因為身體已經處於慢性缺氧的情況，所以造成入睡困難的問題。這些人群包括中年以上的退休族群、更年期以後的女性族群、長期精神壓力過大或心理受到抑鬱的族群、長期生病或住院的族群等等。他們有些人偶爾會在下午期間打個盹，但是到了晚上睡眠時間常常會想睡，但是腦袋裡卻有莫名其妙的思緒出現，而導致很難入睡，常常會以為是下午睡過頭了，但其實是身體已經屬於慢性缺氧體質而造成難以入睡的問題。[3]

另外最近有越來越多的人開始喜歡往高山去從事登山探險或高原旅遊等活動，但是對於非專業的人以及體能一般的人，一旦到達高山後的前面幾日，大多數的人將面臨到難以入睡的困境。這是典型的外部環境缺氧性難入睡型的常見例子，如果加上前面的體能透支或者登山者本身就有慢性缺氧問題的話，那其他的睡眠障礙情況將會更加嚴重。[4]

## ・・・ 打鼾型 ・・・

原本打鼾的問題並不屬於失眠要探討的範圍之內，但是它確實和缺氧及睡眠有密切的關係，更重要的是，它經常會造成隔壁睡覺的人（包括伴侶、親人、同寢室睡友等等）失眠的痛苦，因此在本章裡面我特別將它歸類成打鼾型失眠型態。

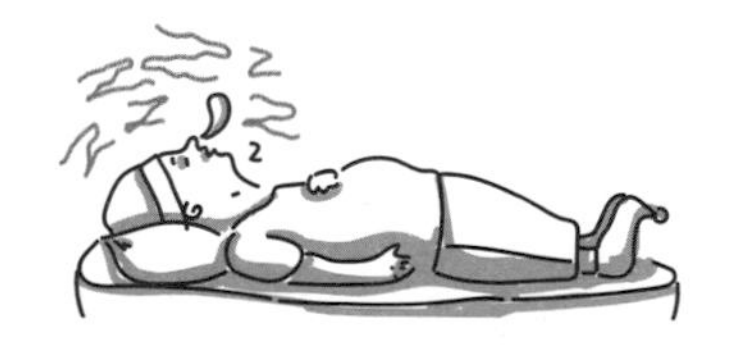

人們難以察覺自身打鼾的情況，除干擾他人睡眠外，還是睡眠呼吸中止症的發生前兆

最典型缺氧性打鼾型的案例，常常是『鼻塞』這種呼吸道進氣口堵塞所產生的

缺氧問題。這裡所謂的鼻塞包括過敏性鼻炎、慢性鼻竇炎、或者感冒所引起的鼻腔（一般指的是鼻竇組織）局部呼吸道堵塞，因此當我們在躺下睡眠時，只能張口借用嘴巴來呼吸，加上在咽喉部位局部缺氧的關係，使得呼吸時的氣流直接擾動聲帶附近的膜片，造成低沉雷動的音響聲。幸運的是當這些族群在鼻塞情況解除之後不久，打鼾的情況當然也會跟著消失，不過對於長期慢性鼻竇炎的患者，這似乎好像是個夢！[5]

另一類更經典的缺氧性打鼾型案例，則並沒有鼻部呼吸道堵塞的情況發生，當然在睡覺時還是會發出轟天雷那般的打鼾響聲。這類人群大多數體型較為肥胖，相對的咽喉部位的組織也變得較肥厚，這使得呼吸道的口徑變小，尤其是當躺下之後更是嚴重，所以打鼾的聲音有時可能如雷鳴聲、有時如吹簫哨聲、有時如貓叫聲等等不一而足，唯一不變的就是對於同房睡覺的人實在相當的折磨！[6]

還有一類非常普遍的缺氧性打鼾型案例，他們既不肥胖，也沒有鼻塞的問題，但是每當睡覺的時候卻有嚴重的打鼾的現象。舉例來說，當人們從事超過他們日常的體能負荷時（例如自行搬家、長途旅行等等），當晚如果睡著後，大多會聽到鼾聲如雷的打鼾聲此起彼落！這類人群大多數的體質屬於較缺氧的型態，包括工作過度操勞的族群、生活或情緒壓力過大的族群、年紀過了 45 歲以後的人群、心肺功能較差的人群等等，共同點是他們在精神及體力的耗能過載，簡單的說就是屬於慢性缺氧體質的人群。[7]

另外有些人群在喝了酒精類的飲料，或者服用某些藥物（例如降高血壓藥物、安眠藥物等等）之後，經常會在睡覺時發出如雷貫耳的鼾聲，當然大家或許會習以為常的認為這些現象是因為酒精的麻醉效果，或者藥物的作用所致，但實際上卻是因為這些物質造成身體急性或慢性缺氧所致，詳細的分析研究將在後面幾個章節裡探究說明。[8]

## ··· 暫時停止呼吸型 ···

這是近年來越來越被人們所重視的一種睡眠疾病，專業一點的說叫做『阻塞性睡眠呼吸中止症』，簡單的說，就是睡覺時喉嚨被舌頭或上顎組織（如懸垂雍）堵塞住了，造成暫時性的無法呼吸。

很多的研究都指向這類睡眠中的呼吸停止會造成身體缺氧而引發各項疾病，但是我的研究卻是因為身體已經缺氧，所以才會造成睡眠呼吸中止。當然對於許多人來說，不論這是因、還是果都不重要，只要能幫他們解決這類睡眠缺陷的話，就已經感謝上蒼了！另外這類的睡眠和前面所討論的缺氧性打鼾型很類似，原本也並不屬於失眠或睡眠障礙要探討的範圍，但是它所造成的驚險以及吵人的前奏，常常讓枕邊人提心吊膽的發生睡眠障礙，因此我特別的將它列入討論。

[9]

最典型的缺氧性暫停呼吸型案例，是以 BMI 指數大於 27 以上的肥胖人群為最大宗，他們就像打鼾型裡肥胖的案例那樣，一樣會在入睡後開始規律的打鼾，但是偶爾會在熟睡後的 40-80 分鐘之間，發生『暫時停止呼吸』的事件。而且有些咽喉部位肥胖組織增生過度的人群，有可能會在一個晚上內發生 4-5 次以上的停止呼吸事件，然後到了白天清醒時，也會覺得昏昏沉沉的隨時都想睡覺。

[10]

另一類比較危險的缺氧型暫停呼吸案例，是專門發生在小孩子族群的身上，他們的特徵和前面的肥胖成人剛好相反，是屬於較瘦弱型的體格，這些小孩似乎有好動的傾向，當然也有沉默寡言，但卻整日昏沉想睡有如患了嗜睡症那樣。這些人多數在夜晚睡眠時常常會發生打鼾的情況，偶爾在深夜 2、3 點到凌晨之間會發生暫停呼吸事件，相信大多數的父母都會很在意，除了偶爾聽說有小孩在睡夢中死亡的事件發生之外，其實更重要的是他們的智力及腦神經發展會受到很大的影響甚至被破壞。[11]

還有另外一類也是常見的缺氧型暫停呼吸案例，這些族群的年齡大多偏高，體型沒有特別的特徵，女性以過了更年期之後的族群為主，尤其對於心肺功能開始走下坡的人，夜間發生睡眠暫停呼吸的頻率會隨著年齡而增加。這類族群的共同徵兆是有嗜睡的趨向，同時發生失智症（如阿茲海默氏症）及顫抖症（如帕金森氏症）的時間提前許多年，而且機率也比正常人高出 3 倍以上，這是因為缺氧已加速他們的腦神經退化及損傷。[12]

## ・・・ 多夢型 ・・・

由於『夢』的由來是透過身體各處組織在熟睡期最後階段的不同程度缺氧代謝，所激發的周邊神經訊號波，匯集到大腦後所產生隨機誘發的一種視神經意象。所以雖然有人喜歡作夢，而且適當的做夢代表身體正在進行睡眠救贖的動作，對身體是非常重要的生理現象。

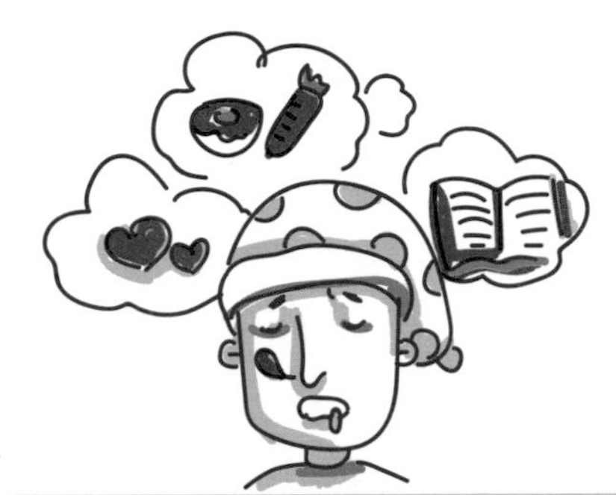

多夢者因本身缺氧程度較嚴重，因此不斷透過睡眠救贖機制，挽救睡眠時的缺氧問題

但是如果每夜睡覺的時候一直不斷作夢，夢裡的情境又相當真實或者有激烈劇情的話，那代表他的缺氧程度相當嚴重，導致睡眠時快速眼動睡眠必須大動作的進行睡眠救贖。當然過度缺氧所反映的激烈夢境，也會經常會打斷快速眼動睡眠，直接造成清醒的情況，而產生中斷睡眠的另一種干擾型態。[13]

當腦神經在進行任何一個指令時，必須透過許多腦神經細胞傳遞不同的神經波，以及神經傳導物質（如乙醯膽鹼等）等等複雜的協作動作，這需要耗用大量的能量才能完成，這也是為甚麼經常感覺清晰做夢的人，在白天時的精神會變得較差而且還很想睡覺，畢竟大腦不但在夜晚得不到適當的休息，反而還得要持續進行超量工作，到了白天之後，自然地身體能量產出將不足以負擔而發生疲累的反應。因此不同程度的做夢型態，代表著不同的健康問題。[14]

典型的缺氧性多夢型案例，是睡覺時會經常做夢而且作夢的時間比別人還長。在正常狀況下，大多數的人在醒來之後，很快的就會忘記他所做的夢境，更別說他們自己哪裡會知道他在睡覺時所作的夢有多長，或做過幾次夢，唯一的反應是他『好像』做過夢，更重要的是，醒來後仍然感到睡不飽的樣子，總之，就是睡過後沒有神采奕奕的樣子！

當然要了解一個人到底做過幾次夢，或者發夢的時間到底有多久，一般來說只能整晚戴上腦電波儀 (EEG) 做幾次分析之後才可以判斷出，或者枕邊人也可以一夜不睡的觀察他，一個晚上睡覺時眼珠子打轉幾次及持續多久，不過這是很累又無聊的工作啦！[15]

比較有趣的缺氧性多夢型案例，是除了睡覺時經常做夢之外，在醒後還會記得做夢的情境。基本上所有人都會做夢，但是絕大多數的人在清醒之後就立刻忘記夢境。但是對於這類多夢型的族群來說，他們對夢的情境或者劇情的記憶就顯得相當深刻，有時白天的事情他們反而忘得特別快，反而夢裡的事倒是猶如親身經歷那般。這些族群在白天的時候精神總是不太好，常常有疲倦感而且有時在日間還須補充睡眠一下，他們職業倒也不是神的託夢者，只不過少數人的腦部神經細胞經常發現有損傷或退化而導致打腦神經局部缺氧的情況，例如癲癇、偏頭痛、憂鬱或失智等等問題。[16]

另外更一類常見的缺氧性多夢型案例，是除了睡覺及做夢之外，還會有較頻繁發生做惡夢的問題，專業一點的說就是經常發生夢魘 (nightmare) 的人。有人說在睡前看恐怖小說或影劇，睡覺時就容易發生惡夢，雖然有道理，但卻並不是這些族群的常態案例。這些人群經常會在睡覺作夢時，會發出怪叫聲、甚至產生動作，嚴重一點的可能還會有夢遊的情況發生。當然夢裡發生盜汗、或者被夢所嚇醒更是經常會發生的事。雖然這類族群不像前面那類會記住夢境的人群案例那樣的被夢境所牽絆，但是他們醒來後除了感到疲倦、睡不飽之外，還常有空虛、虛脫、憂鬱等現象。[17]

## ··· 易醒型 ···

很多睡不著覺的失眠者，常常會因為一點點的聲音干擾而睡不著，但是卻有更多的睡眠障礙族群明明已經睡著了，可是卻會經常被許多的刺激因素(如夢境、聲音、光線等等)所中斷睡眠，簡單的說就是淺眠的人群，當然他們也會因為『醒』的方式而有不同的案例型態。

最經典的缺氧性易醒型案例，是只要有任何細微的外在刺激時就會中斷睡眠而醒來的人。很多人會稱這類族群是屬於天生神經敏感的人，但其實他們並非如此敏感，而是因為長期慢性缺氧才會造成這副模樣。舉例來說，我的一位忠實又有睡眠障礙的讀者就曾提起過，由於她住的社區非常的寧靜，因此一到了深夜，只要是有任何風吹草動的聲音，她都會被這些聲音所吵醒，雖然還都能入夢，但是幾年下來，身體很明顯的比往常住在城裡吵雜的大樓裡差了很多！這些族群中以女性為大宗，尤其是過了更年期之後的女性更加明顯，另外有遺傳性心臟二尖瓣膜脫垂的人，以及躁鬱症的人都屬於這類易醒型的族群。[18]

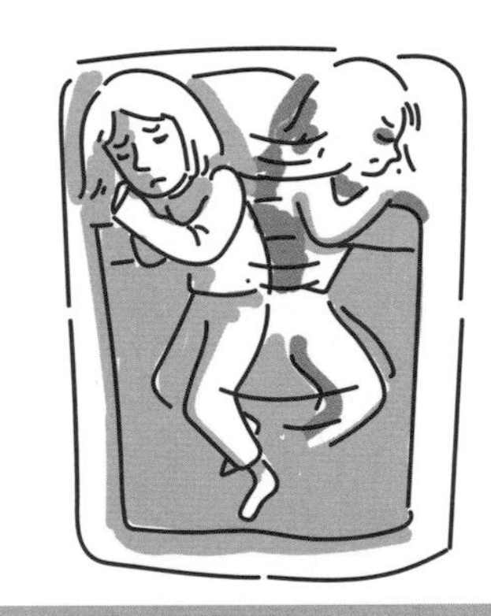

睡眠易醒者因為本身缺氧問題嚴重，難以進入到深層睡眠的熟睡期階段

另一類常見的缺氧性易醒型案例，就像是前段中經常被夢境驚醒的族群，他們常常會在作夢時因為夢境的關係而中斷睡眠。所謂的中斷睡眠倒也不全是因為作惡夢而被驚醒，反而一些很平常的夢境劇情到了高潮期(不要想歪了)的時候，突然的就會醒來，有點殘夢空留恨的味道。類似的經驗我想人人都會有，但是對於白天體力消耗過多的人、年紀過了中年以後的族群，以及工作壓力過大的族群來說，這種易醒的問題就會越來越嚴重。所幸的是，雖然好夢的劇情要繼續下去實在很難，但大多數人在睡夢中途醒來之後多少還是能夠繼續睡覺，只不過他們要再入睡就得翻來覆去，再花很長的時間才能再次入睡，要不然就乾脆起床划划手機或到公園拍手擾人囉！[19]

還有一類缺氧性易醒型案例，是因為身體所發出的刺激訊號過大而直接中斷睡眠的特殊族群。例如很多的病人就經常會在半夜的睡夢中因為痠痛或疼痛的問題，產生的過大缺氧反射波造成直接清醒，清醒後後得換個姿勢或嗑個藥一陣子之後才能勉強再去找周公。當然還有更多的人是因為慢性缺氧導致膀胱肌與膀胱括約肌的收縮力減退，導致尿液過多或膀胱感覺過度膨脹，不得不中斷被窩去解除水庫的緊張。當再度爬回床上時，很多過了中年退休的人，就必須花很久的時間才能再度入睡。另外有些人天生就好似有強烈的第六感功能，一旦有一些身體感受時，例如有些人能比一般人快一些感受地震來臨或同床人的翻身，他們就會自動中斷睡眠而清醒，當然這不在屬於缺氧型失眠範疇內所探討的。[21]

## ··· 短睡早醒型 ···

雖然說早起的鳥兒有蟲吃，但是對於住在大樓或社區裡早起的老人卻是顧人怨！每天凌晨不管是在家裡、公園裡或者操場上，都可以見到許許多多上了年紀的人出來運動，大多數練練氣功或跑跑步都好，但對於開音樂跳早舞、像麻雀那般的聊天、或者沿路練拍手等等聲響的人，可就有點擾人清夢囉！這裡所說的短睡早醒型態的睡眠障礙，其實在概念上有點像是糖尿病患者被醫師要求他們要少量多餐那樣，只不過這些人群在夜晚的正常睡眠時間大都少於5小時以下，對於睡眠而言，任誰都希望能夠一覺到太陽曬屁股才起，而不要白天分批次打盹補眠才是！

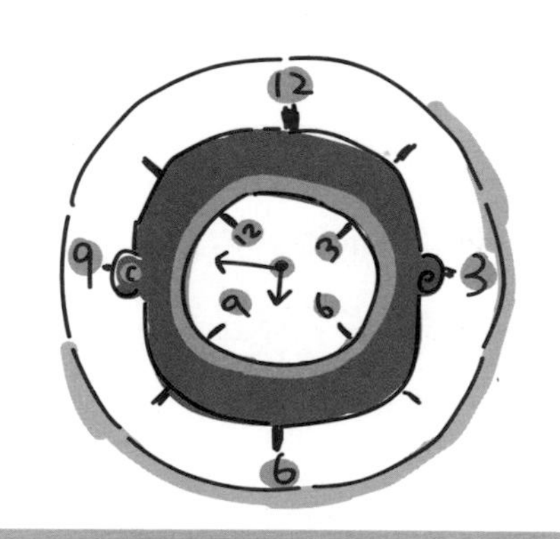

短睡早醒者因為慢性缺氧造成生理時鐘縮短，導致睡眠結構混亂

最經典的缺氧性短睡早醒型案例，幾乎是大多數中老人都會犯的毛病，既使他們白天沒有打盹補眠或者拖遲到深夜才入睡，第二天一大早，一樣會在四、五

點左右就睡不著覺而醒來。很多學者認為這是因為生理時鐘的慣性、或者甚麼褪黑激素分泌不足所導致……，但真實的原因，則是因為這些人屬於較嚴重的慢性缺氧族群所導致。當長期睡眠不足時，即使白天略為補眠，也很難挽回神經的退化問題。畢竟早醒短睡是因為缺氧所引發能量不足所產生的睡眠生理現象，這將在後面幾章裡詳細說明。[21]

最嚴重的缺氧性短睡早醒型案例，是身體的心肺功能呈現衰竭情況的人群，雖然上面一段的中老人也是接近這類族群的人，但至少能吃能睡能跳舞，還沒有到不太能動的嚴重狀況。而這些人群的短睡早醒程度比上一型的人大約又提前了一兩個小時左右，也就是凌晨三四點鐘左右就會醒來，然後接近五六點鐘又再打盹睡上幾小時，一天就類似這樣重複許多次。他們的早醒除了是因為身體缺氧所引發的強烈的神經波動之外，常常還伴隨著肌肉痠痛的刺激、以及身體承受不了躺平姿勢等因素所產生的綜合反應。[22]

## ‧‧‧ 嗜睡昏睡型 ‧‧‧

表面上和前面那些短睡早醒型的族群比起來，這型的族群似乎來得幸福多了，但是實際上卻是對生命最具危險徵兆的睡眠型態之一。大多數的統計研究發現當平均睡眠時間超出 8 小時以上時，這些人的平均壽命卻呈現明顯縮短的現象。這主要原因是因為睡眠時快速眼動睡眠的救贖機制已經退化或被迫中斷所致，使得 REM 及 NREM 睡眠的時間明顯都拉長，甚至造成原本白天該清醒時刻也出現昏睡狀態。[23]

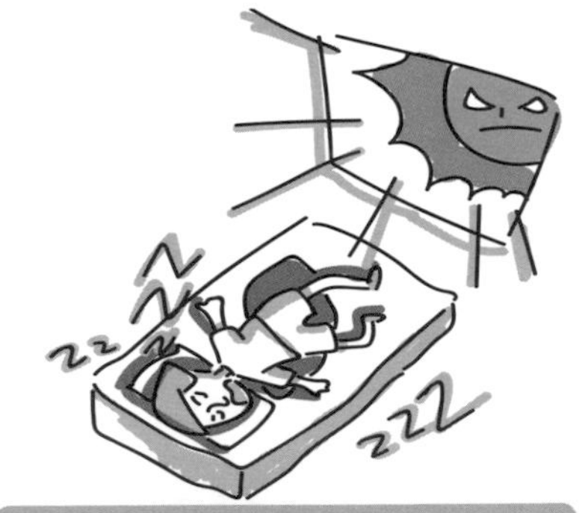

當睡眠救贖機制被迫中斷或退化後，睡眠目的難以完成，而發生嗜睡昏睡現象

最常見的缺氧性嗜睡昏睡型案例，大多數以服用安眠藥物或酒精等飲料的族群為最多。由於這些藥物的作用，讓原本扮演睡眠救贖角色的快速眼動睡眠被迫停止或減緩，所以造成了好像拉長深層睡眠的間距並且還延長了睡眠的時間總

長。這就像將養魚池上面打氧馬達的電力切斷那樣，表面上整個魚池看起來是安靜的，但是卻造成魚池內嚴重缺氧而使魚群提早翻肚死亡。換作是身體則是細胞面臨更嚴重的缺氧而受損凋亡。[24]

另一種經常發生嗜睡及昏睡型的族群，則以體力衰弱的老年人為大宗。75 歲的老年人因為平均的最大攝氧量已經降低到 50% 以上，也就是說心肺功能的效率也依等比率衰退。夜晚 7 小時睡眠時間所恢復的細胞修護及能量重新分配，仍然不能滿足白日清醒時的活動能量所需，因此身體會發生持續的睡眠程序。但是因為這些心肺功能都衰竭的老人，在嚴重的缺氧狀態下，仍無法只依靠睡眠的補充去延續生命長度，這也是這些族群死亡率較高的一種表徵吧。[25]

還有一類罹患慢性疾病的人也是嗜睡及昏睡型的主要族群。這類的慢性疾病絕大多數罹患了慢性缺氧所引發的疾病後期，包括後期的糖尿病、高血壓、高血脂、慢性腎衰竭、肝炎、慢性神經退化（帕金森氏症、失智症等）、慢性心衰竭等疾病。由於這些人身體已經缺氧嚴重，情況就像上面 75 歲的老人情況類似，一夜的睡眠已不能滿足白日清醒時的能量需求，因此也運用延長睡眠時間氣延續生命長度，他們的死亡率當然也比其他人還來得高許多。[26]

## ··· 醒後疲累型 ···

理論上當經過一夜的睡眠休息之後，大多數人都會覺得精神清晰、體力充沛。許多人會發現當某些睡眠狀況不好情況發生時，既使在清醒之後，仍然會出現精神不濟、身體疲累的現象。當然許多上班及上學族群，在長期非自然醒的制度壓迫下，都會自我認定也屬於這類族群，不過這裡所要定義的型態，除非是因為發生缺氧的睡眠障礙所導致，否則不是本章討論的範圍。

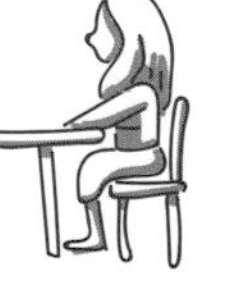
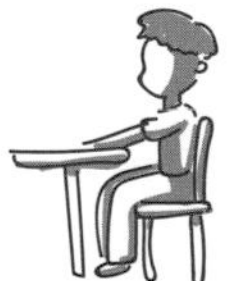
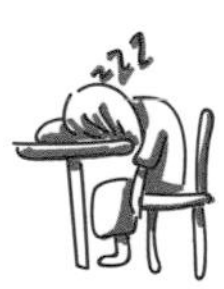

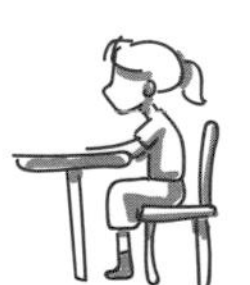

長期使用安眠藥物族群，因為睡眠救贖機制已被藥物抑制及破壞，因此經常出現醒後疲累現象

醒後疲累的主要原因大多是因由於睡眠結構遭到破壞所導致，當深層睡眠階段長期不足，減少了細胞的修護時程，再加上快速眼動睡眠的睡眠救贖被抑制、破壞、不足或過多而消耗能量等因素，使得身體細胞在清醒後仍舊處在較嚴重缺氧的能量不足狀態，所表現出來的一種現象。[27]

最常見的缺氧型醒後疲累的人仍舊以長期服用安眠藥物或不適當的保健品的族群為多，由於這些藥物或食品抑制神經波動的作用，強制中斷了快速眼動睡眠的睡眠救贖過程，造成身體在睡眠時細胞遭遇嚴重的缺氧而受損、凋亡，同時身體總能量的儲備產出嚴重不足而發生疲累現象。[28]

另外像是長期在睡眠時都用俯睡的姿勢睡覺，或者在密不通風的空間裡或過冷環境下睡覺的族群，睡眠期間身體的獲氧程度將大幅降低，甚至身體得消耗更多的能量維持核心溫度，致使快速眼動睡眠救贖動作所產生的能量，不足以應付在清醒時身上所消耗的能量。簡單的說，就是睡眠時慢性的缺氧延續到清醒時期，而發生疲累現象。[29]

當長期發生缺氧型慢性病之後，許多人在睡眠時的缺氧情況將更加惡化，除了發生許多的失眠及睡眠障礙問題之外，致使快速眼動睡眠動作所產出的能量，難以同時補充身體原本的缺氧問題，以及提供白天活動時身體應具有的能量，因而發生清醒時的疲累問題。所以若以廣義的角度來說，幾乎所有發生缺氧型失眠及睡眠障礙的族群，都會發生程度不一的醒後疲累狀況，畢竟過度的缺氧代謝除了使身體能量產出明顯減少之外，也會反映在體能及精神與反應上面。

—發 現 篇—

# 第五章

# 缺氧型失眠及睡眠障礙的主要症狀

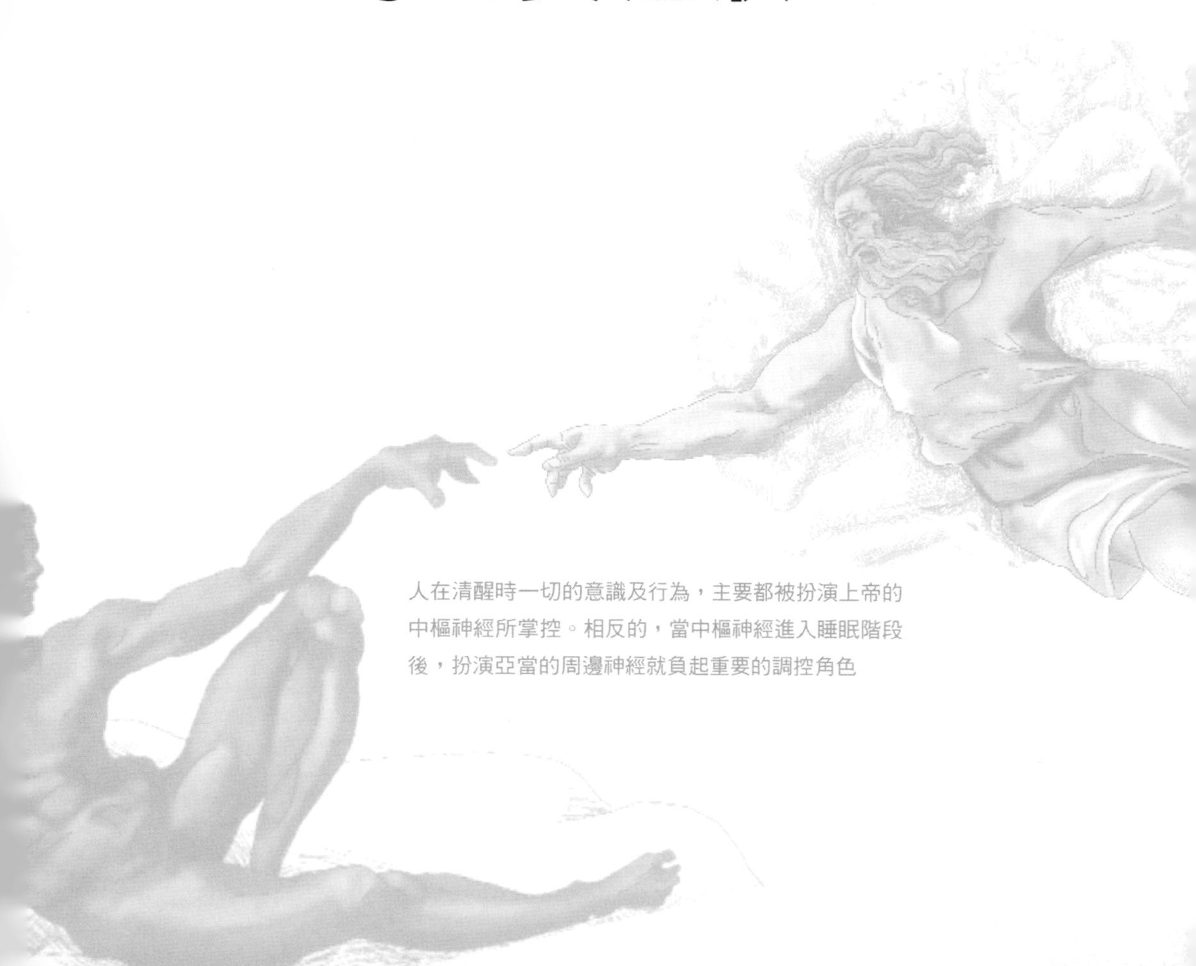

人在清醒時一切的意識及行為，主要都被扮演上帝的中樞神經所掌控。相反的，當中樞神經進入睡眠階段後，扮演亞當的周邊神經就負起重要的調控角色

很多沒發生過失眠及睡眠障礙經驗的讀者（大多數是年輕人吧）一定會好奇的問，失眠不就是睡不著嗎！怎麼還會有所謂的症狀呢？這裡必須先說明的是，本章裡所稱的失眠除了指睡不著之外，還廣義的包括睡眠障礙的發生問題。其實常常飽受失眠痛苦折磨的人，下面所列症狀的描述，對他們來說（當然還包括他的枕邊同房的夥伴）真的是說到心坎裡了。只不過我在舉列這些症狀的同時，還會特別解釋它們發生的原因，這樣失眠者和家人就不會單純的以為失眠或睡眠發生障礙的問題只是大腦的神經問題了！

## ・・・ 難以入睡 ・・・

這幾乎是所有失眠者的共同問題！但是對於缺氧型失眠者而言，由於身上各處嚴重缺氧，因此大多細胞所進行的缺氧代謝副產物：氫離子，濃度一直都會居高不下。這使得身上四處散布的交感神經，纖維末梢上面的酸敏感離子通道被活化，激化了神經波動。當各處細微的訊號『間歇不斷地』傳遞到腦幹後，將再向上刺激中腦的下視丘側邊的食慾素分泌神經細胞，導致大量食慾素分泌被迫分泌，這個激素將連帶再刺激多巴胺、去甲腎上腺素、抗組織胺等等，讓身體清醒振奮的神經傳遞物質大量分泌，以利進行打或逃等覓食或警覺等行為進行，當這些刺激在大腦裡處理反饋時，將使得腦波難以平緩，當然也很難入睡囉！[1]

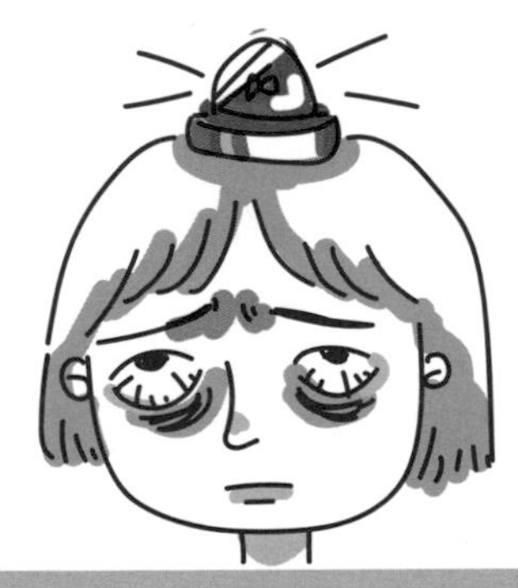

睡前氫離子激發的神經波大量刺激後，身體將感知能量不足訊號而發生失眠

## ・・・ 夜咳 ・・・

撇除掉感冒時呼吸道感染的情況之外，睡覺時發生咳嗽的情況經常發生在缺氧型失眠者的身上。極端的缺氧型夜咳代表者是心臟衰竭者專屬的日常現象，但是對於一般慢性缺氧者在睡眠時的咳嗽也屬於同樣道理。主要原因是當人在睡覺的時候，血氧的供給減弱不少，相對地運作肺部氣體交換的組織，包括喉嚨、

氣管、及肺泡等等的血氧也同樣匱乏，而造成呼吸系統性慢性缺氧問題。[2]
慢性缺氧的呼吸器官，除了使較多水份外滲在肺泡中，而直接降低了身體的獲氧能力之外，還會促發絨毛蠕動，以咳嗽刺激方式將液體排除。另外缺氧造成支氣管細胞間隙的膨脹，而使氣管管徑縮小，造成正常呼吸時空氣進入困難，自然的就會張開嘴巴加大呼吸量，可是當空氣通過時卻將導致喉嚨黏膜組織失水乾燥而發癢咳嗽。

## ・・・ 心悸 ・・・

這幾乎是缺氧型失眠者的專屬症狀！常常在睡著的時候，突然地在半夢半醒之間感覺心臟突然的跳動加快許多，有時候睡眠會因此被驚醒或打斷，然後可能就睡不著，或者以為心臟病發作了！其實這是當身體原本已經處在慢性缺氧狀態下，在進入深層睡眠期的時候，缺氧的狀態會變得更差一些，當從 N3 的睡眠階段轉換到 N2、N1，緊接著再轉換到快速眼動睡眠的救贖階段時，在大量缺氧代謝的氫離子垃圾所誘發的酸感神經波，從橋腦大量釋出乙醯膽鹼，刺激心臟的收縮跳動，以增加血氧循環。[3]

但是過大的刺激誘發心肌細胞產生過大的極化現象，也就是心臟突然的收縮過大，同時還使心跳次數突然加速，而形成像汽車暴衝那般的心悸現象。當然許多人也可能會在這剛開始的作夢期，夢見自己突然從懸崖上掉下來的驚險畫面而被嚇醒！

## ・・・ 打鼾 ・・・

幾乎是所有人都曾經歷、甚至許多人每天睡覺時都會發生的事件，尤其是當人在很疲倦的時候，像是工作、運動、旅行等活動之後，打鼾的聲響及持續的時間也將特別的大聲和長遠。對於大多數慢性缺氧型睡眠障礙

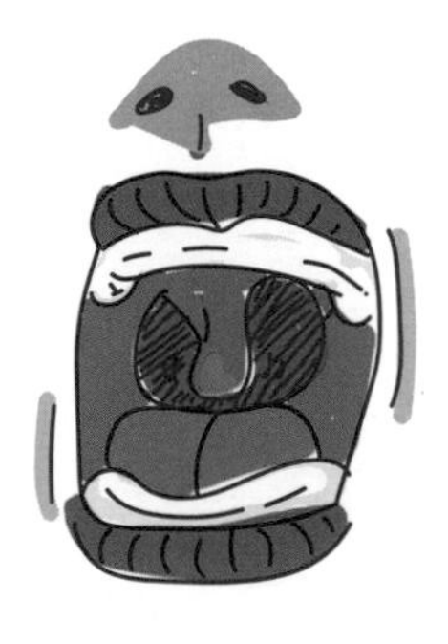

當喉嚨部位在睡眠時能量不足時，細胞收縮力減弱而鬆軟，當呼吸氣流發生時將形成共振而發出聲響

的人群而言，打鼾的症狀也是入睡後最常見的現象之一。[4]

主要的原因是進入睡眠時，身體因為總能量不足，而使得咽喉及舌根部位組織的血氧分布相對減少，使得細胞間生物能量 ATP 的產出更少，這區的細胞為了存活，便釋出大量的金屬基質消化蛋白酶 MMP，剪斷細胞與細胞間的纖維聯繫，來增加氧氣滲透的空間。同時也因為 ATP 能量的不足，使得細胞的收縮力也大幅減小。從而使懸雍垂、舌頭、會嚥及軟顎這些部位的組織肌肉變得鬆軟而下塌，阻擋了局部的咽喉部位的呼吸道，因此每當呼吸的時候，不論是吸氣的氣流、或著呼氣的氣流都將引發這些這些組織的震動而發出聲響，也就是所謂的打鼾症狀。[5]

一般而言，由於在非快速眼動睡眠的熟睡期，因為缺氧的情況比較嚴重，因此大多數的打鼾現象都發生在這段期間。相對的，在快速眼動期間，因為透過睡眠救贖的機制，使得這些部位的血氧得到較多的補充，而使喉部的肌肉組織獲得暫時有力及收縮，而阻止了氣流通過時的震動，當然打鼾的聲響也就因而消失或減小許多了！

## ··· 惡夢、多夢 ···

雖然人人都會有作夢的現象，但是對於缺氧型睡眠障礙的人，經常作夢、甚至常做惡夢的問題，卻是他們的睡眠特徵之一。前面幾章節裡曾經提過，我們每個人在睡覺的時候都會經歷幾次非眼動睡眠期 (NREM) 加上快速眼動睡眠期 (REM) 的循環。只不過身體缺氧的人，『撐住』非眼動睡眠期的時間相對縮短，而作睡眠救贖功能的快速眼動睡眠期時間及頻率則變得又長又多。[6]

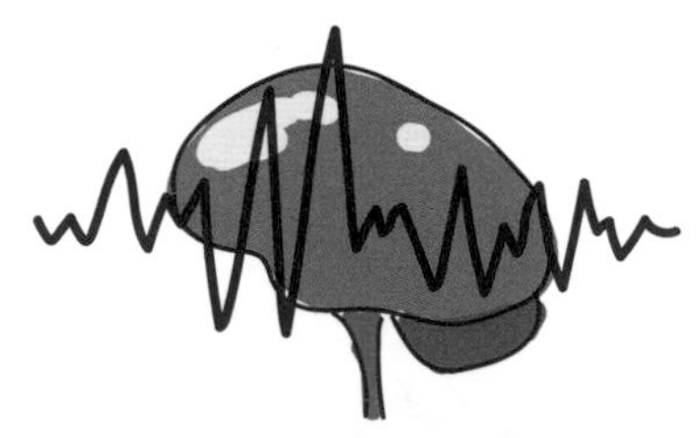

當身體缺氧時，睡眠時的快速眼動睡眠頻率及時間將增大拉長、腦波轉趨激烈，而造成多夢及噩夢現象

由於快速眼動睡眠期正好也是我們作夢的主要時期，所以多夢是缺氧型睡眠障

礙者的專屬『福利』之一。只不過，當身體缺氧情況較嚴重時，由於缺氧代謝導致的大量堆積的氫離子，激化酸敏感離子通道所產生的神經波動，加入到腦波激化共振作用之後，將加劇大腦視覺皮質神經的刺激而產生鮮明的夢境衝擊效果，也因此常常發生惡夢型的虛擬夢境！

## ··· 驚醒、中斷睡眠 ···

很多人都有半夜被驚醒或者睡眠被中斷的經驗，被驚醒的人大多數人常是被夢境所嚇醒，但是對於缺氧型睡眠障礙的人來說，這種驚醒或睡眠中斷的情況卻是家常便飯的經常發生。而大多數驚醒或睡眠中斷的導引線，很多是被虛擬真實的夢境中的肢體動作所打斷，其他也包括因為覺得膀胱膨脹、有強烈尿意、心悸過快等等原因而打斷了睡眠。[7]

這些問題的根源如同前面所說明的，仍然是因為在非快速眼動睡眠期間，身體的缺氧代謝情況過度嚴重時，過多的氫離子形成的酸性刺激，所誘發的神經波動震幅過強、頻率過高。因此當進入快速眼動睡眠 (REM) 的交接階段時，所誘發的夢境加上的劇烈的神經波震幅，將經常令人發生驚醒或覺醒，而中斷睡眠。

## ··· 呼吸困難 ···

對於嚴重患得缺氧型睡眠障礙的人，在睡眠時期經常感到呼吸困難的情況其實相當普遍，有些人甚至在睡覺時得將雙手高舉過頭、或以手當枕才睡得著獲睡得安穩。像這樣類似擴胸的體態，其實是患有缺氧型睡眠障礙者身體的代償現象之一。[8]

在睡覺的時候，血氧的供給相對的就減弱不少，連帶的使呼吸系統，包括喉嚨、大小支氣管、及肺泡等等組織的血氧供給也發生短少，而造成睡眠時的慢性缺氧現象。為了獲取血氧，先是肺泡周遭的細胞將釋出發炎因子，促使肺泡壁上的微血管網細胞鬆散而加大滲透，但卻造成較多水份滲入肺泡中，因而減少了肺泡的有效氣體容積。

另外也由於睡眠時的缺氧，造成了支氣管細胞分泌大量的金屬基質蛋白酶MMP，切斷細胞與細胞間的纖維連結，結果卻造成組織鬆散，大量水分充滿細胞間隙而發生膨脹，從而使氣管內徑縮小，氣管絨毛與絨毛交錯，而使氣體的空氣阻力加大。因此在肺泡的有效交換體積減少，以及呼吸道的空氣阻力加大的雙重負面壓力下，使得有慢性缺氧者經常發生呼吸困難的睡眠障礙症狀。

## ・・・ 睡眠呼吸中止 ・・・

這是缺氧型睡眠障礙的典型代表，醫學上常常將這類問題的發生將會導致慢性缺氧體質和疾病，但事實卻是剛好相反！是身體先發生了缺氧的問題之後，才會發生睡眠呼吸中止的現象。

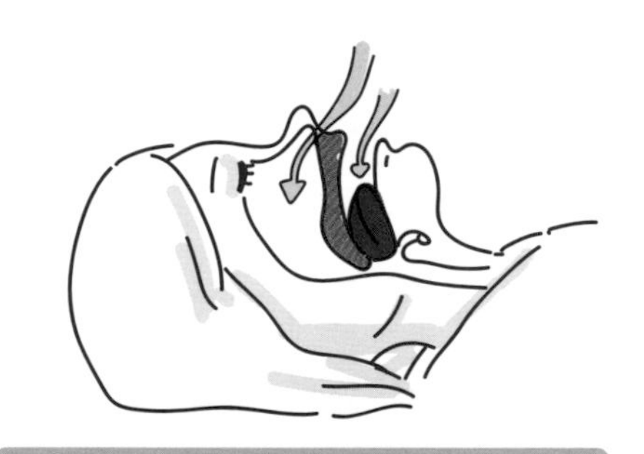

當舌根及上顎部位在睡眠時能量不足時，組織收縮力減弱而鬆軟下滑，因而堵塞呼吸道造成呼吸短暫中止

這類現象其實和上面『打鼾』的情況雷同，只不過由於部分患者因為咽喉及舌根部位發生較嚴重的組織缺氧，使得懸雍垂、舌頭、會嚥及軟顎這些部位的肌肉組織裡，維繫連結細胞間隙的膠原蛋白絲，都被缺氧誘發因子 (HIF-1) 所激活的金屬基質蛋白酶 (MMP) 給剪碎破壞了而呈現鬆散結構。[9]

另外這些缺氧細胞大量的釋出發炎因子，使周邊微血管鬆脫擴張，而加劇水份流入細胞間隙而造成半『水腫』的發炎狀態。加上大量細胞進行缺氧代謝，產出的生物能量嚴重不足，而難以提供這些喉部組織細胞基本收縮力，因此產生了比打鼾還要更加鬆垮的肌肉組織。

每當以仰臥姿勢平躺睡眠時，咽喉部位的血氧供給比清醒時更加減少，使這些組織更加鬆軟，尤其是舌後根部位在受重力影響下會漸漸往咽喉口垂落，而發生睡眠時期偶而完全堵塞呼吸道的事件，造成窒息性的呼吸堵塞。只不過當我們缺氧窒息到一定程度的時候，身體高濃度的細胞酸化代謝物也會強烈激化自主神經，產生動作神經波動並強烈觸發肺部呼吸動作、同時釋出大量的乙醯膽鹼，透過交感神經刺激咽喉部位及橫膈肌的肌肉強烈收縮，而再度啟動呼吸功能。

雖然呼吸道是通了，可是許多人常常也就因此清醒，當然之後經常就難以再入睡了。目前研究發現，患有睡眠呼吸中止症患者的咽喉部位肌肉群 ( 懸雍垂、舌頭、會厭及軟顎 ) 細胞上，所分布的鈉鉀離子幫浦酶 (Na+K+ATPase) 明顯的稀少，這應可提供這些人群一個有效的治療新方向！ [10]

## ・・・ 早醒 ・・・

大多數和長輩住在一起的人都會發現一個共通現象，就是年長的人不論男女似乎都履行著『早睡早起』的忠誠信條！每天凌晨 5 點之後在廣場、在公園、在河堤、在學校操場等等地方，都可以發現一群又一群中年以上的人在散步、在跳舞、在練功、在甩手等等方式在活動，目的當然是在養生，但是唯一的共同點是他們都有早醒的問題！ [11]

『早醒』是缺氧型睡眠障礙的重要特徵之一，主要原因是身體在睡眠初期，缺氧的情況還不算特別嚴重，所以入睡之後的熟睡期的非眼動睡眠 (NREM) 及睡眠救贖期的快速眼動睡眠 (REM) 的睡眠結構還算合理。但是隨著時間拉長，身體的缺氧情況將越來越嚴重，細胞缺氧代謝的氫離子副產物也越來越濃。因此使得熟睡期越來越短，而快速眼動睡眠期的睡眠救贖時間則是越來越長，而且由缺氧所產生的神經波動越來越劇烈。

在經過 5 到 6 次睡眠結構的循環之後，這些神經波的頻率將可啟動覺醒的開關：食慾素分泌神經，當它活化並分泌大量食慾素後，也接著刺激分泌腎上腺素、多巴胺及乙醯膽鹼等打或逃的神經傳遞物質，當然使得心臟的跳動及血管的收縮等都接近清醒狀態，促成了身體迎接新挑戰的準備，於是睡意消失，雖然這時可能才凌晨 4 點左右！[12]

## ··· 睡眠中斷難再入睡 ···

這個症狀和早醒的情況類似，不過卻有很大不同的睡眠意義，它主要指在半夜的睡眠中途因為許多因素而清醒或被迫中斷了睡眠，之後雖然想再睡覺但卻難以再入睡，或者得拖很長的時間才能再入睡。這種情況對大多數中年以後的人們造成了睡眠時相當大的困擾，因為這些人群的快速眼動睡眠時間比年輕時還要來得多以及頻繁，因此睡眠時突然清醒的機率也相對的多，再加上睡眠中斷時得花很長的時間才能入睡，使人們認為這是睡眠障礙中的最困惱的症狀之一。[13]

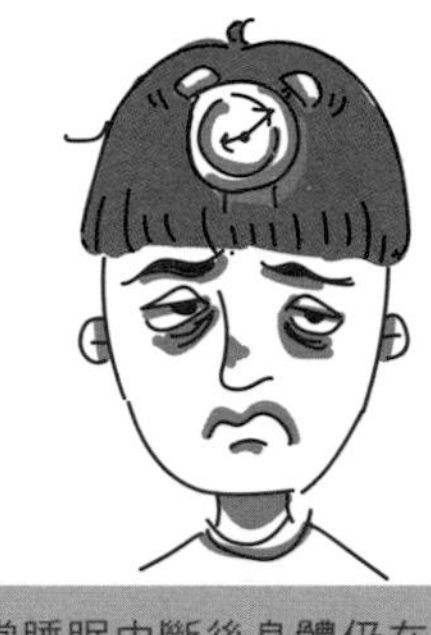

當睡眠中斷後身體仍在缺氧狀態下，大量神經波仍不斷活化食慾素神經而造成清醒

像這類『難以再入睡』的情況是缺氧型睡眠障礙的重要特徵之一，主要是這些人群因為原本身體就發生慢性缺氧情況，當睡眠中斷而清醒時，身體仍然還處於缺氧狀態，大量的缺氧代謝副產物：氫離子所造成的神經訊號波，仍舊會不斷的衝擊延腦並往上方刺激，因而活化了食慾素神經，造成大量的多巴胺及腎上腺素等警戒型內分泌，快速的釋出而將身體武裝戒備，使身體難以再入睡。得等到清醒至身體缺氧情況減少到食慾素神經不再活化時，也就是不再釋放那些警戒型內分泌時，才可能再次進入睡眠狀態。這也是為什麼隨著年紀越大，再入睡的時間卻呈等比例的拉長的緣故。

## ··· 睡不飽 ···

很多人都聽說過睡眠債這類的說法，簡單的說就是睡不飽，還想再睡的意思。對於正常人來說只要有合理的睡眠時間，一般來說當清醒之後鮮少有睡不飽的情況。但是對於缺氧型失眠的人群而言，睡不飽幾乎是很普遍的現象！[14]
睡眠的目的原本就是使身體休息的一種活動，但是對於缺氧體質的人，由於身體所產出的能量總和比身體正常有氧的人還來的少很多，因此同樣經過一天相同的活動之後，會比正常人需要更多的時間去休息。不過如果又發生了缺氧型睡眠障礙的問題之後，快速眼動睡眠所耗損的能量將比正常人的睡眠要來得大很多，再加上原本身體在白天所產出的能量就已經不太足夠，所以身體就像欠債那樣，經過了一夜之後，白天依然想要睡覺，而且總是有睡不飽的現象發生！

## ・・・醒後精神低落・・・

誰都有精神不好的情況發出現，只不過大多數情況都是在身體變差、感冒生病、過度疲勞或者睡眠不佳的情況下才發生。只不過對於缺氧型失眠及睡眠障礙的人群來說，可能不論在白天或者黑夜，隨時隨地都會發生精神低落的現象。[15]

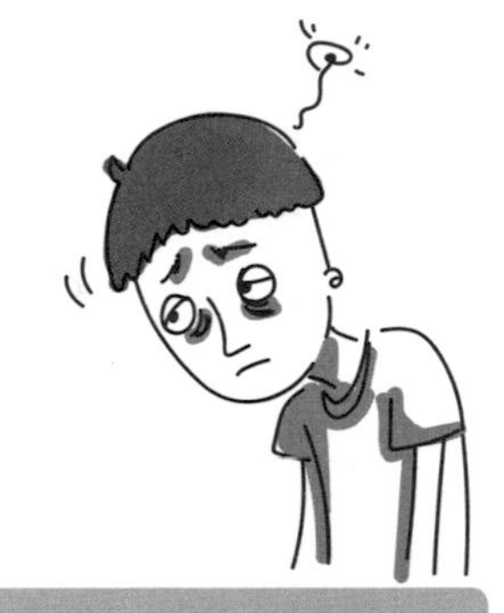

當過多的睡眠救贖消耗睡眠時的能量儲備後，清醒時的精神將明顯低落

精神的充沛或低落取決於身體全部細胞的能量儲存充沛與否。當發生缺氧型睡眠障礙的情況下，睡眠的結構經常會發生次數過多以及時間過長的快速眼動睡眠，雖然這種睡眠的出現是為了救贖睡眠時的缺氧問題，但是過多及過長的這類睡眠救贖，也代表身體得減少真正休息又不太耗能的熟睡期及淺眠期時間，同時又得多損耗大量的能量在快速眼動睡眠的救贖行動上。在這一推一拉的加乘效應下，在清醒之後，能量的儲備將明顯不足，全身的精神狀況當然比正常睡眠者相對低落很多。

## ・・・疼痛・・・

大多數的人都曾遇到過疼痛的問題，一般來說像是類似撞擊、切割等類的外傷之外，再來就是像感冒、頭痛或月經等等體內的精神性或肌肉性疼痛，可是卻有很多人是因為失眠或睡眠障礙所導致的長期疼痛問題！大多

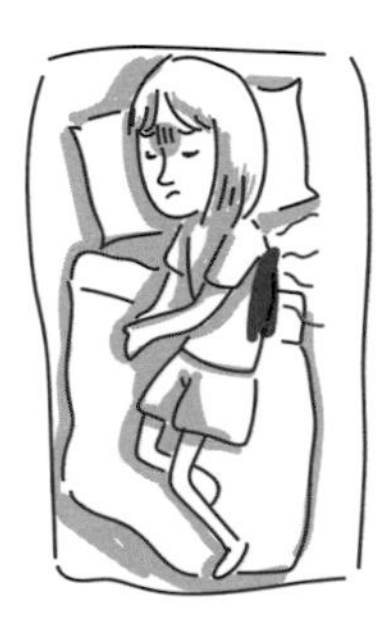

慢性缺氧使大量氫離子觸發A型神經纖維的酸感離子通道，而產生痠痛或疼痛感

數缺氧型失眠的人群，常常會在睡覺期間發生莫名其妙的痠痛，而導致自發性的翻來覆去動作，以求肌肉鬆弛獲氧。[16]

按照我們一般的常識，睡眠是為了舒緩身體、恢復疲勞，但是當身體原本就屬於缺氧的體質時，一旦進入非眼動睡眠期的熟睡期，心肺功能越來越減弱，使得原本缺氧的細胞只能進行缺氧代謝，而產生大量的乳酸及氫離子，乳酸是一種指標，它會漸漸回收再利用進行代謝，但是氫離子濃度越高時，就會像前面其他睡眠問題那樣，促發周邊特殊神經(A 型神經纖維群)的酸敏感離子通道(ASIC)，引起這些疼痛神經纖維的波動，當匯集到丘腦及大腦皮質層之後，而發生感覺像是全身肌肉痠感或疼痛感現象。

## ‧‧‧ 打哈欠 ‧‧‧

從小到大當我們疲累、無聊、發睏、或者剛被叫起床的時候，都會發生打哈欠的反應。大多數人應該會認為，打哈欠是身體為了多吸收點氧氣的一種生理反應，但是不論你在高壓氧艙裡或者在缺氧的地方，只要是覺得疲累，都會打哈欠！[17]

打哈欠時大量血氧強化可降低缺氧代謝的氫離子對食慾素神經的活化刺激，進而促進入睡

對於缺氧型失眠的人群，常常會在非睡眠時間發生打哈欠的行為，這是因為體內細胞處在慢性缺氧環境，它們代謝產生的氫離子形成酸化壓力，觸發神經波動並激化交感神經，而以加強心臟跳動、擴大呼吸量的代償方式，去補充血氧不足的一種反應。由於身體細胞(包括大腦神經細胞)在睡眠時得不到充分的休息，因此身體在更加缺氧的惡性循環之下，不得不在清醒時以打哈欠的形式強化血氧的自我補充。

而打哈欠更是身體反射祈求睡眠的最原始代償反應，透過打哈欠時短暫又大量

的血氧強化，可以幫助身體降低缺氧代謝產生的氫離子垃圾而所衍生對下丘腦中食慾素神經所造成的激活問題，因此對入睡休息具有正面的幫助，幾乎所有的哺乳動物在身體疲累情況下，都會運用這種打哈欠的行為來幫助快速進入睡眠狀態。[18]

## ・・・ 胸悶 ・・・

當人在站姿或坐姿時，原本地心引力還能幫助心房的血液灌流入心室，但是當睡覺平躺的時候，心臟所要耗損的收縮力量將相對加大，這使得許多心肺功能不佳的族群在睡眠期間反而加劇缺氧的問題，尤其是許多老人睡眠時會伴隨發生胸悶的情況，使得在夜間睡眠時經常發生心肌梗塞或腦中風的事件，當然也因此讓許多長者在睡眠時都以半躺的姿勢睡覺。[19]

當平躺睡眠時，心房將增大耗能推動血液，這將使原本缺氧族群睡眠時容易發生心血管疾病

由於缺氧型失眠的人群原本身體就已經呈現相對缺氧狀態，當睡眠時平躺的位置也使心臟得耗用更大的血氧才能滿足身體所需，這使得心肌在睡眠時也會處在相對缺氧的情況下，而產生大量的缺氧代謝的酸性產物：氫離子，造成心肌及肺部周邊神經產生激化現象，發生類似肌肉痙攣緊縮以及血管收縮的動作訊號，因此會產生胸悶、灼熱、甚至胸口發生局部刺痛的感覺。

## ・・・ 疲倦無力 ・・・

大多數的人經過一夜的睡眠休息之後，理論上都能夠精神充沛，足以應付新一天的挑戰。但是許多發生睡眠障礙的族群，他們卻在第二天清醒後經常出現全身疲倦無力的問題。大多數這些人在睡眠中也都伴隨發生多夢、夢境清晰或者睡眠呼吸中止等現象，但是都會在清醒後一段時間內覺得虛脫、疲累、精神萎靡甚至有強烈想再睡覺的慾望。[20]

主要的原因是缺氧型睡眠障礙者的非快速眼動睡眠的深層睡眠期（熟睡期，N3)

所能持續的時間較短，所以身體細胞並無法獲得真正的休息。相對的，這些族群得產生更長時間及更劇烈振幅的快速眼動睡眠去進行睡眠救贖。因此身體有很大部分的能量被這類睡眠救贖的動作給消耗掉，抵銷了身體應有的睡眠休息功能，使得一夜起來仍然處在疲倦及無力感的情況。

對於服用安眠藥物的族群而言，這種醒後疲倦無力的情況更是司空見慣甚至明顯惡化，這些人原本應該在睡眠時期發生快速眼動睡眠的睡眠救贖機制，基本上已經被安眠藥物所抑制抹除。所以對睡眠中自然發生的身體缺氧衍生的能量不足問題將愈發嚴重，除了造成全體細胞受到傷害之外，同時也不足以供給身體在醒後的活動所需。

## ··· 悲觀易怒 ···

記得我以前要是在還沒約定的時間，提前將熟睡的小朋友從床上挖起來時，他們都會明顯擺出臉臭、脾氣不好、甚至還會演出哭鬧情緒的『起床氣』！類似的情況對於長期發生缺氧型失眠的人群來說，這種『起床氣』將會明顯的延伸在清醒的作息時間之中。[21]

由於身體處在慢性的缺氧環境下，細胞的血氧獲取相對減少，因此在大腦中原本要製造所謂快樂激素(血清素)的過程中，必須要運用氧氣才能從色胺酸(Trp)合成出來，結果也會因為氧氣濃度稀少而減少了血清素的製造及分泌。[22]
另外在快速眼動睡眠期間，腦中的快樂激素(血清素)分泌將被缺氧代謝所衍生的訊息波所抑制，但對於睡眠障礙的族群而言，他們的快速眼動睡眠時間又比正常狀態要來得多且頻繁，因此整夜睡眠所產生的快樂激素將呈現明顯不足，時間持續一陣子後，許多睡眠障礙的族群將出現負面悲觀的情緒，甚至發生憂鬱症的病況。

—發 現 篇—

# 第六章

# 缺氧型失眠及睡眠障礙的原因

人在清醒時一切的意識及行為，主要都被扮演上帝的中樞神經所掌控。相反的，當中樞神經進入睡眠階段後，扮演亞當的周邊神經就負起重要的調控角色

當我對睡眠的生理有了全新的研究發現之後，我認為整個睡眠的過程其實就是一個有氧跟缺氧之間交替作用的一種身體休息的生理現象，一旦這種交替作用如果失去平衡時，就會發生失眠及睡眠障礙的問題。而這裡所說的平衡指的是細胞或組織器官的能量需求及產出的比例，雖然將牽扯到非常多的形成因子，這些都會在下一章裡頭一一的說明，但是對整體來說，身體的能量產出能力、血氧的分配、能量的儲備以及垃圾的堆積等四大問題，才是造成缺氧失眠及睡眠障礙的根源性原因，也是在這章裡我所要強調的重點。

## ‧‧‧ 能量轉換的低落 ‧‧‧

身上 38 兆個細胞都是獨立的生命體，每個細胞都必須依賴自身產出足夠的生物能量才能夠活下去。在氧氣及食物雙雙供應都非常充分的狀態下，細胞將能透過有氧代謝的路徑產出 38 倍的 ATP 生物能量。相反的，當氧氣完全停止供應時，細胞只能透過無氧代謝的途徑產出 2 倍的 ATP 生物能量。當然在這種無氧的情況下，所有動物的細胞很快地就無法滿足生存的需求而立刻死去，所以也無所謂能量轉換的高低問題。

可是在現實身體中最常發生的狀況，卻是介於完全有氧和完全無氧情況之間的缺氧狀態，如同假設一個細胞只能獲取到一半正常供應量的氧氣，這時細胞所能轉換出來的 ATP 能量大概也就是 19 倍左右吧，還會外帶加上 1 倍的乳酸以及 1 倍的氫離子這兩種缺氧代謝的副產物。[1]

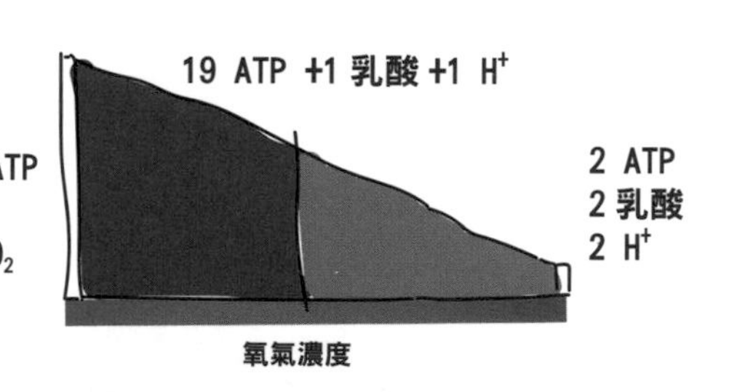


當身體發生慢性缺氧狀況時，細胞的能量轉換效能將明顯低落，而發生缺氧型睡眠障礙及失眠情況

當身上大多數的細胞都處在這種能量不足的狀態下時，身體就會進行兩種反應，一個是加強氧氣的獲取，另一個則是設法補充食物。這兩種行為反應，最簡單的方式就是透過『打或逃』的動物本能去彌補身體能量的不足。於是在大腦裡

面一種專門感測身體能量消耗和供給平衡與否的神經偵測器，我們稱它作食慾素神經細胞，就會像開關那樣的開啟身上『打或逃』的各項機關，包括了加快心跳、增強循環、提高注意力等基本動作，同時還會讓身體感到飢餓而有進食的慾望。[2]

問題就出在當身體的能量在白天消耗得越來越多時，能量到了入夜之後已經越來越匱乏，如果再加上身體本身就處在慢性缺氧的情況時，大腦裡偵測能量的開關：食慾素分泌神經細胞，就會在入睡前用力持續的開啟，來設法讓身體的細胞多獲得一些能量，直到平衡滿足之後，才能安全進入並渡過另一個身體更缺氧的生理階段；睡眠。這也因此讓許多人躺上床之後仍然遲遲無法入睡，而形成所謂的失眠問題！[3]

## ・・・ 能量儲備的不足 ・・・

然而睡眠，就像前面所描述的那樣，是讓身體處在更缺氧的一種生理活動。在能夠一邊補充能量的特殊生理行為，也就是所謂的快速眼動睡眠來短暫解除睡眠時缺氧的問題。[4]

但是如果身體原本就已經處在慢性缺氧的情況下，一旦在睡眠期間，器官機能雖然都在休息的身體，將出現更加缺氧的現象。這時候真正的熟睡時間(指非快速眼動睡眠)，將因為身體承受不住能量的匱乏壓力而縮短熟睡期，並以那種可以一邊睡、還能夠一邊補充能量的快速眼動睡眠方式替換一陣子。[5]

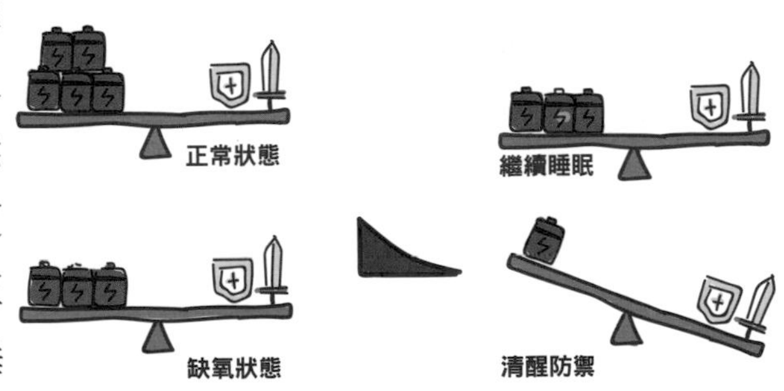


身體的能量動態平衡將決定睡眠救贖的啟動與否，當缺氧型睡眠障礙發生時，經常因能量不足而啟動『打或逃』的清醒機制

但是有時因為缺氧的壓力過大，使得在睡眠型態交替之際經常會發生心悸、多夢、驚醒、醒後難以再入睡等等的情況。當然也因為身體的需要，使得快速眼動睡眠的時間越拉越長以及頻率越來越多，當心跳及腦波的頻率都接近清醒時，同時大腦中偵測能量平衡的神經細胞也被激活後，全新一天的『打或逃』動物獵食本能就會被啟動，許多人因此就提早清醒囉！

## ・・・ 血氧分配的不平 ・・・

身體的運行是一種非常精密的獨裁式管理模式，也就是能量及資源的分配並不是所謂的『胞胞平等』的均攤，而是依照器官的重要度及階級貢獻度適時的作分配。這在睡眠時期更是表現得非常明顯，譬如像是大腦及心臟這兩大器官即使在睡眠時期，仍然可以獲得到充沛的血氧及食物供給，但是有些器官或組織，譬如舌頭、骨骼、肌肉、腸胃等等，當然就比白天清醒時相對減少了許多。[6]

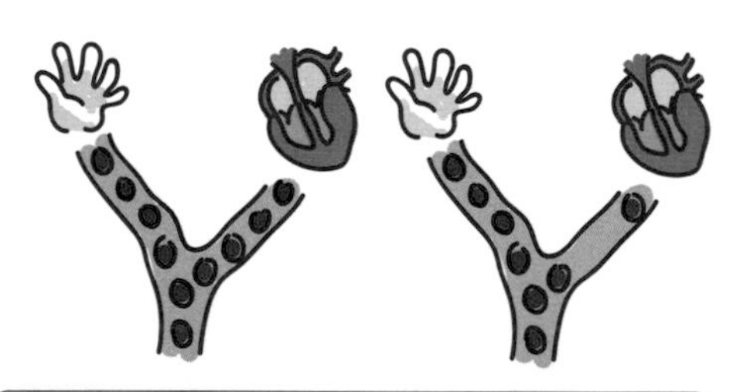

器官組織因功能不同而將在睡眠時發生能量及血氧重新分配的調控，部分器官（如舌頭）將在睡眠時發生缺氧情況

而所謂不患寡患不均，大多數的問題都發生在資源分配不均，當舌頭在睡眠期間因為血氧及食物的分配減少後，而產生慢性缺氧的情況，這組織裡的細胞為了生存，則透過剪碎細胞與細胞間的聯繫纖維，以擴大細胞間隙以獲取較多的血氧，但也使得這些組織變得鬆散。尤其是當這處所產出及儲備的能量不足時，細胞也無力去收縮，而使得這些肌肉變得軟弱。[7]

當躺下睡覺的舌頭周遭的組織都變得又鬆又軟的狀態時，先是很快地呼吸時的氣流，就對舌根後面鬆散的膜狀組織，產生共振而發出打鼾聲響。緊接著鬆軟的舌根也擋不住地心引力的重力作用，漸漸地堵塞住喉嚨的呼吸孔道而阻斷呼吸，形成所謂的睡眠呼吸中止症嚴重問題。[8]

一旦發生這類呼吸道的堵塞或準堵塞現象，睡眠時的缺氧問題也將加劇嚴重。

因此大多數發生這種現象的人，將使睡眠時的能量轉換效能更加低弱，使原本睡眠休息的功能嚴重喪失，反而身體得花費更多能量去維護補償缺氧的細胞傷害，造成次日清醒後發生身體疲累、睡眠不足、及無法集中注意力沒精神等等不正常睡眠障礙情況。

## ··· 缺氧垃圾的堆積 ···

人類習慣在光亮的環境下，以眼見為憑的根深蒂固觀念去探索世界，對於黑夜中的行為現象及物質，卻經常因為看不見而忽略它的重要影響。前面所談及的能量轉換、能量儲備、甚至血氧分配等缺陷問題，人們或許還能藉由感覺及症狀反應而認知它們的存在，但是對於大腦食慾素分泌神經如何能偵測細胞能量的不平？以及身體如何去救贖睡眠？甚至夢是如何形成？睡覺時眼睛為什麼會轉動？等等現象，對人類卻仍然還是一團迷霧，一直到我從垃圾中找到了黃金的線索！

原來當身體面臨到缺氧壓力時，細胞只能透過缺氧代謝這種低效能的運作去轉換能量，這個過程的能量只有 3 至 37 倍的 ATP 能夠被產出，更重要的還會伴隨著產生了許多的垃圾，其中對睡眠影響最大的物質就是氫離子。

這種代謝垃圾的氫離子被排出到細胞外面堆積散佈後，濃度越高，所產生的酸度也越大(pH 值越小)，剛好又能觸發周邊神經纖維上面佈滿的酸敏感離子通道。而被活化的酸敏感離子通道，恰巧又能引進鈉或鈣離子流入神經纖維，而形成程度不一的神經訊號波。[9]

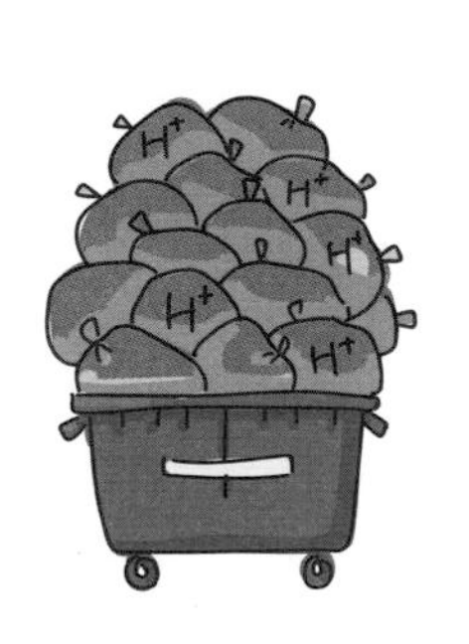


缺氧代謝所產生的氫離子垃圾多寡將主導睡眠結構及各項睡眠品質

這些波就像滿樹的小樹枝漸漸匯入集中變成主樹幹那樣，沿著身體組織無數的周邊神經纖維，漸漸將訊號波集中到脊髓神經，最後再往上集中到腦幹部位的頂端，也就是腦橋之後就暫時停頓下來，因為在睡眠時連接腦橋部位的丘腦神經，已經被食慾素分泌神經所釋出的 GABA 給關閉而暫停休息中。所以這些訊號波基本上沒辦法通過這個關卡，只能從連接腦橋的其他神經通路傳遞，於是像是顱神經、視覺皮質、以及其他包覆腦橋的神經網等等，就成了這些訊號波宣洩的對象。[10]

當這些腦部不同的神經被大量訊號波所刺激活化時，它們也會適當地做出神經反饋，包括了呼吸加大、心跳加速、眼睛轉動、作夢等等活動，讓身體加強了細胞的血氧，也同時可以消除這些訊號波的源頭製造，而形成一種完美的週期循環。雖然說垃圾也可以變黃金，但是如果過多的垃圾則將會成了障礙，我們的環境是如此，我們睡眠時的身體也是如此！

—發 現 篇—

# 第七章

# 缺氧型失眠及睡眠障礙的形成因子

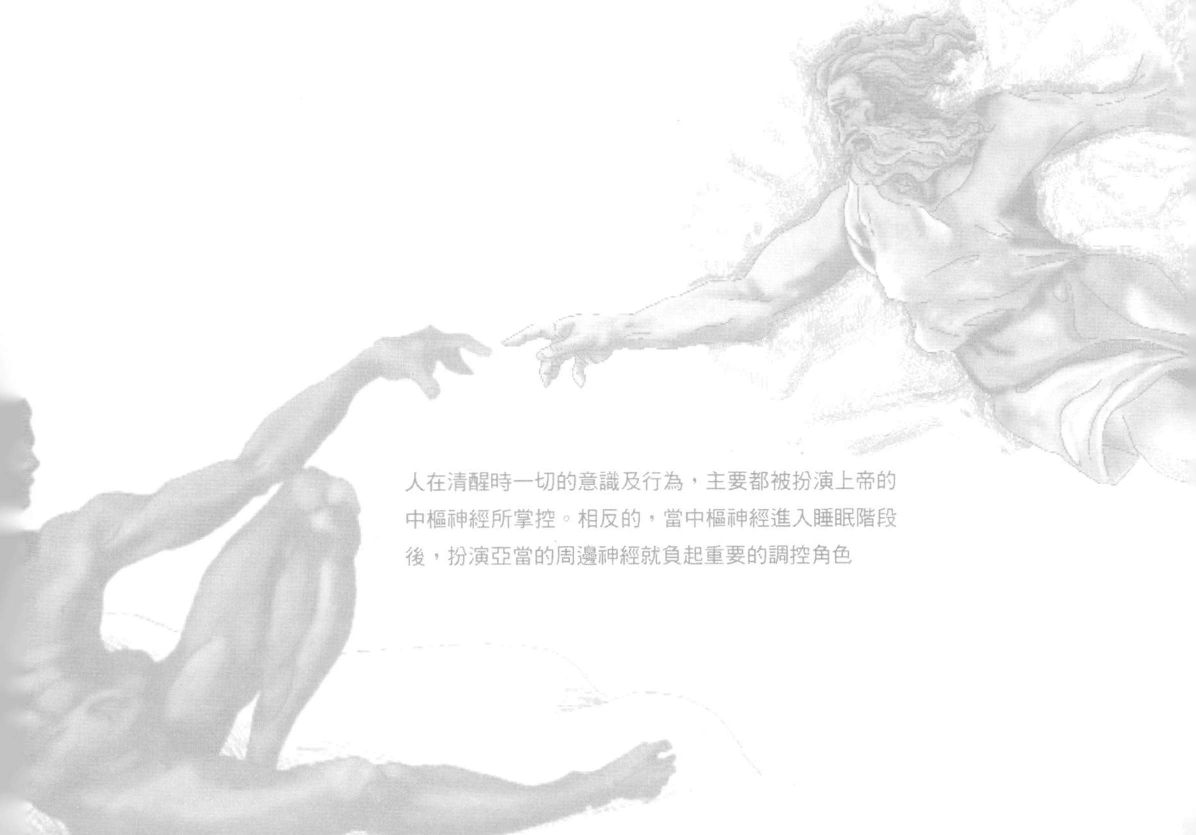

人在清醒時一切的意識及行為，主要都被扮演上帝的中樞神經所掌控。相反的，當中樞神經進入睡眠階段後，扮演亞當的周邊神經就負起重要的調控角色

假設一位 65 歲的中年人，和一位 25 歲的青年人，在吃了同樣重量的一碗飯後的兩個小時開始比賽腕力，在正常狀況下，你認為誰會勝出呢？

答案或許很多，但是如果以體能學的觀點來說，人體從 25 歲以後開始，每年減少 1% 的最大攝氧量 (VO2max)，也就是 65 歲的中年人，最大攝氧量已經減少了 40% 左右，換個角度說，吃了同樣的一份食物，65 歲的人所能夠產出的能量卻只有 25 歲年輕人的 62.1%，所以勝負已經明顯決定囉！[1]

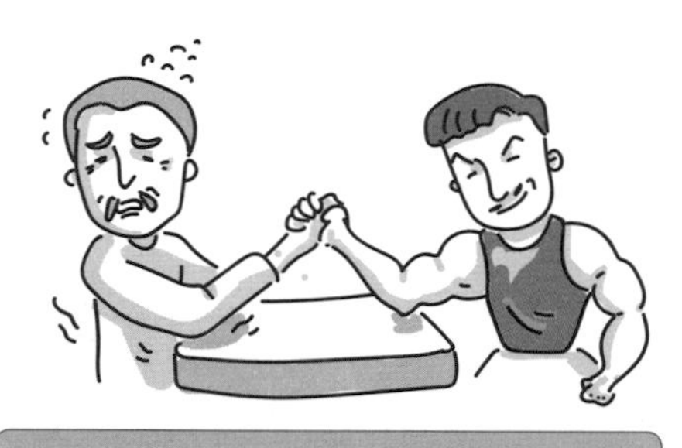

人體從 25 歲之後，平均每年都將遞減 1% 的最大攝氧量

很多讀者會有疑問，為什麼我們會隨著年紀的增加而降低最大攝氧能力呢？多少的缺氧情況會導致失眠及睡眠障礙？有那些因子是造成我們罹患缺氧型失眠的元兇呢？要了解這些就讓我們先從『地心引力』開始說起吧！

## ‧‧‧ 心臟缺氧問題因子 ‧‧‧

心臟就像汽車的引擎那樣，如果引擎的動力變差，那代表車子也開始跑不動了，而身體所有的血氧供給都源自心臟的動力，所以只要心肌細胞收縮力降低，將立刻造成身體缺氧，因此心臟的強弱是缺氧與否的最大因子。

### 地心引力

我們都知道心臟有四個腔室，位在上面的叫作心房，位置在下面的叫做心室，但由於我們人類是直立的動物，當我們白天不論是站著工作或者坐著活動，心臟裡心房所流進心室的血液，透過地心引力的幫忙，可以使心房的出力減少很多，這也是心房的肌肉細胞比心室還要

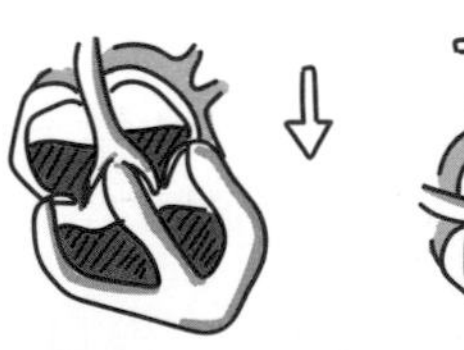

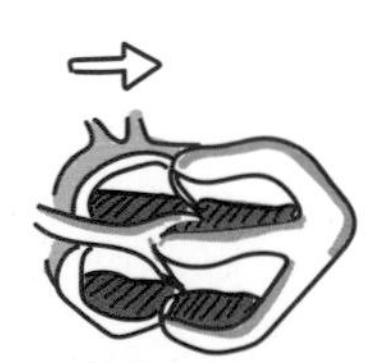

心臟在平躺情況下，心房的血液將因缺少地心引力的幫助，而加大能量耗損以提高血液的推送，也因此容易造成睡眠時缺氧

少及還要小的緣故。[2]

可是當我們躺著休息滑手機、看小說或準備睡覺的時候，心房的血液要流進心室，因為沒有地心引力的幫忙，所以心肌細胞在同樣出力情況之下，身體的血液供給就明顯地減少許多，當然身體也開始漸漸缺氧，細胞為了能量節流起見，將會漸漸減少工作，而陸續進入休息的狀態。當然啦，這也是當你躺在床上滑手機時，為什麼眼皮會越來越重、眼睛越來越酸的主要緣故！只可惜，許多人特別偏好以平躺的方式進行各種活動，久而久之，身上包括心臟及許多器官也將面臨到全面性的慢性缺氧，使得失眠及睡眠障礙的問題漸漸浮現。

### 老化

再回到心臟本體的功能問題，原本人類心臟跳動的次數可以達到 28-30 億次左右，但隨著年紀的增長，加上先天上的缺陷因素及後天上的保養欠佳，使得在過了 50 歲之後，跳動的頻率明顯增加、或者收縮的力度相對減弱了許多，而直接導致身體漸漸缺氧。[3]

由於心肌細胞在成人之後就不再分裂複製，因此隨著年紀的增加過程中，一旦有局部的心肌細胞受損凋萎之後，其他的心肌細胞負荷也將隨之加大，使得細胞的凋萎機率也隨年紀增加，當然身體為了保護心臟，也會逐漸地減少心臟的機能。這兩種因素加乘之後，過了中年之後心臟壓送血氧的效能將明顯的降低，而發生全身性的慢性缺氧問題。

### 過度負荷

心臟就如同一台車子的引擎一樣，如果像計程車那樣從早到晚、全年無休地一直不斷的『操』的話，估計再好的車子幾年之後也就得提早報廢囉。另一類情況的車子，原本的引擎是 1000cc 的小車子，但車主卻拿它當成大卡車那

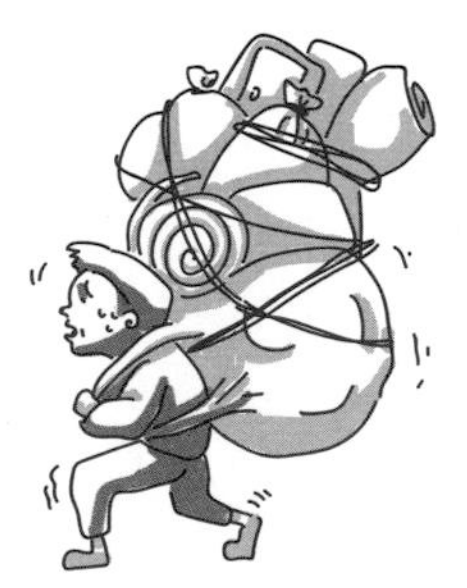

活動或工作負荷過度將容易造成心臟細胞慢性缺氧而產生如心肌肥大等代償現象

般的超重載貨，結果沒多久就會像老漢推車那樣爬不動的現象出現。還有一種就像一個很少保養車子的車主那樣，機油及冷卻水不換不補、濾心也懶得清理，估計很快的引擎就會過熱燒壞！

當身體的體能活動長期超過了心臟的負荷時，這就像前面的車子一樣，還不用到法定退休年齡，心臟就會發生心肌肥大或心室擴張的初期現狀，緊接著若再繼續惡化時，就出現心臟衰竭的無法逆轉問題囉！一般來說，對於長期過度運動或體力過度勞動的族群，如極限的運動員、搬運的工人、耕地的農民、漁民等等，如果在沒有適當的體能及休息之下，很容易的就會發生心臟超過負載的情況，而在中年過後就會經常出現心力衰竭的缺氧情況。[4]

## 瓣膜異常

許多心臟在先天上的缺陷因素大多數是來自心臟瓣膜的缺陷，尤其是位在心房和心室之間的二尖瓣膜及三尖瓣膜的整組零件（包含連結心室底部的腱索），常常因為天生過薄、過長或感染發炎等問題，而發生瓣膜脫垂或閉鎖不全的現象或病症。[5]

每當血液從心房流進心室之後，瓣膜就會緊閉起來，扮演著像逆止閥那樣防止血液逆流的角色。問題是，由於心臟的瓣膜過薄，所以每當左心室心肌收縮的時候，強大的壓力將血液推送出去時，會連帶的將這瓣膜像吹氣球那樣的脹大，用超音波倒著看這現象時，裡面的殘留的血液加上瓣膜片，就像脫落垂下的半球體那樣，形成所謂的瓣膜脫垂。這些殘留在左右心室的血液多寡，直接降低了全身的血液原先應有的『數量』供給或交換，所以這類的人屬於先天缺氧的族群，而且隨著年紀越大，缺氧衍伸的失眠及睡眠障礙問題也將越來越明顯。[6]

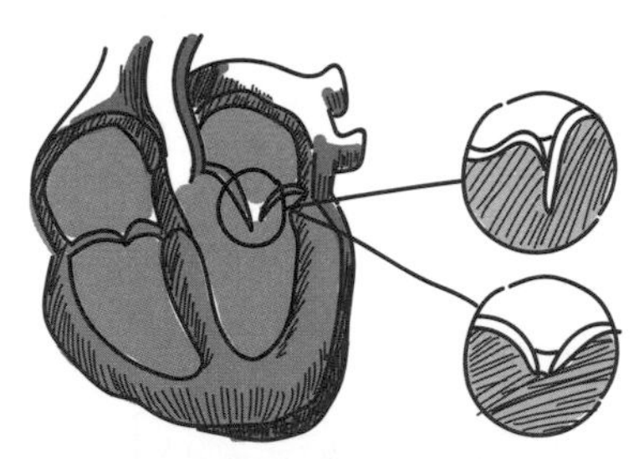

二尖瓣膜脫垂或閉鎖不全將導致心臟的血液滯留，而使身體發生慢性缺氧及其他相關代償現象

### 狹窄梗塞

心臟本身原本就是血液供給的最優先器官之一，但是隨著心臟的專屬血管：冠狀動脈漸漸的堵塞，使得心肌組織發生慢性或急性的缺氧問題，造成心肌細胞只能進行缺氧代謝途徑，而減少了能量的產出，結果使得心肌的收縮力降低或出力不平均，漸漸形成了全身性的慢性缺氧問題。這種情況還會反饋的增加心臟的出力或加快心跳，結果更造成心臟提前衰竭的惡性循環。[7]

## ‧‧‧ 環境缺氧問題因子 ‧‧‧

講到環境缺氧，我想很多的讀者馬上就會聯想到，霧霾啦、汽車廢氣啦、發電廠排碳啦等等空氣物染問題，甚至還有人會聯想到玉山主峰、西藏高原、聖母峰等等高山缺氧問題。其實都對，但是這些因素所造成的缺氧問題，都沒有我們的呼吸習慣來得影響的大及深遠。畢竟我們一般人在平靜時的呼吸潮氣量，也僅僅是 10% 左右肺部容積，如果加上睡眠時更糟糕的呼吸問題，例如睡眠停止呼吸症、過敏性鼻炎，過敏性支氣管炎等等問題，使得呼吸所造成的失眠現象變得相當複雜。[8]

### 高山缺氧

先讓我們談一下『高山缺氧』這類比較直接的外部環境導致呼吸缺氧問題，如果讀者或者你周邊的親友是喜好登山及旅遊的人，或許有可能會到像是西藏高原、雲貴高原、喜馬拉雅山地等等的國外旅遊，或一些國內外著名高山登山探險，由於這些地方的氧氣濃度（專業一點的稱作氧氣分壓），都比平地（指接近海平面的地方）減少了 30-40% 左右，如果登上聖母峰時，那僅剩不到 30% 的空氣，對於任何人

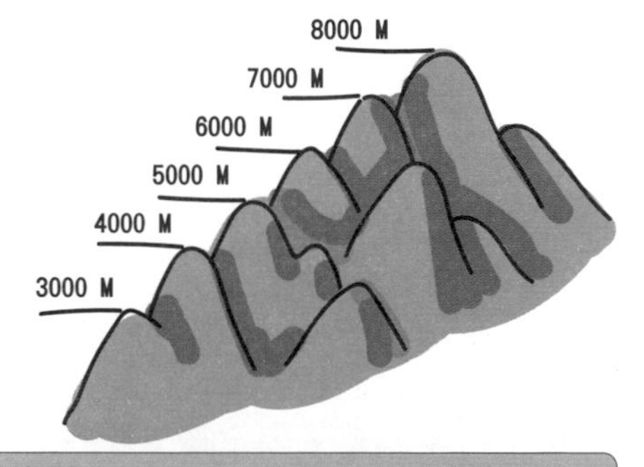


高山或高原地區因為空氣壓力減少而使氧氣相對稀薄從而導致外部環境缺氧問題，加上個人耗能因素後將發生高山症及缺氧型失眠等問題

來說都是屬於嚴重的缺氧。[9]

記得我第一次從四川成都飛往西藏拉薩的時候，當天隨行的朋友幾乎除了頭痛之外，都還發生明顯的失眠或難睡的問題。很多平常倒頭就睡的人，到了高原或高山旅行的前面一兩天，常常會因為外部環境缺氧而變得很難入睡，畢竟身體裡一時半刻還沒有適應環境的缺氧，造成身上細胞不斷的進行缺氧代謝，而產生過多的腦波干擾。有些登山客甚至雪上加霜的除了外部環境，加上身體過度勞累所產生的雙重缺氧，而終夜翻來覆去的，就像是我在其他章節裡所說『累到睡不著』！也是在登山界裡所常常發生的事。

## 霧霾，粉塵，PM2.5

這幾年，大家對於霧霾造成的空氣惡化，以及它們對身體的傷害，大概都有了概念上的認識了，可是它們對於失眠的影響應該很少人認知。這些細小的空氣微粒，由於粒徑大多介於 PM10 到 PM2.5 左右，因此很容易直接地被吸入到肺泡裡面。問題是這些微粒物質的組成，除了原本就已經是有毒的材料之外，更重要的是它們常常在飄洋過海的過程中，再和一些更毒的氣體例如二氧化硫等等，結合成更毒或更易腐蝕 (pH 低 ) 的酸性粒子。

$$SO_2 + O_2 + H_2O \rightarrow H_2SO_4$$

霧霾中的二氧化硫進入呼吸道之後，將結合氧氣及水分子而形成硫酸，直接造成細胞損傷

也因為它們夠小，所以當吸進到達肺泡之後，那當然很容易地造成肺泡細胞的傷害，在一系列的傷害、發炎、啟動免疫系統、破損修補之後，肺部的組織細胞的缺氧傷害，以及氧氣交換的效率逐漸降低都會造成身體慢性缺氧。[10]

但是更可怕的是，到了晚上的時候，由於白天地面的輻射熱消失之後，夜晚冷空氣的下降，使得原本還在空中飄浮的霧霾及粉塵，在我們睡覺的時候，才降下到低表附近，使得 PM2.5 的濃度急速飆漲，剛好我們又在規律地做著『吸塵器』的動作，結果大幅的、無形的造成肺部傷害。也就是在深夜，尤其到凌晨

之間，許多人或者原本就已經有慢性缺氧的人，很容易的產生更多缺氧代謝的氫離子酸性產物，激化腦神經，造成新一波強烈的快速眼動睡眠，加上刺激肺部傷害後產生的咳嗽或多痰現象，使得很多人也因此睡不著覺，乾脆爬起來去公園繼續當『吸塵器』囉！

## 一氧化碳，二氧化硫，一氧化氮

在我研究生理及病理的過程當中，常常會發現所謂的『毒』其實不在物質本身，而是在劑量！我們都知道一氧化碳其實對我們是絕對致命的毒氣，甚至一氧化氮、二氧化硫等等都是當人體吸入少量之後，就會造成組織傷害的毒性物質！

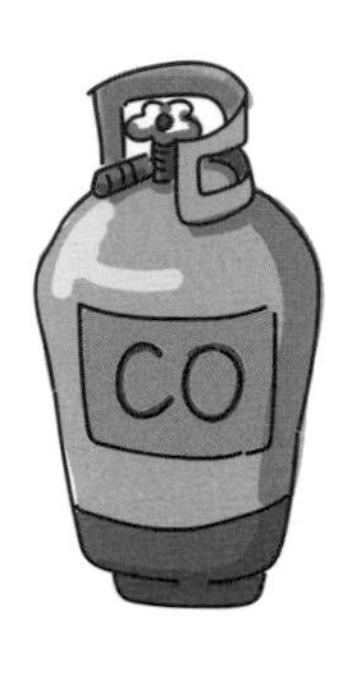


由於一氧化碳對紅血球親和力比氧氣大 250 倍，因此一旦吸入過量，將發生嚴重的缺氧問題

但是所有的生理研究卻又發現，我們細胞在特定狀況下，都會製造並釋出這類的『毒氣』作為神經細胞的傳導物質，以及要求血管擴張的訊號傳遞物質，所以這些『毒氣』在我們的血液裡反而是經常存在的。當然如果撇除這些內源性的自發氣體，外在透過呼吸所進入的身體的這類毒氣，都會造成我們身上極大的傷害。[11]

以一氧化碳來說，由於它對紅血球裡面血紅素的親和力比氧氣大上 250 倍！簡單的說，就是當血紅素被它佔據了之後，氧氣就很難競爭了，所以只要短期一氧化碳吸進超過 800PPM 時，人體就發生昏迷暈眩的問題，當連續不知不覺中吸入超過 1600PPM 時，在二個小時內就會死亡。

好的！可是在所有沒抽過菸的室內空間裡面，平均大概會有 5PPM 以上的一氧化碳濃度。如果住在車水馬龍的市區裏面，那平常就已達到 100~200PPM 的濃度。如果在一台烏賊車尾所噴出的廢氣裡面，一般都會高達 7000PPM。

而當我們在睡覺的時候，由於身體已經比白天時處在更缺氧的環境下，因此當空氣中含有較高的一氧化碳濃度狀態下，我們開始時會發生昏昏欲睡的情況，但是在睡眠期間將會因為細胞缺氧，而發生較長時間、及較高頻率的快速眼動睡眠期。也就是說這類的人，很容易會在半夜醒來，或者翻來覆去的難以睡著！

## 細菌、病毒

或許有讀者會問，為什麼會將細菌和病毒這類的傳染性生物放在環境缺氧類別裡面呢？當然，我知道這不是生物學裏頭的分類，但是現況生活中幾乎七成以上的細菌和病毒對呼吸系統的感染，都是藉由空氣途徑所傳遞的。而這些感染除了造成身體免疫的反擊之外，其實對於失眠的影響也相當的大。

由於它們大多藉由口沫或塵霾等載體進入上呼吸道部位，所以首當其衝的，當然是鼻子、喉嚨及氣管這三大部位。當這些組織因為感染後所發生的發炎腫脹反應，除了明顯的降低呼吸進氣的流量，而發生源頭性的缺氧之外，更重要的是當這些病菌侵入人體之後，身體因為不斷的進行攻擊防禦動作，免疫系統需要耗掉大量的能量，而相對使細胞的能量供給減少，並且還得運用一般細胞在缺氧時所釋放的大量自由基，作為攻擊外來敵人的武器，所以這時的體細胞，簡單的說就是處在缺氧狀態吧！[12]

當細菌或病毒侵入後，身體能量主要將供給免疫系統，相對使其他體細胞等器官處於缺氧狀態

所以，不論是身體有無發燒發炎等現象，當快進入睡眠的時候，生病的人除了將感覺很不舒服之外，最大的問題就是肌肉疼痛。而這種疼痛現象，同樣是缺氧細胞所產生的大量氫離子，在酸化的刺激三叉神經後所造成的痛感。但對於想要睡覺休息的人，缺氧所產生的過大神經刺激波，也同樣導致腦幹激化而很難熟睡，嚴重的人甚至常常會在半睡半醒當中發生夢魘的現象。

## 花粉、過敏物

對於有些缺氧體質的人來說，只要是一年中接近春天或者特別花開的期間，那

將經常會有嚴重的失眠情況發生。而且這些族群既使年紀已邁入了中年，不論他們在年輕時是否出現過敏的現象，或者現況已經對花粉或塵黴不太過敏，甚至已沒有發生鼻塞或氣喘多痰的問題，但是卻經常會在這個時期發生失眠的情況。

由於這族群的身體屬於長期慢性缺氧的體質，因此當進入睡眠時，供應肺部氣管及支氣管的血液，很容易被肺部主靜脈給吸走，造成支氣管細胞發生缺氧情況，而使氣管細胞處在短期發炎及過度戒備的狀況。空氣中這時若有平時身體不太認識的過敏物質，例如季節性的花粉、塵黴等等，就很容易激化呼吸道反應。[13]

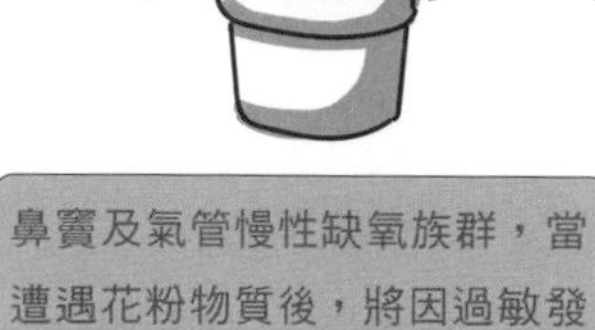

鼻竇及氣管慢性缺氧族群，當遭遇花粉物質後，將因過敏發作而惡化成缺氧型失眠

因此在一年裏頭的幾個時期，很多人會在入睡不久之後，陣發性的發生咳嗽、氣喘、多痰、甚至呼吸困難、胸口緊悶等等現象。去醫療單位檢查的時候，也很難查出原因，甚至常常被誤判為感冒或心肺感染問題。由於這類的因子雖然不是甚麼有害物質，但是對於睡眠的被中斷卻常常造成生活上嚴重的影響！

### 溫度、濕度

前面談的是屬於一些不同空氣品質的問題，但對於生活在不同經緯度的人來說，溫度和濕度的問題對於失眠的缺氧因子佔了很大的重要性。

就氣溫的立場來說，撇開地球暖化的新惡勢力暫且不談，現在人們似乎已經把冷氣或空調當成生活必需品了。許多人不論是白天在外面工作讀書、搭乘自家或公眾交通、逛街購物、用餐聚會、娛樂活動、或者待在家中看戲手遊、讀書閱讀、休息睡覺等等活動，大多已仰賴空調或冷氣來控制溫度甚至濕度。

這類的習性除了已經干擾了人體對溫度的調控機制之外，特別是在夜晚的睡眠期間，我們身上還得付出額外大量的能量及機制去維持身上的核心溫度。對於一些身體原本屬於慢性缺氧情況的人來說，這將是『雪上加霜』的失眠因子。[14]

當外在環境溫度低於身體核心溫度時，身體會先藉由脂肪細胞大量釋出血脂，並燃燒轉換成能量以維持體溫，同時表皮及四肢的細小血管也會收縮以防止熱量流散，同時肌肉細胞也會啟動無感的細微顫抖去消耗能量補充溫度。這些在睡眠狀態下所產生的體溫維持的代償動作，加上夜間原本已經不多的血氧供給，常使身上局部組織發生嚴重的慢性缺氧狀態。當大量的缺氧代謝氫離子垃圾堆積後，所造成快速眼動睡眠的時間經常大於熟睡期的時間，甚至有些人還會因此發生失眠或睡眠障礙的現象。

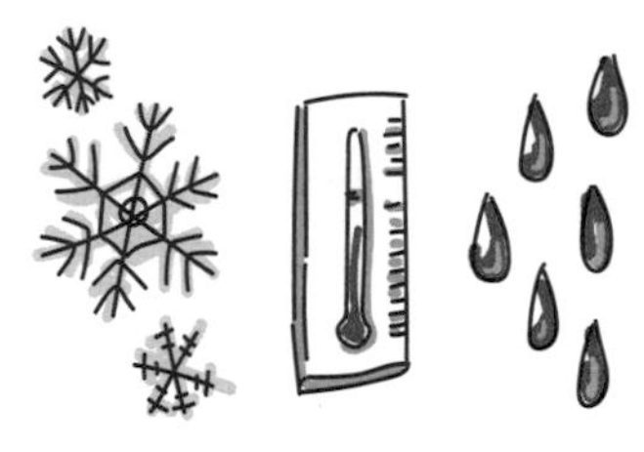

當溫溼度超過舒適範圍後，身體將消耗大量能量以維持核心溫度，因而易造成缺氧型睡眠障礙

相反的，如果是溫度高、加上濕度大的情況下，身上周邊的血管就必須以擴張、以及加強血液流動的方式，甚至用蒸發排出水分的散熱原理，去達到維持體溫的目的。在睡眠時，肢體細胞雖然因為血氧擴張而不妨礙氧氣供應的通道，但是卻因為整個睡眠時期體液的流失而造成紅血球堆疊，加上心臟及肺部得加大收縮力或加快頻率，將產生大量的缺氧代謝產物，在持續睡眠一段時間之後，就將產生大量的神經訊號波去刺激食慾素分泌神經，因而使睡不著的早起人們變得特別多！[15]

## ··· 呼吸缺氧問題因子 ···

人體要獲取氧氣，必須藉由從入口開始的鼻子、鼻竇腔、喉嚨、氣管、支氣管，一路發岔直到終點站：肺泡為止的一系列空氣通道。雖然許多人可能會認為這些組織器官可以直接接觸到空氣，按理應該不會缺氧才是。可是事實上卻完全不是如此，它們的血氧卻分別由不同的循環系統供給的，甚至其中有些血管還局部的聯通在一起，使得當身體局部器官發生問題時，就連帶造成這些呼吸系統發生缺氧情況，當然也就造成了特定的睡眠障礙問題囉！

### 過敏性鼻炎、慢性鼻竇炎

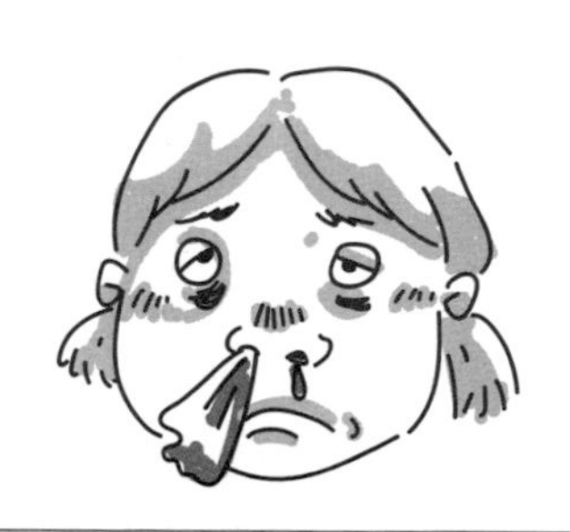

過敏及鼻竇炎問題因為呼吸道堵塞減少呼吸潮氣量而發生慢性缺氧，因而經常造成缺氧型睡眠障礙

說到造成呼吸方面造成失眠的缺氧因子，我想至少會有 9 億 3 千多萬的人會同意我的看法，因為他們除了有嚴重的過敏性鼻炎、或者已經成為老字號的慢性鼻竇炎之外，在睡眠方面大多都有很嚴重負面影響！這九億多人的鼻子，由於不同的因素造成他們在鼻竇部位發生慢性缺氧問題，導致了他們的鼻竇組織長期面臨發炎、腫脹及堵塞狀態之外，更重要的是，這個結果反而使身體其他部位，也趨向更嚴重的慢性缺氧的惡性循環！[16]

由於鼻子的主要功能除了辨別味道的嗅覺感應之外，最重要的還有調節吸入空氣的溫度及濕度。因此當發生慢性鼻竇炎的人，有很多的吸入空氣是透過嘴巴直接進入肺部，而問題是當在晚上睡覺時期，氣體的溫度會較低，濕度也相對減小，因此這些人在睡覺時，會使氣管及肺泡的血管收縮，而減低血氧的供給及交換效率，由於這些都是非常漸進緩慢的發生，舉例來說，每年平均減少了 2% 左右根本很難感受得到，但是十年到二十年之後，你的進氣效率就已經比正常人減少了二成到四成的潮氣量囉！

除了因為呼吸減少了身體的氧氣來源之外，低溫乾燥的空氣直接進入喉嚨及氣管之後，也經常造成局部急性發炎的反應，因此會刺激急性的絨毛與肌肉收縮以及免疫反應，簡單的說，就是咳嗽及痰液的產生，這也是這些人群在睡眠障礙發生時期所產生的最大困擾，常常累到很想睡覺，可是才剛入睡沒多久，就被劇烈的咳嗽所打斷，一個晚上幾次之後，加上因為全身性的缺氧訊號，不斷的刺激腦幹組織，當然也只能整夜處在半夢半醒之間，第二天顯然地是拖著黑眼圈的身體上班工作囉！

### 氣喘、支氣管炎

這個情況和前面的慢性鼻竇炎及過敏性鼻炎很類似，只不過從外表上看起來，病人的人口數從 9 億 3 千多萬人變成是 3 億 5 千萬人，同時發生的位置從鼻竇組織往下延伸到氣管部位。但是實際的問題是，很少人是因為慢性鼻竇炎的直接問題而死亡的，但是每年卻有 35 萬人是因為氣喘及支氣管炎的原因而去見上帝。這根本性的問題是因為這兩種缺氧性疾病，它們發生的原因根本就不同。[17]

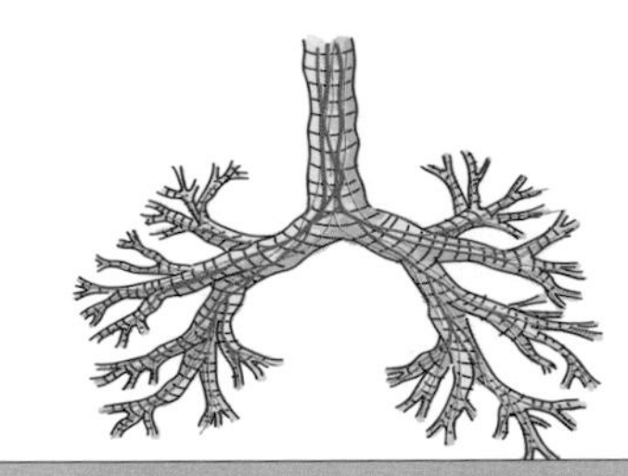

當肺靜脈流速過大時，將肺氣管的血液分流抽調，使支氣管發生缺氧而形成氣喘及支氣管炎

慢性氣喘及支氣管炎的本源，主要是因為供給肺部交換循環的血液稍微不足，加上供應體循環的血液需求過大，而造成肺靜脈系統（就是已經交換過氧氣的血液、裡面含氧量高的血管），將肺氣管循環（供給肺氣管的血管系統，和肺循環系統不同來源）內的血液抽走，因而使得肺氣管長期發生缺氧的問題！[18]

慢性缺氧的肺氣管組織所導致的氣管狹小、肥厚及陣發筋攣性氣喘等等問題，在睡眠期間會因為靜脈血的輸送遲緩而更加惡化，這導致身體細胞在睡覺時面臨較嚴重的缺氧問題，所以這些人群的除了因為本身的症狀干擾睡眠困擾之外，大量體細胞所產生氫離子對酸敏感離子通道的激化也相形更嚴重，晚上很難得有長時間及規律的非眼動睡眠（熟睡期），當然他們的噩夢也比其他人還來的多很多！

## 打鼾、睡眠呼吸中止症

幾乎所有人都打鼾過！只是睡著了不知道而已。但是還有很多人睡到一半的時候，偶爾會『暫時停止呼吸』一兩分鐘，這就是所謂的睡眠呼吸中止症，而這個症狀和打鼾一樣，都是因為舌頭後根組織、懸垂雍、以及上合骨後板（舌頭上頂的那一片）的軟骨組織慢性缺氧所引起的。[19]

很多讀者會質疑，為什麼在這本書裏頭的絕大多數症狀都是慢性缺氧所引起的？甚至連這個大家都有的小毛病也都是缺氧造成的呢？沒錯的，因為是慢性疾病嘛，這也是目前的醫學都找不出原因的主要所在，畢竟很難用肉眼看得到！

當人進入睡眠的時期，可能是身體的姿勢或頭部角度等等因素，使得喉嚨部位的這些組織發生血氧供給不足的現象，能量產出急速減少的狀態下，使得這些細胞的收縮力大幅降低，所以原本在白天非常能言善道的舌根，以及看起來很英勇壯碩的懸垂癰等等，這時候都會像消了氣的氣球那樣的『軟了』！

不太嚴重的情況時，我們睡覺呼吸時就會吹動它們，形成像吹黑管或笛子那樣的共振現象，也就是打鼾囉！嚴重一點的，這些組織就會滑落而塞住喉嚨，發生短暫的窒息狀態，也就是睡眠呼吸中止症！[20]

不過也不用太過緊張，許多讀者們以為這樣子就會窒息而翹辮子，畢竟人是動物，遇到危急狀態時都會想辦法自救反擊。所以在這樣的情況下，當我們身體快受不了時，就會自覺的激發肺度用力呼氣，將堵塞呼吸通道的舌根及軟骨給吹偏一些，順便再調整一下睡姿之後，再繼續睡覺！只不過早上起床之後，常常會感到疲倦不堪，根本就沒有睡足夠，整個白天上班或工作時，更是哈欠連連的提振精神！

由於這類的現象在睡眠時已造成身體各處更加缺氧，雖然大量的氫離子副產物不斷的釋出去刺激腦幹神經，但是包括腦細胞以及心臟本尊也在缺氧的行列之中，所以本身已經整個晚上都在進行快速眼動睡眠了，其它要喚醒的神經刺激波動就好像在石頭投入大海之中，一點反應都沒有，簡單的說就是『睡死了』！這個情況就像一台老貨車，為了搶生意去賺錢養家糊口，所以不論白天或黑夜，24 小時全年都得開著跑單送貨，你認為這台車能撐多久呢？這也是大多數具有這類情況的人，睡眠時間長、白天無法專注、同時又感到疲累的主要原因了！

## ・・・ 血液缺氧問題因子 ・・・

血液主要功能是攜帶氧氣及養分，而紅血球是攜帶氧氣的主要載具，可以把它想像成一台公車巴士那樣，而巴士上面座位則是血紅素，它負責讓氧氣安全的坐在巴士上面！所以巴士的數量、行駛的速度、座位的多寡、乘載率的高低、路上有無車禍事件、以及行車的視線良好與否等等，都決定了細胞的氧氣是否充分或匱乏！

### 貧血

全世界大約有 15 億 6 千多萬以上的人口患有貧血的問題，有些是遺傳的，像是地中海型貧血、鐮刀型貧血、蠶豆症等等，有些是營養物質缺乏的，像是缺鐵性貧血、維生素缺乏性貧血等等，更多的是生理性貧血，像是經期性貧血、妊娠性貧血、腸胃潰瘍性貧血等等。這些貧血問題的共同結果就是氧氣的攜帶功能有缺陷，有的是紅血球太少，有的是開一半就拋胎拋錨，有的是被洪水沖掉，有的是座位（血紅素）壞掉，有的是安全帶（鐵離子）斷掉，總之就是血液裏頭的帶氧效率太差，而導致身體長期慢性缺氧。[21]

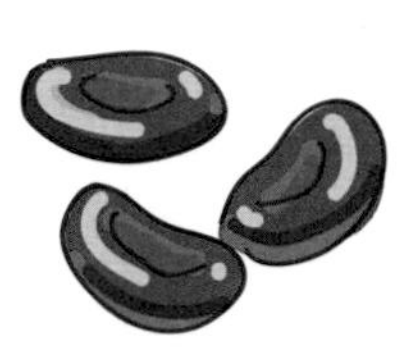
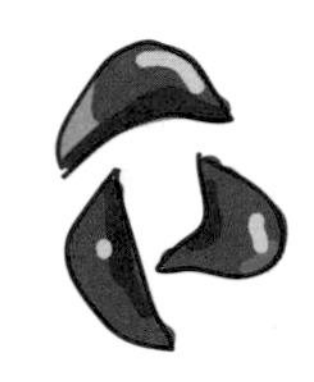

遺傳性貧血的紅血球就像一台拋錨無法載客的巴士，使氧氣無法傳遞，而造成嚴重的慢性缺氧問題

這些症狀的人，由於原本就已處在缺氧狀態，一旦好不容易進入睡眠的時候，身體血液輸送的功能很快就減弱，使得缺氧的程度比白天活動時更差，所以周邊神經被缺氧代謝產出的氫離子大量刺激之下，腦幹神經在夜裡也不斷的強化活動，使得快速眼動睡眠時間持續拉長，偶爾還會加碼做幾場大卡司型的噩夢大戲，當然大多數這些族群在中年之後要不就很難入睡、要不就半夜容易驚醒不容易再睡著了，年紀再大一點的，就只能早起到公園報到囉！[22]

### 高血脂及紅血球串疊

我們都看過火車或地鐵捷運這些大眾運輸工具，一列車大約也有五到十輛的列車牽掛一起，在交通尖峰期，跑一次就可以再更多的乘客！我們的紅血球也經常會發生這樣的情況，但是不是為了氧氣需求，在尖峰期間加掛列車，到目前的研究確實是沒有任何定論！

只不過在人體面臨慢性缺氧的狀況下，當血液血脂濃度偏高時，紅血球就會出現大量串疊起來的現象，就像在公路上看到大卡車載著大卡車那樣的情況那樣，由於血液流速緩慢，血液也較黏稠，紅血球能夠運載的氧分子數量也不夠飽和，因此為了一次性的運載較多的血氧給細胞使用，所以就以串疊的型態來輸送，但總體來說，這樣的氧氣供給的效能，比單一獨立的紅血球細胞會差了許多！[23]

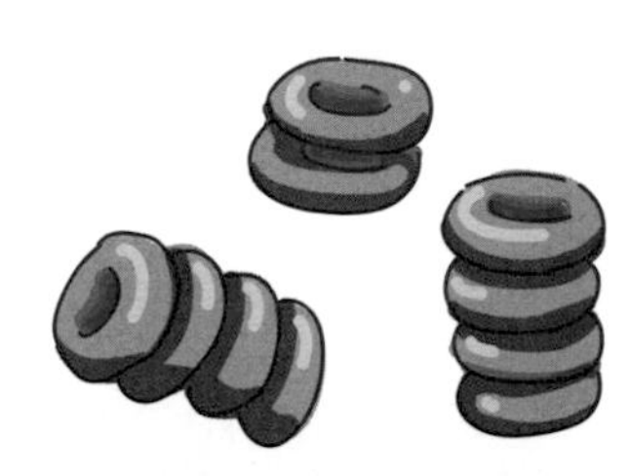

當睡眠時紅血球因高血脂等因素發生串疊時，將惡化缺氧問題而造成睡眠障礙

當血液裡面的存在較高的紅血球串疊的情況的族群，一旦進入睡眠狀態，血液流速大幅減少，將發生更多的串疊現象，當細胞缺氧問題變得更加惡化，使得氫離子溢散暴增而刺激神經通道，造成大量的神經訊號波被激發，而使得這些族群發生明顯的睡眠障礙問題！

### 游離血栓

目前世界上最危險的疾病，不是癌症，而是腦中風及心肌梗塞，而這兩種疾病的直接形成因素就是游離血栓！血栓的形成，其實是因為細胞缺氧之後大量釋放出一類叫做 MMP 的金屬基質蛋白酶所導致的。這些膠原蛋白的專屬破壞因子，專門滅斷血管內膜細胞之間的連接纖維，而形成像破洞一樣損傷，隨後當然會引起血管修補的動作，造成在管壁上填補的現象。[24]

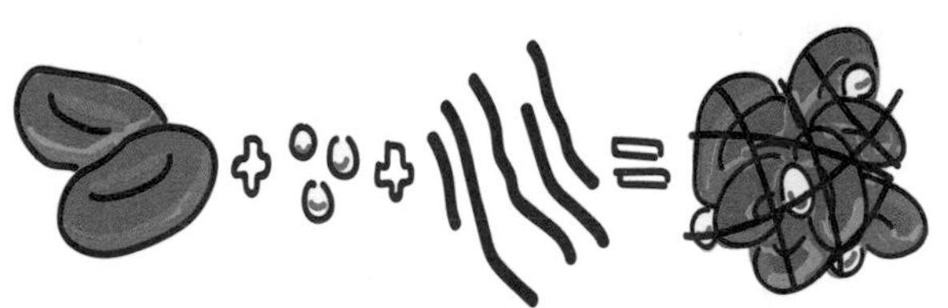

游離血栓的形成起源於血管周遭細胞的缺氧所釋放的 MMP 蛋白酶破壞血管內膜，也結束於 MMP 破壞粘著纖維而造成游離

原本這也沒有甚麼特別的值得注意的，但是長時間經過同樣重複的破壞、修護填補之後，就形成相當結實而體積大的血栓。尤其由於只發生在那薄薄一層的

內膜細胞邊角，因此非常容易被這 MMP 給從根挖起，順著血流四處游離流浪，一旦遇到比它體積還小的血管，那下游的細胞群將發生嚴重的急性缺氧問題。

我們所看到的腦中風或者心肌梗塞，其實可以想像成是高速公路上重大車禍，由於高速公路的路面寬廣，所以會發生這樣的嚴重堵塞事件其實很少。但是相對的，幾乎每天在大街小巷子裏頭都會出現許許多多造成堵塞的小車禍。也就是說，當身體處在缺氧的情況下，細胞為了要求生存，因此會不斷的破壞血管，而連帶的造成游離血栓，這使得身體更加的走向缺氧的惡性循環！[25]

問題是，當我們在睡眠的時間中，身體的缺氧程度其實更加嚴重，大量原本固著的血栓在這時期會被 MMP 這類的破壞分子給連根拔起，而遊走萬里血路。這時只要堵塞到任何一小根血管，後面的細胞群當然會發出強烈的缺氧代謝的氫離子產物，以刺激神經通知大腦這裡需要急救！

只可惜這時候的大腦已經下班休息，只留下腦幹這個緊急單位在值勤，所以除了加強心跳之外，有的也只能做個惡夢、翻個身，最多醒起來冒些冷汗而已，畢竟不是高速公路級別的重大事件，輪不到打 119 緊急電話，可是這些細胞大多慘遭滅頂之禍，能活下來的，大多也參加細胞反抗軍當起缺氧的部隊囉！

## 血紅素飽和度

前面曾比喻，紅血球其實就像輛長途汽車那樣，而上面的血紅素，才是讓『氧氣』乘客安穩坐下的座位。其實我們每個紅血球上面都有 250 萬個血紅素的『座椅』，而每個座椅還可以坐上 4 個氧分子。也就是說，每顆紅血球『理論上』可以承載 1000 萬個氧氣！不過理論歸理論，實際上每個紅血球經過肺泡那裏去搭載氧氣的時候，是否能夠滿載，才是有沒有缺氧的關鍵問題所在！

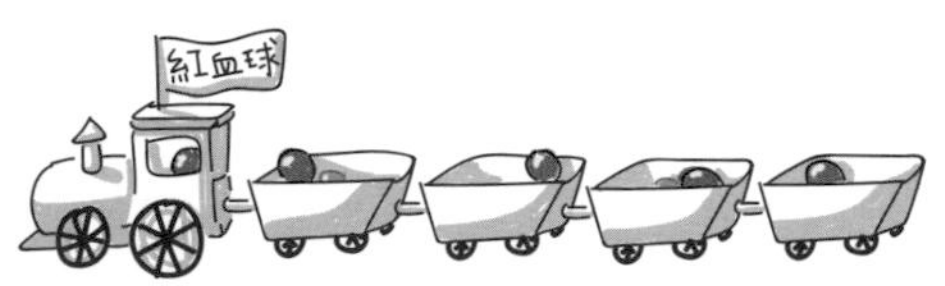


每個紅血球上面都裝上 250 萬個血紅素，如果滿載可容納 1000 萬個氧分子，當紅血球飽和度不足時身體將發生慢性缺氧的相關問題

絕大多數缺氧的人群都會有一個共通的現象：呼吸比較短促。這當然和他們原本細胞已經沒太多的力量促進肌肉收縮有關係。但是越是呼吸短促，代表體內數以億計的紅血球載客率也相對很低。所以當它們千辛萬苦，奔波幾千幾萬里之後（我們的血管總長有 16 萬 7 千公里長），來到細胞區，結果竟然只剩幾個氧氣乘客能下車，所以這些細胞當然又窮又苦，誰叫它們要出生在窮鄉僻壤的細胞區裡呢！

在我們進入睡眠狀態之後，心肺功能也跟著漸漸降低休息，使得肺部交換氧氣的功能也跟著減弱，這說明了我們的紅血球飽和度也跟著降低許多，連帶的，整個身體細胞的血氧也跟著降低。對於正常人來說這原本就是一天中要讓身體休息的時期，所以細胞除了維持最低的功能之外，其餘當然都停頓下來。

但是對於缺氧體質的人，這可就是要了那些細胞的命，畢竟血紅素的飽和度降低之後，原本就生活在缺氧邊緣的細胞很快地就得依靠大量的缺氧代謝才能維持生命，因此大量的氫酸物質不斷的外放，刺激了周遭神經網而傳遞干擾了大腦的正常休息時間，而發生了較強波形、較長時間、及較多頻率的快速眼動睡眠，經常一不小心就會半夜偶爾莫名其妙的醒來望天花板了！[26]

## 血液及組織液酸化

上面所講的血液問題，其實都是和帶氧或載氧的功能有關係，但是，如果因為身體遭遇外傷或疾病，長時間很多組織細胞遭遇缺氧代謝狀況，而釋放出大量的氫離子，除了降低細胞組織間液的酸鹼度之外，還連帶造成血液的酸化，這就像所有道路上降下濃霧那樣，必定車禍連連、交通受困，民不聊生！

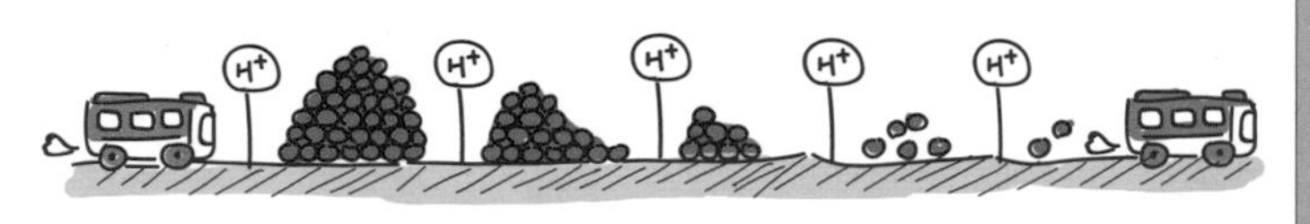


當細胞組織逐漸酸化之後，血紅素卸載氧氣將加速，導致身體的血氧分配更加不平均而導致缺氧加劇

血紅素在比較酸的環境下，因為分子結構上被氫離子的改變，所以對氧的親和

度就會下降，意思是同樣吸一口空氣，在酸性的環境下，氧氣被紅血球准許上車的就會減少一些，也就是全身的帶氧量減少了，這對一個不缺氧的人來說（不過這不容易發生），或許還能忍受，但是對已經缺氧的人來說，那就是雪上加霜的悲慘命運了！

有時候，福無雙至，禍不單行，當準備休息就寢時，原本心肺功能就已經減弱了不少，可是對於那些血液 pH 值酸化的人來說，就很難入睡囉！畢竟血液中過多的酸性，代表氫離子的濃度也相對很大，也就是說，細胞的間液（細胞之間的液體）也當然呈現更加酸性。[27]

當大量的酸激化了周遭神經的酸敏感離子通道，所以大量的神經波動，除了造成腦袋雜波集中，還強烈刺激丘腦下方的食慾素分泌神經細胞，使這個睡眠開關一直開啟著。所以很多人明明沒有喝咖啡茶飲這類的刺激品，可是睡前腦袋卻不斷的湧入亂七八糟的思緒，而變得很難成眠，即使睡著後，在半夜也常常為一點聲響等刺激而甦醒！

## ··· 肌肉缺氧問題因子 ···

體細胞主要是指肌肉及骨骼組織，它們除了是構成我們身體活動的基本裝甲構件之外，其實它們原本就是身上最大的耗氧單位，因此只要是不適當的身體活動、工作、或者傷害等等，都會明顯的影響體細胞的血氧供應同時並決定睡眠的品質！

### 運動發炎

很多人都知道運動對身體有許多的好處，有些人甚至是深深的愛上了它，所以常常就將運動當成勞動，吃補當成吃苦。不論是環島還是環法自行車；還是半馬、全馬甚至超馬等馬拉松；跨湖、跨江、甚至越

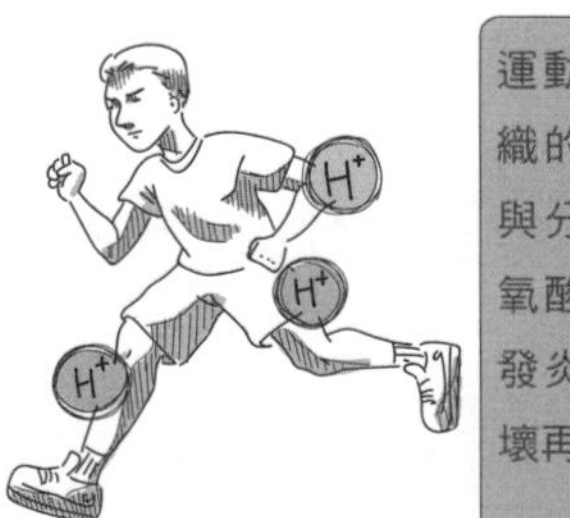


運動時常因肌肉組織的血氧供應不及與分配不足導致缺氧酸化加劇而產生發炎腫大及纖維破壞再生問題

洋的游泳；全場或加場的籃球、網球、羽球、排球類運動；島內百岳綜走、世界八千米高山挑戰等登山攀岩等等運動，經常都會在運動時及運動後發生肌肉痠痛現象，也就是大家琅琅上口的運動疲勞、乳酸堆積等等問題。

這些問題的發生，主要集中在骨骼及肌肉細胞位置，由於在運動時能量的損耗遠大於血氧的供給，所以細胞發生了慢性及急性缺氧狀態。可惜的是，主人為了達到運動目標仍然得不斷的驅動它們。因此只能以缺氧代謝去產生較差效率的能量，但同時也釋放出大量的乳酸及氫離子代謝物質。以前的觀念認為我們運動時肌肉產生的疲勞是乳酸堆積所導致的，其實根本是場誤會，和乳酸一點關係都沒有！[28]

真正的根源是因為肌肉能量不足，而透過氫離子這個『兇手』造成那地方的組織變酸化，刺激神經之後，使得我們大腦覺得那裹很疲累！同時，也因為這些組織面臨缺氧，所以釋放出大量的前列腺素這類因子，讓微血管通透一些，同時又放出大量的 MMP 去剪碎細胞之間及血管細胞之間的纖維綁束，讓氧氣的滲透多一些，附帶的也造成水分淹漫細胞組織而造成所謂的運動發炎腫脹現象！[29]

前面這些現象大部分是在白天運動後所造成的，按道理在很疲倦狀態下，身體當然需要休息，可是當我們運動過量而發生運動發炎之後，休息當然是沒有問題，可是想要安穩的睡個覺可就相當困難囉，畢竟睡眠時的血氧供應相對減少許多，加上身體肌肉組織原先大範圍缺氧，所堆積的氫離子對神經上的酸敏感離子通道的刺激，快速眼動睡眠時間和頻率都將會變多及拉長，短期睡眠障礙的問題將明顯的惡化甚至有較多的夢魘出現！

## 肩頸及腰背僵硬

人類的工作型態從勞力轉變成勞心之後，對於長期處在辦公室內的人來說，最普遍的健康問題當屬肩頸僵硬及腰肌痠痛這類的現象。至於形成的原因絕大多數仍然是工作壓力所造成肌肉緊繃所引起的，當然再加上這二三十多年來的新興工作崗位，主要利用電腦和電話等工具的持續動作在工作，使得許多上班族在下班之後，肩頸及腰背部位莫名其妙的緊繃，使得這裡的組織細胞因為血管持續的收縮，加上肌肉持續處在耗能的收縮壓迫狀態，十幾年持續下來之後，這裡肌肉細胞將面臨慢性缺氧的情況！

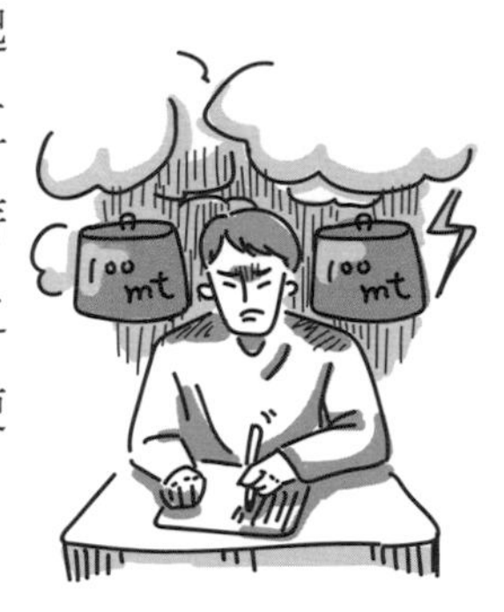


當壓力持續緊繃肌肉時，將造成血氧供給減少的缺氧問題，同時還啟動纖維破壞與再生機制而導致肌肉纖維化僵硬

更慘的是，由於肩頸及腰背這些地方長期遭遇慢性的缺氧，被缺氧因子誘發出大量 MMP 這類的纖維破壞蛋白，不斷地分泌破壞細胞間隙裡的連結纖維，雖然說有破壞才有建設，被剪碎的這些纖維，當然很快的又再被纖維母細胞給填補修護起來。問題是，修護填補的總是比新建的來得又醜又厚，因此幾年下來之後，肩頸的肌肉組織也漸漸地纖維化了，往好處想是可以承受較多的負擔，但實際得壞處卻是發生肌肉僵硬及痠麻疼痛現象了！[30]

也由於這地方一直是慢性缺氧狀態，所以原本就有大量的氫離子刺激神經，讓大腦覺得這裡很酸很累，可是一旦躺下睡覺之後，這裡的供氧變得更糟，所以更多的神經波不斷的從這裡，放射傳送刺激附近的大腦，而造成睡眠障礙甚至失眠的現象。

很多工作壓力大而發生肩頸僵硬的人，經常會在睡眠時不知不覺的將手臂伸舉過頭部作投降狀，去緩解肌肉持續收縮而節省一點耗能缺氧的動作。另外也有很多白天挺直腰桿上班工作的族群，也經常會以捲曲側睡身體的姿態睡覺，同時在睡夢中經常會更換姿勢，以白天逆向的姿勢減少肌肉持續收縮，去達到節省一點耗能缺氧的動作。當然，做夢是難免會發生的，但至少比睡不好、睡不著要來得幸福多一些囉！

## 曬傷凍傷

很多人在從事戶外活動或工作的時候，例如長途騎車、跑步、游泳、划船、衝浪、釣魚、耕種等等，會因為過度曝曬在太陽底下，而發生曬傷的情況，或者像是爬山、露營、滑雪，打獵等等活動，常常因為面臨外界低溫環境，而發生凍傷的情況。這些問題雖然會直接的對皮膚組織造成不同程度的傷害，但是當有這類情況發生之後的一段時間，它們所引發的身體缺氧現象，將直接造成睡眠的障礙問題。

或許很多人還會以為曬傷是因為曝曬的溫度過高，而引發的皮膚紅腫現象，其實真實情況是太陽光裏頭的 B 波段紫外線 (UVB) 這段光波，恰好會造成細胞裏頭的 DNA 變異損壞，而使細胞需要超量的能量來修護破損的 DNA，但是正常的血氧供給並不足以供應修護需求，而發生缺氧情況。[31]

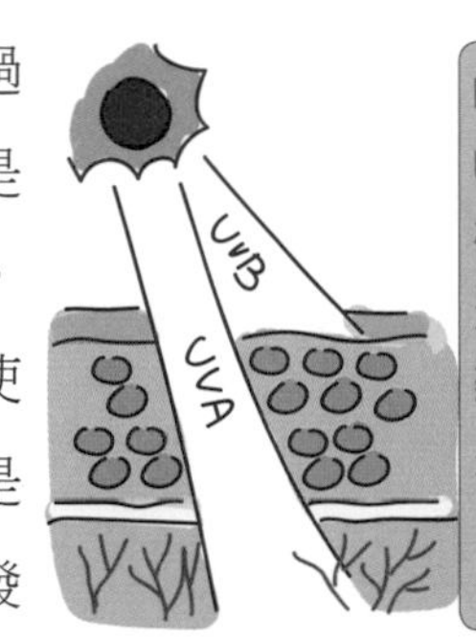


於是皮下組織細胞便透過發炎的方法，使微血管大量通透，而讓細胞之間快速充水以獲取多一點的氧氣供應。當然過度的缺氧之後，造成細胞間過度的酸化，因此除了發生疼痛之外，更會造成睡眠時大量的神經波刺激，使得原本受傷需要休息的患者，更加的難以獲得充分的睡眠！[32]

而凍傷的情況則是較容易明瞭，畢竟很多凍傷的患者，在他們的四肢末梢及耳鼻唇等皮膚上面，常常會出現紫疳的情況發生，這由於外面環境溫度過低，身體為了保持重要器官 ( 如心臟、大腦等 ) 的核心溫度的目的，便將四肢及皮膚等體細胞的血氧，抽調分配給核心器官保命使用。

當低溫環境情況回復正常之後，經常會使凍傷部位發生組織壞死或慢性發炎的現象，畢竟時間過久的缺氧情況，細胞如果還沒凋萎的話，就會透過發炎的途徑快速取得血氧，當然也會如同曬傷那樣，造成細胞間過度的酸化，因此除了發生疼痛之外，更會在睡眠時產生大量的神經波刺激，使得原本已經孱弱需要恢復的患者，難以獲得充分的睡眠及休息！[33]

### 外傷撞擊及手術破壞

生活中難免有許多的磕磕碰碰，只不過當身體遭遇到大型及嚴重的外傷撞擊，或因嚴重疾病而進行手術開刀之後，即使是外部皮膚或肌肉組織透過人工或天然方式修補完畢之後，如果沒有得到適當的處理，仍然會在原來撞擊位置殘留下很大的缺氧組織，而這些組織經常會在身體較缺氧的時候，優先顯現出它的特徵：痠痛。[34]

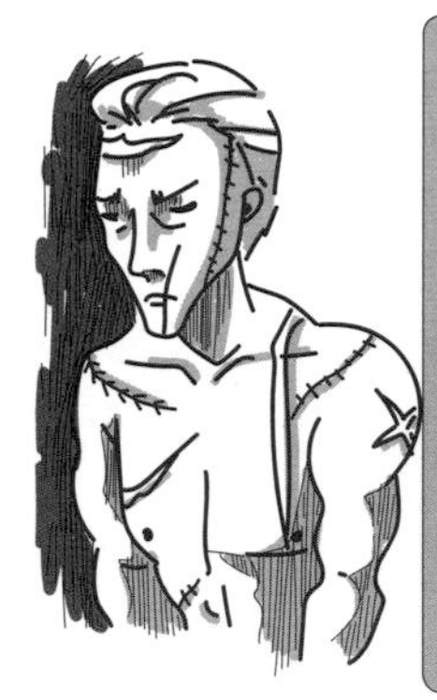

當組織遭受破壞後血氧供給也將發生阻斷，產生的缺氧誘發因子釋放系列破壞及修補基因而成傷疤，隨後造成該處組織慢性缺氧問題

不論是撞擊的外傷或者手術的破壞，都會直接的在傷口位置切斷原有的血管網絡系統，即使不論是利用手術縫合、釘黏、或者天然的癒合之後，這些位置因為遭遇組織及血管網的破壞，在破壞的初期就已經遭遇嚴重的缺氧。因此在缺氧誘發因子 (HIF) 的激化之下，大量的組織纖維蛋白、血管新生因子、生長因子等等都會被分泌出來，進行受傷部位重建及癒合。只不過那些原先因為缺氧而已經受傷害的細胞，在癒合過程中常常會變成妨礙重建的『多餘組織』，而形成所謂的冗肉、死肉、肉瘤、傷疤…等等，大量的血管網系統常常會被它們所阻隔或打亂，而造成局部缺氧問題。[35]

因此每當天氣轉變、運動過量、身體感染等等能量匱乏的情況發生時，身體的這些部位將會發生較嚴重的缺氧問題。因此除了會發生這些組織的局部痠痛之外，在平時睡眠時期，這些組織的周邊還會產生較嚴重的酸化問題，而激化周邊的神經波動，造成睡眠的障礙問題。

## ‧‧‧ 血管缺氧問題因子 ‧‧‧

在人體中，一個人的血管總長度加起來，已經可以從赤道繞著地球轉四圈還有剩（約 16 萬 7 千公里），而氧氣也非得透過這些大大小小的血管網絡的傳送途徑才能送達給細胞使用，說明了血管因子對於缺氧問題的影響，其實佔著很重要的地位，而其中又以高血壓及血管硬化狹窄（動脈油癜）等現象，為最常見的血管問題因子。[36]

## 高血壓

許多患有高血壓疾病的人都會有長期及明顯的睡眠障礙或失眠問題，這主要是它們所患的高血壓是屬於缺氧型高血壓所導致。所謂的缺氧型高血壓，顧名思義是因為身體缺氧而導致血壓偏高的一種症狀。由於它的源頭是因為血壓不足導致細胞缺氧，從而刺激組織細胞釋放出血管收縮的物質，以增加血壓，補充血氧的一種身體反饋代償動作。[37]

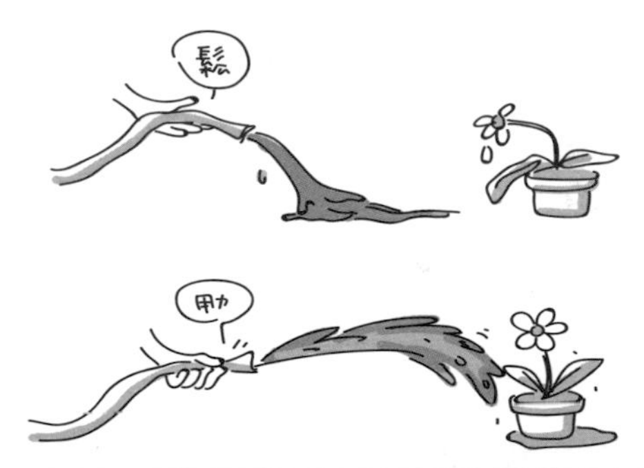


高血壓的根源是血壓不足而導致細胞缺氧的一種代償反應症狀，透過刺激血管收縮以加強血壓，達到補充血氧及能量的目的

當患者罹患這種缺氧型高血壓的病症時，由於身體的循環系統因為血氧減弱，氧氣的滲透力很難到達組織細胞的深處，因而導致身體處在全面性的微量缺氧，為了補足細胞的需求，所以全身上下供應組織血氧的小血管末梢，會發生輕微的局部收縮，但是當幾十億根的血管一起進行微小的收縮動作時，匯集在這些小血管上游，也就是手臂上的肢動脈血壓在量測時，當然會被拉高一些，這也是缺氧型高血壓的標準症狀之一。

一般來說，當人的年紀超過 50 歲之後，因為心臟收縮力漸漸退化，心臟的射出血量及壓力也相對減弱許多，因而發生全身性的輕微缺氧，最後導致血管收縮而提高血壓。這個現象會在睡眠狀態下因為心臟的位置的改變而變得更加嚴重，因此在這類高血壓發生的初期，雖然有些人會因為血管收縮過度劇烈，使得腦部神經過度活絡而難以入眠，但是絕大多數的人卻是會因為入睡後發生比白天更嚴重的缺氧情況，而使全身的細胞產生更多的酸性物質，激化周邊的神經，而造成睡不好、淺眠、過早起床等等睡眠障礙現象。[38]

而更嚴重的是絕大多數患者在現今的醫療體系之下，只要經常被量測出屬於高血壓現象時，便半強迫性的長期及大量服用降血壓藥物，這個舉動反而更造成身體組織的慢性缺氧，而使得睡眠障礙問題變得更加嚴重和普遍化，我將在之後的章節中討論這些藥物所造成的失眠傷害問題。

## 血管硬化

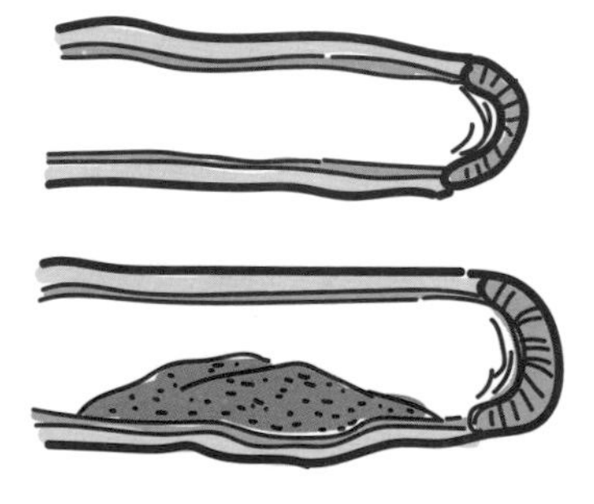

血管硬化的根源是因為周邊組織缺氧後所釋出 MMP 蛋白酶破壞血管內膜所導致

相信絕大多數的人都會認為血管硬化問題是因為油脂或膽固醇攝取過多所導致，其實這真正是一個多世紀以來最大的認知錯誤！現在大多數在這方面專業的醫學研究都會發現，在發生血管動脈油癜或硬化的初期，這些血管的內膜表面細胞間連結纖維及底下和血管平滑肌之間的組織纖維蛋白層，都會被一種叫做 MMP 的特殊消化酶給剪碎破壞，因而引發之後一系列的血管修補動作，最後造成血管管徑的減小以及血管彈性減弱或硬化。[39]

上面所談這個 MMP 蛋白酶，它的產生必需是透過細胞缺氧之後，才會大量分泌這類破壞因子，目的是為了解放缺氧細胞周遭血管的緊密度，也就是增加血氧的滲透機率，以達到獲取缺氧細胞存活的機率。簡單的說，也就是如果身體不缺氧，血管就不會遭受破壞，也不會形成血管狹小或血管硬化的問題。[40]

問題是當許多人不知不覺的形成了血管狹小或硬化之後，許多他們的局部器官（如心臟）或組織（如舌頭）的血氧供應也漸漸的減少，再加上原先已經缺氧的細胞組織，從而走上慢性缺氧的惡性循環體質。這種情況的初期會造成睡眠的障礙問題包括容易入睡，但卻多夢、易醒等等現象，之後將漸漸發生包括睡眠性的打鼾、睡眠呼吸中止症、多尿、以及隔天精神不繼、猛打哈欠，疲憊、想睡，昏睡等等問題。雖然看起來似乎不算失眠，但卻比失眠的情況更加危險，不可不慎！

## ‧‧‧ 代謝缺氧問題因子 ‧‧‧

其實肥胖、高血脂、脂肪肝和糖尿病等等問題，根本都像是親姊妹一樣的疾病，主要的根源都是因為一系列的細胞遭遇慢性缺氧之後才造成的『代謝』類疾病。而這裡所說的『代謝』是泛指食物的分解及分配及運送過程中，因為長期遭遇缺氧問題，而形成原料過度的堆積或轉換等等現象問題。

### 糖尿病

很多中年以上的人，看見食物中含有大量的糖類產品或者高碳水化合物的食品，就嚇得寧可餓一些，也只能淺嚐即止就好！雖然這對於地球的生態來說是一件好事，但是對於這個人或者該患者的身體而言，卻不見得是健康，過度節制糖類的攝食，常會因為能量的供應不足反而造成身體的更大傷害！

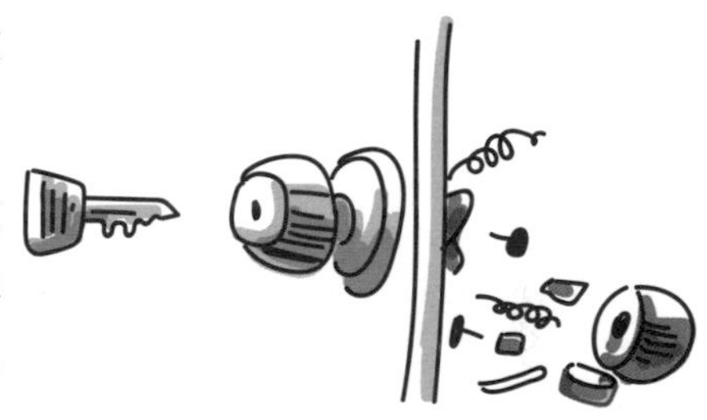

糖尿病的根源是細胞因缺氧能量不足所導致 DNA 緊縮而減少胰島素受體零件更替的一種惡性代謝反應

糖尿病的形成（這裡指的是第二型），嚴格的說，其實跟醣類本身的供應多寡、或吃多吃少並沒有關係。真正的原因是因為我們身上的細胞，在長期缺氧的狀態，細胞能量漸漸匱乏之後，而導致細胞核內的 DNA 從鬆散的活化狀態逐漸堆疊成靜止怠工狀態 (Silence 現象 )。[41]

這個現象將會使得細胞表面上開啟糖份大門（包括胰島素受體及葡萄糖通道等聚合體）的零件，在破損之後也漸漸的沒能力及時地生產這些零件蛋白並去修護替換。結果使得細胞專門進『糖原料』的貨倉大門，一個個的漸漸打不開。

於是當每餐吃了同樣的飯量之後，糖分進不了細胞，只能停留在血液之中，而身體細胞卻會因為食物的供應不足，產出的能量越來越少而感到疲累，最後我們一不小心檢查時，總是會發現血糖過高。在目前以眼見為憑的醫學『舊』觀念裡，就會『倒果為因』的認定是糖分過多才誘發這個疾病的發生，於是在一邊恐嚇一邊壓制數字的手段中，人們的細胞就落入的越來越『缺糖』的惡性循環裡了！[42]

由於這些人也是屬於越來越缺氧的族群，可是食慾素分泌細胞卻偵測到血液中含有充足的食物，因此夜裡他們可以很快地因為疲倦而昏昏欲睡。但當進入睡眠之後，卻有絕大多數的人又因為喉嚨及舌根部位的肌肉缺氧無力的鬆脫，而發生打鼾或者睡眠呼吸中止，而造成更嚴重的缺氧情況及睡眠休息不足，而造成白日疲倦不堪等問題。[43]

另一群沒發生打鼾的糖尿病患者，則是因為身體慢性缺氧產生酸化現象，而造成易醒、痠痛、多夢、夜尿多、早醒等等睡眠障礙問題，簡單的說，就是淺眠時間及頻率遠大於深眠時間。再加上斷糖之後的能量不繼，身體當然每況愈下！

## 肥胖

肥胖幾乎是現在愛美女性最懼怕的生理現象，或許她們可以忍受痛苦，也不能容忍身材發福變胖！只不過，就像很多女性也宣稱既使平時只喝水和吸空氣也都會變胖走樣那樣。其實許許多多的人身材發福的問題，都不是因為飲食攝取過多所導致，而是身體細胞遭遇慢性缺氧之後，經過一連串反應才發生的結果。

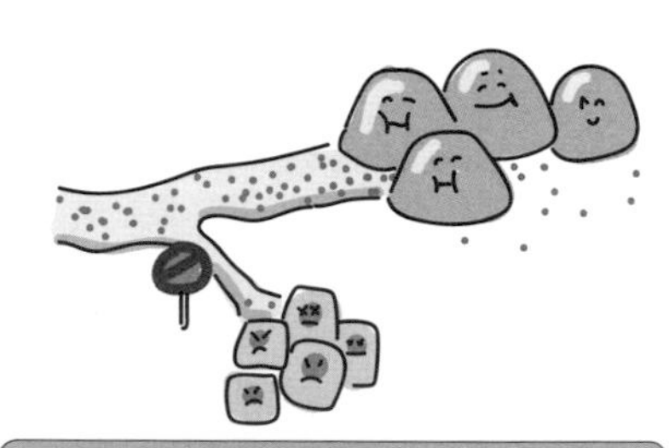

肥胖根源於細胞缺氧所導致胰島素受體破壞後糖分重新分配的一種代謝過程

就像前面所提的糖尿病形成原因那樣，當我們身上的細胞，在長期缺氧的狀態，細胞能量就會漸漸匱乏，而導致細胞核內的 DNA 從鬆散的活化狀態，逐漸堆

疊成靜止怠工狀態 (Silence 現象 )。接著漸漸地使得葡萄糖＋胰島素受體的聚合體在破損後而無力修復，結果使那些進不去細胞裡的血糖，只能往附近的皮下脂肪裡儲藏堆積，但是細胞本身卻因為能量不足而發出飢餓的訴求，這讓大腦會覺得想吃東西，以及既使吃的時候也總覺得不夠的訊號產生。簡單的說，肥胖的根源不是想吃、吃過多，或者太懶，而是細胞獲取的氧氣不足了！[44]

這些莫名其妙肥胖者其實本就是屬於長期缺氧的族群，但是加上脂肪細胞的脹大之後，氧氣滲透的距離拉得更長，而使得這些細胞群反而缺氧得更加嚴重。因此他們在夜裡很容易地就會因為缺氧疲倦而想睡，可是進入睡眠之後，身上大量的缺氧到甚至發炎的肥胖細胞，卻會產生大量的酸化現象，而造成易醒、痠痛、多夢、夜尿多、早醒等等睡眠障礙問題，使得睡眠救贖的快速眼動睡眠時間及發生頻率遠大於深層睡眠。如果再加上喉嚨及舌根部位的肌肉缺氧無力的鬆脫，更容易發生打鼾或者睡眠呼吸中止而惡化缺氧情況，造成白天經常會產生睡眠休息不足的疲倦感發生。[45]

## 高血脂

高血脂幾乎是在文明國家許多中年人都會發生的生理現象，其實高血脂和飲食攝取過多油脂或膽固醇無關，同時也和身材的胖瘦也沒絕對連接。既使這些人改變了飲食，就像長期吃素的人群那樣，仍然有很高的比率發生高血脂或脂肪肝的病症。 因為這些病症都不是因為飲食攝取過多所導致，而是身體細胞遭遇慢性缺氧之後，細胞自救的一種反應結果吧。[46]

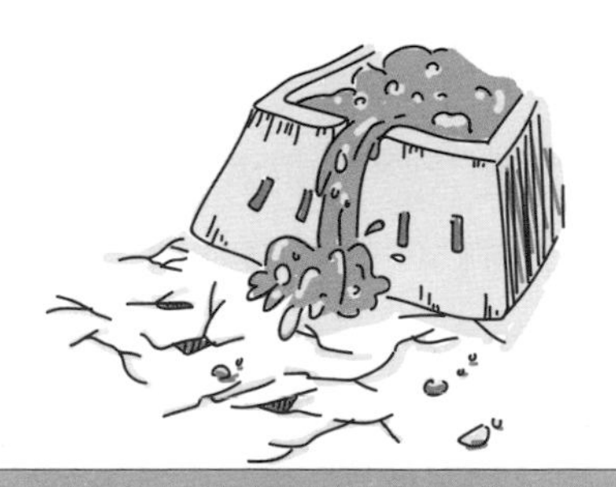

高血脂的根源是細胞因缺氧能量不足而使脂肪細胞大量轉換並釋出油脂的一種缺氧補救現象

就像前面所提的糖尿病形成原因相關聯的是，當身上細胞面臨長期缺氧的情況時，細胞能量就會漸漸減少匱乏，身體為了會加強食物的供給，於是命令脂肪細胞大量轉化庫藏而釋出脂肪酸，以補強能量的產出。也就是說高血脂的根源不是血脂過高，而是細胞的能量產出因為缺氧而降低了！[47]

簡單的說，高血脂就是身體對細胞缺氧時的一種代償反應，當然也說明了高血脂的族群就是身體遭遇慢性缺氧的族群。因此這些人在夜裡就像糖尿病的人那樣，很容易地會因為缺氧疲倦而想睡，可是在睡眠時間，身上大量的缺氧細胞卻產生了體液酸化的現象，因而激化神經波動而造成易醒、多夢、夜尿多、早醒等等睡眠障礙問題，也縮短了深層睡眠的時間，而造成身體器官休息不足的疲倦問題。

## ··· 免疫缺氧問題因子 ···

在現實世界裡頭，當整體社會的經濟狀況良好時，警察及軍隊他們似乎只在維持基本秩序，所以難以感受到他們的重要性和存在感。相反的，一旦大多數或局部人群的經濟條件越來越差，甚至資源的分布不足夠或不公平時，警察及軍隊的出現頻率及行動事件，常常就會佔據新聞重要版面。

我們身上的免疫系統就像是警察和軍隊那樣，在正常狀態下，除了偶而外來的病菌才會活化啟動去快速的打擊對付之外，其他時間大多是悄然安靜地維持機能。但是一旦身體處在慢性缺氧的情況時，為了平息數以兆萬計的細胞動亂，所以它們隨時都得處於警備戰鬥的狀態，不但耗用了大量的身體資源之外，並且更加造成血氧的分配不平，同時還形成了黑白不分、對己壓迫、對外孱弱的『軍事戒嚴』體質！[48]

### 病菌感染

我們周邊的所有環境中，包括空氣、食物、水源等等裡頭，其實都充滿了許多不同的病菌（包括細菌、病毒、及黴菌），只不過因為很多是免疫細胞以前認識的，所以要不就是因為病

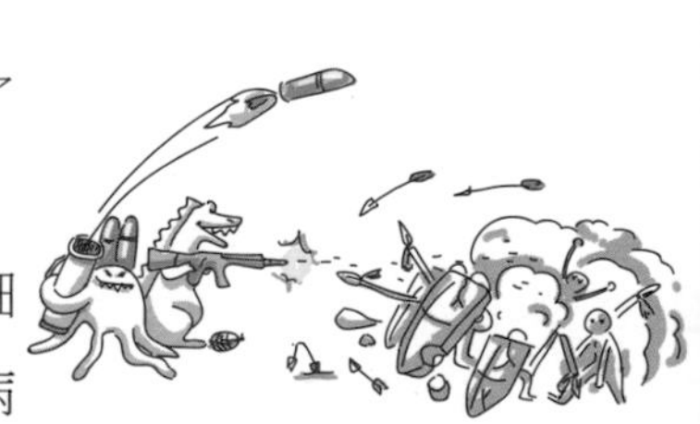

缺氧狀態下能量大量供給免疫系統造成病菌入侵時防禦能力消退因而延長對抗時間及能力

菌的數量少，一下子在邊界關卡地區就消滅了，要不就是判定它們屬於無害的而放行過關。這個情況必須在我們身體的免疫能力夠強大、兵種組織完備的狀態下才能達成。

相反的，當身體處於慢性缺氧的情況下，整體的能量產出減低許多之後，細胞組織為了多獲取一些血氧，便到處釋放出像是前列腺素這類的發炎因子、或 MMP 這類的纖維破壞因子等等手段，去造成血管通透細胞間液腫脹。但這些『不法』行動卻引發免疫細胞的干涉介入，身體因而大量製造並活化啟動免疫系統，而形成像軍事戒嚴那樣的身體體質。[49]

由於大多數的兵力及警備人員已經抽調去對付身體的災民，所以對外的關卡防禦能力相對的就減弱許多，這情況下，外在的病菌變比之前容易入侵身體而造成破壞，當然身體的免疫系統要去對付這外來的病菌時間也就得費更多的力量和時間，同時身體承受的痛苦也會加大和拉長！

當遭遇到這種慢性缺氧又遭逢外來病菌感染的情況時，身體因為更多能量供給免疫系統打仗使用，造成其他細胞血氧分配更差，而在睡眠時產生更加酸化的氫酸物質，激化刺激神經，因此這時期便相當容易發生睡眠障礙問題，包括疲倦想睡而難以入睡、多夢、夢魘、呼吸急促、易醒、多尿、盜汗、痠痛、早醒、睡後疲倦等等情況。由於身體迫切需要休息睡眠，但是卻又因為缺氧而難以獲得睡眠，也因此造成減低對抗病菌入侵的能力，並拖延康復的時間。[50]

## 過敏反應

許多人對於生活環境中的一些原本無害的物質，因為體質的不明原因，而會發生不同程度的過敏反應，例如常見的花粉、塵霾、香水等等造成的呼吸道過敏，魚、蝦、蟹、味素、蛋、麥麩、牛奶，堅果等等食物造成的腸胃道過敏，甚至發生皮膚或關節過敏等問題。但是我的研究卻發現其實這些過敏的根源問題，都是局部器官或組織慢性缺氧所造成的反應。[51]

就像前面的病菌感染中所提到的，例如鼻竇、氣管、腸胃道、皮膚等等的組織，長期處於慢性缺氧的情況下時，這些地方的能量產出減低許多之後，細胞為了多獲取一些血氧，便到處釋放出像是前列腺素、白介素等等這類的發炎因子、以及像是 MMP 這類的纖維破壞因子的手段，以利局部血管通透一些的釋放氧氣，但同時也造成細胞間液腫脹、並引發大量的免疫細胞進駐守衛鎮壓，而形成局部區域的軍事戒嚴那般的體質。[52]

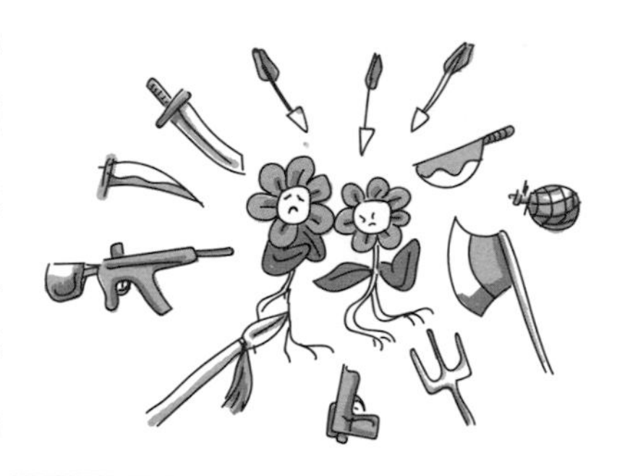

組織慢性缺氧時因細胞間質被破壞造成發炎水腫而大量誘發免疫系統，在能量不足情況下發生誤判攻擊而產生過敏現象

由於上面那些容易造成過敏物質的微細分子表面上面，含有一些類似病菌外殼的『壞人訊號』之特徵，而這些特徵卻容易被身上這群『戒嚴部隊』所誤判為入侵的壞蛋，因而啟動一系列的錯誤包圍攻擊，造成所謂的過敏反應，這些事件越是在缺氧情況下，反應越加嚴重。

當遭遇到這種慢性缺氧又遭逢外來過敏原發作的情況下時，身體因為被免疫系統掠取較多的能量去做錯誤的攻擊，因此造成其他細胞血氧分配更少，使得睡眠時身體更加酸化，而激化刺激神經，因此每當過敏發生的時期，便伴隨的發生睡眠障礙問題，包括疲倦、難以入睡、多夢、夢魘、呼吸急促、易醒、多尿、盜汗、痠痛、早醒、睡後疲倦等等情況。由於身體迫切需要休息睡眠，但是卻又因為缺氧而難以獲得睡眠，也因此常常加劇了過敏的症狀反應以及時間。[53]

## ··· 內分泌缺氧問題因子 ···

身體除了利用神經訊號進行快速性的指揮之外，對於幾天以上較長期的反應動作，常常會透過內分泌(賀爾蒙)去進行特定器官的生理調整。只不過一旦因為這些釋放內分泌的組織發生了慢性缺氧的問題時，內分泌的釋出就會失去平衡，而使得原本要被內分泌控制的器官發生嚴重的失衡反應，包括了月經疼痛、子宮內膜異位症、更年期…等等問題，而這些問題又會直接干擾了睡眠，造成失眠或睡眠障礙問題。

### 經前症候群及經痛

88% 的女性都曾發生過經痛問題，但同時仍然有大約 82% 左右的適孕女性，每月仍然有嚴重的經痛或經前症候群相關問題發生，這些人群不論是原發性或繼發性的經痛症狀發生，絕大多數都是因為生殖系統慢性缺氧，所導致的內分泌減少而衍發的疾病。[54,55]

由於諸多因素造成子宮的慢性缺氧，使得子宮肌肉細胞的能量產出較低弱，同時細胞間液也較為酸化。可是每當排卵過後進入黃體期的末段時期，由於黃體素的分泌越來越少，相對會使得大量的血鈣快速進入到子宮肌細胞及血管的平滑肌裡面，而使得子宮肌的血管越來越緊縮，使子宮肌漸漸發生缺氧狀況。當女性遭遇到這種雙重缺氧的加持之下，細胞周邊變得越來越酸化，所產出高濃度的氫離子，激化周邊三叉神經系統上的酸敏感神經通道，而發生經前症候問題及來經時的經痛問題。[56]

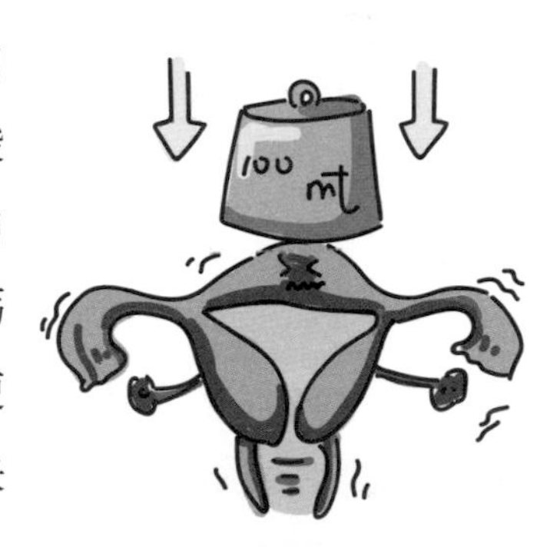


壓力下的子宮及卵巢造成慢性缺氧加上月經前期黃體素分泌不足而加速血管收縮產生更強烈缺氧反應

這些族群缺氧的子宮，除了白天對三叉神經的刺激之外，到了晚上睡覺時，子宮缺氧的問題常常變得更加劇烈，所產生的氫酸依然會激化周邊的神經，形成大量的神經訊號刺激腦幹，使得這段月經期間伴隨發生了睡眠障礙問題，包括睡前疲倦、難以入睡、多夢、夢囈、呼吸急促、易醒、多尿、盜汗、痠痛、早醒、睡後疲倦等等情況。加上月經期大量的失血需要較多休息睡眠，但是卻又因為疼痛以及難以獲得好的睡眠，也因此常常拉長並加重了月經期間的症狀反應。[57]

### 子宮內膜異位症

子宮內膜異位症包括了子宮肌腺瘤、卵巢巧克力囊腫、子宮肌瘤、腹腔沾黏以及異位增生等等問題。其實這些名詞只不過是對發生的位置作分類罷了，真正的原因，其實是子宮長期缺氧之後所發生良性腫瘤的一種結果。大約 7-10% 女性發生了輕重不同的子宮內膜異位症問題，而大多數的症狀都在月經前後時期發生，但是疼痛的程度及位置就遠比經痛還來得嚴重許多。[58]

如同經痛的發生過程那樣，當子宮長期的發生缺氧情況時，子宮內膜細胞會在月經前就先處在預缺氧的準備狀態下，也就是它們早就釋放出 MMP 這類的蛋白質，剪碎了前後左右的束縛，大量的游離到子宮肌內層、輸卵管、卵巢，甚至腹腔內部，運用缺氧所活化的沾粘因子、破碎因子、血管新生因子，再加上雌激素的刺激分化增生之後，完美地創造出大大小小的腫瘤，當然腫瘤壓迫所帶來的疼痛以及其他影響(如不孕等)，帶給女性很大的傷害！[56]

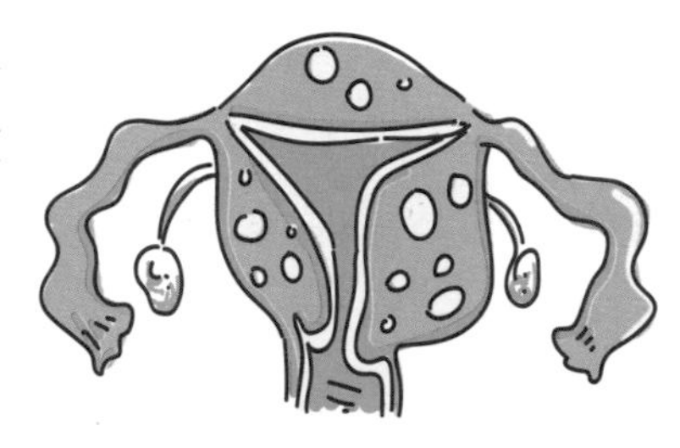

子宮缺氧造成月經釋出的子宮內膜提早崩離並得以游離沾附在周邊缺氧破損組織上面生存後伺機成長形成良性腫瘤

許多患有子宮內膜異位症的女性，除了要承受良性腫瘤所帶來的傷痛之外，還得經常承受失眠及睡眠障礙問題的折磨。由於這些腫瘤都是在缺氧環境下的產物，因此子宮部位以及腫瘤部位的長期缺氧，使得下腹部位呈現較酸化的環境，在睡眠時不斷的激化周邊神經，形成大量的神經波動刺激腦幹，而發生了睡眠障礙問題，包括疲倦疼痛難以入睡、多夢、夢魘、呼吸短促、易醒、多尿、盜汗、下腹及背部痠痛、早醒、睡後疲倦等等情況。尤其月經時期的下腹脹大及過度失血，卻又因為疼痛以及難以獲得好的睡眠，也因此促進了子宮內膜異位症的腫瘤快速增生。[59]

## 更年期

除非卵巢提早割除，否則每位女性在 50 歲前後，卵子數量將漸漸減少，從不規律排卵到不排卵，而進入所謂的更年期。這時期之後，很多女性只要缺乏保養的知識及習慣，很容易地發生如潮熱、煩躁、肥胖、骨質疏鬆、憂鬱、高血糖、高血脂、高血壓等等的症狀。這些問題的根源都是因為缺氧所引發的，而起因竟然是小小的賀爾蒙減少所導致。

由於卵子不再排放，使得身體也沒有了黃體素的釋放，由於它具有阻擋鈣離子進入細胞的功能，因此一旦沒有這層特殊保護，鈣離子就會快速的流入細胞中，尤其是大量使用鈣離子的平滑肌，因此身上大大小小的血管，將明顯的比五十歲以前加大收縮度，因此會使得局部器官或組織發生慢性缺氧的情況，所以三高的症狀，以及骨頭裡的鈣質也因此被大量的抽調補充到血液，而發生骨質疏鬆症現象。[56]

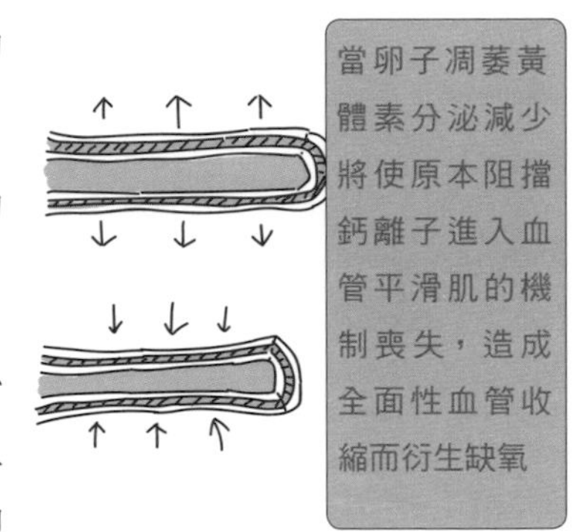


因此許多進入了更年期的女性，除了常發生了中年缺氧所帶來的病症之外，還得經常承受失眠及睡眠障礙問題的折磨。由於身體普遍性的長期缺氧，使得全身細胞呈現較酸化的環境。這些大量產出的氫酸在睡眠時不斷的激化周邊神經，產生波動刺激腦幹，而發生了睡眠障礙問題，包括難以入睡、多夢及夢魘、呼吸短促、半夜易醒、多尿盜汗、腰背痠痛、早醒、睡後疲倦等等情況。尤其當退休之後，精神及體力的調配失衡，失眠及睡眠障礙的問題將越發嚴重。[60]

## 懷孕

絕大多數懷孕初期的女性都會有幸福感，如果撇除心理層面的感覺之外，其實是因為有兩顆心臟的動力之外，再加上大量的黃體素、雌激素、胎盤泌乳原激素、以及促性腺激素等等的內分泌強化作用所導致。只不過如果女性的身體原本就屬於缺氧的體質者，隨著胎兒越長越大時，身體將會因能量的過度負擔而造成母體本身的慢性缺氧問題，於是將形成妊娠高血壓及妊娠糖尿病，以及產後憂鬱等等問題。[61]

在懷孕期間，由於胎兒需求較大量的能量，以配合成長的細胞分裂，因此母體內會大量分泌胎盤泌乳原激素，去鈍化母體細胞上的胰島素，造成血液中糖分增高，而能夠轉向供應給胎兒使用。但是對於缺氧體質的孕婦而言，能量的產出原本就已經偏低了，可是大量的血氧和食物原料的分配又集中到胎兒身上，因此造成孕婦本身除了子宮之外的器官都嚴重缺氧。[62]

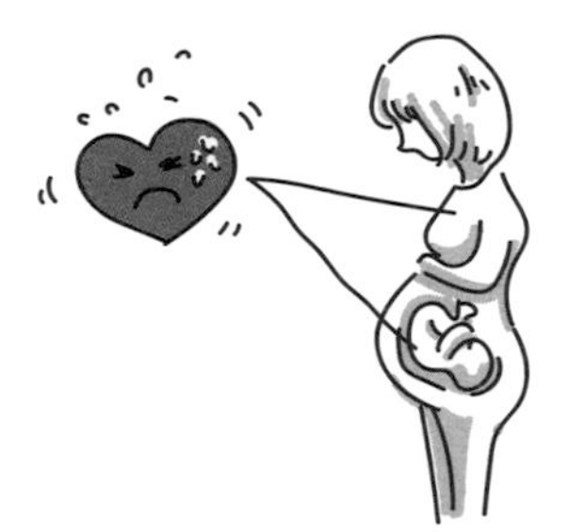

懷孕母體加上胎兒成長後除明顯增加母體心臟的負擔外，並造成母體能量分配失衡而造成缺氧問題

於是許多人在經歷九個月的缺氧折磨期間或者之後，常常發生妊娠高血壓及妊娠糖尿病的問題。當然，在之後的餘生，如果可以看著孩子漸漸成長，即使帶著病痛、減短了壽命，偶爾在睡前想想時，應該也會發出會心的微笑，只可惜這種缺氧將明顯的干擾睡眠，長期以後，連微笑的心情都會失去。因此許多懷孕三個月以上的女性，除了常發生懷孕時缺氧所帶來的妊娠高血壓及妊娠糖尿病等等病症之外，還會經常被失眠及睡眠障礙問題的折磨。[63]

由於母體的血氧分配較少，使得體細胞發生嚴重缺氧情況，造成細胞間質裡酸化較為嚴重，因此睡覺時大量產出的氫酸，不斷的激化周邊神經，產生波動刺激腦幹，而發生了睡眠障礙問題，包括難以入睡、心跳加速、心悸、多夢、夢囈、呼吸短促、半夜易醒、多尿盜汗、腰背痠痛、睡後疲倦等等情況。即使產後，也常因為內分泌及小孩照養的調配失衡，失眠及睡眠障礙的問題將越發嚴重。

## 甲狀腺亢進

許多人在生活中常會不經意地發生心悸的現象，如果仔細的到醫院檢查之後，可能會歸結並不是心臟的問題，反而會發現應該是甲狀腺的分泌過多所致。在我們的周遭偶爾會看到眼睛凸出像金魚眼那樣的族群，這些人是甲狀腺亢進的普遍嚴重特徵，他們除了外貌特症之外，情緒上也經常表現出急躁易怒、肌肉無力、失眠及睡眠障礙、心跳過速、怕熱、經常腹瀉，以及較輕的體重，而這些甲狀腺亢進族群又以女性占了絕對多數，大約 90% 左右，許多新的研究發現這些問題的根源其實和慢性缺氧的體質密不可分。[64]

甲狀腺素的主要功能包括：加快心跳速度以增加心臟出血量、擴大新陳代謝率、增加呼吸頻率、擴大釋出腎上腺素、及分解碳水化合物等等，這些功能的主要目的都是為了補充血氧，以增加細胞存活的能量。運透過細胞分子的研究發現，甲狀腺素的分泌釋出主要是被身體缺氧的程度所控制著，也就是說，身體某些器官組織越缺氧，甲狀腺素的釋出便會越多，甚至有時是甲狀腺體本身也發生慢性缺氧，因而導致腺體發炎，發生不規律大量的釋出甲狀腺素，造成嚴重的相關病症問題，甚至改變了外貌！[65]

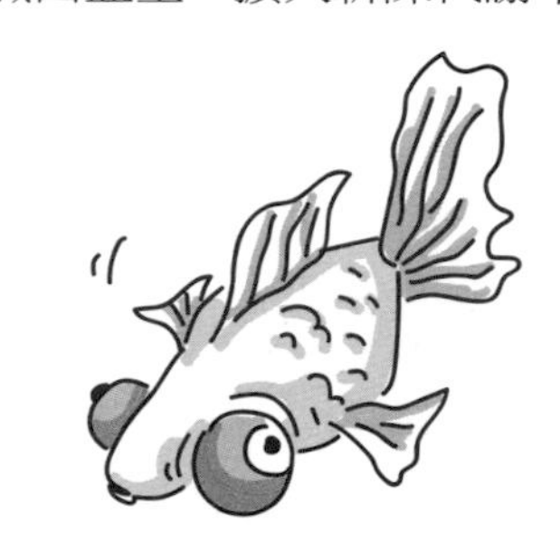

當身體組織發生缺氧時，
甲狀腺素將大量釋出以加速心跳及收縮血管，長期將引發缺氧型失眠問題

當身體缺氧透過這個內分泌的強化，甚至不小心爆表失調等所引發的動作：像是心跳過快、代謝過速、以及情緒緊張等等現象時，將會明顯的干擾睡眠品質，甚至造成失眠及睡眠障礙問題。因為像過快心跳及呼吸等動作，代表身體器官依然缺氧而需要依賴代償動作來補充。但是卻又因為『引擎』無法怠速停機而使腦神經難以休息。就算即使好不容易進入睡眠之後，也會因為補充的頻率和動作過大，而常常從睡夢中驚醒甚至發生夢魘的情況。其他如多尿盜汗、腰背痠痛、早醒、睡後疲倦等等睡眠障礙問題，也是家常便飯，當然一旦長期缺氧以及睡眠不足的情況下，更難得會在臉上綻放出親切的笑容囉！[66]

## ･･･ 神經缺氧問題因子 ･･･

睡眠原本就屬於神經調控的一種生理現象，但是如果神經本身因為慢性缺氧而發生病變之後，將會直接的干擾睡眠狀態，而發生失眠或其他嚴重的睡眠障礙問題。許多神經退化性的疾病（如神經性僵直症、失智症等），以及神經發炎性的疾病（如偏頭痛、神經壓迫等），常常會以不同的方式干擾睡眠狀態。

### 帕金森氏症

就在這短短幾年之內，我周遭所認識的長輩裡頭，就有五六個人患得了帕金森氏症。依照目前的統計資料，六十歲以上的長者大約1% 以上的人會發生這個疾病，主要的特徵是患病的初期手指會經常不經意地顫抖，持續二年之後，身體漸漸行動遲緩、尿便失控、溝通困難、情緒低落等等像是漸凍退化了那樣，直到無法呼吸為止。家人雖然想極力挽回，但是依照目前的醫學觀念和治療手段，幾乎所有的努力都是白費，有的只是等待…。

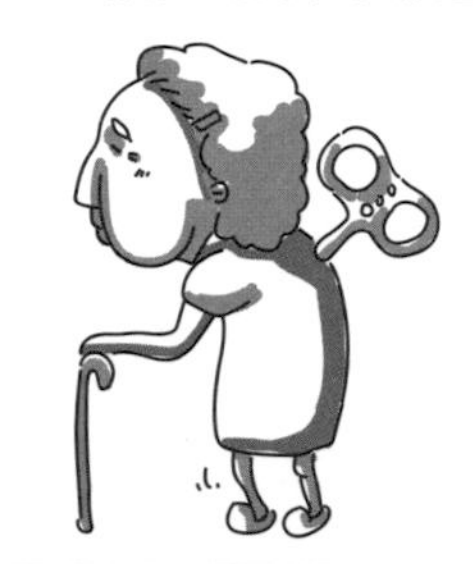

黑質神經細胞缺氧時，將因原料不足而減少多巴胺的製造分泌，造成軀體的活動調控失常

我們的大腦要命令身體進行所有的動作，都必須透過大腦中間基底核的黑質神經細胞，去製造並分泌一種叫做多巴胺的神經傳遞物質，才能驅動我們身上所有肢體進行動作。重要的是，製造多巴胺過程的兩個關鍵步驟中，必須耗用大量的氧分子才能完成，否則多巴胺產出及分泌將會停頓。可以說，當黑質神經細胞面臨到缺氧情況時，能量不足以供應自身存活所需，更難有多餘的氧氣可以生產多巴胺，因而漸漸造成身體不聽使喚而發生僵直癱瘓的情況。[67]

當我們進入睡眠狀態下，並非是所有的器官或組織都處在完全休息狀態，至少呼吸的肌肉協調、膀胱的鬆脹緊縮等等仍都必須依賴多巴胺進行神經調控。但是睡眠時的血氧取得及分配更加減少，使得黑質神經更減少多巴胺的分泌，影響睡眠時的肌肉神經調控，造成睡眠時身體細胞更加的缺氧。

於是在睡眠期間產出大量的氫酸離子，不斷的激化周邊神經，產生波動刺激腦幹，而回饋發生了睡眠障礙問題，包括難以入睡、心跳加速、心悸、多夢、夢魘、呼吸短促、半夜易醒、多尿、尿床、盜汗、腰背痠痛、睡後疲倦愛睏等等情況。

這種情況延續惡化之後，使得喉嚨部位的肌肉群（舌根、懸垂雍、上顎後軟骨等），也因為缺氧無力而容易堵塞咽喉，形成睡眠呼吸中止症的缺氧性惡性循環問題。[68]

## 阿茲海默氏症

記憶中，小時候的一位大嬸嬸是一位慈愛無比的婦人，可是在我讀小學三年級的那段時間，卻因為她經常會發生迷路走失的事件，而被大伯他的家人給拘禁在家，之後沒幾年她就遺愛人間了。現在回想起來，原來她那時已患得阿茲海默氏症，只不過那時候的醫學水準認定是癡呆症，至於家人及醫院的醫療照護手段，幾十年過去了，仍然一點進展都沒有！

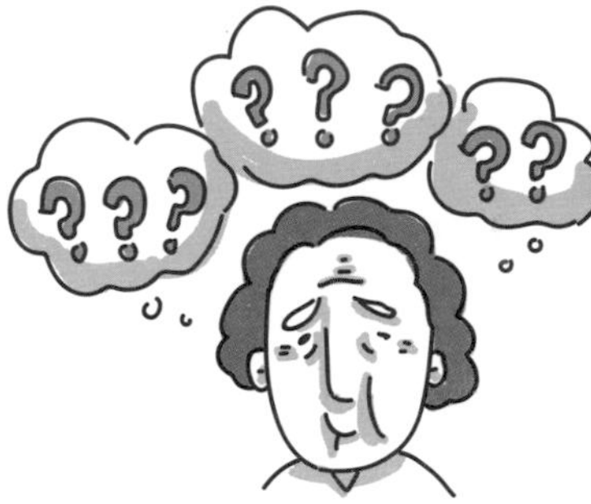

海馬迴神經慢性缺氧及能量不足，將分泌大量MMP消化酶破壞神經突觸周邊保護鞘，導致神經破壞失憶糾纏及大量沉積物出現

我們大腦的記憶是透過各個感官刺激（如眼睛、耳朵等）之後，將神經訊號傳送到大腦裡頭的海馬迴，經過短暫存取處理之後，再將資訊分配傳送到大腦皮質裡面存放形成長期記憶，它的功能就像電腦或手機裡的隨機暫存記憶體(RAM)那樣，不但只能做短暫存放，同時還需要耗用很大量的能量。

可是當這裡發生慢性缺氧情況時，神經元為了快速獲取一些氧氣的供應，將會大量釋出MMP這類的消化酶，將緊覆神經細胞間的纖維剪斷破碎，而產生類似發炎的現象，但是卻有相應的修補膠原細胞隨後再行接續填補，當長時間的破壞填補的過程中，除了明顯的沉澱而產生所謂的澱粉質瘢之外，許多的神經元外圍的軸突纖維也因此糾結扭曲成結(TAU)。整個情況像極了電路線短路過熱走火後的災情，難怪到了病症的後期，不但短暫的記憶已失去，就連所有的能力（語言、情緒、運動、記憶…等）也錯亂退化甚至喪失！[69]

腦部是身體氧氣及養份分配最優先的區域，阿茲海默氏症的病人屬於腦部慢性缺氧的疾病，因此當進入睡眠時期，身上的供應血量也將比白天減低更多，造成睡眠時身體細胞更加的缺氧，而產出大量的氫酸離子，不斷的激化周邊神經，集中波動刺激腦幹神經，而回饋發生了睡眠障礙問題。包括難以入睡、心跳加速、心悸、多夢、呼吸短促、半夜易醒、多尿、腰背痠痛、睡後疲倦、白日愛睏等等情況。當然，睡眠品質的惡劣，更造成腦神經細胞難以休息以及持續耗能，因此更加速腦部的缺氧，惡化記憶的喪失。[70]

## 憂鬱及焦慮症

經常在電影劇情裏頭看到，當人陷入了憂鬱時期之後，主角似乎就和失眠畫上等號了！事實上，不只是憂鬱症的人，還包括焦慮症的人，也難以常在夜裡睡個安穩的覺。這幾年的文明社會脈動演，變似乎已經漸漸地將許多人轉成憂鬱或焦慮的心理狀態。當然就像是由盛而衰那樣，只要經歷過盛世榮景的人，接著再面臨窒息式的衰退十幾年之後，都會有這樣的心理反應，從歐洲、北美、日本、到香港、台灣等等區域的人群及環境，很容易造就這些負面的心理環境。

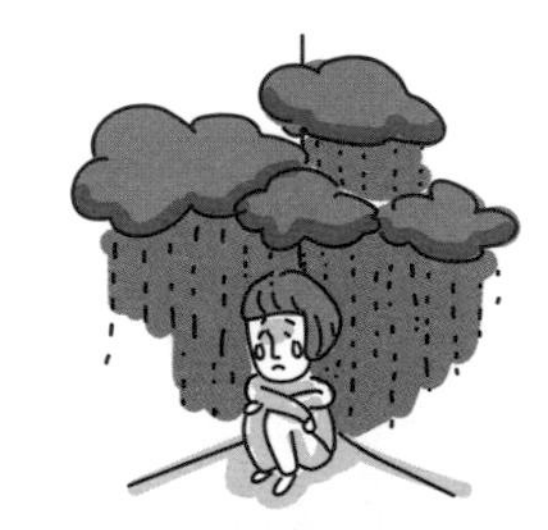

核縫神經感測身體能量不足後，將停止身體獎勵而降低血清素製造分泌因而產生憂鬱不安感

我們大腦裡有一套獎賞身體的機制，就是在左腦右腦交接深處的腦幹上，一處叫做核縫神經的區域，這些細胞會製造分泌出一種讓人覺得快樂的神經傳導物質：稱作血清素或稱作快樂激素 (5-HT)。只要分泌得足夠，我們即使吃苦當會覺得是在吃補，相反的，只要分泌不足，那彩色的世界也只能變成灰白的顏色，所有的事件都是從負面的角度出發。[71]

而控制這些細胞活性及分泌的關鍵，就是這些神經細胞偵測到身體所有細胞的供氧充份、能量足夠，就會啟動製造分泌腦中的血清素，相反時，分泌就減少。這也是有憂鬱及焦慮問題的人，要是能夠到戶外走走或者運動吐納等等活動時，大多會有一些明顯幫助的主要原因。[72]

可是一旦在夜裡躺下睡覺時，心肺的功能急速下降，血氧的濃度明顯減少，對於原本就憂鬱及焦慮的族群，缺氧的問題將更加嚴重。因此在睡眠初期會刺激釋出甲狀腺素、腎上腺素等以提高心跳速率及呼吸頻率等等，但是也因此常常造成難以入眠的問題。既使好不容易入睡後，卻因為身上比白天更加缺氧而產出大量的酸化物質，不斷的激化周邊神經波動刺激腦幹神經，使得快速眼動睡眠時間拉長，補充心肺作用及血氧。但也造成睡眠障礙問題，像是多夢、夢魘、呼吸短促、半夜易醒、多尿、尿床、盜汗、腰背痠痛、睡後疲倦等等現象。[73]

## 神經壓迫傷害

不論是工作、運動或者通勤等等活動造成的傷害，還是因為年齡老化、體能不濟等等的機能退化，常常會造成長期肌肉緊繃、關節磨損、韌帶拉扯、骨質疏鬆、脊椎變形錯位等等的傷害。雖然以目前的醫藥技術都能暫時的緩解傷痛，但是這些骨骼或肌肉的傷害卻常對周邊神經造成隱藏性的損傷，而經常在特定時間會發生神經炎現象，例如五十肩、風濕疼痛、膝關節炎、髖骨肌肉群發炎、睡姿不良、落頸、坐骨神經疼痛、頸腰椎間盤突出或錯位壓迫等等問題。[74]

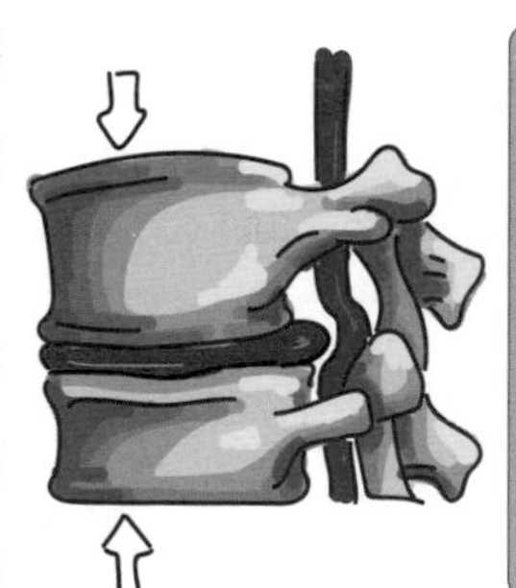

當脊髓錯位增生壓迫神經時，將刺激相關肌肉及血管緊縮造成缺氧而發炎疼痛

大多數骨骼肌的疼痛，經常是因為該區域嚴重缺氧，而使細胞釋出 MMP 去破壞周遭微血管的緊密度，因而擴大通透性而造成水腫。但同時也釋出更多的酸性氫離子，去激化周邊的三叉神經上面的酸敏感離子通道而激化神經產生痛感。另外像是頸腰椎間盤突出直接壓迫周邊神經，或牽動肌肉拉扯肢體神經等等事件，更會直接激化神經末梢所控制的肌肉和血管而造成麻痺或疼痛。[75]

具有這些病症問題的族群，當進入睡眠之後，有時除了將更加重疼痛感之外，還會引起嚴重的失眠及睡眠障礙問題。由於心肺功能在睡眠時期將比工作狀態下降低許多，因此原先疼痛的部位將因為該區組織更加缺氧，產生更高濃度的氫離子酸化而使三叉神經激化而發生酸痛現象。同樣情況的氫離子酸化也觸發周邊的神經，在過大的神經波不斷刺激之下，除了難以入睡之外，也常造成心跳加速、心悸、多夢、呼吸短促、半夜易醒、多尿、腰背痠痛、肢體麻木、睡後疲倦等等情況。[76]

## ··· 心理缺氧問題因子 ···

許多人仍舊認為主要的心理相關障礙問題，應該是屬於神經系統和後天環境之間互動所產生的異常結果。可是我的研究卻發現，這些心理障礙的問題，主要是源自於身體的能量產出能力和消耗的平衡所決定，而這兩大項目的核心仍舊控制在身體獲氧程度的多寡上面。因此當發生心理障礙問題時，也代表身體正處於缺氧的狀態下，當然失眠及睡眠障礙的情況也將明顯發生。

### 壓力

如果說甚麼是造成失眠最重要的外在因素，那麼『壓力』絕對是第一個重要的因子！在目前這個世界上，似乎從小孩懂事之後到兩腿一伸這短短的幾十年之間，很少人能沒有人壓力的。有人為課業、為前途、為事業、為考試、為金錢、為感情、為名份、為權力、為病痛、為親情…等等不一而足，有形無形壓力也就隨之而來。如果身體處在壓力無法承受的體質或能量無法負擔的狀態之下，那麼相關的缺氧病症也就很快出現。

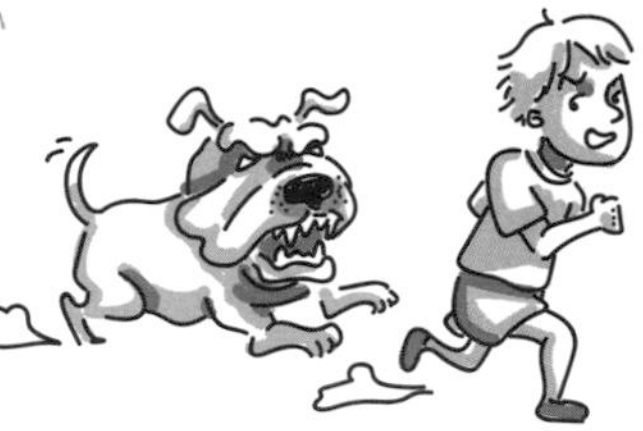

當身體面臨打或逃情況時身體將衡量自身能量能否承擔挑戰，當缺氧發生時將產生壓力設法生存

當動物面臨到新的事件或挑戰時，身體就會立刻出現一種『打或逃』的生物本能，經過身體衡量自身的能量的多寡，才會去決定是打或逃，選擇接受挑戰時，

打贏了可能肚子就可以撐好幾天不虞挨餓，打輸了重則沒命，輕則受傷！當然若是身體判別之後，也可以選擇逃跑，去迴避這個挑戰，雖然心裡總會懊悔，但是總比喪命或受傷要來得划算。[77]

壓力的問題就出在，當挑戰出現之後直到去執行時的這段身體判別和準備的期間，身體將會透過交感神經（如多巴胺等等）、和內分泌（如腎上腺皮質素、甲狀腺素等等）兩套系統去裝備身體，像是心跳加速、血管收縮、呼吸急促、轉換體脂等等，去讓我們身體處在就像是用力拉滿弓弦發射前的備戰狀態。

可是當這準備的時間一拉長，再強的人手臂也會痠疼、弓弦也會疲乏，就如同血管一直強烈收縮、心跳一直快速跳動、肌肉一直緊繃、腦筋一直注意著等等行為，相對的也讓腸胃、腎臟、生殖等等器官組織的細胞遭到長期缺氧，所以像是高血壓、高血脂、糖尿病、胃酸過多、胃潰瘍、便秘、消化不良，腦中風、心律不整等等問題就一一浮現。[72]

當夜晚在準備睡覺的壓力期間，基於生物本能的防禦準備，很難讓身體可以正常的休息。在注意力集中、腦波激化之下，將造成難以入睡的情況，如果加上部分慢性缺氧的器官組織，所產生氫離子濃度增高而不斷產生電波刺激神經時，將會經常發生失眠現象，或者在半夢半醒中像是心跳加速、心悸、多夢、呼吸短促、半夜易醒、多尿、腰背痠痛、肢體麻木、睡後疲倦等等情況。也由於身體得不到良好的休息，使得細胞的能量產出越來越差，而惡化了失眠或睡眠障礙的現象。[78]

## 挫折悲傷

人生不如意十之八九，那為何有些人會因為不如意而感到悲傷與挫折甚至耿耿於懷，而有些人卻能夠不當一回事那樣地再轉化為力量呢？在一萬年以前，如果打不到獵物、找

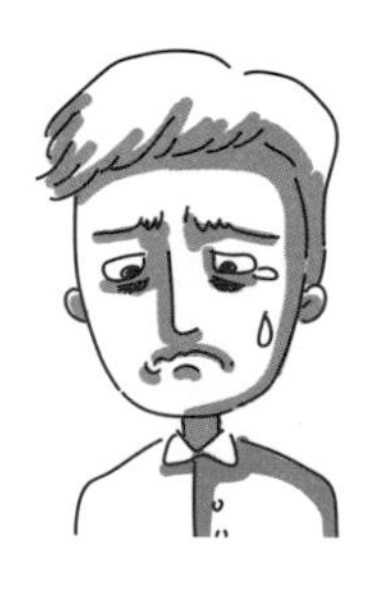

當打或逃的挑戰失敗能量也消盡時核縫神經將停止分泌獎勵並促使身體保持清醒以設法生存

不到果腹食物、或者求偶打鬥中受傷等等事件，那麼就得面臨飢寒交迫或者無法傳遞基因的困境。同樣的在現代像是考試或求職失敗、交友失戀、生意不順、名譽受損、甚至失業、家庭破碎等等因素，都會讓人產生負能量的悲傷情緒。[72]

前面談過的壓力，是我們當面臨到挑戰或事件時，在採取『打或逃』行動前的準備期。然而，如果在盡力『打』或『逃』的時刻，結果是輸了或不成功等等的失敗情況下，表示原先壓力下透過腎上腺素等賀爾蒙激發的食物及血氧，所製造的能量已經耗盡，仍然得不到我們想爭取的(如獵物)，甚至還因此受傷(如流血)。

在能量源頭過度損耗又難以得到補充的情況下，將使得腦幹上方的核縫神經細胞停止製造血清素，大腦除了得不到任何獎賞之外，肢體的血小板還得先捨去儲藏的血清素，才能被活化去修補流血的破損，因而傳遞給大腦造成痛感。在這雙重的打擊之下，我們會明顯感到挫折而引發悲傷的情緒，持續一段時間之後，甚至會發生憂鬱或焦慮症。[79]

當這些悲傷挫折的族群進入睡覺期間，在身體血氧供應或能量儲備都偏低的情況下，使得受傷或損耗體能器官的周邊三叉神經不斷傳送激化的腦波，而造成輾轉難以入睡的情況。既使入睡之後，也因為體能耗盡的缺氧細胞，不斷增加氫離子濃度而產生電波刺激神經，而發生像是心跳加速、心悸、多夢、呼吸短促、半夜易醒、多尿、腰背痠痛、醒後疲倦等等情況。也由於身體得不到良好的休息，使得細胞的能量產出越來越差，而惡化成失眠或睡眠障礙的現象。[80]

### 緊張興奮

不論是看了精彩刺激的影片、或者旅行出國、相親約會，還是重大考試、上台表演等等生活異常變化的事件，大多數人都會發生緊張興奮的情緒，這種情緒有點類似前面所

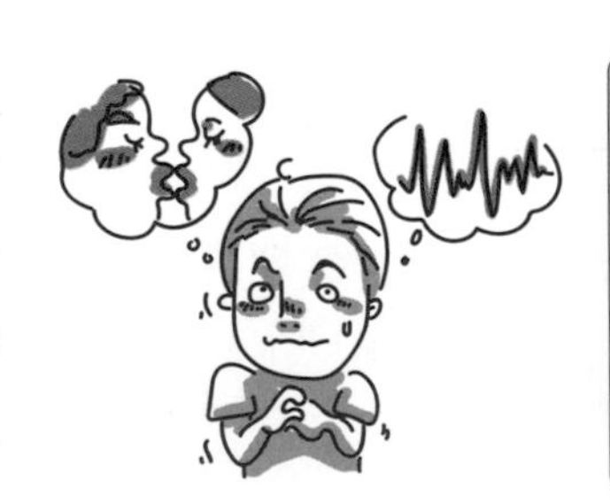

當準備面臨打或逃挑戰前，大多數能量集中在挑戰的器官並使其他器官減少分配，而造成許多缺氧問題反應

談的壓力，但卻是介於在壓力和『打或逃』事件爆發前後的一小段期間，也就是壓力所累積的最高點。和前面所討論的挫折悲傷情緒可以說是幾乎對立的情況。

經過一段時間的壓力準備期之後，身體已經儲備了大量的能量，甚至血氧也透過交感神經和內分泌這兩套系統達到最高狀態，像是心跳的加速、肌肉的收縮、急促的呼吸、體脂轉換成血脂等等，都到了可承受的異常狀態，就像是用盡力量拉滿弓弦準備發射的準戰狀態。這時候的腸胃、泌尿、生殖等等器官組織的細胞已經到了嚴重缺氧的情況，所以有些人承受不起時，像是心肌梗塞、腦中風、暈眩、頭痛、急性胃潰瘍等等問題就常常發生。[81]

在這段期間的夜晚睡眠期，由於大量的血氧集中供應給大腦運作，使腦細胞不斷激化運作，而造成難以入睡的情況，同時加上腸胃、泌尿、生殖等缺氧器官組織的細胞，大量升高氫離子濃度，產生電波刺激中樞神經，而使入睡時仍然發生快速心跳、心悸、多夢、呼吸短促、易醒、多尿、肢體麻木、睡後疲倦等等情況。也由於身體得不到良好的休息，也使得細胞的能量產出變差，而造成個體在進行『打或逃』戰鬥時容易發生失敗的情況。[82]

## ・・・ 食物缺氧問題因子 ・・・

我們的食物來源，不是以植物就是用動物作為主要的來源。當然，世界上並沒有免費的午餐，除了某些果實類的植物為了傳宗接代的目的，而採取歡迎來吃果以傳播種子為目的之外，其他絕大多數的可食性生命，都會想盡辦法躲避被當成食物。因此有些生命中就會暗藏一些有毒的物質，讓獵食者不敢、不想再侵犯它們。其中有些食物就會以它本身的一些物質，讓獵食者發生缺氧情況，在大量或長期吃了它們之後，要不就絕子絕孫，要不就發生病痛而轉世投胎。

### 含亞硝胺及亞硝酸鹽食品

在不同的媒體上面，許多人都會提到像是香腸、火腿、泡菜，醃菜等食物裡面，因為含有亞硝酸鹽或亞硝胺等致癌物質，於是那些半瓶醋的主持人或所謂的專家便經常盡其所能的來警惕嚇唬大家一番。如果在生活中要完全避免掉這類的『毒物』的話，那可能人類可以吃的東西都得減少一半以上了。因為包括所有的糧食、蔬菜、魚肉、蛋奶等等食物在烹煮或製造的一段時間過後，都會釋放不同劑量的亞硝胺或亞硝酸鹽類。[83]

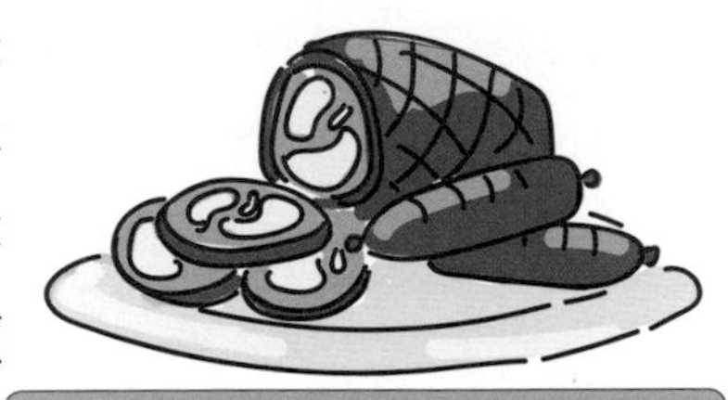

亞硝酸鹽類食品因會促使血紅素喪失帶氧功能而導致身體慢性缺氧而造成癌症及其他缺氧性疾病

可是在西醫的醫學藥典中，亞硝酸鹽(如亞硝酸鈉)被列為人類最重要的藥品之一，主要功能是對氰化物中毒具有緊急的解毒功能。而大家熟知的硝化甘油更是心肌梗塞的急救藥品，同樣是硝酸類的物質，為什麼用在藥物上面就成了聖品，而在食物中出現反而成了致癌物質呢？

仔細的檢視硝酸在人體細胞內的作用之後就會發現，它主要有兩項特異作用，一是它會將血紅素過度氧化成為高鐵血紅素，這種帶三價鐵元素的血紅素喪失了帶氧的功能，而使全身發生慢性缺氧的狀態。另一項功能則是它會抑制細胞內的肌凝蛋白磷酸化而停止收縮動作，造成血管快速擴張。[84]

有了這兩項功能之後則不難想像，它在短期及低劑量的情況下能夠當成急救的藥物，但是長期使用則會造成組織或細胞慢性缺氧。至於為什麼會造成癌症，實在是故事冗長，非三言兩語能夠講明，煩請有興趣的讀者再去詳閱我之前出版的『缺氧型慢病』一書有詳細介紹。[85]

由於這類物質在長期使用之後，會造成身體的慢性缺氧。因此若是大量食用這類食物的人，或者原本就屬於缺氧體質者在接觸這類食物或藥品之後，缺氧的情況將惡化許多。尤其在睡眠時，身體的獲氧情況就已經比白天差了許多，再加上這類缺氧食物的加乘作用後，慢性缺氧的器官組織，所產生氫離子濃度將增高並不斷產生電波刺激神經，而會發生失眠現象，或者在夜半時心跳加速、心悸、多夢、呼吸短促、半夜易醒、多尿、腰背痠痛、肢體麻木、睡後疲倦等等情況漸漸出現，使得身體無法獲得良好的休息，使得細胞的能量產出越來越差，而惡化缺氧的體質。[86]

### 含咖啡因食品

不論是追求時髦、人喝己喝、提神醒腦、還是嗜好偏愛等等原因，現在的飲料商品中，除了水、酒和果汁之外，已經很難找到沒含咖啡因的商品了！不管是咖啡、茶、可樂、提神飲料、以及大多數的能量飲料等等，裡面都含有大量的咖啡因，這些原本用了三四千年的傳統興奮劑或藥物，現在已經普及成生活必需品囉！

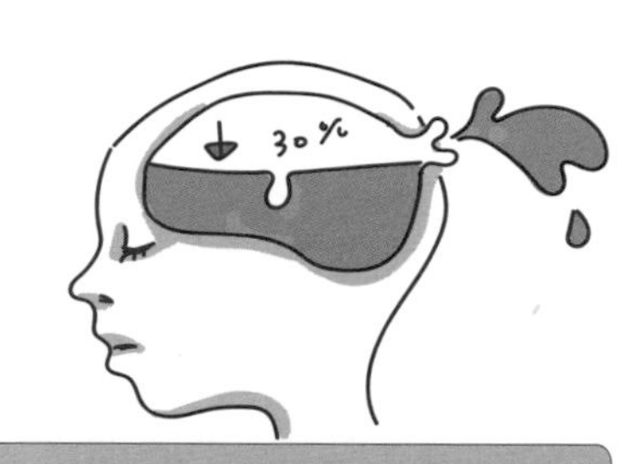


咖啡因抑制副交感神經的煞車作用而激化身體興奮，長期將耗損能量造成分配不平而發生缺氧問題

只不過，利用分子生物的方法發現，原來咖啡因會提神的秘密，是它取代了大腦中一個叫做腺苷的神經傳遞物質，使這個在大腦中專門扮演著踩煞車角色的腺苷，也就是控制副交感神經、讓中樞的交感神經的作用不要過度激化的功能喪失掉了，而使大腦像一台沒有煞車只有油門的汽車那樣。所以喝了之後，當然跑得比快且瘋狂的多，也就是讓腦血管處在強烈收縮擠壓的狀態，這也是咖啡因能夠提神的主因。[87]

只不過，透過核磁共振的研究發現，喝了咖啡因的大腦的平均血流比沒喝的人減少了 22 至 30% 左右。也就是說，咖啡因提神的方式主要是透過激化神經的耗能手段讓人覺得興奮（有點像鴉片、大麻等興奮劑的作用），而並非透過提供充足血氧使神經製造大量能量的正常手段。這也是為什麼在咖啡因代謝消散之後，很多人都會感到比相當疲累的主因，畢竟這段作用期間，身體某些器官是處在能量損耗的缺氧狀態下。[88]

當準備進入睡眠的時期，如果咖啡因還沒從體內代謝消散完畢，那大腦神經仍然處在激化狀態，所以即使感到疲累也難以睡覺，因此很容易造成失眠。有時好不容易進入夢鄉，卻因為身體大量耗能後的缺氧，不斷增加氫離子濃度而產生電波刺激神經。而發生聽得到心跳加速、心悸、多夢、呼吸短促、半夜易醒、多尿、腰背痠痛、醒後疲倦等等情況。也由於身體在夜晚欠缺休息，使得細胞的能量產出越來越差，漸漸地，有些人只能依賴再以咖啡因的飲料來提振精神，就像吸毒成癮那樣的離不開咖啡因，最後將惡化成長期失眠或睡眠障礙的現象。

[89]

## ・・・ 藥物缺氧問題因子 ・・・

藥物，就樣醫師或醫院那樣，主要的功能是短暫的調整或修理身體疾病， 之後讓患者可以很快的回復正常功能，重返正常生活狀態。但是這六、七十年以來，許多疾病的治療觀念及藥物給予方式，已經完全不同於前面所談的正常原則，而是以不正確的醫療理念及非常短暫的治標觀念去解除一些『症狀』，使得患者的病情只能長期(大概是一輩子)依賴這些藥物去控制數字。更慘的是，這些短線治標的藥物在設計的觀念上原本就具有缺陷，有些會造成身體更加缺氧，有些則會讓身體能量更加降低，當然長期使用之後，許多人的睡眠將出現缺氧型失眠及睡眠障礙問題。

### 降血壓藥物

全世界目前有 13 多億人口因為高血壓問題而必須長期使用藥物，所以降血壓藥物在過去三十年間，一直是高居使用數量最多的藥物。據世界衛生組織的統計，在文明或已開發的國家中，60 歲以上的人，每兩人就有一位患有高血壓病症，而這個現象還會繼續惡化擴大，因為罹患高血壓的人，只要開始服用之後直到不能呼吸之間，必須天天按時服藥，否則血壓將很快反彈惡化！

由於高血壓不是傳染性的疾病，而且絕大多數人的高血壓都不知道是怎樣發生的，所以醫師會歸類為原發性高血壓，意思是原因不明而自然發作的一種疾病！

一般人的想法都會認為高血壓是因為血管狹窄、收縮或堵塞而導致血壓升高。可是我的研究和之前所出版的幾本高血壓著作裡卻發現，原來絕大多數的高血壓都是因為血壓不足，造成身體慢性缺氧之後，導致末梢小血管收縮，以增加血氧滲透力度，去補充挽救細胞缺氧的困境。[90]

也因為這個顛覆『正統』醫學的新觀念，導引出目前現在所有的降高血壓藥物，在長期使用之下，其實反而會造成身體的慢性缺氧，畢竟這些藥物都和血管自發性的收縮目的相違背，也就是所有的降血壓藥物都在擴張血管或降低水分，而這些動作卻造成慢性缺氧的細胞更加缺氧！

當高血壓的人在睡眠期間，身體會因為躺下的姿勢而更加缺氧，尤其是在服用這類藥品之後，缺氧的情況將惡化許多。尤其原本就屬於缺氧體質的人，在加上這類缺氧藥品的加乘作用後，慢性缺氧的器官組織，所產生氫離子濃度將大量升高並不斷產生電波刺激神經，因而經常發生失眠、難以入睡、或者在夜半時心跳加速、夜咳、心悸、多夢、呼吸短促、半夜易醒、多尿、腰背痠痛、肢體麻木、早醒、睡後疲倦等等情況漸漸浮現。當身體無法獲得良好的休息，使得細胞的能量產出越來越差，而使血管收縮更加劇烈，而惡化高血壓的數值及副作用。[91]

## 降血糖藥物

現在高血糖或糖尿病患的爆發性成長，已經快要和高血壓不相上下了。雖然目前全世界只有四億五千萬的糖尿病患，但是似乎只要得到這病症，對患者的生活就發生了很大的影響，至少從政府人員、醫療單位或媒體裡所稱的專家，都會不斷的叮嚀要減少糖份及澱粉類的攝食，同時還得飯前餐後的定時服用降血糖藥物，否則就會衍伸一大堆疾病…。

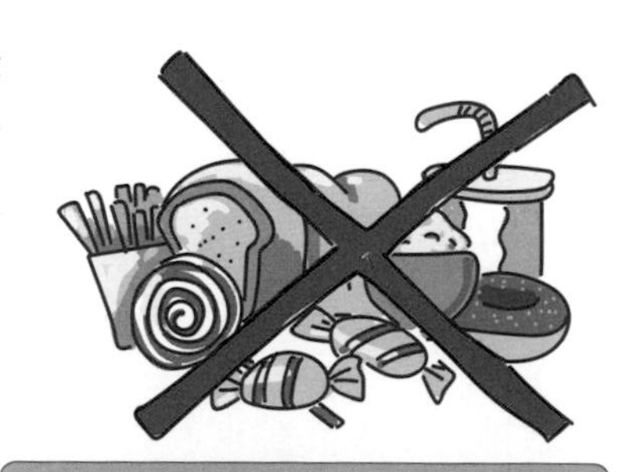

糖尿病患因為血糖過高，導致醫療單位都建議減少糖分食品攝取，導致細胞能量轉換原料驟降而發生嚴重缺氧情況

只不過，似乎從來就沒有人會因為服用降血糖藥物，而治癒糖尿病，聽信他們的結果反而是體重越來越輕、身體越來越虛弱、衍伸的病症一個也沒少、更可怕的是藥劑量卻越吃越多！

就如同高血壓那樣，糖尿病不是傳染性的疾病，而且絕大多數人的糖尿病都是胰島素的受體漸漸不靈光，也就是醫師所說的受體阻抗，所產生的第二型糖尿病，目前醫界對它如何發生的原因仍舊『不明』，所以也只能以控制血糖數值作為治標手段！大多數人會認為高血糖是因為吃了過多的米飯或醣類食物，使胰島素分泌不足，而導致血液中的糖分太高所造成。[92]

可是在我的研究和之前我出版的幾本著作裡卻發現，原來絕大多數的糖尿病患都是因為細胞的血氧及糖份不足，造成身體慢性缺氧而降低能量產出，導致細胞內的 DNA 局部收縮停頓以節約能源開銷，結果卻減少了胰島素受體損壞後的零件製造和維修，而漸漸發生所謂的胰島素受體阻抗問題。

也因為這個顛覆『正統』醫學的新觀念，發現目前現在所有的降血糖藥物，在長期使用之下，其實反而會造成身體的慢性缺氧，畢竟這些藥物都降低了細胞的能量獲取，也就是大多數的降血糖藥物都在減少糖份的轉換或利用，而這些動作卻造成已經缺氧的細胞更加缺氧！[93]

在進入睡眠期間身體會因為躺下的姿勢而減少血氧供給，可是高血糖或糖尿病的人在服用這類藥品之後，缺氧的情況將惡化許多。尤其是原本呼吸道已經缺氧的人，在能量匱乏的清況下，經常會使喉部的肌肉發生無力收縮，而發生打鼾、睡眠呼吸中止的問題。

加上其他慢性缺氧的器官組織，所產生氫離子濃度將大量升高並不斷產生電波刺激神經，因而經常發生心跳加速、夜咳、心悸、多夢、夢囈、呼吸短促、多尿、腰背痠痛、肢體麻木、早醒、明顯的睡後疲倦等等情況。當夜裡無法獲得良好的休息，使得細胞的能量產出越來越差，而使胰島素受體的破壞更加嚴重，進而惡化糖尿病的相關數值及副作用。[94]

## 憂鬱藥物

目前全世界重度憂鬱症的人口（不包括一般型憂鬱症），已經累積到 2 億 1 千多萬人這樣多的數目，雖說人生不如意的事十之八九，但是如果已經達到重型憂鬱症的病人，依照目前的醫療手段，這些人都得長期的服用抗憂鬱藥物來挽救他們的負面情緒。只不過，一旦人們聽從醫囑習慣了抗憂鬱藥物的效果之後，在越用越多的趨勢下，已經很難脫離藥物的控制了！

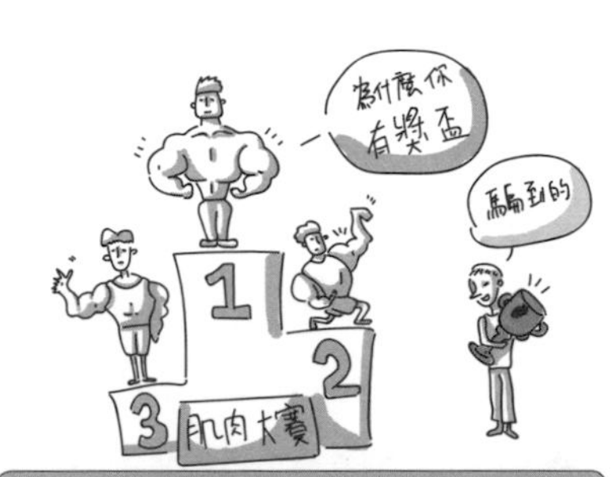

憂鬱症的根源問題為身體缺氧能量不足面臨挑戰，但憂鬱藥物卻以給大腦糖吃的手段欺騙大腦，導致藥物依賴等問題

目前醫學界只能作到對憂鬱症的分類和病理，但是對於憂鬱症是如何發生的，到目前仍然是個謎，但是檢查時都會發現腦袋裡的血清素有明顯不足的現象。因此所有的抗憂鬱藥物的作用，都是針對如何補充腦中血清素，或者設法阻止它被身體回收掉等等短線解決辦法，難怪需要天天按時服藥，否則負面情緒將很快出現並惡化！[95]

我的研究和著作裡卻發現，我們身體仍然隨時存在億萬年以來『打或逃』的生物本性，也就是當大腦會去評估，當身體有能力時，就會採行『打』的積極策略。相反地，當大腦評估身體不具有挑戰的能力時，則會以『逃』的方式設法去生存！

因此身體處在慢性缺氧的情況時，能量的產出比有氧時減少了許多，所以大腦感測之後，為了生存，會設法阻擋我們去正面行動，甚至降低或停止之前所設定的目標。因此在這種負面的行動之下，對於身體本身當然沒有獎賞，血清素的分泌也隨之降低。也就是說的憂鬱症根源不是血清素的獎賞的訊號不夠，而是大腦對身體能量不足所做的省能代償反應！[96]

當進入睡眠期間腦部及身體的血氧供給明顯減少，但大多常用的抗憂鬱藥物，除了抑制血清素回收之外，同時也抑制多巴胺的回收，造成血管長期處在收縮緊張的狀態，使原本就慢性缺氧的人體細胞的更加惡化缺氧，因此所產生的氫離子濃度將在睡眠時大量升高，並不斷產生電波刺激神經。[97]

因而在睡前除了激發食慾素分泌神經活化分泌，造成難以入睡及失眠情況之外，太多快速眼動睡眠的救贖動作，抑制了血清素的分泌，長期使身體及大腦的血清素濃度不足，加上經常發生心跳加速、心悸、易醒、多夢、夢魘、呼吸短促、多尿、腰背痠痛、肢體麻木、早醒、明顯的睡後疲倦等等情況。這些在夜裡耗損大量能量又無法好好休息的憂鬱者，身體能量產出將越來越差，反而使血清素的分泌更加將低，因此也將使憂鬱的情況變得惡性循環！[98]

—— 發 現 篇 ——

# 第八章

# 缺氧型失眠及睡眠障礙的易發人群

人在清醒時一切的意識及行為，主要都被扮演上帝的中樞神經所掌控。相反的，當中樞神經進入睡眠階段後，扮演亞當的周邊神經就負起重要的調控角色

研究發現不同缺氧型態的人群，對於缺氧型失眠及睡眠障礙的發生及症狀，也會有截然不同的表現。譬如呼吸系統慢性缺氧的族群，像是患有氣喘或鼻竇炎的人，在睡眠時特別容易發生打鼾及睡眠呼吸停止症的現象。而腦神經缺氧的族群，像是患有憂鬱或躁鬱傾向的的人，在進入睡眠時間時，則容易出現失眠或難以入睡的現象。兩者間的差異主要表現在睡眠時所發生的器官再缺氧情況而衍生的睡眠障礙。

## ··· 心臟缺氧人群 ···

心臟是身體給氧的根本動力來源，醫生會以心臟跳動的狀態來判別生命是否還存續，這說明了心臟功能的好壞對於缺氧狀態佔有絕對性的影響。一般常見的幾項心臟疾病，包括二尖瓣膜脫垂、心肌梗塞、狹心症、心臟肥大、心律不整、及心臟衰竭等問題，除了將明顯造成心臟發生缺氧狀況之外，還會連帶造成缺氧型失眠及睡眠障礙的發生。[1]

這些人群的心臟由於上面的疾病降低了心肌細胞的收縮力，使得心臟的射血指數（推送血流的能力）漸漸降低，長期而整體而言，除了造成血流的速度減弱之外，血氧的滲透壓力也將發生變異。而使得血氧對體細胞的供應逐漸減少。也因此在睡眠期間將使身體發生不同程度的代償現象，而造成缺氧型失眠及睡眠障礙問題。

## ··· 呼吸缺氧人群 ···

呼吸系統是人獲取氧氣的唯一入口，一般人也經常會直覺連想到缺氧和呼吸器官的因果關係，所以當然說明了呼吸功能的健全與否對於缺氧狀態具有直接的影響。一般常見的幾項呼吸性疾病，包括慢性及過敏性鼻竇炎、過敏性氣喘、慢性支氣管炎、慢性阻塞性肺疾病、及肺積水、肺衰竭等疾病，當然也包括了因為吸菸及長期位在空氣污染下，所產生的呼吸器官病變問題。除了會造成呼吸器官組織的慢性缺氧之外，也會直接造成缺氧型失眠及睡眠障礙的發作。[2]

由於上面的這些疾病降低了這些人群的呼吸功能，使得身體對空氣或氧氣的通過速度下降及體積減少，同時也減低了氧氣的獲取總量。長期狀況下，除了造成氧氣的交換效率降低之外，血氧的飽和度也逐漸發生問題。使得體細胞獲取血氧的效率逐漸減低，而發生慢性缺氧的體質。也因而使睡眠期間造成身體產生缺氧的代償現象，而造成所謂的缺氧型失眠及睡眠障礙問題。

## ··· 血液缺氧人群 ···

血液是身體運送氧氣的主要載體根源，大多的意外死亡都是因為血液過度流失所造成的缺氧而致命，這說明了血液功能的品質對於身體缺氧發生與否扮演著決定性的關鍵。一般常見的幾項血液疾病，包括血色素病變（地中海型貧血、高變性血紅蛋白血症、鐮刀型紅血球疾病）、貧血病變（缺鐵性貧血、巨母紅血球性貧血、溶血性貧血）、凝血病變（血小板增多症、消耗性凝血病）、血液腫瘤疾病（多發性骨髓瘤、白血病）等問題，除了會造成血液及身體組織的發生慢性缺氧之外，也會連帶造成缺氧型失眠及睡眠障礙的發作。[3]

這些人群的血液由於上面的疾病降低了血球中的帶氧能力，使得身體血液中的血氧飽和度逐漸降低，對身體長期而言，除了造成血液含氧量減少之外，血液的濃稠度也隨之提高，而經常發生大小程度不一的梗塞，使得體細胞的獲氧程度大大減少。因此在睡眠期間將使身體也將因為加劇缺氧，而產生越來越嚴重的睡眠代償現象，造成缺氧型失眠及睡眠障礙問題。

## ··· 肌肉缺氧人群 ···

肌肉骨骼組織是身體消耗能量的重要部位，人們經常遭遇的腰酸背痛或關節炎等肌肉疾病，便是肌肉骨骼組織缺氧的必然結果，這說明了肌肉組織功能的健全與否對於缺氧狀態具有決定性的影響。一般常見的幾項肌肉骨骼性疾病，包括肌肉發炎、韌帶損傷、皮膚發炎、風濕性關節炎、肌肉萎縮、膝關節炎、板機指（手指屈指肌腱狹窄性腱鞘炎）、頸或腰椎間盤突出（骨刺）、五十肩等疾病，當然也包括了因為內外傷、肌肉沾黏及藥物因子和肌肉骨骼之間形成的缺氧問題及病變。這些除了會造成肌肉骨骼組織的慢性缺氧之外，也會直接造成缺氧型失眠及誘發睡眠障礙的發作。[4]

由於這些疾病中斷了這些人群的局部氧氣供給等功能，使得軀體局部的血氧供給嚴重不足，在身體將堆積大量缺氧代謝垃圾，除造成慢性發炎外並還造成程度不一的酸感或疼痛感。在睡眠期間也將因身體缺氧加劇，而產生越來越嚴重的睡眠代償現象，形成缺氧型失眠及睡眠障礙問題。

## ··· 血管缺氧人群 ···

血管系統是人體內部運送氧氣的主要通道，一般人經常害怕的腦中風或心肌梗塞等急性疾病也是血管和缺氧之間的因果關係，這說明了血管功能的健全與否對於缺氧狀態具有決定性的影響。一般常見的幾項血管性疾病，包括高血壓、動脈粥狀油癥、動脈硬化、動脈血管瘤、靜脈血管瘤等疾病，當然也包括了因為發炎、外傷及血液因子和血管之間形成的血栓，所產生的梗塞病變問題。除了會造成全身器官組織的慢性缺氧之外，也會直接造成缺氧型失眠及睡眠障礙的發作。[5]

由於這些疾病降低了這些人群的血管通道功能，使得身體對氧氣的通過速度下降甚至停止，同時也使細胞降低了氧氣的獲取總量。長期的病變人群，除了發生氧氣的交換效率降落之外，細胞的血氧飽和度也逐漸不足，因而發生慢性缺氧的體質。也使得睡眠期間產生了身體缺氧的代償現象，逐漸形成缺氧型失眠及睡眠障礙問題。

## ··· 代謝缺氧人群 ···

狹義的代謝系統是人體內部營養轉換能量的主要機制，一般人熟知的糖尿病或高血脂等慢性三高疾病也是食物營養和細胞缺氧之間的因果關係，這說明了代謝功能的健全與否對於缺氧狀態具有根源性的影響。一般常見的幾項代謝疾病，包括高血糖、第一型糖尿病、第二型糖尿病、高血脂、高膽固醇等疾病，當然也包括了因為肥胖所形成的脂肪細胞慢性發炎，所產生的缺氧病變問題。除了會造成全身器官組織的慢性能量不足之外，也會直接造成缺氧型失眠及睡眠障礙的反應。[6]

由於這些人群的細胞能量產出不足，使得這些疾病降低了細胞獲取血糖的通道功能，而發生身體對氧氣的利用效率打折下降，同時也將進一步惡化身體的能量儲存及分配。長期的代謝病變人群，除了發生氧氣的利用效率低落之外，細胞的能量儲存及運用也將漸漸不足，因而發生慢性缺氧的體質。也在睡眠期間產生了身體缺乏能量的代償現象，形成另一類的缺氧型失眠及睡眠障礙問題。

## ··· 神經缺氧人群 ···

神經系統是人體內部感知氧氣的主要網絡，現在社會裡普遍出現的阿茲海默氏症或憂鬱症等身體或心理疾病，也是神經和缺氧之間的因果關係，這說明了神經功能的機能反應對於缺氧狀態具有行為上的影響。一般常見的幾項神經性疾病，包括失智症、阿茲海默氏症、帕金森氏症、憂鬱症、躁鬱症、焦慮症等疾病，當然也包括了因為慢性發炎、受傷和神經之間形成的刺激，所產生的頭痛病變問題。除了會影響全身器官組織發生缺氧反應之外，也會直接造成缺氧型失眠及睡眠障礙的發作。[7]

由於這些疾病反應了這些人群的缺氧問題，使得身體對氧氣的獲取調控能力降低，同時也使身體對於血液的資源分配產生不均衡。長期的病變人群，除了發生身體能量不足所造成的細胞機能破壞，而產生慢性缺氧的體質，也使得睡眠期間因身體能量不足而產生代償現象，逐漸形成缺氧型失眠及睡眠障礙問題。

## ··· 消化缺氧人群 ···

消化是身體轉化食物營養的主要基地，人類大多的活動目的主要都是為了獲取食物而生活，這說明了消化功能的強弱對於身體能量的供給扮演著決定性的地位。一般常見的幾項消化性疾病，包括肝病變（肝炎、肝硬化）、口腔病變（牙齦發炎、肌肉退化）、消化道病變（胃酸過多、腸胃發炎、便祕、腸潰瘍）、消化分泌疾病（膽結石、胰臟炎）等問題，除了會造成食物獲取不足發生能量匱乏之外，也會連帶造成缺氧型失眠及睡眠障礙的發作。[8]

上面這些疾病的人群由於降低了細胞的能量轉換來源，使得大腦的食慾素分泌細胞感知身體的能量儲備不足，因此會對身體發出警告戒備，要求身體在休息前盡速補充，因而提高了『打或逃』的腎上腺素釋放。對身體長期而言，將長期造成血管收縮、情緒緊張及肌肉緊繃，而使消化機能進一步惡化。因此在初期睡眠期間也將使身體加入戒備，而難以休息並進行睡眠代償現象，造成缺氧型失眠及睡眠障礙問題。

## ・・・ 生殖缺氧人群 ・・・

生殖器官是身體調控荷爾蒙的重要部位，一般人經常害怕的子宮肌瘤或攝護腺肥大等生殖疾病，便是生殖器官缺氧的必然結果，這說明了生殖系統功能的健全與否對於缺氧狀態具有決定性的影響。一般常見的幾項生殖性疾病，包括經痛、子宮肌瘤、子宮肌腺瘤、輸卵管沾黏、閉經、攝護腺腫大、攝護腺癌、更年期症候群、經前症候群等疾病，當然也包括了因為沾黏、墮胎及藥物因子和生殖器官之間形成的缺氧問題，所產生的不孕症病變。這些除了會造成生殖器官及組織的慢性缺氧之外，也會直接造成缺氧型失眠及睡眠障礙的發作。[9]

由於這些疾病降低了這些人群的荷爾蒙調控功能，使得大腦感知身體的內分泌不足，因此代償性的發出警告及補充分泌，因而提高了『打或逃』的腎上腺素釋放及加劇食慾素的不平衡狀態。長期間的造成血管收縮、情緒不穩定及局部肌肉緊繃，而使生殖機能惡化，使睡眠初期身體高度戒備，但又疲憊的難以休息而進行睡眠代償現象，造成缺氧型失眠及睡眠障礙問題。

—發 現 篇—

# 第九章

# 缺氧型失眠及睡眠障礙的衍伸問題

人在清醒時一切的意識及行為，主要都被扮演上帝的中樞神經所掌控。相反的，當中樞神經進入睡眠階段後，扮演亞當的周邊神經就負起重要的調控角色

雞能生蛋，但是蛋卻不一定會冒出雞來！前一章所討論的是那些族群容易發生缺氧型失眠或睡眠障礙的原因，但是當已經長期發生了缺氧型失眠或睡眠障礙之後，患者所衍伸的疾病就不一定只是原先的缺氧問題囉！以下便是常見的缺氧型失眠或睡眠障礙所衍生的疾病。

## ··· 神經病變 ···

這個世紀最令人懼怕的疾病已經不是癌症，而是神經退化性疾病。包括大家熟知的失智症、帕金森氏症、阿茲海默氏症、多發性硬化症等等。這些疾病到目前為止，只知道它們的病徵結果，但卻都還不知道它們的發生原因，同時也沒有短暫的藥物或手術可以進行症狀式治療，更別說是根源性的預防或根除。

當人長期發生缺氧型失眠或睡眠障礙時，原本應該輪班休息的海馬迴的神經，只能類似加班的增加運作時間，可是卻由於在延後睡眠的情況下，使得原本應該在睡眠時大量分泌，以保護大腦神經避免被自由基破壞的褪黑激素分泌劇降，加上在準備入睡前大腦的血氧供給也驟然減少，使得海馬迴神經長期發生慢性缺氧，而衍發該區的神經細胞間質中，大量分泌金屬基質蛋白酶(MMP)，破壞神經突觸和神經膠質細胞間的修補，除了造成神經軸突纖維像短路一般的糾結纏繞(Tau)之外，還會一直破壞已修補的膠原保護層，最後堆積成醬糊狀的澱粉質瘢(beta-amyloid peptide)。當發現這些情況時， 阿茲海默氏症型的失智症已經嚴重的發生了。[1]

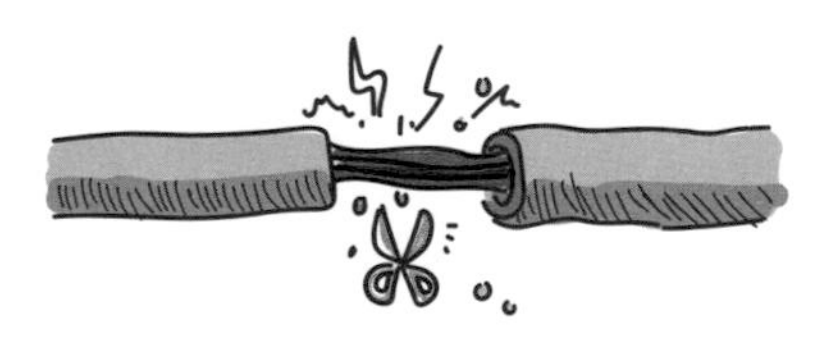

長期缺氧型失眠及睡眠障礙使得發生大量睡眠救贖而耗損能量，造成腦部相對慢性缺氧而破壞神經纖維

類似的情況也發生在腦橋上面的黑質神經細胞區，原本在睡眠時期就應該停止多巴胺分泌運作的神經區，卻因為失眠的緣故而得加班運作，但由於生產多巴胺以及後續的去甲腎上腺素等神經傳導物質，需要大量的氧氣來當成必需轉換物質，而這類失眠時的加班卻又發生在缺氧的環境下，因此這些黑質神經細胞

在自身難保的情況下，便逐漸停止分泌這類神經傳遞物質，而使肢體僵硬、不聽使喚的症狀漸漸浮現。再加上缺氧型睡眠中的大量神經訊號波在睡眠時期集中在腦橋部位，並以高頻率刺激上面的黑質神經細胞，使得細胞在夜間難以獲得休息，因而提前損壞退化，而發生越來越嚴重的帕金森氏症！[2]

## ‧‧‧ 心理病變 ‧‧‧

研究發現，當連續 7 天發生失眠或睡眠障礙的問題時，將明顯引發許多的心理性疾病，包括憂鬱症、躁鬱症、焦慮症等心理異常現象，同時行為及語言也較偏向粗暴的表現。

在正常的睡眠結構下，位在腦幹頂端上面的中核縫神經細胞群，主要是分泌快樂激素（血清素）的位置。在深層睡眠期間會減少分泌，而在快速眼動睡眠階段則幾乎停止分泌，但在清醒時分卻發生大量分泌的現象。

由於快樂激素在睡眠時的主要功能，是扮演動物在極端缺氧環境下必需清醒的警備功能，所以當經常失眠或睡眠障礙的情況發生時，代表身體基本上是處在較缺氧的體質或環境中，必需提高警備而減少睡眠。但是在經過長時間大腦神經在缺乏休息的狀態後，腦內快樂激素的分泌終將逐漸減少，而使大腦皮質神經的電位活性（去極化）降低，導致不愉快感發生，在持續惡性循環之後，逐漸發生憂鬱症的情緒低落問題。[3]

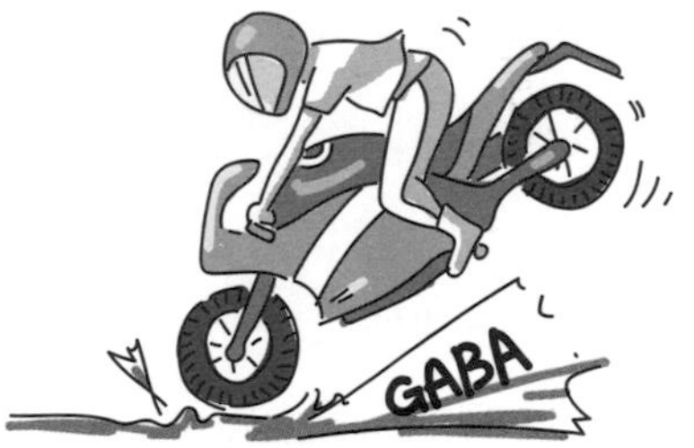

當睡眠長期處於缺氧狀態，大量激發的神經波將減低睡眠初期橋腦頂部所分泌的 GABA 神經抑制物質，而產生焦慮狂躁不安感

另外壓力及焦慮問題，也經常發生在長時間的失眠或睡眠障礙者的身上。在橋腦頂部的腹側被蓋神經區裡有一群特化的 GABA 神經細胞，在熟睡期的初期階段會分泌大量 GABA 以減少神經波動，而在快速眼動睡眠期間，會因為缺氧衍

生高頻率神經信號波的衝擊而停止分泌，使身體的缺氧訊息波能傳遞到橋腦而啟動睡眠救贖。如此循環直到清醒時再大量分泌。由於內生性的 GABA 是扮演神經中的煞車功能，可以減緩神經過激所產生的壓力及焦慮的產生。但是當經過長時間大腦神經在缺乏睡眠休息的情況下，腦內 GABA 的分泌將會逐漸降低，而使大腦神經波持續激化發生，而導致持續的壓力及焦慮感發生，逐漸產生壓力過大與狂躁不安的焦慮症心理問題。[4]

## ··· 呼吸病變 ···

在媒體和醫院的大力促銷之下，許多人現在睡覺時都得像加護病床上的患者那樣，配戴著氧氣罩及加壓器就寢。原來是長期的睡眠障礙造成他們的呼吸系統發生問題，像是睡眠呼吸中止症、過敏性氣喘、慢性阻塞性肺病、慢性鼻竇炎等等，這些疾病大部分只知道它們的病徵結果，但卻都還不清楚發生的原因，只能用症狀式藥物緩解或手術方法切處病兆，既使如此問題依然不斷的出現。

當長期發生缺氧型失眠或睡眠障礙時，舌根的肌肉組織將因慢性缺氧而分泌大量的金屬基質蛋白酶 (MMP)，破壞細胞與細胞間的連結纖維，而使肌肉變得鬆散並些微腫脹。加上該處肌肉組織大多進行缺氧代謝，能量產出不足，造成肌肉收縮無力，一旦躺下進入深層甚至淺層睡眠階段，舌根組織就經常會漸漸滑落到喉頭會嚥處而堵塞呼吸孔道，造成暫時無法呼吸的現象。[5]

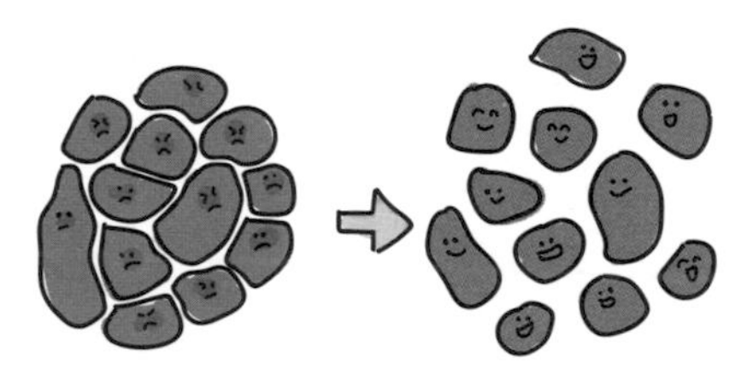

當舌根在睡眠時遭遇慢性缺氧狀態後，細胞分泌大量 MMP 破壞連結纖維使組織鬆散造成充水腫脹並下垂而產生呼吸病變

許多人在經過幾天的失眠或睡眠不佳的情況下，就非常容易引起過敏性氣喘的問題。這是因為在長期缺氧的睡眠障礙下，導致心臟收縮力需求必須增加，但卻又因右心室的射血功能不良或少於左心室的情況下，使交換血氧的肺動脈血液分流了氣管的動脈血流，造成支氣管嚴重慢性缺氧，而產生後續的慢性發炎

及免疫過激的氣喘反應。[6]

當類似的缺氧型失眠或睡眠障礙情況持續發生之後，顱面的鼻竇血液也發生供應不足現象，鼻竇的下鼻甲組織則因缺氧而產生大量金屬基質蛋白酶(MMP)，持續破壞細胞間質纖維，並透過組織胺以增加微血管通透性，導致大量液體充塞細胞間質，而形成腫脹現象。甚至在持續的纖維修補和地心重力的交替作用下形成水囊狀的鼻息肉組織，並在缺氧型失眠促發之下，啟動慢性發炎及免疫過激的過敏反應。[7]

## ··· 心血管病變 ···

一般人的觀念中，大多認為以現有的醫療方式已經可以很有效的控制心血管疾病的問題，可是依照世界衛生組織的統計，心血管衍發的死亡仍然是50年來穩佔第一的疾病，其中有很大比例的族群是因為長期發生缺氧型失眠或睡眠障礙所導致或加劇的。像是高血壓、動脈粥狀油瘢、心悸、腦中風或心肌梗塞等等，醫藥界到目前為止仍然是以偏頗的長期短效症狀治療方式對付疾病，導致藥物加重而且產生更多的副作用問題。

在發生幾天的失眠或睡眠不佳的情況之後，許多人的血壓數值就突然飆升成高血壓狀態。這是因為在長期發生缺氧型失眠或睡眠障礙下，大腦必須增加血氧而集中血液，因而使部分器官組織的血氧減少而產生缺氧狀態。在代償作用下，大量組織內的血管將直接收縮血管方式來獲取多一些的血氧滲透，以增加代謝轉換的能量產出，但也因此發生缺氧型高血壓問題。[8]

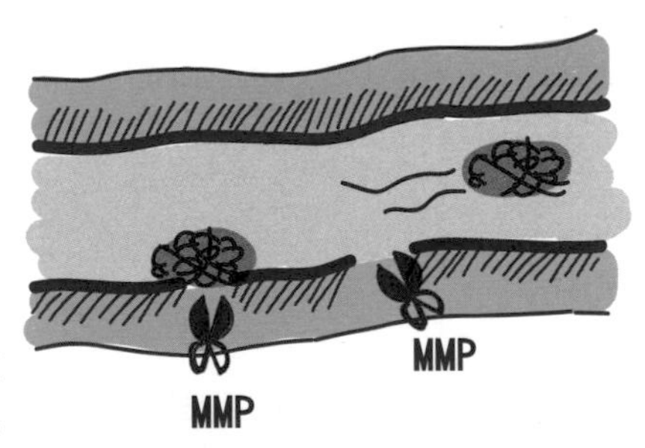


當長期睡眠發生缺氧狀態時，周邊組織釋出大量 MMP 滲透血管周邊破壞血管內膜，造成修補形成栓塞並導致之後血栓游離

長期處在缺氧型失眠及睡眠障礙的狀況下，許多組織細胞也面臨到慢性缺氧的

狀態，於是在缺氧誘發因子 (HIF) 的啟動下，大量的金屬基質蛋白酶 (MMP) 就會散發到細胞周邊。當這些 MMP 被傳送到血管周邊時，它們會聚集在血管內膜層及平滑肌層之間，不斷重複破壞血管內膜，引發血管修補機制，同時還會激化沾黏分子，滯留巨噬細胞，最終形成動脈粥狀油瘢，如果發生在心臟部位則造成狹心症。[9]

同樣的，當長期發生缺氧型失眠及睡眠障礙的情況下，許多組織就面臨到慢性缺氧壓力，所以當缺氧誘發因子出現後，大量的金屬基質蛋白酶 (MMP) 則從細胞釋出到周邊血管內膜底層。當這些 MMP 聚集在血管內膜層及平滑肌層之間，將大量破壞血管內膜層，而啟動血小板、紅血球及纖維母細胞形成栓塞填補破損。但是持續的缺氧引起 MMP 不斷的破壞栓塞底層的纖維連結，造成栓塞鬆動、脫落，而形成游離血栓。當堵塞腦血管時，就發生腦中風，當堵塞在心血管時，則發生心肌梗塞。[10]

## ··· 腫瘤病變 ···

到目前為止人類死亡排行榜中，腫瘤疾病穩穩列居第二，它的人數已經接近心血管疾病致死的總和。可是目前醫藥界以及政府，除了運用病灶消滅式的治標手段之外，對於它為何發生的原因仍然未知，所以根本無法奢談任何正確的預防或有效防治擴散的方法，也因此大多數人都會因此而聞癌色變！

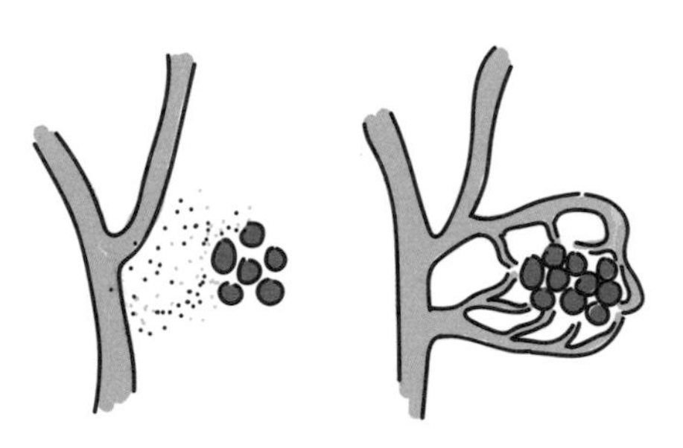

睡眠時當血氧分配不均而發生缺氧狀態時，癌細胞將大量分泌 VEGF、FGF 等血管新生素，刺激周邊大血管延伸新血管供應癌細胞成長擴大腫瘤

長期處在缺氧型失眠及睡眠障礙的狀態下，因為血液的不正常在分配，導致許多組織的細胞也面臨到能量不足的缺氧狀態，細胞為了節省能量開銷，便 HDAC 機制將 DNA 大量捲縮，讓許多的蛋白質停止製造，以節約能量支出。在這種情況下，大大提高癌基因突變成為癌細胞的成功機率，而產生許多單一

癌細胞。[11]

而持續的缺氧型失眠及睡眠障礙所造成的缺氧環境，更提供癌細胞發展成惡性腫瘤的絕佳溫床。癌細胞透過缺氧誘發因子 (HIF) 的活化，啟動了一系列血管新生因子 (VEGF、FGF 等 )，鋪造新的通路，替它掠取資源，提供養而藉以分裂複製壯大同類。同時也啟動金屬基質蛋白酶 MMP，替它鬆脫周邊細胞的圍牆包覆，讓腫瘤得以順利擴疆闢土，直到威脅身體為止。探究腫瘤的根源問題，也只有缺氧兩字！[12]

## ‧‧‧ 代謝病變 ‧‧‧

對於年紀較輕的族群而言，目前最困擾的健康問題，當以肥胖為最苦惱的項目。然而從肥胖再延伸出來的疾病，包括了高血脂以及糖尿病這兩大問題，更是讓許多曾經胖過的中年族群膽顫心驚，畢竟這幾種疾病都還不知道它們真實的根源原因，所以目前的醫藥也只能以治標式的方式，每天降低指標，再搭配飲食控制來保持，可是這些疾病卻又終身甩不掉！

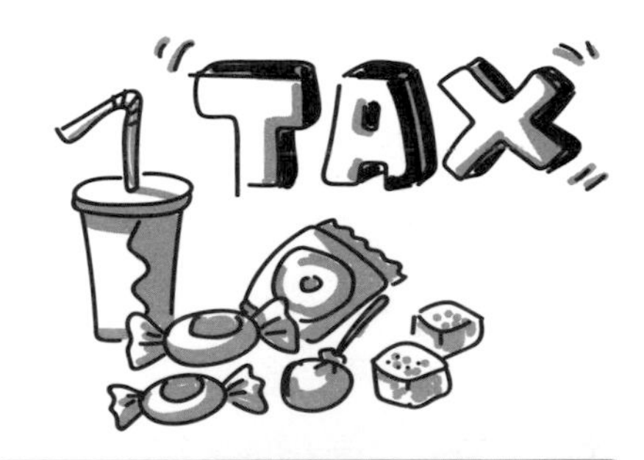


慢性缺氧問題導致糖分難以進入細胞中，是血糖過高發生的主因，但許多醫療及政府單位卻以緣木求魚的課糖稅方式去掩蓋問題

研究發現，當長期遭遇缺氧型失眠或睡眠障礙的族群，他們將明顯的覺得飢餓而且還較難控制進食量，同時也容易增加 BMI 肥胖指數。由於身體在面臨缺氧壓力下，缺氧的細胞為了補回減少的能量產出，會在低效產能的缺氧代謝狀況下，利用多獲取食物總量的策略補充生物能量。因此身體會用比較簡單的方式，利用抑制瘦素分泌，同時又額外增加食慾素及飢餓素的釋放，來增加食慾。所以利用增加肥胖稅或加課糖稅來保護納稅人的健康，當然只是純要錢的另一藉口罷了！[13]

同樣是大魚大肉的暴飲暴食，血脂濃度在具有缺氧型失眠或睡眠障礙的中年族群，和相較同樣狀況的年輕族群相比較之吼，中年族群就明顯的會出現許多紅色指標。這是身體在獲取食物並在送達細胞的過程中受到干擾阻礙之後的另一種代償反應。當細胞的能量需求，在進食後再經缺氧代謝的低效產出後仍然不足的情況下，為了生存只能要求身體釋出肥胖細胞的儲存，先轉化成游離脂肪酸補充細胞所需。當然，許多的這類族群也因為長期缺氧已造成了細胞上的胰島素受體損壞，導致進食後的血糖難以進入細胞內供缺氧代謝使用，因此被迫轉換成血脂儲藏起來。這兩種不正常的『進』和『出』，都將導致血液中的油脂及膽固醇濃度明顯異常。[14]

許多中年左右的人，飯後的血糖值大多數會比正常偏高許多，同時如果抽血時，糖化血色素也將會出現紅字。當人長期處在缺氧型失眠及睡眠障礙的狀態下，因為血液的不正常再分配，導致身體大多數組織也面臨到能量不足的缺氧狀態。細胞為了節省能量開銷，便利用一種稱作組蛋白去乙醯 (HDAC) 的細胞節能機制，將 DNA 大量捲縮，使得許多的蛋白質停止製造，以節約能量支出。而細胞膜上面數以百計的胰島素受體連結葡萄糖通道的聚合體，這聚合體裡頭有許多的小零件，在細胞內部怠工減產製造的情況下，使得損壞的胰島素受體 - 葡萄糖通道聚合體將因零件補充不足、難以修補而漸漸喪失功能。於是每次進食完畢之後，所化解成的葡萄糖將因無法有效進入細胞供應轉換，而滯留在血液中，甚至因為過量而隨尿意排出，形成螞蟻的最愛！[15]

## ··· 老化病變 ···

人類的偉大的夢想之一就是希望人的壽命能夠活得長久，同時活得健康一點。當然對於中老年以上的人群，身體狀態如果能夠回復到年輕時期的話，那更是夢想中的夢想！然而現實中，人的平均壽命是拉長了一些，但是卻換來了許多以前人類不曾遭遇的老化病變問題，包括死亡、神經退化、器官退化，體能退化等等問題，雖然能查知老化的現象，但卻還不知道它們真實的根源原因，所以目前的醫藥手段最多以只能以治標方式延長生命長度，直到結束為止！

一般而言，人一生中平均的心臟跳動次數大約是 27 億次，如果每天的睡眠期間中增加了心臟跳動次數，將會像汽車的引擎那樣提早磨損而報銷作廢！統計發現，當長期遭遇缺氧型失眠或睡眠障礙的族群，包括睡太多 (>8 小時 ) 以及睡太少 (<5 小時 ) 的人，他們的壽命明顯的都比睡 6-7 小時的人還來得短。這是因為睡眠中快速眼動睡眠的缺氧救贖機制已無法改變缺氧惡化程度所致。[17]

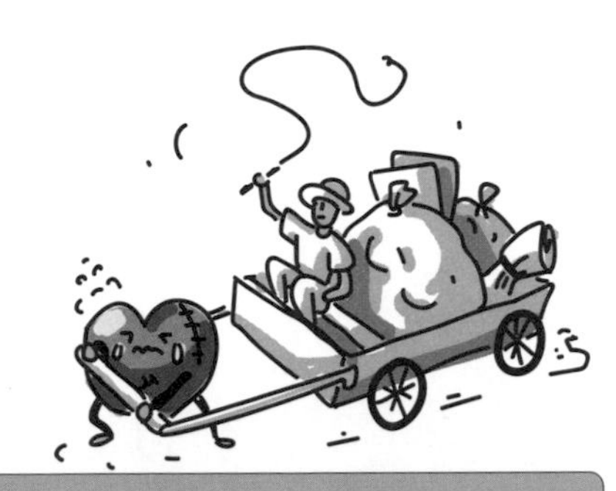

心臟負荷過高導致平均心跳次數增加或心肌肥大等代償反應，是身體老化及慢性缺氧的主要原因之一

當細胞的缺氧代謝氫離子垃圾堆積程度，遠大於所轉換的神經訊號波刺激而形成的快速眼動睡眠的回饋機制時，則會因神經反饋的刺激過大而導致清醒。這類族群則會因此增加心臟跳動，而減低壽命長度。而當某些因子(如安眠藥物等)干擾了快速眼動睡眠的缺氧救贖機制時，除了使人發生延長睡眠的表象之外，重要的是這已將全身細胞的缺氧程度加速惡化，造成細胞能量嚴重不足而迅速凋亡。

—現況問題篇—

# 第一章

# 現有
# 造成失眠的觀念偏差

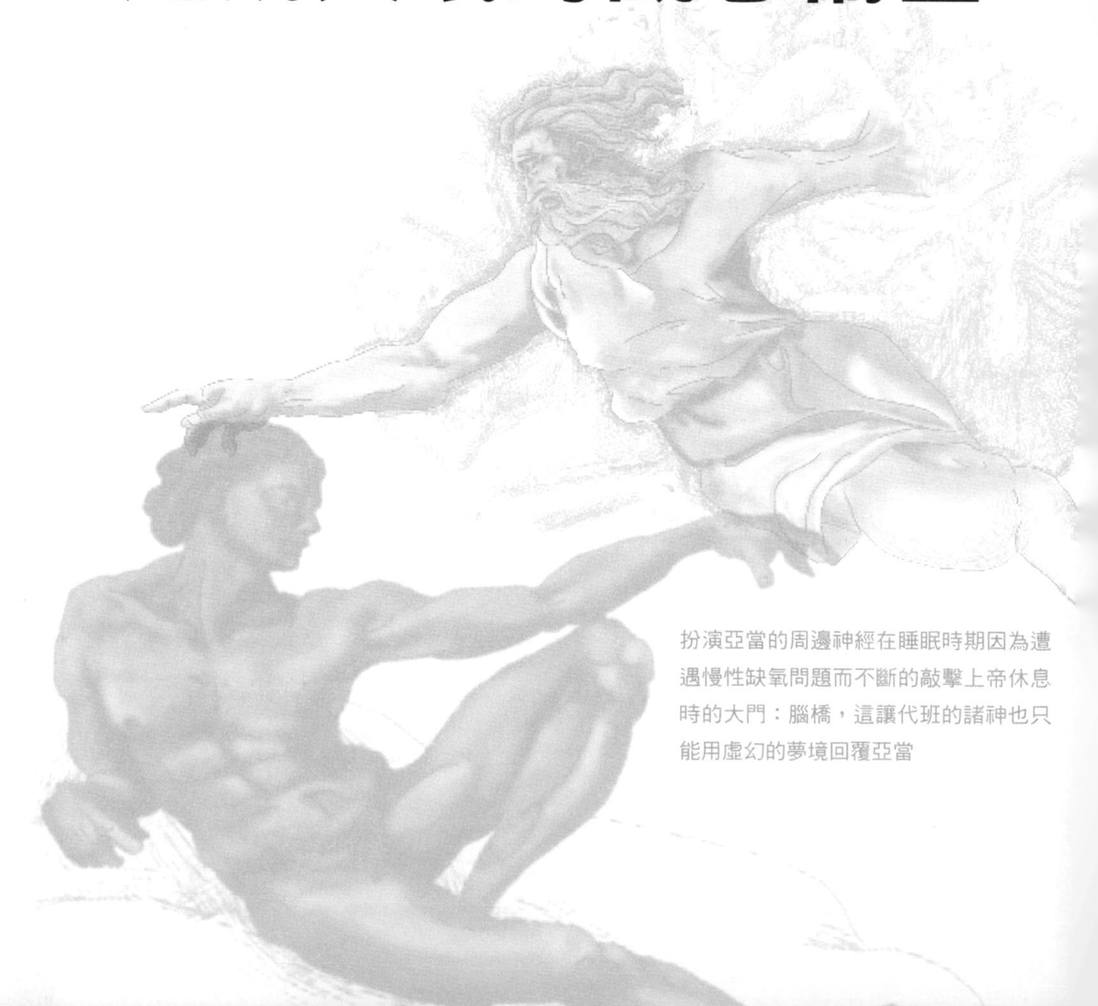

扮演亞當的周邊神經在睡眠時期因為遭遇慢性缺氧問題而不斷的敲擊上帝休息時的大門：腦橋，這讓代班的諸神也只能用虛幻的夢境回覆亞當

## ‧‧‧ 生物時鐘紊亂 ‧‧‧

對於失眠問題的既有觀念，人們目前主要是歸咎於調節人體的生物時鐘規律的一些基因及蛋白質，在被外在或內在因子干擾失調之後，將會導致失眠或睡眠障礙的問題。但是經過幾十年科學家持續不斷的研究之後，近幾年已推翻了這個錯誤的觀念，因為生物時鐘的失調紊亂雖然會干擾睡眠的作息時間，但是並不會造成長期的失眠或睡眠障礙問題。[1]

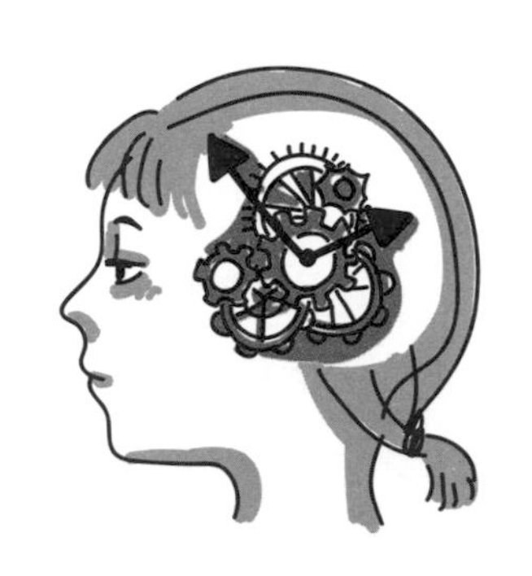

既有觀念認為生物時鐘的紊亂是造成失眠及睡眠障礙的主要根源，但研究發現兩者並不相關

最明顯的例子，像是經常搭飛機到遠方國度旅行或工作的人，當到達外地之後，由於當地的日照光線、作息時間等和原來生活的地方有時間差異，因此當時身體的生物時鐘會發生紊亂狀態。在剛發生的前幾天，睡眠的時間和品質經常會受到嚴重的影響，對於健康情況較好的人，會在兩三天內，很快地藉由當地的光線、氣溫、作息以及自身的意志等動作調整適應當地的作息時間，而對於健康狀況較差或年長的人群，紊亂及自動調適的時間將會拉長一些，但是絕大多數的人都會很快的調整適應。[2]

2017 年的諾貝爾醫學獎得主的研究結論明白的告訴人們，生物時鐘主要是藉由體內一個不斷循環製造並且會再回饋抑制它自己表現的基因 (PER) 作為運轉的主體，同時透過外在幾個基因所分泌的蛋白 ( 如 DBT 等 )，來調控主體基因 (PER) 的循環時間，而這些調控循環時間的基因群，則受到外在的光線、氣候、行為、認知等等因子的刺激，去調控它們的基因表現。在這樣環環相扣的過程中，除非基因是因為缺氧導致細胞能量不足而被迫收縮靜止減少表現，否則這個生物時鐘總是會一直循環下去。[3]

當生物時鐘運轉的時候，這套基因群就會隨著不同的時間，去啟動或抑制特定的一些基因以運作特定的生理行為，譬如睡眠或起床時間、血糖或血壓調整、感覺飢餓或用餐、控制排便、調節體溫、集中精神，提高或鬆懈壓力等等，看起來雖然是簡單動作，但卻是由體內這套複雜的生物時鐘協同運作後所產生的結果。

由於生物時鐘在人體的作息運作上是如此的重要，所以讓許多的醫師或科學家都認為，造成失眠或睡眠障礙問題的根源，當然是構成這套生物時鐘的因子被破壞或干擾才會發生。因此幾十年來大量的研究集中在控制睡眠時間的生物時鐘因子，最有名的因子當屬退黑激素的分泌。許多的研究發現，失眠或晚睡者的退黑激素明顯的降低，因此認為只要透過服用補充退黑激素後，或許可以改善失眠或睡眠障礙。但是經過近年來幾個大型的臨床研究，卻發現退黑激素僅僅可以幫助調整時差或睡眠時間延遲的問題，對於睡眠的品質、失眠、睡眠障礙、以及延長睡眠的時間並沒有太大幫助。[4]

這些研究說明了生物時鐘的機制和失眠或睡眠障礙的機制，其實是分開兩條不同路徑而不相同的。雖然生物時鐘紊亂會影響睡眠的啟動時間和品質，但是並不會造成長期失眠或睡眠障礙的問題。也就是說，生物時鐘所控制的睡眠生理活動，其實和身體細胞的缺氧與否或能量產出多寡並無相干，同時也不會造成細胞環境酸化或激化神經電波。畢竟失眠或睡眠障礙的核心問題，是睡眠時快速眼動睡眠時的神經波動週期越來越多、同時深沉睡眠的和緩神經波時間越縮越短的一種現象，生物時鐘的作用卻和這個重要現象毫無關聯！[5]

## ··· 荷爾蒙分泌失調 ···

### 壓力型賀爾蒙失調的失眠問題

當失眠的群眾在經過醫師的徹底檢查之後，在許多患者的血液裡發現幾項賀爾蒙（包括像是腎上腺素、去甲腎上腺素、多巴胺等兒茶酚胺物質，以及皮質類固醇等）的濃度過高，似乎和正常的人有些差異，因此經過統計之後，便有一大派的學者認為失眠是這些賀爾蒙的分泌失調所導致的，換個角度而言，也就是這些人的論點是這些荷爾蒙的分泌多寡，是構成失眠甚至是睡眠的重要因子 [6]

其實這些大家耳熟能詳荷爾蒙，原本就是在我們面臨緊張及壓力狀態下，透過大腦下視丘的神經製造，再藉由腦下垂體分泌後，所啟動身上的腎上腺分泌系統所在的生理反應。這些賀爾蒙主要會造成我們的血管收縮、水分保留、血壓升高、代謝糖分、能量增速、瞳孔放大等等，以使血氧和能量集中到大腦，集中精神去面對挑戰。[7]

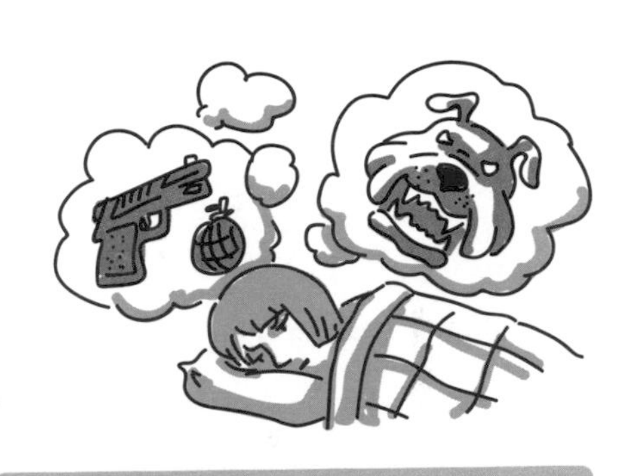

主流學派認為賀爾蒙分泌失調是造成失眠及睡眠障礙的主因，但研究發現這些現象只是失眠的過程結果而非源頭

在這裡必須要強調的是這些賀爾蒙的濃度，大多數的人在白天原本就已經相當的高，到了睡眠時期，正常的人這些賀爾蒙就會下降得非常低。可是失眠的族群仍然是高居不下，甚至即使已經睡著之後，不論是快速眼動睡眠、還是非眼動睡眠時，都維持相當高濃度的水平。這樣的結果使得人的精神會特別亢奮，所有的神經處在高振幅之下，簡單的說，身上的所有器官是處在備戰警戒的狀態下。

這種情況就好像一個初次到非洲草原探險的人，必須在荒郊野外的叢林搭著帳篷露營過夜時，一般來說都會因為緊張、擔憂、或者興奮等等因素而難以入眠，甚至既使累得閉著眼睛打盹時，也會因為一點點的風吹草動而驚醒。這是因為他的內心有很強列的不安及恐懼感，感到安全受到威脅，因此身體不得不提高警覺甚至犧牲睡眠及休息。

可是這個失眠理論也出現一個根本性的疑問，就是到底是先由於不正常分泌高濃度壓力型賀爾蒙，去刺激大腦過度波動，而造成失眠或睡眠障礙的問題？還是因為長期的內外因子刺激大腦之後，釋出大量的壓力型荷爾蒙而造成失眠困擾？如果都不是上面兩者，那是否有其他重要因素會造成大腦釋出大量的壓力賀爾蒙去干擾睡眠？

透過動物和人類生理學的深入研究後，發現在胎兒或嬰兒時期，如果他的生長環境處在比較缺氧的壓力條件下一段時間後，當他長大成人之後，體內的就會分泌比平常人還多的壓力型賀爾蒙，這是因為生物體在發育時期必須去適應較嚴苛的環境壓力（如氧氣不足、溫度較低等等），為了生存他們的下視丘及腦下垂體的分泌反應也同時強化，使得身體隨時有大量的腎上腺素及皮質醇來面臨挑戰。問題是，當個體成長或邁入老化之後，身體大量細胞面臨到氧氣獲取逐年的下降，於是大腦的記憶便啟動了嬰幼兒時期的威脅挑戰反應：大量分泌壓力型賀爾蒙！[8]

也就是，如果一個人的先天（出生前）環境遭遇到缺氧的壓力狀況時，他就已經屬於較缺氧的體質，所以為了生存，身體會釋出比正常人多的腎上腺素及皮質醇的激素，去獲取血氧並加快代謝以面對生活挑戰。因此每當躺下準備睡覺時，身體就會很快的就進入缺氧狀態，大腦便會不自主的警覺認為這是一種壓力，於是快速釋出較多量的壓力型賀爾蒙去啟動防衛工作，因而讓大腦保持較清醒狀態，而造成失眠問題！尤其這種現象在當年紀越大，而使身體缺氧程度越嚴重時，睡眠時間卻仍保持清醒的失眠問題將會越來越嚴重！

不只是如此，研究還發現同樣是在母體內發育三個月以上的胎兒、甚至剛出生三個月以內的嬰兒，如果遭受局部缺氧條件的情況下，會減少大腦中分泌 $\gamma$-氨基丁酸 (GABA) 神經細胞的數量。也就是說，這些人在成長以後，當遭遇慢性缺氧的情況時，將會明顯減少 GABA 的分泌，造成神經的煞車功能減弱。所以當進入中年以後，身體漸漸缺氧達到一定程度時，一方面在神經不斷的踩油門加速激化大腦，同時控制神經激化的煞車功能又漸漸的減弱，在一拉一推的作用之下，這些人將明顯的發生難入睡的失眠問題！[9]

由於壓力型賀爾蒙在人體對抗外在環境的變化方面是佔有絕對的重要性，所以造成許多的神經科醫師或心理學家傾向認為它們才是造成失眠或睡眠障礙問題的主因，尤其是患者的外在壓力因子對應心理所產生的焦慮、緊張等等反應更是他們所關注的重點。所以依照這套觀念所發展出來的藥物：鎮定劑，便成了目前治療失眠的主流！[10]

姑且先不論這些鎮定劑藥物對人體所造成毒害的眾多問題（另詳本篇第四章），光是這幾年眾多的研究發現，這些鎮定劑藥物主要是透過抑制神經的傳導而讓人像麻醉那樣的失去知覺，但是並不能抑制壓力型賀爾蒙的分泌，尤其是當使用者在藥物消退之後，身體會代償性的分泌更多的壓力型賀爾蒙，因而使人產生嚴重的焦慮、緊張等問題，同時幾乎所有類別的鎮定劑只能短暫的讓人昏睡，但對於睡眠的品質、長期失眠、睡眠障礙、以及睡後的精神及體力的疲勞恢復等並沒有太大幫助。[11]

這說明了壓力賀爾蒙的過量分泌，雖然會激化神經造成失眠的現象，但是卻不是神經激化後所造成的。因此既使透過抑制神經的傳遞，造成人失去知覺的『睡覺』假象，也無法阻擋這些賀爾蒙的分泌。也就是說，在睡前過多的壓力荷爾蒙釋出並不是神經所控制的，而是因為大腦感知身體細胞面臨了缺氧及能量不足的不利狀況，所以透過分泌壓力型賀爾蒙去武裝警覺，以免在睡眠時遭受更嚴重的傷害。也就是缺氧是『因』，而壓力型賀爾蒙的分泌為『果』。可是現有醫學的失眠主流觀念卻是倒果為因，甚至以更短線、下游、有害的方法去抑制『果』的發生，所以當然有無盡的問題衍生出來！

## 性荷爾蒙失調的失眠問題

大量的統計研究發現，長期患有失眠及睡眠障礙的族群人口，女性明顯地比男性多出 1.4 倍的機率發生失眠問題，尤其當女性進入了更年期之後，失眠及睡眠障礙的情況將越發嚴重。所以一些醫師和學者在經過大量患者統計及臨床生理研究之後認為，性（生殖）荷爾蒙的分泌失調是造成女性失眠及睡眠障礙的主

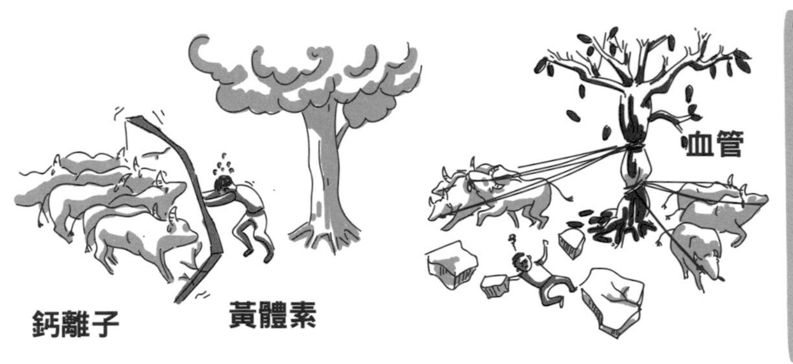


當女性到達更年期間由於卵巢衰退排卵減少導致體內黃體素濃度驟降，使得原先血液中鈣離子大量進入血管平滑肌而造成全身性血管收縮而引發慢性缺氧，但這僅僅是失眠因子之一而非失眠根源

因之一。[12]

他們認為當女性進入更年期之後，雌激素及黃體素兩者的分泌都明顯急速的減少，同時這些人群中至少有一半以上的人會發生失眠及睡眠障礙的問題，因此推測這些女性荷爾蒙似乎和睡眠品質有著密切的關係。另外對於尚未進入更年期的女性，在她們每次月經期間，也由於雌激素和黃體素的分泌低弱，因而經常在經痛時伴隨著發生失眠或睡眠障礙的現象，也因此加強證明了女性荷爾蒙的低弱影響了睡眠。[13]

由於生殖賀爾蒙對女性的生理發展和精神調節等方面佔有絕對的主宰，所以許多的神經科醫師或女性心理專家都傾向認為，它們才是造成大多數女性失眠或睡眠障礙問題的主因，尤其是患者更年期時所產生的症候群包括焦慮不安、煩躁、情緒不穩定、失眠、憂鬱、易怒、心情低落、記憶力衰退及注意力不集中等現象，都歸責於生殖賀爾蒙分泌減少所致。所以依照這套觀念所發展出來的藥物：性賀爾蒙補充療法，也成了目前治療女性失眠的另一熱門選項！[14]

問題是這類的藥物已經嚴重的干預了身體的賀爾蒙分泌規律，造成了極其嚴重的致命性副作用，例如引發腦中風、心肌梗塞、心血管疾病、破壞肝臟、子宮癌、卵巢癌、乳癌等等重大疾病，以及其他如偏頭痛、陰道出血等等眾多較小症狀，這類治療方式雖然還被傳統的醫師使用著，但是美國國家健康預防中心在 2017 年歸結這類藥物對人體的壞處遠超過好處，建議不應使用。[15]

我們姑且先拋開這些賀爾蒙藥物眾多致命問題不談，這幾年許多的研究發現，這些人造的賀爾蒙藥物雖然可以短暫改善更年期婦女在入睡後，因為潮熱發作所中斷睡眠的問題，但是其他的睡眠障礙像是難以入睡、心悸、多尿、多夢、早醒等等問題，卻並沒有多大改善。這說明了透過這些人造女性荷爾蒙想補充體內黃體素及雌激素濃度，去調控不正常發生的潮紅現象所干預的睡眠問題，但是卻對整體睡眠的腦波結構沒有特別的改善。[16]

由於女性賀爾蒙在更年期或月經期的減量分泌，造成了血鈣大量進入血管平滑肌細胞，使血管及肌肉收縮力量加大，因而導致血液分配不均，使得身體快速轉變成慢性缺氧的體質，而造成部分的器官或組織發生較嚴重的缺氧或者代謝過度旺盛的情況。這種現象尤其在準備入睡，身體自然地發生比清醒時缺氧狀態下，更加會突顯血管張縮的調適不良，而造成睡前神經過度激化而難以入睡，或者熟睡期時 ( 非快速眼動睡眠期 ) 身體的缺氧時間加快，因此會拉長快速眼動睡眠的時間和震盪頻率，並促發加快心跳，所以經常發生易醒、心悸、多夢等等問題。[17]

這說明了透過外在單純地干預生殖賀爾蒙的濃度，並不能解決身體缺氧的源頭，同時還會造成更嚴重的致命型疾病，甚至在功能上也只能短線的解除睡眠的部分問題，而非整體睡眠障礙的根源。因此這個性荷爾蒙分泌失調造成失眠的觀念，仍舊只是見樹不見林的一種錯誤理論。

## ‧‧‧ 心理認知壓力失調 ‧‧‧

有高達 68% 的成年人 (23 歲以上 ) 都偶爾發生過短暫的失眠問題，而這些人發生失眠的共同特色，有很大部分是心理壓力所導致的失眠問題。所以幾乎研究睡眠的心理醫師和相關學者，在經過大量患者調查統計及心理研究之後認為，心理的認知失調是造成失眠的主因之一。[18]

到底是哪些心理的認知，會造成失眠的問題呢？研究的結果發現絕大多是和壓

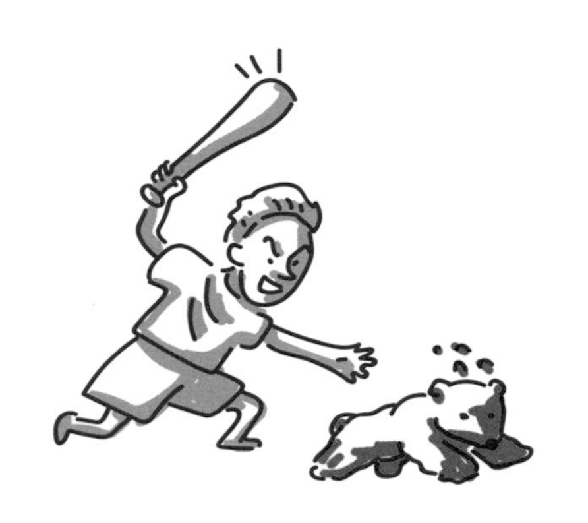

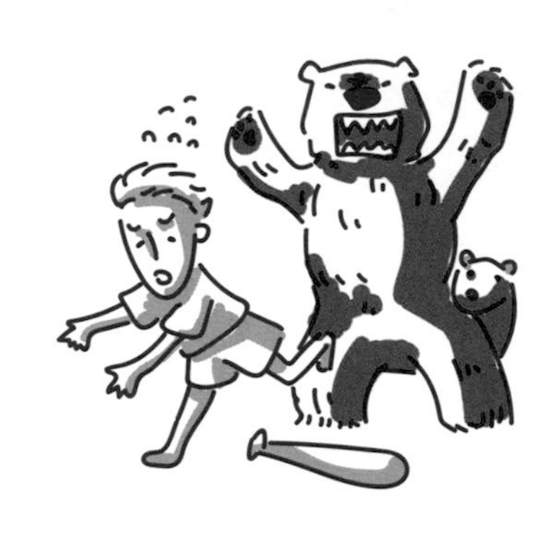

打或逃的求生本能是造成各種心理因素的主要根源之一，而它的本源問題則是身體衡量自身能量面對挑戰充足與否的一種機制

力相關的心理情緒有關，譬如：考試、工作、社交、金錢、家庭、交友等等的心理認知，尤其是這一些心理情緒如果在呈現負面的心理狀態下，像是失戀、投資賠錢、吵架、失業、價值認知等等，最容易發生失眠或睡眠障礙的相關問題。

當這些心理問題經過大腦神經處裡過後，就會轉換成我們身體『打或逃』的生物本能，也就是當我們失戀了、賠錢了、吵架輸了等等問題威脅到我們的生存時，身體就會出現生存壓力，大腦會透過下視丘的神經製造，並藉由腦下垂體分泌出所謂的壓力型賀爾蒙，也就是上一章節裡所談『腎上腺分泌系統』的生理反應。[19]

透過這些賀爾蒙的功能，去命令我們的血管收縮、水分保留、血壓升高、代謝糖分、能量增速、瞳孔放大等等動作，來使血氧和能量匯集到大腦，集中精神和注意力去面對挑戰或者逃避警戒。也因此，透過這樣的心理認知觀念之下，發展出一系列改善睡眠的方法及藥物，包括冥想、打坐、瑜珈、音樂等等方法，以及大名鼎鼎的抗憂鬱劑及鎮定劑等藥物手段，便成了目前心理科室治療失眠的主流！

在這裡我們暫時不去討論冥想、打坐、瑜珈、音樂等等的物理方法對睡眠的改善情況，在治療失眠的觀念中，鎮定劑藥物已經在上面一節中討論過了，可是對於抗憂鬱藥物這類心理科及神經科室中最大宗的治療藥物，在經過多年的研究後發現，這些抗憂鬱藥物主要是透過抑制大腦所分泌的快樂激素（或稱為血清素、5-羥色胺）及壓力賀爾蒙在神經節點（突觸）上面的回收機制，讓大腦能感覺身體獲得到較多這些賀爾蒙的獎勵而感到滿足，因而表現出減少了焦慮、緊張或憂鬱的一種假象，所以大腦也跟著感覺有氧的訊息而減緩了血氧補充到大腦的動作，所以能夠放鬆警戒、安心入睡！

這也是使用過這類抗憂鬱藥品之後，很難再脫離它的控制的主因，因為它就像迷幻毒品的作用那樣，短暫的愉快刺激假象，之後大腦仍然發現身體依然缺氧，甚至比沒使用藥物時還更缺氧，於是身體就會產生再服用的慾望，一旦停止使用、甚至長期沒有增加劑量時，失眠的情況將比一般人更嚴重！[20]

另外更嚴重的是，幾乎所有針對睡眠腦波分布情況和服用抗憂鬱藥物之間關係的研究，都會發現這些人在睡眠時期的快速眼動睡眠(REM)幾乎消失或明顯減少了！如同在第一篇中所討論的那樣，快速眼動睡眠的功能就像一個魚池中定時打氧氣的馬達那樣，雖然會干擾睡眠的品質，但至少還能補充血氧給細胞，可是一旦停止了這個功能，就像把那負責打氧氣的馬達電源拔掉一樣，細胞在睡眠時得不到應有的血氧，反而比沒服藥物時更加缺氧。這也是為什麼在使用了這類安眠藥物時，在清醒之後反而會覺得更加疲累的主要因素！[21]

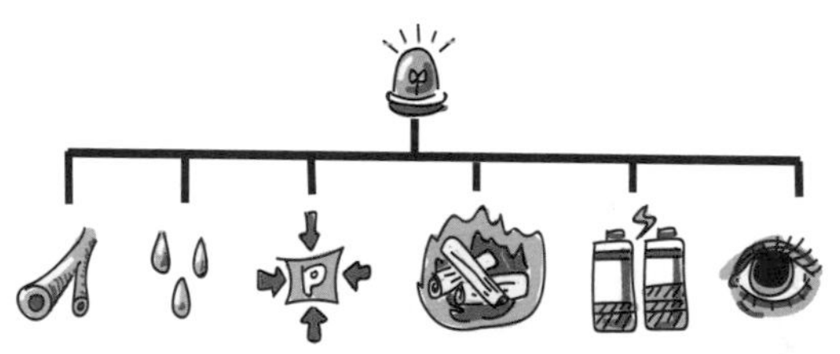


當身體產生壓力之後身體將會啟動一系列的生理反應，包括收縮血管、擴大瞳孔、增加分泌、燃燒脂肪、增加代謝等等警戒現象

我的研究發現，心理壓力或憂鬱產生失眠的根源問題，是因為當身體檢視我們自身的能量，無法達到足夠面臨挑戰或承受已經存在的衝擊時，身體為了獲得較高濃度的氧氣，於是轉變成這些壓力賀爾蒙釋出多寡的絕對條件。畢竟在有氧代謝條件下比起無氧代謝環境中，能具有高效率多產生出 19 倍的生物能量。簡單的說，當一個人屬於缺氧體質時，在經過一系列的心理挑戰或打擊之後，

因為自身能量不足，所以就會以釋出過多的壓力型賀爾蒙的方式來強化血氧的獲取，造成腦袋在該睡覺休息的時間也不知不覺的保持清醒警戒，也因此造成失眠及睡眠障礙問題！[22]

這說明了心理認知所產生的壓力失調，雖然會激化神經造成失眠的現象，但卻不是簡單地因為神經分泌失調所造成的。也就是說，在睡前過少的快樂激素以及過多的壓力荷爾蒙釋出，並不是大腦失控，而是大腦感知身體細胞面臨了缺氧的不利狀態。所以為了面臨挑戰或者逃避取得生存，以透過減少快樂激素以及增加壓力型賀爾蒙分泌去武裝警覺，以免在睡眠時遭受更嚴重的傷害。也就是缺氧是『源頭』，而心理的神經分泌是身體自救的『方法』。可是現有心理及神經醫學對失眠主流觀念卻看不見源頭出處，反而用盡方法將身體自救的方法給阻斷破壞，所產生出來的問題當然越來越嚴重！[23]

—現 況 問 題 篇—

# 第二章

# 夢的現有觀念及偏差

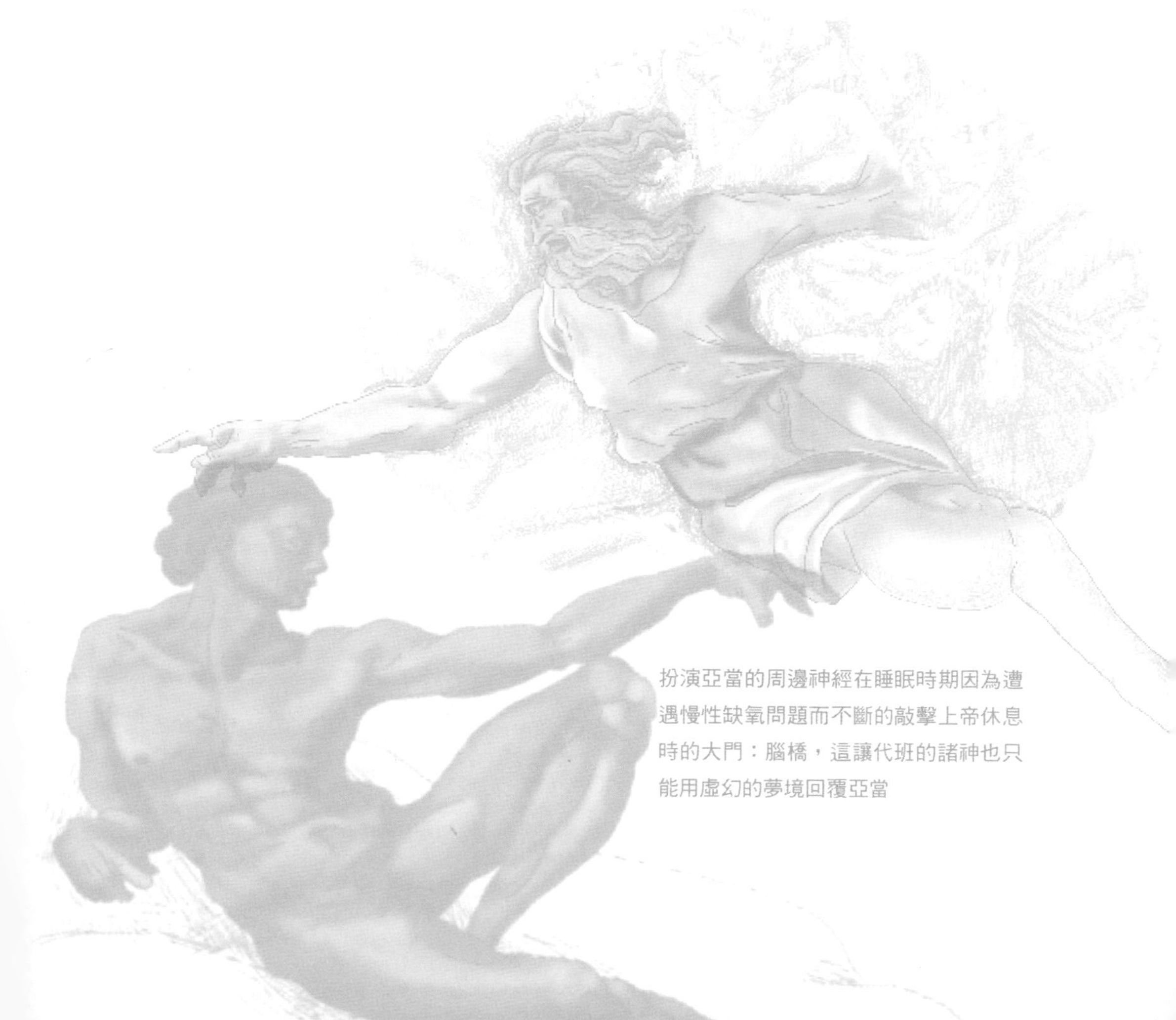

扮演亞當的周邊神經在睡眠時期因為遭遇慢性缺氧問題而不斷的敲擊上帝休息時的大門：腦橋，這讓代班的諸神也只能用虛幻的夢境回覆亞當

夢，是甚麼呢？人人都會做夢，天天睡覺時都在做夢，但為什麼卻很難將夢境清晰的記得呢？出現在夢境裡的情節，到底代表甚麼意思呢？是上帝或我們的第六感要啟示甚麼嗎？還是隱藏著千百年來計算宿命的秘密呢……？在第一篇裡面，我已經對夢的形成提出了革命性的觀念，接下來我們再來看看當前神經科學界和心理醫學界對夢的形成觀念到底和睡眠甚至失眠有何關聯！

## ··· 夢的神經學觀念 ···

在70年代中旬透過神經學的許多儀器偵測研究，發現幾乎所有夢境的發生都在快速眼動睡眠時期(REM)，於是開啟了神經學對夢形成的許多理論觀念。其中最著名的一派研究是哈佛大學的McCarley和Hobson教授所創立的『腦波激化夢境理論』(activation-synthesis hypothesis)。這理論的觀念是透過觀察睡眠時期的不同階段腦波，發現在快速眼動睡眠時期，腦電波會從腦幹部位開始沿著前腦(大腦皮質)傳遞，去激發大腦皮質區內部的神經細胞活動而形成夢境，而透過這些電波在皮質區所激發的夢境特質，則具有強烈的情緒、不合理的內容、鮮明的感覺、難以想像的情節、以及很難被記住等五大特性。[1]

當然隨著這個論點被重視之後，其他幾項不同的新觀念也被提出討論。我認為其中最有趣的是在2012年由希臘學者Tsoukalas等人提出的『防禦假死理論』，他們認為作夢的生理表現模式和有些動物遇上攻擊時，會發生突然麻痺假死以躲過獵食的防禦本能很類似，同樣都會發生快速眼動睡眠、腦幹控制神經、體溫驟降、全身麻痺不動等等生理行為，因此認為作夢的本源可能是來自這些防禦的行為長期演化的結果！[2]

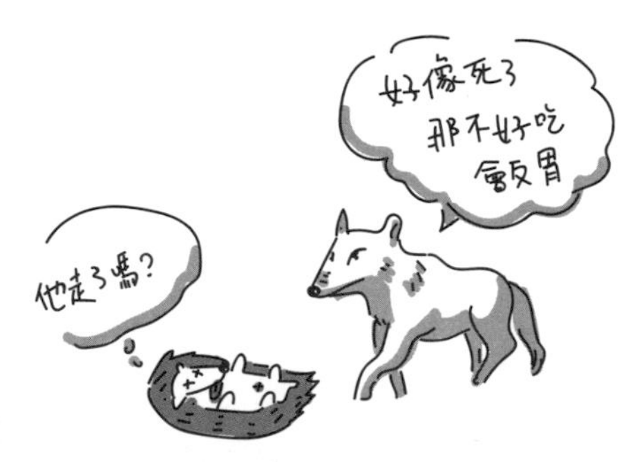


某些動物在遇到攻擊時會以假死的防禦方式逃離被獵食，這時的生理現象和作夢時的快速眼動睡眠、全身麻痺等現象類似

另外其他的還有學者認為，夢境是由大腦裡深藏的長期記憶在睡眠中被激活。也有學者認為作夢的來源是大腦神經轉化『語意』記憶的一種方式，將清醒時所聽和所講的文字語言等大腦皮質區域的資訊，透過作夢的影像方式強化記憶烙印。還有學者也假設，作夢的目的是大腦要去清理一些深層儲藏的垃圾資訊所作的動作。[3]

從這些不論是合理或有趣的觀念被提出之後，夢境的由來就已經不再侷限於心理的範疇（詳下節）。只不過上面這些作夢的觀念似乎還有很多無法解釋的科學偏差，例如睡覺時為什麼腦幹會產生大量的神經波？為什麼會發生快速眼動睡眠？為什麼快速眼動睡眠會發生作夢？為什麼夢境很難被記得？為什麼睡眠障礙者的夢境特別多、特別強？為什麼夢境會似幻如真？為什麼要作夢？等等問題都是這些作夢理論的疑點，畢竟他們只看到所觀察到的，但是夢的形成及來源卻不是他們所想到的：缺氧！

## ・・・ 夢的心理學觀念 ・・・

如果從心理學的角度來解釋作夢的話，就不得不先從這位大名鼎鼎，被稱作『精神分析之父』的奧地利心理學家：佛洛伊德博士的論點開始談起。他認為作夢的目的：是為了滿足一種在現實中實現不了、或被壓抑的一些期望，而被隱藏在睡眠中去得到的一種心理表現。

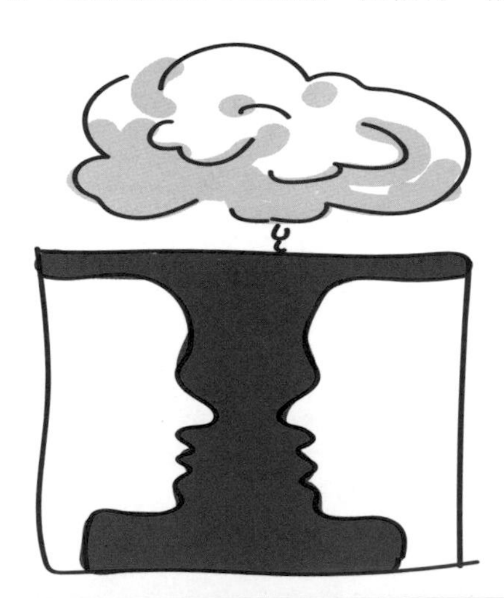

佛洛伊德認為夢是一種隱藏所壓抑慾望的一種潛意識大腦活動而表現在睡眠之間的生理反應

簡單的說，夢是一種潛意識的大腦活動，是因為人心中隱藏的防衛機制而被壓抑了人性的慾望，這些被壓抑的慾望深埋在潛意識的大腦記憶之中。不會以直接具象方式表達，而是透過扭曲婉轉的、象徵的形式出現在夢中。所以他認為夢都是象徵，都是深層心理慾求的反射。[4]

佛洛伊德在他《夢的解析》書中提出，所有構成夢的元素，都是通過現實世界中接觸的所有刺激，包括外在環境活動或感覺的刺激(例如旅行)、內在大腦思考活動的刺激(例如閱讀)、身體器官直接的刺激(例如性愛)、深層心理的情緒刺激(例如戀愛)。透過這些刺激的記憶，再加上潛意識的慾求之後，以扭曲及象徵的方式表達出來！[5]

這樣的理論在1899年提出時，當然是以驚天動地的方式震撼了心理醫學界，他對人深層心理的反射作了系統性的推論，也使得心理學得以透過臨床的方式解決病患的痛苦問題。只不過以現在的神經科技對照他的理論，似乎有許多的偏差，譬如在睡眠每次快速眼動睡眠時期都會作夢，而僅僅只有睡醒前的夢境有些許片斷，而這些醒前夢是否就能充分代表我們的潛意識？如何判定這些夢的象徵，就屬於深層心理慾求的反射？為什麼正常的人做夢越來越少，而失眠及睡眠障礙的人卻有越來越多的夢？而且經常有噩夢發生？尤其他認為夢是釋放慾望壓力的產物，可是卻無法解釋夢是如何形成及產生？

近幾年，心理學大師的觀念越來越受質疑，當然也就有更多新的理論被提出，2008年美國的Coutts認為夢的形成是為了補足清醒時心智思考的不足，因此透過第一階段在快速眼動睡眠時的造夢之後，還會被位於熟睡期的第二階段情緒選擇進行編輯修正，以符合心智的需求，如此循環直到清醒為止。[6]

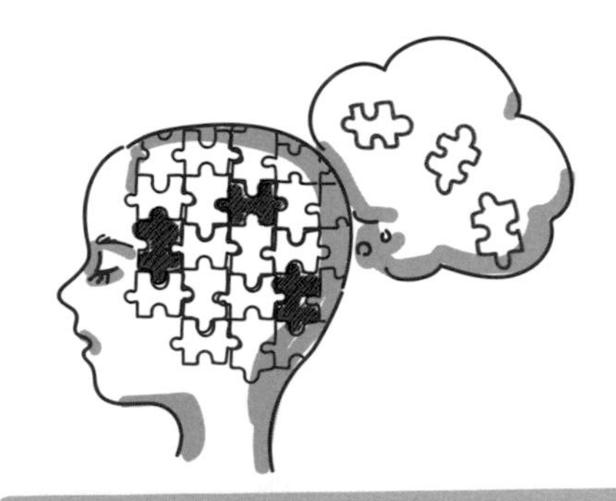

其他相關研究認為夢是為了補足清醒時心智不足的一種睡眠期間的大腦生理活動

上面這套夢境心理的測試及修正論點，雖然可以解釋睡覺時不同波段的快速眼動睡眠都在做夢的現象，也符合了有作夢的人比起吃安眠藥而沒甚麼夢的人要來得有精神及健康一些的現況，但是卻無法解釋為何經常夢境是片斷不連續的，甚至沒意義的情境，當然也無法證明他們所假設夢的目的是為了補充清醒時心智思考的不足！

另外也有一群心理專家研究提出，作夢的根源是屬於演化上的一種心理旁枝行為，所以對個體本身並沒有明顯的功能，也因此夢境可以隨機竄變，也和周遭的刺激沒有太大關係。當然也有些專家卻認為夢境雖然是演化的心理旁枝，但卻是幫助生物體在解決清醒時沒能解決的思考問題(如數學、音樂等)，同時也是防禦侵害的演化上重要功能，畢竟在夢裡所出現千奇百怪的威脅，大多已在夢中解決，而使得生物體能更具有挑戰生存環境威脅的本能。[7,8]

像這些類將做夢歸類到生物心理演化的行為理論，雖然可以解釋為何夢境總是天馬行空的隨機及片斷，但是卻無法證明動物的心理演化方式，當然也無法說明夢中的危機或解決問題的邏輯，可以對清醒時人體的思考或危機處理的生理反應上，充其量只能說是睡飽了精神就會好一些，適應環境的能力也會好一些吧！

—現況問題篇—

# 第三章

# 治療失眠的現況及迷思

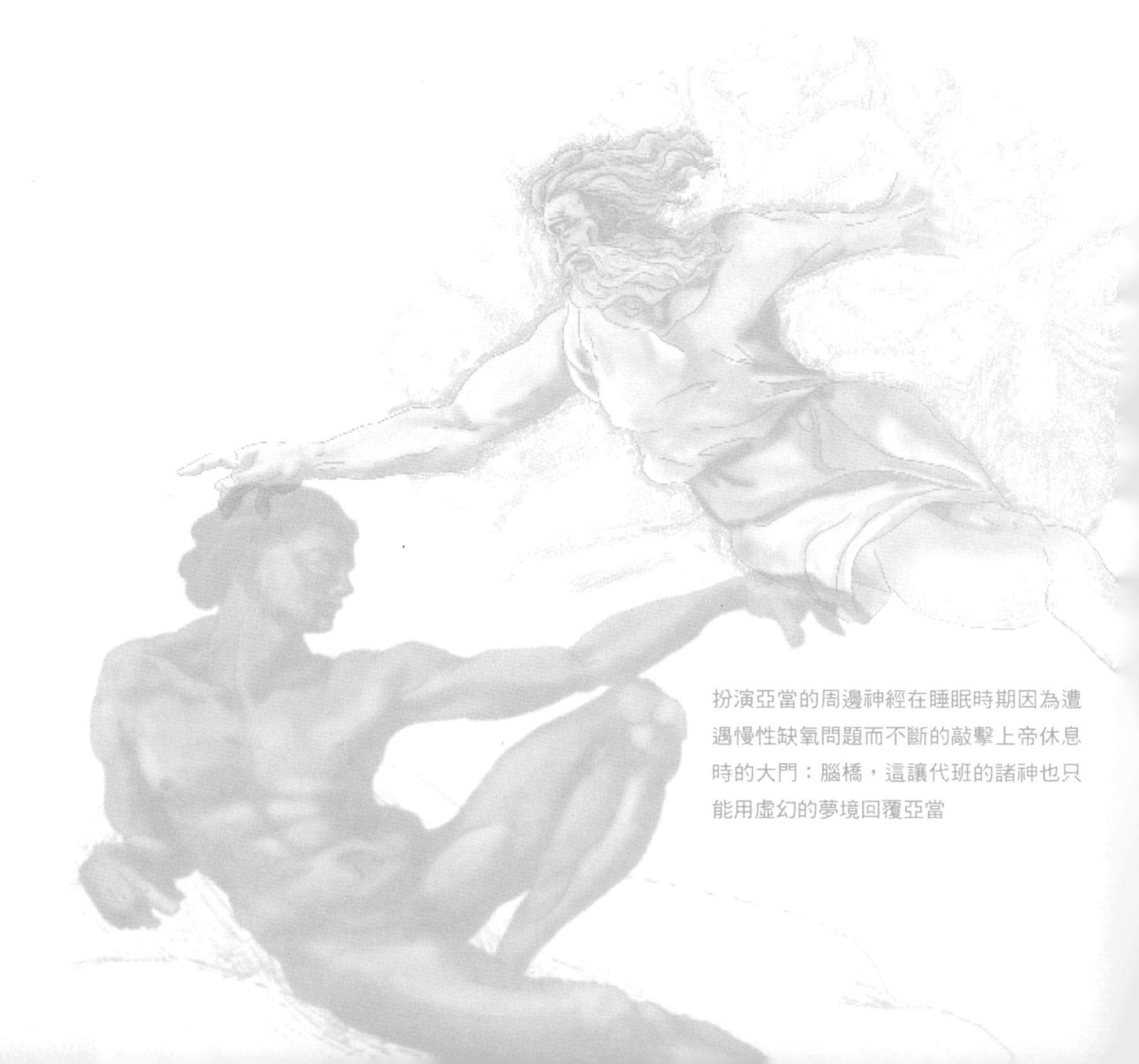

扮演亞當的周邊神經在睡眠時期因為遭遇慢性缺氧問題而不斷的敲擊上帝休息時的大門：腦橋，這讓代班的諸神也只能用虛幻的夢境回覆亞當

人的一生歲月中至少有三分之一以上的時光，是處在睡眠休息的狀態。所以良好的睡眠品質一直都是人類不斷追尋的願望。

只不過當成年之後，30% 以上的人卻經常莫名其妙地遭受失眠或睡眠障礙的衝擊，而這其中一半以上的族群也因為長期接受安眠藥物的治療，而陷入嚴重的毒害，表面上看起來像是在睡覺，但實際卻是處在服用類似毒品時的『休克』型昏迷狀態，導致這些人的壽命明顯比正常人短少許多。[1]

而另外一半 30% 的失眠及睡眠障礙者，隨然有幸地沒被安眠藥物所毒害，但卻因為長期受到失眠及睡眠障礙的影響，產生長期過短的睡眠時間，除了影響工作、生活、及健康之外，最重要的是他們的壽命也比正常人還要明顯縮短！
許多的歷史評論曾評斷『貪汙雖可恨，但政策錯誤，卻比貪汙更可怕百倍』！同樣地，小小的失眠固然可恨，但錯誤的藥物策略卻比失眠的傷害要來得可怕得多了！

## ‧‧‧ 敲昏腦袋：藥物策略 ‧‧‧

許多在“007 或不可能的任務”這類型的影片中，當主角會用力敲擊敵手頸部後腦勺交界的地方，讓敵人立刻昏迷倒地不起！撇開這些電影的演出真實性，在現況中，每夜數以億計的人卻是利用類似這樣的策略，讓自己昏迷倒在床上，只不過他們不是用木棒或拳頭敲擊腦袋，而是用迷姦藥物自我麻醉！

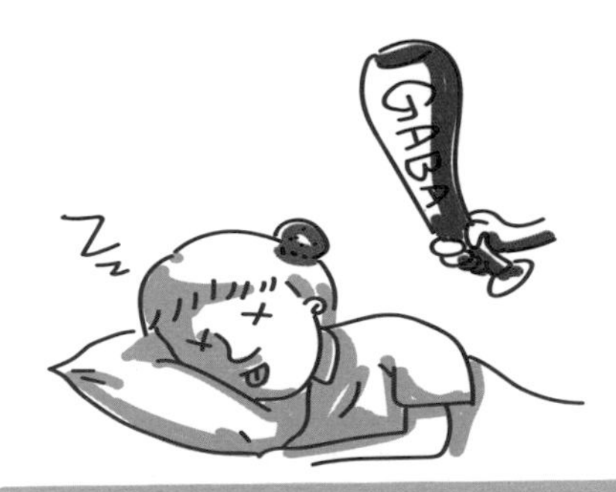


現有治療失眠及睡眠障礙的主流策略藥物就是以類似木棍一般的 GABA 藥物敲昏腦袋而造成睡眠現象

在第一篇裡已經討論過，失眠或睡眠障礙的主要發生原因，是源自夜間睡眠時期身體遭遇到比白天更嚴重的缺氧及能量不足問題。身體為了自救，於是啟動兩套代償式的有氧救贖行動：一是延長警戒時間促使身體獲取更多能量儲備；

一是透過增加快速眼動睡眠機制，救贖睡眠中的缺氧狀態。

可是目前的所有安眠藥物，卻是運用完全相反的策略，實現好像在睡眠的昏迷假象。這些藥物的一大策略是利用透過激發身體內專門阻斷抑制神經，或舒緩神經的分泌物，像是 GABA、血清素等等，將大多神經訊號降低或阻絕，使大腦無法接收到身體缺氧的反應，甚至以麻醉身體的方法，讓大腦及身體減緩運作。

這個策略就像是 007 主角用槍柄大力敲向敵人的後腦勺那般的讓人昏睡下去。當然囉，你的大腦就是 007 的敵人。當昏迷一段時間甦醒後，因為缺氧的問題已持續了 8 個小時以上，所以身上細胞的能量根本匱乏的問題，只有越來越惡化的份。時間一久，細胞自然會死亡或發生病變，於是除了白天無精打采之外，實在無法期待身體能活得多長久。[2]

另一大策略則是透過抑制身體內補充血氧及能量的神經分泌物質，像是組織胺、多巴胺、腎上腺素、食慾素等等神經傳遞物質，將這些補氧的訊號截斷，以蒙蔽大腦完成任務而使大腦啟動睡眠程序。

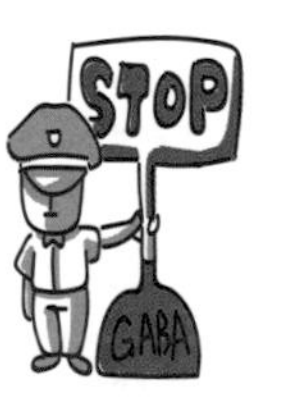

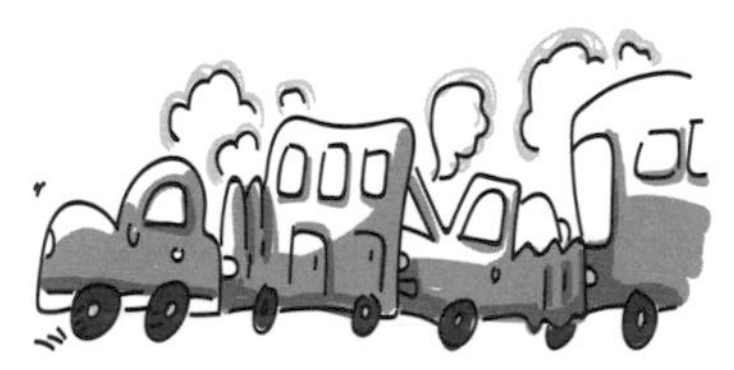

透過抑制身體一些抵抗缺氧的神經傳遞物質或神經訊號，以蒙蔽大腦已完成補充血氧及能量的任務而啟動睡眠

這個策略就像是不可能任務裡，阿湯哥將敵人增援的火車或直升機炸毀那樣地打斷敵人邪惡的計畫。很可惜，你的大腦在這回是扮演敵人的角色，所以對身體補充氧氣或能量的增援，都被這一類的藥物給中斷掉。在迷迷糊糊中甦掙扎爬起床之後，身體在缺氧最嚴重的睡眠期間，因為得不到適當的血氧補充，使得全身更加痠痛無力，整晚的睡眠根本不是休息，而是加劇細胞能量損耗的活動。持續下去，細胞也相繼發生凋萎或病變，加速軀體及神經的退化。[3]

## ··· 瞎子摸象：非藥物策略 ···

誠然許多人早就意識到安眠藥物的可怕，而抱持著寧可失眠也不願吃安眠藥物的態度，雖然精神可嘉，但也卻實在難以長期應付整夜翻來覆去的痛苦。於是不論是政府衛生保健單位、學術界、醫學界、或是商業界，都推出五花八門對付失眠或睡眠障礙的方法或商品。雖然可能對局部症狀具有些微的消極幫助，但可惜仍沒有一項具有積極合理防治策略提出。

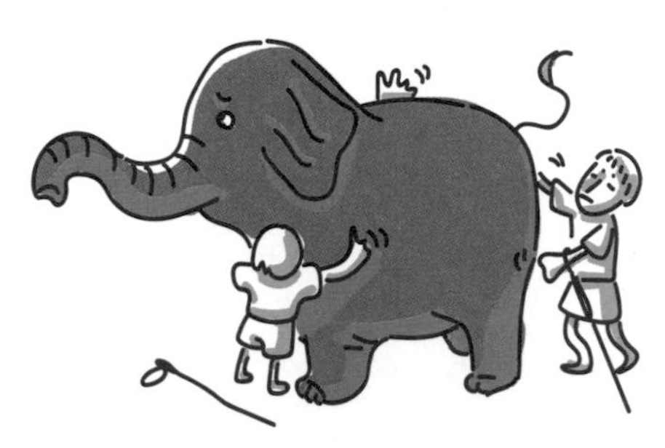

對於睡眠的發生原因及本質，目前學界仍然僅能對發生的現象進行局部的探討，導致相關的對付策略仍像瞎子摸象一般的各說各話

在政府及學界方面，他們大力推廣的睡眠衛生活動，包括飲食方面的禁止（咖啡因、菸酒等），活動方面的禁止（午睡、電視、電腦、閱讀、運動、時間等），環境方面的禁止（光線、聲音、溫度等），三大方面消極的配合。只可惜，只能針對偶爾失眠的正常人，對於長期失眠或者服用安眠藥物者，這些方法的了解大概等於大象的尾巴。[4]

由於電子科技的發達，推出了偵測睡眠狀態的手錶、手環等，雖然可讓人關切到睡眠的狀況，但對於失眠或睡眠障礙本身卻沒有絲毫的幫助。另外也有廠商運用特殊的光波燈光照射眼睛及皮膚，宣稱可以改善睡眠，如果真的有效用，大概只能對生物時鐘局部微調吧。對於睡眠問題，這些方法的探究大致可以說是大象的耳朵。[5]

生物科技業者近年對失眠問題的方案，也推陳出新不斷的有新產品發表，最直接的包括用 GABA、褪黑激素等等化合物，當成營養補充品，或者利用一些自古就用來昏迷、鎮定、助眠等用途的傳統藥草，像是纈草、聖約翰草等，從提取裡面一些 GABA 作用機制的物質去阻斷神經的作用物質。這些商品的作用甚至化學成分和目前現有的安眠藥物成分及機制一樣，所以對於睡眠時缺氧的問題只有變得更糟糕！利用這些方法去解決失眠大概可說是摸到大象的鼻子就認為它是隻像水管的動物吧！[6]

## ··· 眼見為憑的迷思 ···

目前人類的『正統』醫學，一直被幾千年來二條『繩索』所綁住，一條是眼見為憑，另一條則是非黑即白！

因為眼見為憑的醫學思維，使得從 2500 年前醫學之父：希波克拉底的古希臘時代開始至今，就以解剖學做為醫學的基礎主流。所衍生出來外科手術的醫學技術，對於 20 世紀初以前人類生活上的『打或逃』的生存本性的發揮，具有極大的貢獻。畢竟這時期人類醫學上面臨的天敵，大多以傳染病、內傷、外傷為主，所以透過眼見為憑的醫學思維，的確可以發現『它們』的存在。[7]

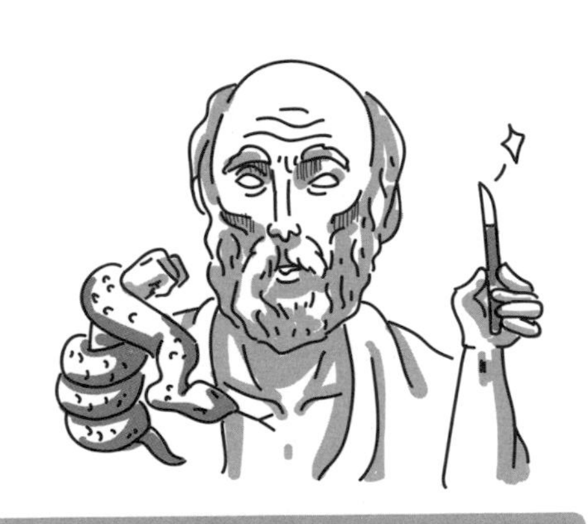

綑綁正統主流醫學的第一條繩索就是二千多年來以解剖學為基礎主流的『眼見為憑』思維，但對於現今所有慢性缺氧疾病卻難以對付

而非黑即白的二分法思想，受到 600 年前大哲學家笛卡兒的二元論影響之後，再摻入簡單『打或逃』的動物天性時，也變成醫學上思維的主流。也就是當病人在解剖台上出現異樣的病理時(如腫瘤、潰瘍等)，在『好和壞』的簡單思維下，大多會選擇以消除病灶來做為醫師肩負的責任。[8]

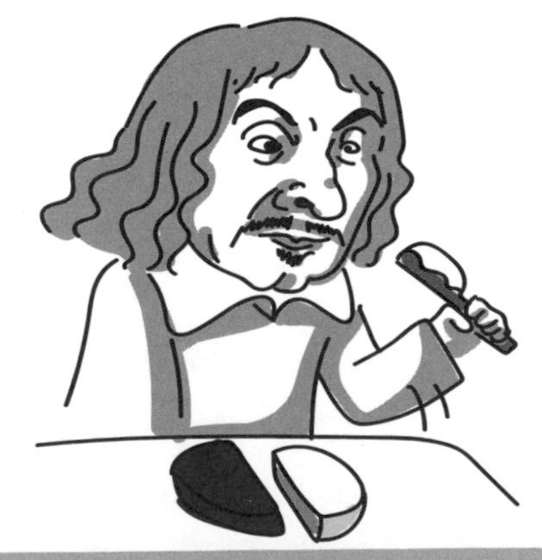

綑綁正統主流醫學的第二條繩索就是六百多年來以『非黑即白』的二分法思維，產生當今不是健康就是疾病的二元醫療認知

也因為醫療單位肩負著治療的責任，因此當抱著病痛的病患來找上門時，大多數醫

師都會在專業知識下，快速的消除病人苦痛為原則。只不過在這兩條繩索加上快速原則下，在 1960 年以前對於神經或心理方面的問題，依然是用手術切除大腦局部作為主流，害得許多人即使有相關疾病也不敢隨便找上門開腦袋。

演變至今，當初對付失眠或睡眠障礙的老辦法，也一樣用類似的觀念在消除它們，包括利用迷姦藥、麻醉藥、精神病藥、毒癮藥、消炎藥等等，舉凡能夠讓人快速看起來安靜或像是睡覺的物質，通通可以拿給患者去『消除』失眠或睡眠障礙的症狀。甚至遇上打鼾或睡眠呼吸中止問題的人，發現他們在睡覺時舌根喉嚨組織變長了，乾脆就送上手術台切掉一些！畢竟幾年後這些人能活多久，那和開刀或給藥的人根本沒關係了。[9]

在現在以慢性疾病肆掠為患的年代，主流的疾病包括從各類癌症腫瘤、心肌梗塞、腦中風、高血壓、糖尿病、阿茲海默氏症、帕金森氏症、子宮內膜異位症、憂鬱症、肥胖、高血脂、過敏性鼻竇炎、氣喘…等等到失眠及睡眠障礙疾病，早就無法用這兩根『繩索』所發現或解決，但是醫療單位仍然以類似汽車故障進廠修理這樣的醫療觀念在『修理』人們，使得這些疾病只能消極的被壓制著，而從來就沒能被治好，畢竟大家還在摸那隻像是大象的恐龍吧！

—現 況 問 題 篇—

# 第四章

# 失眠藥物的致命缺陷及傷害

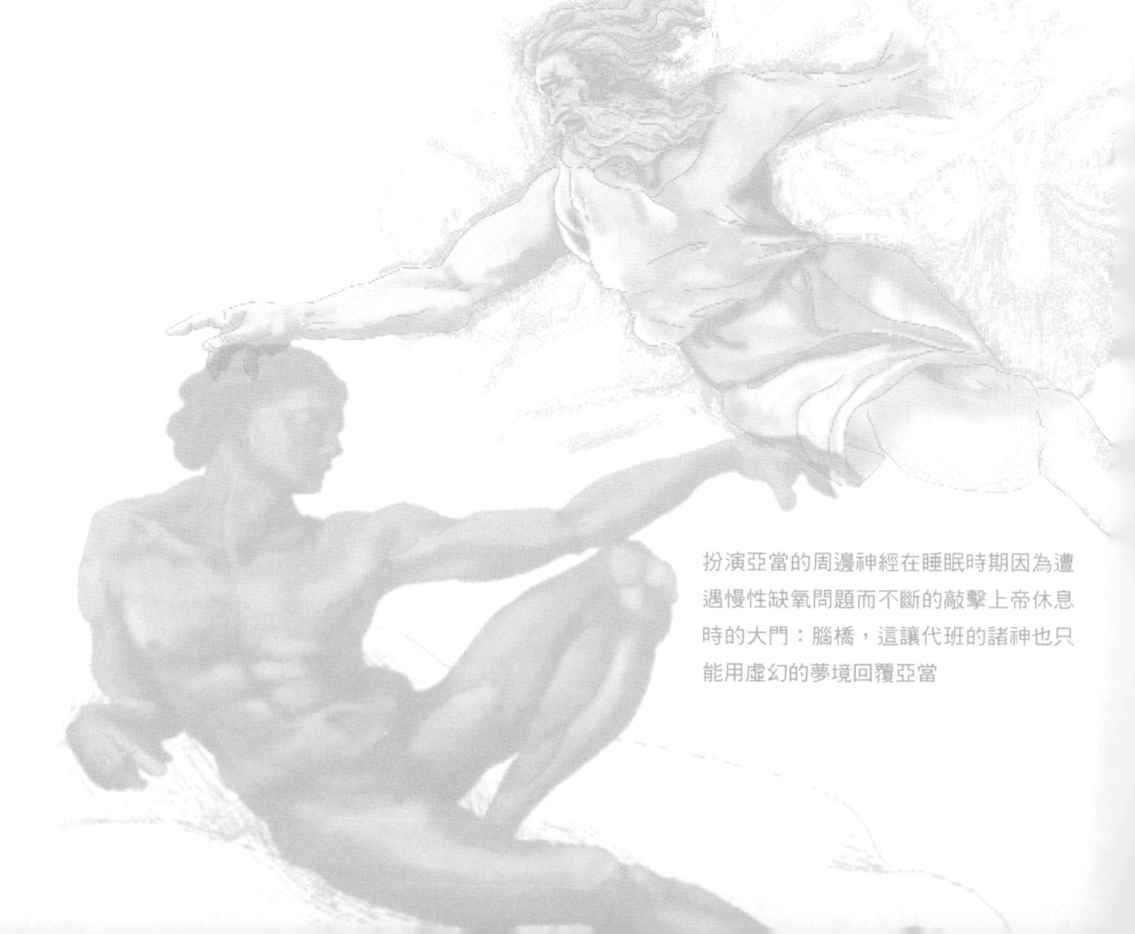

扮演亞當的周邊神經在睡眠時期因為遭遇慢性缺氧問題而不斷的敲擊上帝休息時的大門：腦橋，這讓代班的諸神也只能用虛幻的夢境回覆亞當

如果失眠的族群將他所用的藥物名稱在網路上搜尋一下，通常會驚訝的發現，在第一頁第一條的搜尋結果，居然是法務部毒品危害管制中心的官網，而這些每天使用的安眠藥物居然都被列管為第三級或第四級毒品！也就是說這些服用安眠藥物的族群，每天都得像隻毒蟲那樣，必須嗑了藥才能滿足，才能成眠！[1,2]

這到底是怎麼回事？

## ・・・ 安眠藥的種類 ・・・

目前全世界合法所使用的安眠藥物，依據它們的功能方式大致分為五大類，第一類是使人發生麻痺、昏睡、降低知覺的安眠或麻醉藥品；第二類是使人減少焦慮的鎮定劑；第三類是使人感覺愉快的抗憂鬱劑；第四類是使人降低動作敏感度的精神病用藥；其他不在前面四類的藥物則歸類到第五類的其他類型。

### 第一大類 — 昏睡麻醉藥物

第一大類的昏睡麻醉藥物由於藥效強、副作用極大、甚至經常被用作迷姦藥物，所以幾乎都屬於管制類毒品。我依照它們的化學結構，將它們再區分成四個小類：

**第一小類**，是一種稱作巴比妥類的安眠藥物 (Barbiturates)，它主要是透過強化腦神經上面的 GABA 受體的作用力，而強烈阻斷神經訊號的傳遞，達到失去意志的功效。[3]

主要的化合物或藥物類名稱包括：Benzylbutylbarbiturate, Butalbital, Amobarbital, Pentobarbital, Secobarbital, Sodium thiopental, Phenobarbital

**第二小類**，則是一種由喹唑啉酮再化學修飾過的安眠藥物 (Quinazolinones)，它主要也是一種類似 GABA 神經傳導物的化學物質，可以直接和 GABA 的受體結合，而發揮阻斷神經訊號的傳遞目的，達到減少神經活動的功效。[4]

主要的化合物或藥物類名稱包括：cloroqualone, diproqualone, etaqualone , mebroqualone, mecloqualone, methaqualone 等。

**第三小類，**是一種稱作苯二氮平類的安眠藥物 (Benzodiazepines，BZD)，它同樣也是透過強化腦神經上面的 GABA 受體的作用力，而產生強烈阻斷神經訊號的傳遞，達到失去意志的功效。[5]

主要的化合物或藥物類名稱包括：Clonazepam, Diazepam ,Estazolam, Flunitrazepam, Lorazepam, Midazolam, Nitrazepam, Oxazepam, Triazolam, Temazepam, Chlordiazepoxide, Alprazolam, Clobazam, Clorazepate, Etizolam 等。

**第四小類，**則是一種稱作非苯二氮平類的安眠藥物 (Nonbenzodiazepines，Z-drug)，它們的化學結構和苯二氮平類藥物不同，但是在神經細胞上的作用點卻是一模一樣，也是透過強化腦神經上面的 GABA 受體的作用力，而產生強烈阻斷神經訊號的傳遞，使人失去意志的功效。[6]

主要的化合物或藥物類名稱包括：Eszopiclone, Zaleplon, Zolpidem, Zopiclone 等。

## 第二大類 — 鎮定劑藥物

第二大類的鎮定劑藥物幾乎和前一類的安眠藥物重複，畢竟可以催眠麻醉的功能當然也可以拿來作為神經鎮定使用，所以在醫師的分類上幾乎是同一類藥物。在這章節裡特別和上面一大類做區隔，是因為上面那一大類安眠藥物，大多被列管為毒品，而這一大類的鎮定劑則大多屬於醫師處方用藥，甚至有些在藥局都可

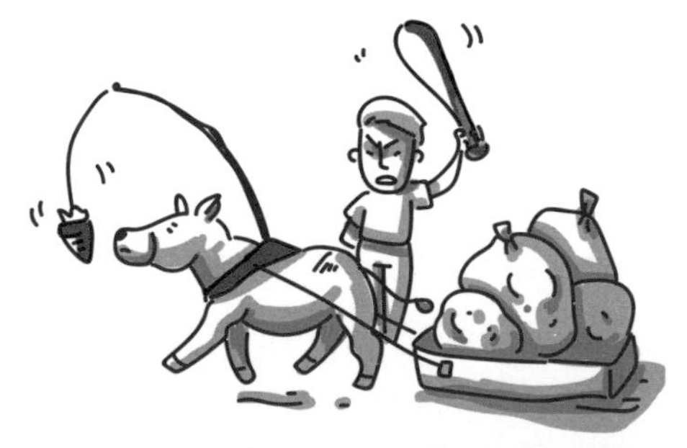

就像胡蘿蔔和大棒的策略一樣，鎮定劑藥物透過麻痺神經活性的方式，抑制神經傳導，達到睡眠現象，但卻背負沉重的器官缺氧負擔

以買到 ( 鴉片類除外 )，也因此經常被人們所濫用。在這裡我依照它們的化學結構，又區分成三小類：

**第一小類，**是一種稱作胺甲酸酯類的鎮定劑藥物 (Carbamates)，它類似巴比妥類藥物 (Barbiturates) 那樣的作用，一樣是透過強化神經上面的 GABA 受體的作用力，而達到強烈阻斷神經訊號的傳遞，只不過，它不只對中樞神經作用，同時還會對腦幹及脊髓神經的節點作用，導致全身達到意志散渙、肌肉鬆脫無力的鎮定功效。[7]

主要的化合物或藥物類名稱包括：Carisoprodol, Felbamate, Mebutamate, Tybamate 等。

**第二小類，**就是大家習以為常的抗組織胺類藥物 (Antihistamines)，偶爾當發生感冒有鼻塞症狀時，醫師一定會開給患者緩解的一種鎮定劑藥物。它主要透過抑制組織胺的受體，使血管收縮、血壓升高、免疫中止，同時也抑制腦下視丘的結節乳突神經核 (tuberomammillary nucleus,TMN) 神經，使得神經意識傳遞訊號受到阻斷，而導致注意力喪失、肌肉鬆脫無力、昏迷想睡等等的功效。[8]

主要的化合物或藥物類名稱包括：Acrivastine, Azelastine, Benadryl, Bilastine, Bromodiphenhydramine, Brompheniramine, Buclizine, Carbinoxamine, Cetirizine, Chlorodiphenhydramine, Chlorpheniramine, Clemastine, Cyclizine, Cyproheptadine, Dexbrompheniramine, Dexchlorpheniramine, Dimenhydrinate, Dimetindene, Diphenhydramine, Doxylamine, Ebastine, Embramine, Fexofenadine , Hydroxyzine, Levocabastine, Loratadine, Meclizine, Mirtazapine, Olopatadine, Orphenadrine, Phenindamine, Pheniramine, Phenyltoloxamine, Promethazine, Quetiapine, Rupatadine, Tripelennamine, Triprolidine, Cimetidine, Famotidine, Lafutidine, Nizatidine, Ranitidine, Roxatidine, Tiotidine, Clobenpropit, Ciproxifan, Conessine, Thioperamide 等。

**第三小類**，是鴉片類的鎮定劑藥物(Opioids)，它在毒品和歷史上的大名，相信我不必再特地解釋。它主要透過抑制中樞神經的鴉片受體，強烈阻斷痛感及其他的神經訊號傳遞，所以用作止痛劑、麻醉劑等等藥物，同時它也抑制中樞神經的傳遞作用，使大腦感到昏昏欲睡、疲累無力的情況，而達到鎮定的功效。[9]

主要的化合物或藥物類名稱包括：Morphine, Codeine, Thebaine, Diacetylmorphine, Nicomorphine, Dipropanoylmorphine, Desomorphine, Acetylpropionylmorphine, Dibenzoylmorphine, Diacetyldihydromorphine, Hydromorphone, Hydrocodone, Oxycodone, Oxymorphone, Ethylmorphine, Buprenorphine, Fentanyl, Pethidine, Levorphanol, Methadone, Tramadol, Tapentadol, Dextropropoxyphene 等。

## 第三大類 — 抗憂鬱藥物

第三大類的抗憂鬱藥物中，有許多種類具有鎮定神經、排解壓力的功效，尤其許多人因為壓力過大、甚至發生憂鬱症狀族群，都經常性的發生失眠問題。因此許多精神科室的醫師經常使用這類藥物作為治療失眠及睡眠障礙問題。在這一大類的抗憂鬱藥物大多屬於醫師處方用藥，甚至有些在藥局都變成慢性處方簽，也因此經常被人們所濫用。在這裡我依照它們的化學結構，將它們大致區分成三小類：

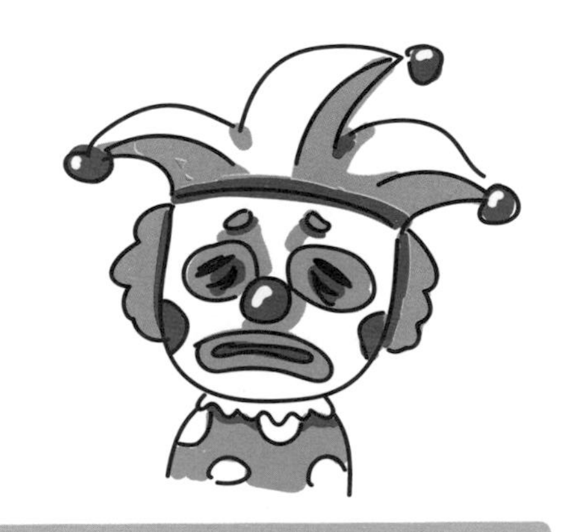

透過滯留快樂激素或補充類似物質手段以欺騙安撫大腦，使腦部認知身體的能量儲備充足而達到短暫快樂效果

**第一小類**，是一種稱作血清素接受器及再回收抑制劑類的抗憂鬱藥物(Serotonin antagonist and reuptake inhibitors, SARI)，顧名思義，它主要是透過抑制中樞神經上面的血清素的受體，同時也抑制血清素的回收再利用的受體，而產生短暫的快樂感覺。但是也因為阻斷神經傳遞的訊號，使壓力暫時解除，肌肉鬆脫

無力而產生的鎮定及減少腦波刺激的功效。[10]

主要的化合物或藥物類名稱包括：Etoperidone, Lorpiprazole, Mepiprazole, Nefazodone, Trazodone, Vilazodone, Vortioxetine, Niaprazine, Medifoxamine 等。

**第二小類，**是一種稱作三環類的抗憂鬱藥物 (Tricyclic antidepressants, TCA)，它的作用仍然主要是透過抑制中樞神經傳遞節點上面的血清素回收利用的受體，而使神經節點上的血清素濃度增高，而產生短暫較快樂的感覺，也因此使壓力的發生暫時解除，而產生減少腦波刺激的鎮定功效。[11]

主要的化合物或藥物類名稱包括：Butriptyline, Clomipramine, Imipramine, Trimipramine, Desipramine, Dibenzepin, Lofepramine, Maprotiline, Nortriptyline, Protriptyline, Amitriptyline, Amitriptylinoxide, Amoxapine , Demexiptiline, Dimetacrine, Dosulepin, Doxepin, Fluacizine, Imipraminoxide, Melitracen, Metapramine, Nitroxazepine, Noxiptiline, Pipofezine, Propizepine, Quinupramine, Amineptine, Iprindole, Opipramol, Tianeptine 等。

**第三小類，**則是一種稱作四環類的抗憂鬱藥物 (Tetracyclic antidepressants, TeCA)，它和三環類抗憂鬱藥物是截然不同的作用機制，主要是透過抑制中樞神經上面的組織胺受體，使得神經意識傳遞訊號受到阻斷，而導致注意力喪失、肌肉鬆脫無力、昏迷想睡等等的功效。加上它也抑制正腎上腺素回收利用的受體，而產生短暫較有動能的快樂感覺。[12]

主要的化合物或藥物類名稱包括：Maprotiline, Mianserin, Mirtazapine, Setiptiline, Amoxapine, Benzoctamine, Loxapine 等。

### 第四大類 — 抗精神病藥物

第四大類的精神病藥物中，除了藥物本身是用來治療像是精神分裂、躁鬱症 ( 雙向情感障礙 ) 等精神異常疾病，透過抑制腦波傳遞以控制興奮、躁動、幻覺及妄想等症狀，由於這類藥的效果中另外也具有讓人昏睡的的副作用，因此也經常被作為治療失眠及睡眠障礙問題的藥物。在這一大類的抗精神病藥物都屬於醫師處方用藥，也經常被人們所濫用。在這裡我依照它們的化學結構，將它們大致區分成二小類：

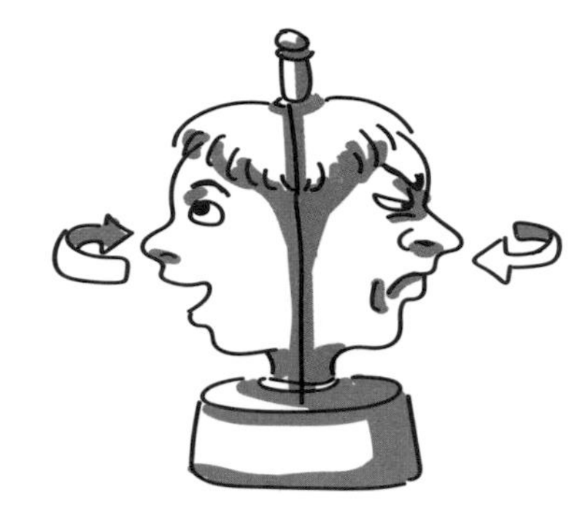

透過抑制身體動作傳遞的神經物質（多巴胺）而降低大腦行動力並使發生昏睡鎮定效果，以達到短暫控制思想能力

**第一小類**，是一種稱作經典型或第一代抗精神病藥物 (First-generation (typical) antipsychotic )，所謂的經典型或第一代型的藥物，是因為它會造成類似巴金森氏症的症狀問題，包括口乾舌燥、行動遲緩、身體僵直、肌肉萎縮等等副作用。由於它透過抑制中樞神經上面的多巴胺的受體，而降低大腦的行動力，因此在行動不便的同時，也會同時發生鎮定、昏眩及睏睡的功能。[13]

主要的化合物或藥物類名稱包括：Chlorpromazine, Chlorprothixene, Levomepromazine, Mesoridazine, Periciazine, Promazine, Loxapine, Molindone, Perphenazine, Thiothixene, Droperidol, Flupentixol, Fluphenazine, Haloperidol, Pimozide, Prochlorperazine, Thioproperazine, Trifluoperazine, Zuclopenthixol

**第二小類**，是一種稱作非經典型或第二代抗精神病藥物 (Second-generation (atypical) antipsychotic )，所謂的非經典型或第二代型的精神病藥物，主要是和第一代藥物作區隔，因為第二代非經典型的藥物它比較不會造成類似巴金森氏症的症狀問題，包括口乾舌燥、行動遲緩、身體僵直、肌肉萎縮等等副作用。但是卻會發生遲發性運動異常問題（像是身體無法控制的重複動作，如嘴巴咀嚼式的蠕動、吐舌 、下巴顫動 、眨眼睛 、和手臂 、腿 、及身體快速的動作等），同時也會引發糖尿病等等嚴重副作用。但由於它一樣是透過抑制中樞神經上面的多巴胺傳遞途徑，因此會降低大腦的活力，也同時會發生鎮定、昏眩及睏睡的功能。[14,15]

主要的化合物或藥物類名稱包括：Amisulpride, Aripiprazole, Asenapine, Blonanserin, Cariprazine, Clozapine, Iloperidone, Lurasidone, Melperone, Olanzapine, Paliperidone, Quetiapine, Risperidone, Sertindole, Sulpiride, Ziprasidone, Zotepine 等。

### 第五大類 — 其他藥物

第五大類的其他藥物中，除了藥物本身並不是主要像上面那幾類那樣，主要被用來治療像是安眠麻醉、鎮定、憂鬱、精神分裂等等等神經或心理性疾病，反而是應用在其他像是降血壓藥、抑制食慾藥、迷幻藥、甚至抗癲癇藥等等治療的功能上，但是在它們的副作用上會出現讓人昏睡或想入睡的功效，因此也經常被醫師當作治療失眠及睡眠障礙問題的藥物，而經常被人們所濫用。在這裡我依照它們的功能結構，將它們大致區分成三小類：

**第一小類**，是一種稱作甲型腎上腺素促效劑 (alpha-adrenergic agonists)，主要透過促發血管和肌肉的收縮作用，抑制腦幹和中樞神經的活性反應，而降低大腦的刺激波動，因而產生鎮定、降低血壓及睏睡的功能。[16]

主要的化合物或藥物類名稱包括：Methoxamine, Midodrine, Oxymetazoline, Metaraminol, Phenylephrine, Clonidine, Guanfacine, Guanabenz, Guanoxabenz, Guanethidine, Xylazine, Tizanidine, Medetomidine, Methyldopa, Methylnorepinephrine, Fadolmidine, Dexmedetomidine 等。

**第二小類**，是一種稱作食慾素受體抑制劑 (Orexin receptor antagonist)，主要透過抑制丘腦的中樞神經裡控制食慾的受體，降低食慾對大腦的神經激化，欺騙大腦以為身體能量已經達到平衡，而產生類似餐後睏睡的功能。[17]

主要的化合物或藥物類名稱包括：Lemborexant, Nemorexant, Suvorexant 等。

**第三小類，**是一種大麻素類的藥物 (cannabinoid)，主要透過抑制丘腦的中樞神經裡的瘦素活性，以降低新陳代謝速率，並降低食慾而產生類似餐後睏睡的功能。[18]

主要的化合物或藥物類名稱包括：Dronabinol, Nabilone, Rimonabant 等。

## ･･･ 是昏迷還是睡覺？ ･･･

我在前一小節中所列出了安眠藥物簡單的分類，可能有些讀者看完之後，腦袋仍舊會『霧煞煞』的不知所云，為了讓讀者更明白你所用的安眠藥物大多是毒藥，我在這裡在做一次簡單歸納它們讓你昏迷的方法，請注意，我所用的字眼是『昏迷』，而不是休息或睡覺這個普通名詞。

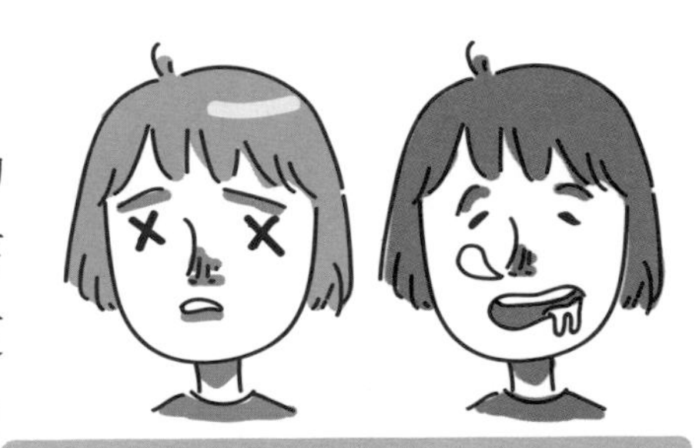

透過抑制及改變神經傳遞功能，而達到睡眠的假象，我稱它們為『昏迷』而非睡覺

我們先看看第一類的安眠類藥物，全部都是去激發所謂的 GABA 受體，而讓中樞神經產生緊急煞車的化學物質。第二類的鎮定劑藥物，也是藉由阻斷各種腦神經的正常傳遞途徑，去降低神經敏感度。第三類的抗憂鬱劑藥物，則是以騙取大腦短暫的愉悅感覺，去麻痺神經的防衛注意力。第四類的抗精神病藥物，則是以抑制動作神經的傳遞，去阻礙腦波的形成。而其他的第五類化學物質則以減低身體的代謝效率，去減弱大腦的動作。上面這所有的藥品策略都是透過干擾神經的傳遞，而達到短暫或長效的昏迷效果。

也因此絕大多數的安眠藥物，如果不是被政府列管為毒品，要不就是管制用藥或專業醫師處方簽，因為除了可能被一些不法分子當作迷姦藥或詐騙藥物之外，絕大多數都具有明顯強烈的依賴性而很難戒斷，同時還會產生幻覺、麻痺、精神錯亂及憂鬱症等等問題。但是如果要說這些不好的副作用或症狀，其實都不是重點，真正的問題是這些藥物的概念，都是以阻斷及干擾正常神經的傳遞運作，達到讓人昏迷的效果，相對的，原本要休息或睡眠的生理時間，就成了一片被空白掉的錯亂人生。[19,20,21,22]

這就像拿根木棒往人的頭上用力敲昏那樣，看起來像是睡著了，但其實是失去知覺了！

睡眠的真正功能，是為了讓身體所有器官和神經細胞能夠充分休息並得到適當的能量修復，以應付第二天的生存挑戰。所以我們躺下之後，腦波漸漸地從 $\alpha, \beta, \gamma$…的高能量波，一直緩和地降到低能量頻率 $\theta, \delta$ 波，然後就漸漸地進入非眼動睡眠的熟睡狀態。這時候身體絕大多數細胞的獲得了真正的休息。

當然，細胞所儲存的能量即使在最低的消耗之下也會用盡告罄，因此每隔一小陣子（正常人大約是 80-90 分鐘），就會像魚塭池裡原本已經停機待命的打氧氣專用馬達幫浦那樣，將會每隔一陣子就再度啟動電源運作打氧個 10 至 15 分鐘那樣。這種休息一陣子再刺激心臟運轉打氧的重複動作，將確保細胞休息時的基礎能量供應而不缺氧，同時這也是我們作夢的源頭。

可是這所有的安眠藥物，卻像是將這些運轉馬達的電源插頭拔掉那樣，從現況看起來身體像是停機不動的休息那般，但是在藥效消退的期間，那些扮演著間歇運轉供氧馬達那般功能的快速眼動睡眠，卻因能量不足而轉動遲緩。結果就如同大停電的魚塭池裡頭，大量的魚可能因為含氧量不足而生病、受傷或死亡那樣，我們的身上所有的細胞也將因此而遭受缺氧而發生傷害或凋萎死亡，這也是絕大多數服用安眠藥物的人，在第二天清醒後，仍舊感到疲累不堪的主要原因！[23,24]

## ‧‧‧ 安眠藥的根本問題：缺氧 ‧‧‧

在媒體上偶爾會聽過服用大量的安眠藥物自殺的事件，但是如果併除安眠藥物本身的作用，最多是讓人昏迷罷了，為什麼會致死呢？原來，真正致命的問題是過度缺氧！過多的安眠藥物可以阻斷了所有中樞神經的傳遞動作，所以當昏迷之後，呼吸及心跳都將被嚴重干擾甚至停頓，而發生類似缺氧窒息或器官衰竭而死亡。[25,26]

像上面這類的情況在日常生活中算是很少見，但是如果像絕大多數失眠者，在很小的安全劑量下，當長期的使用的情況時，會發生哪些狀況呢？答案是慢性缺氧。

安眠藥物的根源問題就是在睡眠期間造成使用者發生持續的缺氧問題，這也是使用者在清醒後覺得疲累的根本原因

大多數人使用安眠藥物最大的睡眠特徵，是快速眼動睡眠的現象消失或減少降低了！簡單的說，你在睡眠中只會沉睡而不會做夢了，乍聽之下，這豈非是一件好事嗎？可是真實的情況卻不是你所想像的，因為幾十年來的研究都發現，如果一個人因為藥物的介入而使睡眠期間長期缺少夢境，或者快速眼動睡眠消失的話，他的壽命將明顯的比正常人甚至失眠的人還要短少了很多，簡單的說，也就是死得比較快！[27]

這就像是前一節用魚塭的比喻那樣，我們在熟睡的時期，因為呼吸系統及循環系統呈現半休息狀態，將會使得全身細胞的血氧濃度越來越少，這些缺氧細胞的代謝產物：氫離子，也會一直不斷的被釋出到細胞外面，在不斷累積之後使周遭微環境的酸鹼度降低，因而激化周邊神經的酸敏感離子通道，引發神經信號傳遞到延腦部位的自主神經，去激化心臟及呼吸系統加強一下動作，也就形成所謂的快速眼動睡眠。

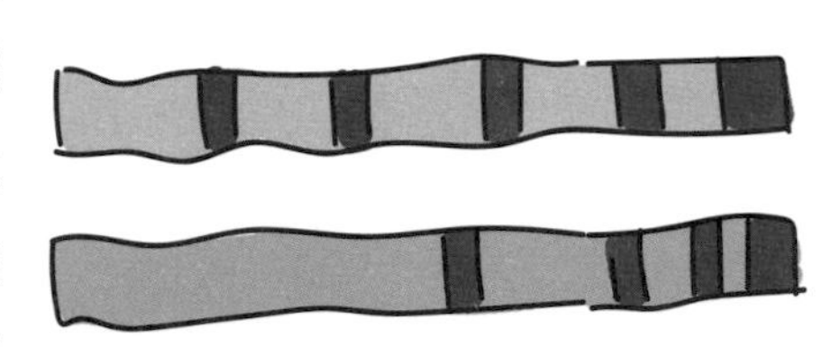

使用安眠藥物者的睡眠結構明顯異於平常人，主要是擔負睡眠救贖機制的快速眼動睡眠頻率及時間減短消失

上面這一套睡眠專用的既精密又合理去調控體細胞和神經之間的運作關係，將

會被絕大多數的安眠藥物在神經節點上面所阻斷。也就是說，像魚塭池裡面幫浦馬達功能的心臟及呼吸系統，在原本應該啟動運轉強化打氧氣的動作，被安眠藥給強制阻斷電力的供應，當然這池水裡頭數以兆萬計的細胞就面臨到慢性缺氧的嚴重問題了！

## ‧‧‧ 安眠藥如何殘害身體 ‧‧‧

前面已經討論過，安眠藥物如何在睡眠時造成身體慢性缺氧的機制，但是這樣的過程到底如何傷害身體，應該是許多讀者所關心的事。

經過我的整理後，發現所有類別的安眠藥物在使用過後都有幾種共同的副作用：疲累、想睡、意識模糊、焦慮等等情況，而其他的副作用則因為不同的藥物類別而有一些差異，包括嚴重一點的副作用，如暴斃死亡、自殺、重度憂鬱、心臟衰竭、帕金森氏症、糖尿病、心律不整等等。長期使用則將明顯發生失智、癡呆、阿茲海默氏症等神經退化問題。[28]

同時大多數安眠藥物在戒斷時都會產生較明顯的失眠、焦慮、頭痛、憂鬱、意識混亂的現象。其他一般常見的副作用則還有：反應遲鈍、低血壓、便秘或腹瀉、心跳過快、體溫偏低、口乾舌燥、暈眩、反胃嘔吐、食慾變差、記憶喪失、幻視、骨密降低、夢魘、心悸、性無能、肢體顫抖、流口水、無力、恐慌感等等生理及心理反應。如果我將這些副作用分類整理過後，可以發現這些藥物所引發的症狀、問題或疾病都屬於慢性缺氧所造成的。[29]

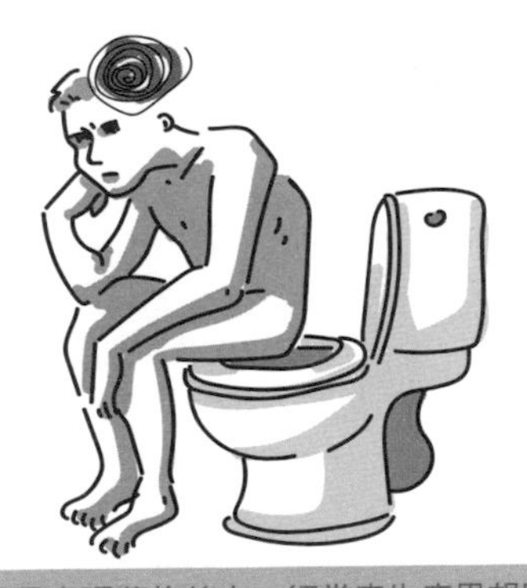

長期服用安眠藥物的人，經常產生疲累想睡、意識模糊、焦慮、情緒低落等現象，而戒斷時更容易產生加乘副作用

### 心理異常問題

許多人在長期服用安眠藥物之後，都會產生憂鬱、焦慮、恐慌、甚至自殺等感

覺或現象，這主要是因為安眠藥物所造成睡眠時的大腦及身體的長期缺氧，使得左右腦交接處的核縫神經細胞感測到血氧不足，而減少或停止製造分泌血清素（又稱 5- 羥色胺或快樂激素），造成身體得不到應有的獎勵，而發生憂鬱或不快樂的情緒低落現象。[30]

尤其是抗憂鬱藥物類的安眠藥物，原本藥物設計的概念就是將已分泌的快樂激素做重複滯留的動作，造成神經好像得到較多快樂獎賞的刺激訊號。這種欺騙大腦的干預手段，除了造成神經會馬上貪婪的製造更多的受體來適應，而形成像毒品那樣地越用越重的依賴感。一旦當停止或減量時，身上的血氧供給跟不上身體快樂激素的自然分泌的情況下，那時的大腦便會覺得極度的失落、憂傷、沮喪，同時也喪失了鬥志及人生的目的，因而造成重度憂鬱症、甚至產生強烈的自殺感。[31]

## 情緒失控問題

睡眠時期的慢性缺氧狀態下，大腦的『打或逃』本能會偵測發現，在正常狀況下會去激發多巴胺神經系統，而啟動腎上腺素等壓力型內分泌系統去強化一下身體的血氧，例如心跳快一點、血壓拉高一些等等武裝動作。可惜，當這些自發性的身體武裝動作，被這些安眠藥物給抑制住時，尤其鎮定劑、抗精神病藥物及抗憂鬱劑等類的安眠藥物，它們的主要作用點都圍繞在多巴胺的上下游生產分泌方面。[32]

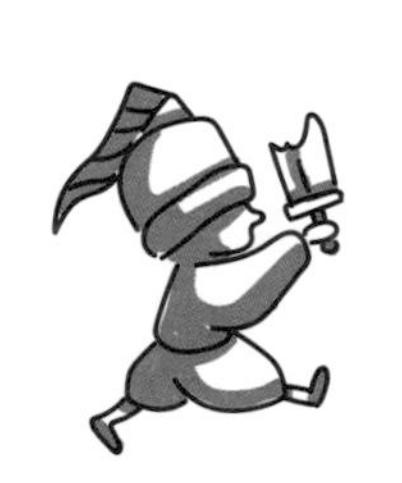
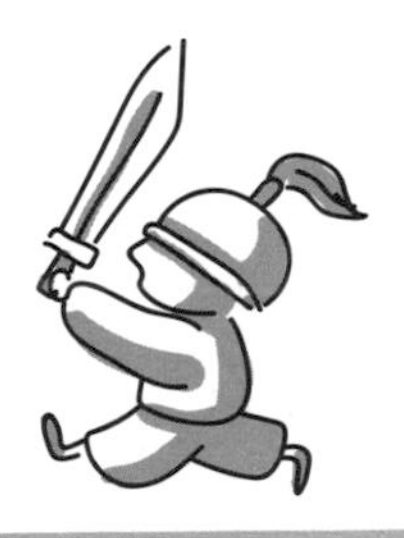

當打或逃的本能被安眠藥物長期抑制時，在醒後一段時間內將出現明顯的焦慮、恐慌等等情緒失控問題

於是當我們身體發現了想要逃或想去打的缺氧壓力警告時，卻被這些藥物給抑制住，發生了有志難伸無法進行的現象。所以造成在服用安眠藥物的初期，每當藥效減退，醒後的一段時間內，很容易的發生焦慮、恐慌、意識混亂、暈眩等現象，隨後身體也將發生心跳過快、頭痛、心律不整、便秘等等的代償現象[33]

更重要的是，原本要依賴這些藥物來幫助入睡或解決失眠的問題，只要不繼續使用時，反而造成更嚴重的失眠問題！當上面的現象持續一段時間之後，身體因安眠藥物所造成的慢性缺氧，將使大腦神經及各處器官發生不可逆的破壞。

### 記憶退化問題

在大腦方面，由於長期睡眠時的缺氧，使得大腦海馬迴的血氧供給也相對減少，尤其在那處理短期記憶的海馬迴和儲存長期記憶的大腦皮質區的交界處，一處稱作齒狀回的耗氧神經區，更容易發生缺氧現象，因而長期啟動了慢性發炎的代償機制，使得在那處神經區的血腦屏障，便因為細胞缺氧釋放出一堆具有剪刀功能的 MMP 蛋白酶，將那些包覆神經元的神經膠質細胞和微血管縫隙間的特殊纖維破壞而變得鬆散。

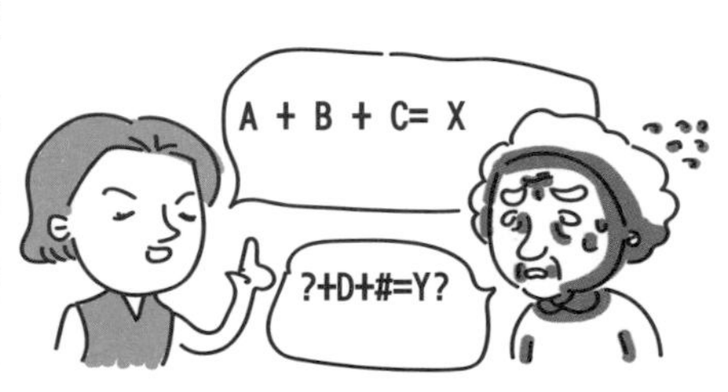


長期服用安眠藥物的最大問題是造成神經細胞不可逆的長期缺氧退化凋萎

雖然這動作可以強化血氧的滲透率，但是卻引來星狀神經膠原細胞不正常的緊急修復。當長時間不斷的破壞和搶修之後，就形成阿茲海默氏症獨特的病徵，大量的澱粉質瘢沉澱、以及神經軸突和膠原纖維糾結纏繞的 TAU，當然也代表了不可逆轉的記憶退化喪失！[34]

### 動作遲緩問題

類似的現象仍然發生在大腦的黑質神經細胞區域裡，由於氧氣是生產多巴胺的必備原料，沒有足夠的血氧，就無法生產足夠的多巴胺以及下游的腎上腺素等動作型及壓力型賀爾蒙。但是所有的安眠藥物消滅了睡眠時具有補氧功能的快速眼動睡眠，因而使大腦區黑質細胞面臨到嚴重慢性缺氧的情況，除了明顯的減少分泌多巴胺之

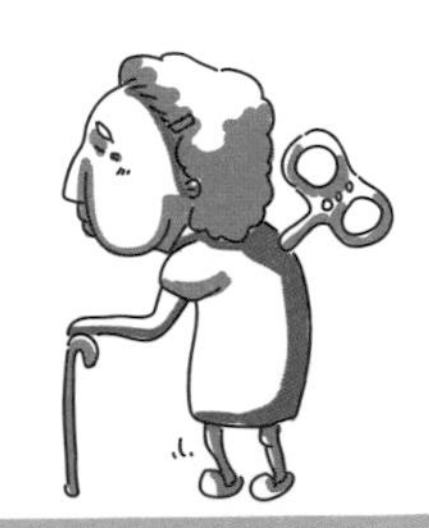

安眠藥物的長期缺氧作用造成多巴胺分泌細胞受損而發生帕金森氏症問題

外，黑質細胞也漸漸的凋萎。[35,36]

如果再加上抗精神病藥物或鎮定劑藥物當作安眠藥物來使用的話，那無疑是雪上加霜地加速黑質細胞功能喪失及死亡，而從假性的帕金森氏症惡化成不可逆的行動遲緩、無法控制動作、甚至肢體僵直而器官衰竭死亡。

## 血管硬化問題

在循環系統方面，由於安眠藥物造成長期睡眠時的缺氧，使得體細胞大量釋出的金屬基質蛋白酶 MMP，去破壞周遭血管的各類膠原纖維蛋白，以期望能增加一點血氧通透性。

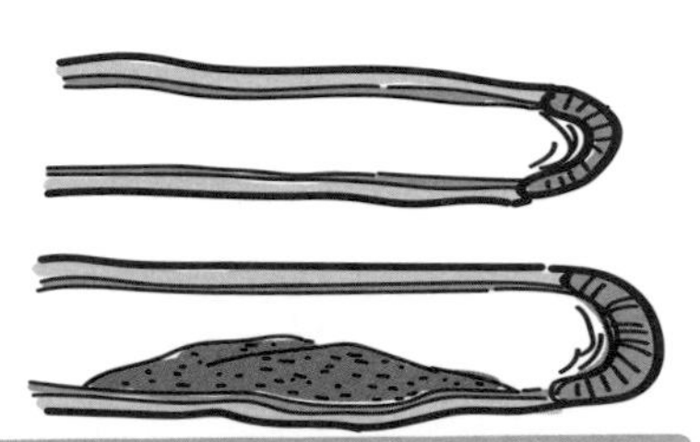

安眠藥物的缺氧作用長期造成血管因受到 MMP 破壞而形成血管粥狀動脈油癥或動脈硬化問題

於是在血管的內膜層和外面的平滑肌肉層黏結交接的地方，布滿了一小層薄薄的纖維蛋白網，便是這些 MMP 破壞的首選攻擊要處，這些人的血脂將接著顯著的升高去修護這些破損處，同時幾年之後，血管也將明顯的產生動脈粥狀油癥，也就是一般人所說的血管硬化現象。[37]

## 凝血出血問題

安眠藥物所造成缺氧細胞釋放的 MMP，除了會破壞上面纖維蛋白網之外，為了完成獲取氧氣的任務，它們還會繼續再向內部一點點的血管內膜前進，只要能將聯繫這一層內膜細胞間的連結纖維剪碎一些，血氧就可以很容易地滲漏到缺氧的細胞組織之間而救活它們。但是這個動作卻造成血管內壁的破壞，使血管破損而發生出血情況。

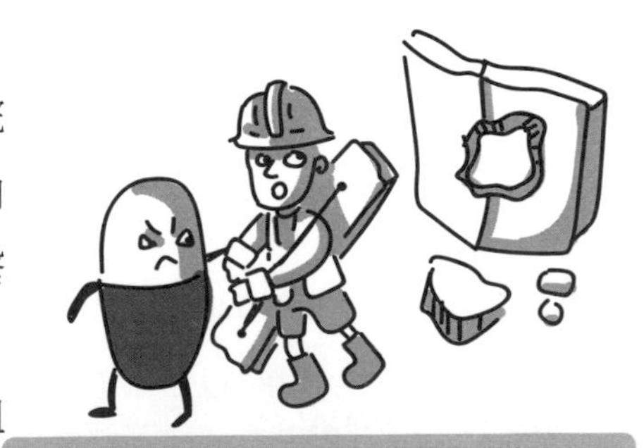

鎮定劑及抗憂鬱類安眠藥因抑制血清素及相關受體以達到安眠作用，但同時卻連帶抑制血小板活性，造成凝血功能不全而易出血

在正常狀況下，原本血小板將迅速的活化去進行補破洞的行動，但是由於許多的安眠藥物原先是屬於鎮定劑型及抗憂鬱型的藥物，它們主要透過抑制血清素受體或回收等相關的機制，來達成鎮定或安眠等功能，但同時也將抑制血液中血小板的活性，而減低了止血的功能。因此使許多原本就發生出血疾病的患者（如出血型腦中風、手術或外傷等），當再使用安眠鎮定等藥物時，將因不易凝血而使病情加劇或延長。[38]

## 器官衰竭問題

安眠藥物長期在睡眠時所造成的缺氧，除了大量的金屬基質蛋白酶 MMP 被釋出而破壞血管或組織之外，還再加上血管內部經常性的出血，這些情況雖然因為安眠藥物而減少了血小板的活性，但卻使組織纖維母細胞相對地增加分泌，因而加大了游離血栓的形成。當這些血栓順著血流，就容易造成下游組織或器官梗塞，發生大小不一的缺氧事件而使組織衰竭壞死。也因此，長期或大量使用安眠藥物所造成的慢性缺氧，將很容易發生小型的肺靜脈栓塞，心臟冠狀動脈栓塞等事件。

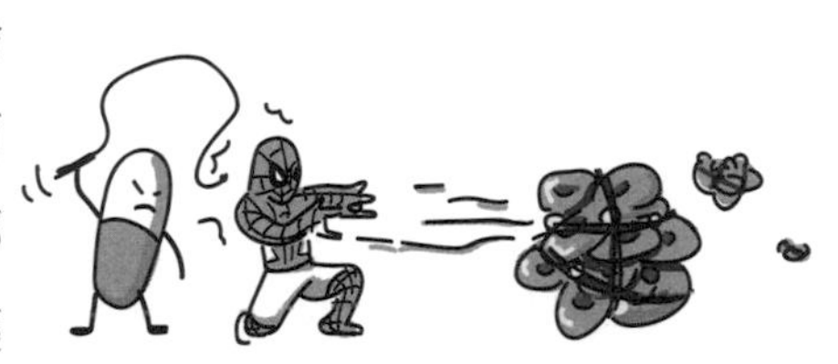

安眠藥物所誘發的缺氧問題造成組織纖維被大量不正常分泌而引起大量游離血栓，明顯造成器官梗塞及衰竭

只是絕大多數人都沒有甚麼感覺，只覺得身體越來越沒力氣，可是日積月累一段時間之後，會先出現發生血壓不穩定、心悸、心律不整等問題，之後便導致心臟衰竭、肺衰竭、血壓過低、甚至睡眠時猝死或心肌梗塞等等可怕的疾病[39,40,41]

## 代謝失調問題

在代謝系統方面，由於安眠藥物所造成長期睡眠時的缺氧，使得細胞的能量產出驟降。為了節約開銷，細胞會透過暫時緊縮 DNA 的動作，去減少胞內製造

蛋白質時的大批能量損耗。但是也因此使得細胞內部許多沒那麼緊急的動作被迫暫時停工，像是一般構件的修修補補或者複製再生等等的DNA經常都被緊縮而停止製造。

這樣的『節流』動作，使得滿布細胞表面、零件複雜且偶而會壞損的引進葡萄糖燃燒原料的大門構件複合體：包括鎖頭構件（胰島素受體）及門身構造（葡萄糖通道），也會因為DNA緊縮的動作，而使得這些構件破損後不再及時替換修補。也因此，原本數量龐大的通道，就漸漸地失去功能而無法開啟，也使得糖分滯留在血液中無法進入細胞內部被燃燒利用，也就是產生所謂的第二型糖尿病！[42]

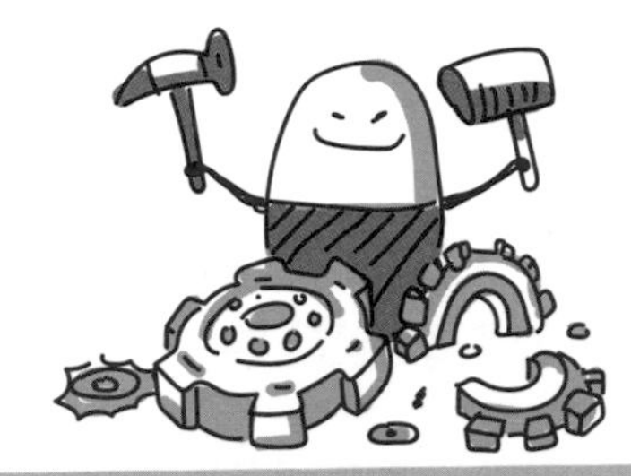

安眠藥物的長期缺氧問題造成能量不足而使細胞DNA緊縮，導致胰島素受體減量修補而漸發生第二型糖尿病問題

## 能量不足問題

當然，過多的血糖造成血液的濃度升高，所以身體為了沖淡去平衡濃度，所以會造成口渴或口乾舌燥的感覺。同時過多的血糖，告訴我們身體不需要再多進食，所以我們的食慾也將漸漸地變差。

另外細胞內部進行所謂的缺氧代謝，能量的產出越來越少，除了降低身體的核心溫度以平衡能量管銷之外，其他像是生殖求偶傳宗接代的耗能事件，當然也就能停就停，於是形成了性無能或性冷感問題。當然細胞供氧不足、燃燒的原料也難以補充的情況下，發生體能不繼而讓人感到明顯的無力感及倦怠感，同時在活動中也極易產生疲憊痠痛等問題！[43,44]

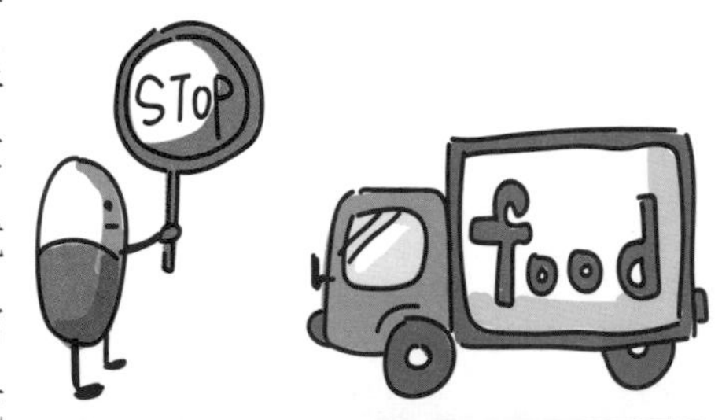


安眠藥物所產生的缺氧狀態造成身體長期的能量不足，促使細胞啟動『節流』的策略維持生存，而造成性冷感、無力感、疲倦感等問題

—現 況 問 題 篇—

# 第五章

# 失眠保健的觀念偏差

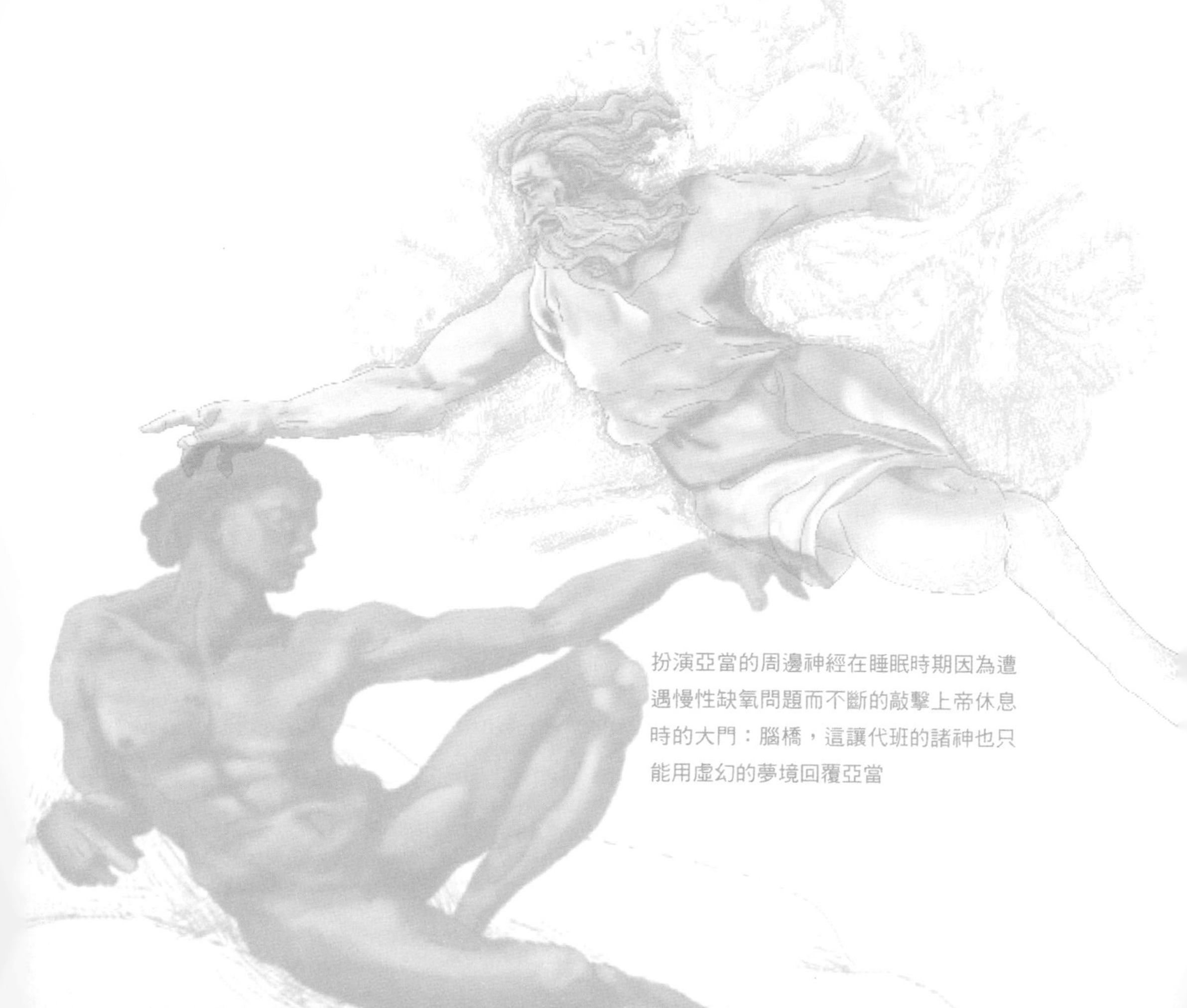

扮演亞當的周邊神經在睡眠時期因為遭遇慢性缺氧問題而不斷的敲擊上帝休息時的大門：腦橋，這讓代班的諸神也只能用虛幻的夢境回覆亞當

在前面的章節裡，我已經討論過現有安眠藥品的種類，以及這些藥物在設計觀念上的偏差，而所導致的根本性傷害問題。在這一章中，我將討論現有市面上幾項常見的並宣稱具有安眠功效的保健品等項目的觀念。

## ・・・ 是藥非藥的保健品 ・・・

在保健食品中，有幾項常見的原料是具有爭議的材料，原因是它們的安全性並不是所有國家都認同，有些國家或許允許它們可以在食品或保健品中添加使用，但是在其他國家種可能是明令禁止或不能使用的。我們就先從它們的作用機制開始探討，至於能否對讀者的睡眠具有幫助，則請自行判斷。

### γ－胺基丁酸 (GABA)

近幾年許多訴求幫助入睡或預防失眠的保健食品中，都會有 GABA 這項原料名稱，它的中文名稱為 γ-胺基丁酸，英文全名為 gamma-Aminobutyric acid，所以大家都簡稱它為 GABA。相信許多眼尖的讀者，可能會發現，它的受體名稱幾乎和在前幾章中所列出來大多數安眠藥物的作用點相同。沒錯！這個物質簡單的說，就是在體內專門抑制神經作用一種傳導物質，只不過，有些國家拿它當成藥物(如俄國)，有些國家(如美國)卻將它當成保健品。

它的化學結構，如果認真的說，並不屬於胺基酸類的物質，因為生物學上所稱的胺基酸通常指的是 α-胺基酸，而 GABA 則屬於 γ-胺基酸，不過它確實和我們體內的神經傳遞物質相同，當然也可以在一些細菌的分泌物或植物裡面被提煉出來，但現有主要的原料都是利用人工化學合成方法，從麩胺酸鹽 glutamate(如味精)轉換所製造出來的產物。[1]

由於它的化學結構因素，如果是以服用或打針的方式進入人體的話，它完全沒辦法通過我們大腦的血腦屏障 (blood—brain barrier)，所以它完全不具有抑制腦神經或任何神經節點的功能。而當體細胞接收到它時，細胞裡的酵素便將它轉換成琥珀酸半醛以及麩胺酸鹽，充作能量代謝轉換的燃料使用。簡單的說，它根本就沒有安眠或幫助睡眠的功效。畢竟若是有一點點抑制神經功效時，它將可以被當成麻醉或鎮定藥物，而大多數的政府也將會干涉它的使用。[2]

### 褪黑激素 (Melatonin)

在這幾年的北美保健品市場，以及各地的美容護膚保養品當中，出現了以褪黑激素作訴求原料的廣告字眼，不但許多愛美的女性趨之若鶩，就連很多失眠或有睡眠障礙的人，都會拜託親朋好友從國外帶回嘗試一下，或者直接到醫院請醫師開立褪黑激素的處方藥物。這說明了褪黑激素在大多數國家仍然將它當成處方藥物藥物，而有些國家卻將它當成保健品使用。

褪黑激素 (Melatonin) 主要在我們大腦中的松果體內分泌，作為調控季節性白晝和黑夜規律的生物時鐘所釋放的一種神經傳導激素，當然同樣地也可以在所有動物體內發現它存在，畢竟我們人類和動物都同樣的受到外在日照時間對身體作息的控制。另外在絕大多數植物的許多部位也都含有大量的褪黑激素，同樣的這些激素除了用來調節反應日照光線之外，主要功能是作為抵抗外部環境的壓力 ( 如乾旱等 )，以及病蟲害的侵襲，而生化的研究發現它具有相當強大的抗氧化作用，所以化妝品業就將它包裝訴求成神奇的護膚聖品。[3,4,5]

由於它具有調節動物體內生物時鐘的功能，因此在作為藥物方面，醫師則用它去治療那些晚睡晚起、以及遭遇較嚴重飛行時差困擾的人群，作為幫助恢復正確睡眠時間的藥物。但對於那些長期輪班，睡眠時間不固定的族群，則因為經常造成那些人在上班工作時發睏、意識模糊而強烈不建議使用。[6]
當然也有人將它運用在治療失眠或睡眠障礙的用途上，只不過幾乎所有的臨床測試結果都發現並不具有延長睡眠時間、也不具有幫助入睡的功能。當然由於它的副作用很少，頂多會造成一些噁心、醒後短暫意識模糊、體溫降低等等輕微問題，所以很多人在不想服用安眠藥物的情況下，也只能死馬當活馬醫治了。[7]

## —曙光篇—

解決失眠的困擾，新的革命性觀念將不再侷限在『如何讓你昏睡』，而是從『如何讓你有氧』這種方式，才能讓身體獲得正確的睡眠和休息生理過程，也唯有如此，你才能從睡眠過程中獲得失去已久的健康權！

# 第一章

# 消除你的缺氧因子

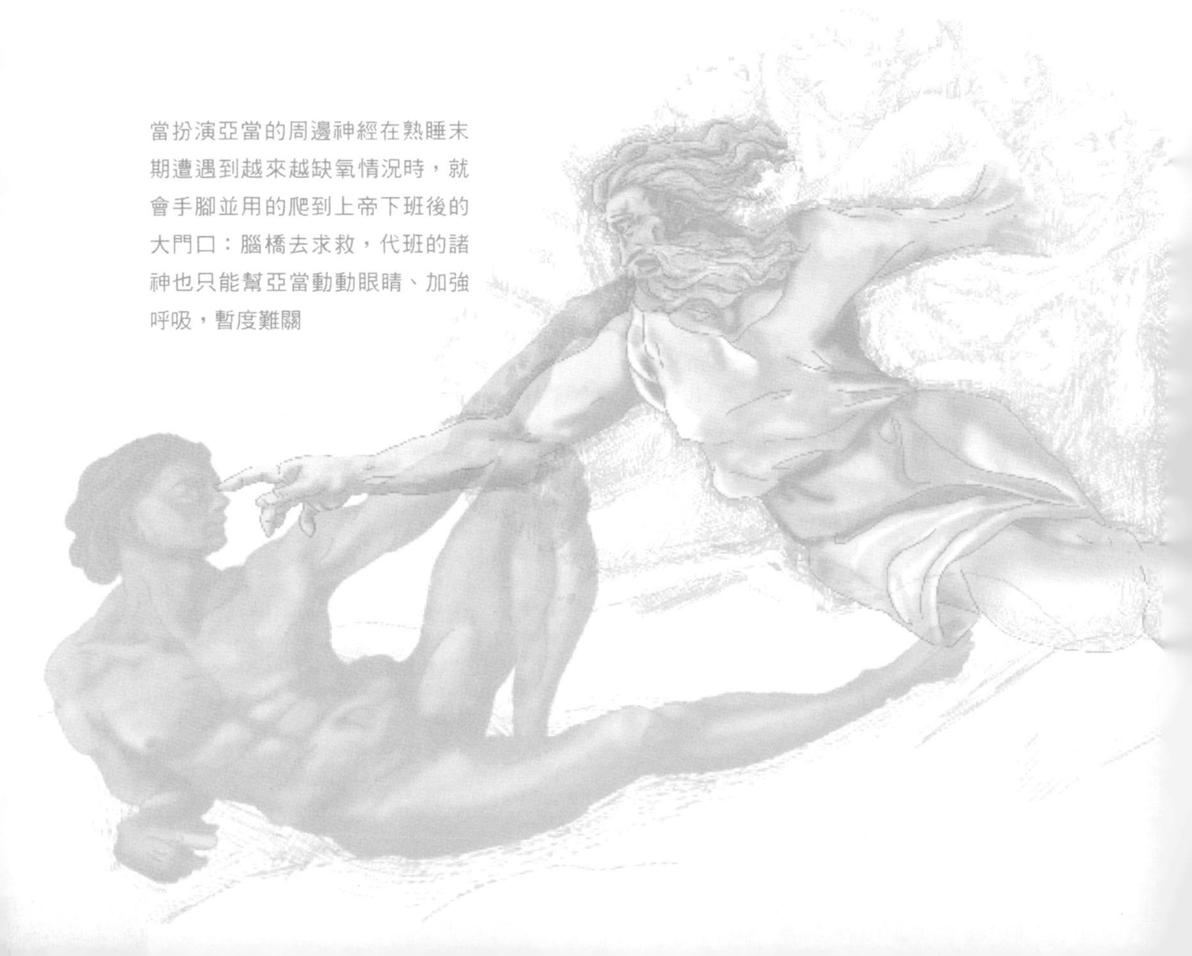

當扮演亞當的周邊神經在熟睡末期遭遇到越來越缺氧情況時，就會手腳並用的爬到上帝下班後的大門口：腦橋去求救，代班的諸神也只能幫亞當動動眼睛、加強呼吸，暫度難關

如同在本書中前面幾篇章節所討論的，由於許多人長期失眠及睡眠障礙的根源問題，是來自身體或環境的慢性缺氧，因此為了解除失眠的困擾，就必須先去認清自身的缺氧因子，畢竟每個人的主要缺氧因子都不相同，所造成的睡眠模式、失眠方式、及缺氧程度也會有很大差異。當釐清之後，接下來就是得設法針對主要的缺氧問題去消除或改善，才能獲得真正良好的睡眠品質。

而這些缺氧因子，不論是外在環境、食物或藥物、或者是天生體質或後天疾病的影響，唯一的核心問題就是細胞所分配獲得的氧氣不足，而造成能量產出不足所致。因此在本章中，我將偏重較多的針對性改善方法的探討，原理性的問題讀者可參考我所列舉的文獻或第一篇中各個缺氧的章節。

## ･･･ 心血管系統缺氧 ･･･

在我的研究中發現，大多數人慢性缺氧問題的發生，70% 以上都是由心血管系統所造成的，而心血管所形成的缺氧問題，至少 2/3 以上可歸責於心臟發生缺陷。

### 心臟老化及衰竭

| 階段 | Pre | 1 | 2 | 3 | 4 |
|---|---|---|---|---|---|
| 症狀 | 慢跑時會感覺有呼吸困 | 正常活動時不會呼吸困難 | 正常的活動時感覺有呼吸困 | 輕度活動就會呼吸困難 | 休息時也覺得呼吸困難 |
| 活動 | | | | | |

心臟衰竭簡單區分為五個階段，當出現至第二階段以後時，身體就已發生中度以上的缺氧狀況

人類的心臟跳動的次數可以達到 28-30 億次左右，如果以平均 85 歲的壽命來計算，那麼每分鐘跳動 67 下的心跳速率才算大該正常。可是在我們生長的過程中，像是工作壓力、緊張、過度運動等等情況，都會明顯的加速心跳的速度，如果再加上我們細胞自然的老化，以及其它像是心肌發炎、血管狹窄、血栓堵塞等事件都會直接或間接的破壞心臟收縮能力。[1]

這個疾病在初期根本不會有任何特徵，只是會感覺體力會越來越差，一般人都會認為是自然老化吧。可是隨著時間的累積，緊接著是心跳加速，再來是心肌漸漸肥大、或者心室擴大。尤其當有部分心肌壞死時，心臟跳動的頻率就會出現時快時慢的狀況，並常伴隨著胸口悶痛，也就是心肌顫動的情況。當然，接下來就會發現走路、爬樓梯會越來越喘及吃力。之後再嚴重一點時，就會出現多痰、睡覺時一直出現喉嚨發癢、咳嗽不停等情況。平日四肢會出現水腫的現象，按下去得很久才能恢復原狀。一般來說，這時的皮膚情況已經相當粗糙、嘴唇黯黑、體溫偏低等等。[2]

由於這個疾病是一種非常漫長的退化過程，許多人或醫師都可能將它當成是老化的一種生理現象。在睡眠的結構上，這些人當然是缺氧型失眠的標準族群，在心臟衰竭的前期，他們經常會有失眠睡不著的情況發生，但是隨著情況惡化之後，他們失眠的情況便會因為實在太過疲倦而很快入睡。只不過他們會在熟睡期間開始發生越來越多的睡眠呼吸中止或窒息的情況。尤其越到睡眠的後段期，這種現象的頻率將會越高，這也是許多人會在凌晨三四點左右經常聽到救護車鳴笛聲的原因之一。[3]

一般來說，醫療單位對於非末期的心臟衰竭族群，都會先給予減低心臟前負荷或後負荷的藥物，簡單的說，就是血管擴張劑類的降血壓藥物，以及強迫心跳減速的藥物(如乙型交感神經阻斷劑)。只不過這種消極的策略，反而造成這些族群的身體更加缺氧以及心臟損壞的加速，同時只要藥效一減退，立刻就反彈收縮同時並發生心跳過速或心悸現象。[4]

另外也因為這些藥物的作用，使得這些族群的失眠及睡眠障礙情況惡化，最後經常不得不以安眠的藥物來使他們昏睡。而對於心臟衰竭末期的病患，醫師的策略則開始使用強化心臟收縮力的強心劑，只可惜目前所有的合法藥物都是毒藥，也就是這些藥物的治療區間非常的小，一不小心就累積過量而造成病人死亡，所以降低了使用這個策略醫師的意願。[5]

針對心臟老化及衰竭疾病所引發的慢性缺氧問題，我的建議是透過飲食、保健、及生活習慣等方式，進行外在長期性的減低心臟負擔。但是對於已經發生心臟老化、心臟衰竭的族群，則應該在不使用有毒物質條件下，採用積極性的強化心臟收縮力的策略；同時也建議放棄以血管擴張劑及 $\alpha$ 或 $\beta$ 交感神經抑制劑等消極策略的藥物，去造成心臟及軀體更嚴重的缺氧問題。

## 二尖瓣膜脫垂及閉鎖不全

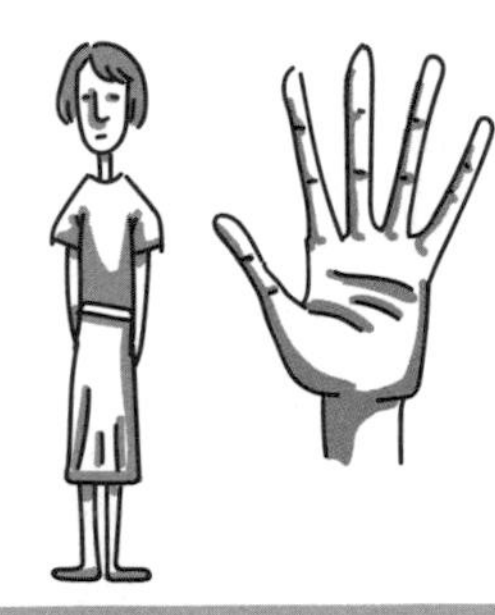

大多數遺傳性心臟二尖瓣膜脫垂的體型呈現瘦高比例、手腳及手指長度較細長、個性呈現積極緊張

絕大多數二尖瓣膜的疾病都屬於遺傳性的缺陷，尤其以中亞、南亞及東南亞地區的女性發生缺陷的問題較為普遍。一般來說在 30 歲以前，心臟的功能大致上與正常人無異，但是隨著年紀的增加，以及生活過程中的工作、活動等等壓力負擔下，將會漸漸呈現像心臟老化或心臟衰竭的代償症狀，同時也加速惡化了身體細胞的有氧代謝功能，而轉向缺氧代謝的惡性循環。[6]

這個疾病在年輕初期除了少數人有明顯的體型特徵，像是身材比例瘦長、較容易發生緊張及壓力情緒等等之外，很少有外顯特徵。只是會感覺體力略差正常人，但耐力卻比正常人還強大一些。可是隨著年紀的加大，緊接著就像心臟衰竭表徵那樣，先是心跳加速、心慌的情緒頻繁。接下來是心室擴大，尤其當有部分心肌壞死時，心臟跳動的頻率就會出現時快時慢的狀況，血壓情況也會從高血壓轉換成低血壓。並常伴隨著胸口悶痛，接著心肌顫動或心悸的情況便經常出現。當然，接下來就會發現大多數的活動都會越來越喘及吃力，之後再嚴重一點時，就像前面心臟衰竭的特徵相同。[7]

由於這個疾病是一種遺傳性的心臟疾病，同時也明顯的影響心理行為的發展，在初期還沒偵測出瓣膜脫垂前，許多人或醫師都可能誤判而將它當成是神經失調的心理現象。在睡眠的結構上，這些人是慢性缺氧型失眠的標準族群。在心臟衰竭的前期，他們經常會發生失眠、難以入睡的情況。但是隨著心臟情況惡化之後，失眠的情況便轉變成睡眠障礙問題，包括易醒、多夢、早醒等問題。尤其是像心臟衰竭那樣，在熟睡期間開始發生越來越多的睡眠呼吸中止或窒息的情況，越到睡眠的後段期，這種現象的頻率將會越高，當然突然驚醒的情況也就跟著增加。[8]

一般來說，醫療單位對於初期的心臟二尖瓣膜脫垂族群，都不會給予藥物。之後漸漸發生類心臟衰竭問題後，一樣會先給予減低心臟前後負荷的藥物，包括血管擴張劑類的降血壓藥物，加上減緩心跳的乙型交感神經阻斷劑。只不過像這類消極的治療策略，反而更造成這些族群的身體缺氧以及心臟損壞的加速，而使患者發生很難接受的症狀。同時也由於這些心血管藥物的作用，促使這些二尖瓣膜脫垂或閉鎖不全族群的失眠及睡眠障礙情況惡化，最後還得以安眠的藥物來使他們昏睡。而對於已經表現出心臟衰竭末期的病患，醫師才會開始以微劑量使用強化心臟收縮力的強心劑策略去舒緩他們的生活，或建議進行手術替換人工瓣膜。[9,10]

針對心臟二尖瓣膜脫垂或閉鎖不全等疾病所引發的慢性缺氧問題，我的建議依然是先透過飲食、保健、及生活習慣等方式，以減低心臟負擔作為長期性的生活調整。但是對於已經發生心臟瓣膜脫垂惡化現象的族群，則應該在不使用有毒物質條件下，採用積極性的強化心臟收縮力的策略。同時也建議不要以血管擴張劑及 $\alpha$ 或 $\beta$ 交感神經抑制劑等消極保護策略的藥物，去造成心臟及軀體更嚴重的缺氧問題。

## 心跳過快或過緩

原則上心臟的跳動速度會隨著生理的需求不斷的在改變，但是卻有許多人的心跳卻發生了長期的過快或偏慢現象，雖然這些人在初期只會感到心慌、或頭部發脹等微小症狀之外，可是真實情況卻反應出身體發生缺氧狀態，而使得心臟不得不加速或被迫慢下來適應。尤其心跳過快者經常伴隨嚴重的失眠及睡眠障礙問題，長期的心跳不正常，除了明顯的減少壽命之外，嚴重者將可能導致像引擎空轉那樣的猝死事件，有這類問題的族群不可不慎。[11]

體型
初級原因
負荷過大的代償
能量不足的代償

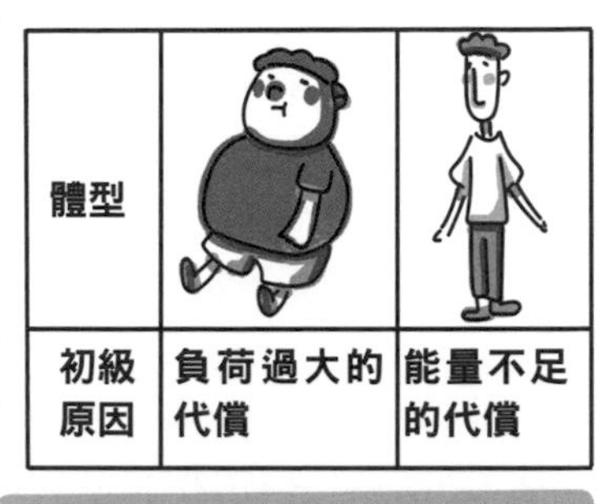

體型偏瘦或過重都將引起心律異常問題，過重者常因心臟負荷過大而代償加速，過瘦者常因遺傳問題而加速

這個疾病在大致分為兩極化的體型特徵，一群人是屬於體格瘦弱者，而另一群是肥胖及 BMI 過大者，當然介於中間體位的族群，如果發生這類情況之後，大多是屬於後期較嚴重的心血管疾病。瘦弱體型者，大多數伴有先天性的缺氧情況，例如二尖瓣膜脫垂或胎兒時期缺氧等問題，因此從小心跳就較快、體溫較高、性格積極，屬緊張壓力型的族群。在中年之後，除了心跳過快外還經常發生心悸及胸悶事件，當接近老年時期，常因為心肌無力而發生心跳遲緩問題，或者血壓持續升高現象。[12]

強壯或肥胖體型者，在年輕時期就像運動選手那樣，心跳大多呈現較緩慢現象，但是隨著年齡及體位的增加，心跳也跟著加速、體溫升高，但體力卻越來越差。這兩類人群在老年時都會像心臟衰竭表徵那樣，尤其當有部分心肌壞死時，心臟跳動的頻率就會出現時快時慢的異常狀況，所有活動都會越來越喘及吃力，而發生心肌梗塞或猝死的機率就大幅增高。[13]

由於這個病症是屬於一種心臟的代償反應，同時也明顯的影響心理及性格特徵，經常在初期還沒偵測嚴重的缺氧狀況下，許多人或醫師都可能誤判而將它當成是神經失調或心臟竇結部位缺陷等問題。在睡眠的結構上，這些人也是缺氧型失眠的大宗族群，當心跳過速時，他們經常會發生失眠難以入睡的情況，之後，進入睡眠期間，則經常出現夢魘惡夢、心悸、易醒、多夢、早醒等問題。整體來說，熟睡期間相對短少。但是當轉變成心跳過緩時，在睡眠的後半期間，將發生越來越多的睡眠呼吸中止或窒息的情況。[14]

除了少數因為竇房結異常而必須加裝心律調整器之外，大多數心率過快情況

下，醫療單位都給他們減緩心跳的乙型交感神經阻斷劑，如果伴隨失眠問題者，當然就會以安眠藥物解決。但是這類頭痛醫頭式的治療策略，反而造成這些族群的身體缺氧以及心臟加速損壞，而使患者產生很大的身體不適。同時兩種藥物合併也嚴重破壞睡眠結構，使得 REM 頻率及持續時間增加，以及發生不規律情況。另外對於心率過緩者，一般醫師在必要時則會給予腎上腺素類的壓力賀爾蒙，去刺激心臟跳動，只不過這又容易會造成心臟負擔過大而減短壽命。[15]

針對心跳過快或過緩等病症所引發的慢性缺氧問題，我的建議依然是先透過下面幾個章節所討論的飲食、保健、及生活習慣等方式進行，以減低心臟負擔作為長期性的生活準則。但是對於已經發生心臟老化甚至衰竭現象的族群，則建議不要以交感神經抑制劑或兒茶酚胺類的激素等消極壓制或強化心跳的藥物作治療，我反而建議可以採用安全物質作積極性的強化心臟收縮力策略，去避免造成心臟及軀體更嚴重的缺氧問題。

### 高血壓或低血壓

| mmHg | 收縮壓 | 舒張壓 |
|---|---|---|
| 輕度缺氧型 | 130-150 | 85-90 |
| 中度缺氧型 | 150-170 | 90-95 |
| 重度缺氧型 | >170 | >95 |

高血壓狀態也代表不同程度的缺氧情況，當血壓數值越高時，反映身體缺氧所發出的血管收縮代償反應

我的研究發現絕大多數的高血壓問題，如果不是因為急性的梗塞或環境壓力下所造成的血壓異常類別，其餘大多應屬於缺氧型高血壓的類別。也就是高血壓的發生，其實是因為身體細胞發生慢性缺氧狀態，而反饋造成血管收縮、達到提升血壓、增加血氧供給的一種代償現象。因此隨著年齡的增加，50% 以上的五十歲中年人，都發生了缺氧型高血壓，這表明了大多數中年人的血氧程度已經惡化達到身體得依靠收縮血管來進行代償了。[16]

這項疾病在發生的初期，根本沒有任何的徵兆，許多人都是因為到醫院作例行的健康檢查或偶爾自行量測血壓之後才發現。同時這類疾病的患者在體型上也

沒有明顯特徵，男性大多以年紀在四十五至五十歲，而女性則以停經以後作為發生病症的分界點。但是隨著年紀的增加，高血壓患者的心跳速率也會加大，同時開始發生腦發脹、頭痛、胸悶等症候。但是如果隨著年齡再加大，在沒有任何藥物的治療前提下，持續的高血壓將會加速引發心臟衰竭問題，而漸漸發生體力及器官的連帶衰退症狀，屆時，高血壓的現象也將逐漸轉換成低血壓情況，而發生無力、水腫、暈眩等狀況。[17]

由於這個病症是屬於身體缺氧的一種代償性反應症狀，目前許多人以及絕大多數的醫師、甚至政府的衛生單位卻都認定這是一項嚴重疾病，因此普遍的都會給予這些族群長期的治療藥物。所以原本這類高血壓的病人在還沒使用降血壓藥物之前，他的睡眠型態還算正常，可是一旦使用降血壓藥物之後，就開始出現難以入睡的失眠情況，以及打鼾、多夢、早醒，及醒後疲累等等的睡眠障礙問題。同時快速眼動睡眠的頻率和時間越來越多，同時也伴隨高頻率的睡眠呼吸中止或窒息等情況。[18]

幾乎所有的高血壓病患都會在醫療單位的免費誘導之下長期使用降血壓藥物，而這些藥物大致上分為消除血液體積的利尿劑、擴張血管的血管擴張劑、以及強制心臟減慢的交感神經阻斷劑共五大類。但是這些以降低血壓數值為目的的藥物，不但沒有辦法解除身體缺氧的根源，當然也無法消除高血壓的發生，所以必須得日積月累的使用藥物控制數值，造成身體長期的嚴重缺氧，而導致心臟及其他器官（如腎臟）更加速衰竭。[19]

針對缺氧型高血壓這類身體因為缺氧所引發的代償症狀，我的建議是先透過之後幾個章節所討論的飲食、保健、及生活習慣等方式進行，以解除初期的慢性缺氧因子為長期性的生活準則。但是對於已經發生較高血壓的族群，則建議以採用安全物質作積極性的強化心臟力以及增加血氧供給及運輸等根源性改善策略，去取代目前所有降血壓藥物的短線且阻礙身體有氧供給的錯誤策略。

## 血管狹窄及狹心症

這裡我所說的血管狹窄及狹心症的問題，其實是許多人熟悉的血管硬化、心血管堵塞及冠心病(冠狀動脈堵塞)等病症，簡單的說就是血管淤積變窄了，也因此常常導致發生心肌梗塞或腦中風等等死亡性疾病。這些大家朗朗上口的疾病，並根深蒂固的認為是因為飲食過度油膩及含高膽固醇所導致。[20]

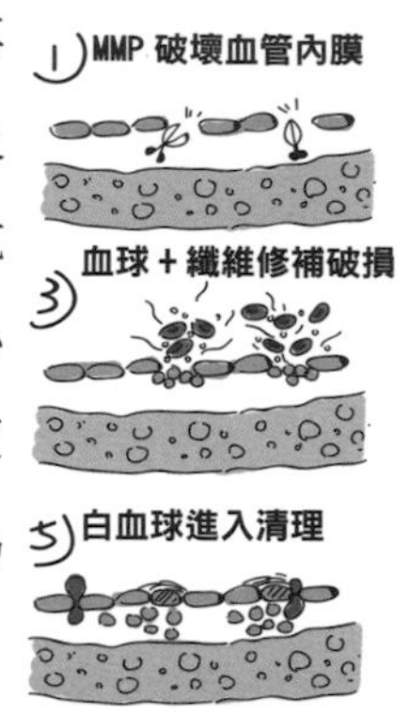


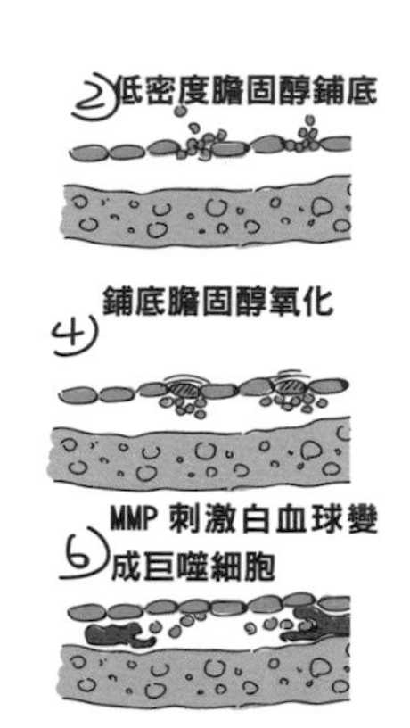


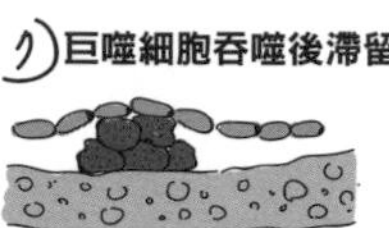


慢性缺氧造成粥狀動脈油癥的形成過程，起始於缺氧細胞大量釋出 MMP 消化酶破壞血管內膜層細胞間質造成空隙開始

但是我的研究卻發現，會形成血管狹窄的成因是細胞缺氧所引起的，也因為原有觀念是不正確的，所以才會導致到目前為止根本無法改善或阻止它的發生。

這項疾病從發生到形成大約得持續 40 年左右的時間，同時在發生的前面三十幾年內，根本不會有任何的徵兆，除非到醫院做最精密儀器檢查，或者以侵入式的心導管等手術才能發現或判別堵塞的情況。同時這類疾病的患者在體型上也沒有明顯特徵，大多以年紀在五十歲以上才發生比較有感的症狀，譬如胸悶、喘息等等症候，之後隨著年紀的增加，血管狹窄或狹心症患者的心臟就漸漸因為缺氧而衰竭，症狀也如同心臟衰竭情況一般，唯一的隱憂是隨時可能因為游離血栓的堵塞而發生心肌梗塞或腦中風等大型疾病。[21]

雖然這個病症是起源於身體長期缺氧，所衍伸細胞持續破壞及修復的一種結果，但這個結果也相對加劇惡化身體缺氧的程度，因此初期血管狹窄不嚴重病人，他們的睡眠模式與正常人無異，但是隨著年齡的增加，堵塞缺氧的情況也越加惡化，於是睡眠障礙問題便開始漸漸發生，包括打鼾、多夢、早醒，及醒後疲累。其中以打鼾和疲累的情況將越來越明顯，非快速眼動睡眠的熟睡時間將越來越短，同時還將伴隨較多的睡眠呼吸中止或窒息等情況。[22]

由於目前絕大多數的醫療單位仍舊認定血管狹窄和狹心症是膽固醇及油脂過高

所演化的疾病，因此對於這些疾病，除非是堵塞嚴重者，會以手術裝設支架或導管等方式處理，否則大多給以降血脂藥物及抗血栓藥物做為長期使用的治療藥物。只不過，除了血液中的游離脂肪酸及膽固醇得到指標的控制之外，對於血管狹窄或狹心症問題仍舊阻止不了它的發生。加上這些降膽固醇藥物改變了身體賀爾蒙的分泌平衡，但同時也無法解除身體缺氧的壓力，因此對於睡眠結構及品質並沒有太多改善。[23]

針對狹心症及血管狹窄這類因為身體缺氧所引發的慢性攻擊症狀，我的建議仍然是以後面幾個章節所討論的飲食、保健、及生活習慣等方式，做為緩解初期的慢性缺氧因子破壞血管當作是長期性的生活準則。但是對於已經發生狹心症及血管狹窄硬化的族群，則建議以採用安全物質作積極性的強化心臟輸出力為主軸，來增加血氧供給及血氧運輸等根源性改善策略，去輔助目前所有降血脂藥物在供氧策略上的不足。

## 血栓梗塞

所有缺氧型的慢性疾病中，最危險、同時也是造成最多缺氧問題的因子，就屬游離血栓梗塞事件了。一般人對它的映象總是和心肌梗塞及腦中風畫上等號，但是除了這兩項重大事件之外，事實上我們身上隨時都有無數的小型梗塞事件發生，使得下有的依些細胞群發生窒息或缺氧的問題，而這些微小梗塞所造成的損傷，恰好也是形成各處組織缺氧的溫床。更可怕的是這些被梗塞的地方，將同樣會再去製造更多的游離血栓，而形成缺氧的惡性循環問題。[24]

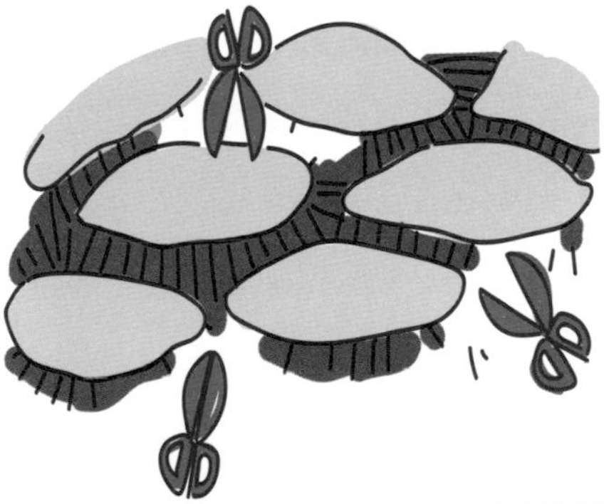

缺氧細胞大量釋出 MMP 破壞血管修補處的基礎部位促使栓塞分離，而形成游離血栓

血栓的發生源起於血管周邊組織的缺氧，細胞為了獲取更多的血氧，而釋出

破壞因子 MMP 到周邊血管，去剪碎血管內膜細胞間的連結纖維，以增加血氧滲漏。但這破壞卻引發一系列的修補系統搶救補漏，而形成血栓。只不過在 MMP 不斷持續的攻擊後，固著血栓根基部位的纖維蛋白很快地便脫落，順著血液成為游離血栓去遠方造成梗塞問題。也因為這類微小型的梗塞通常沒有甚麼感覺，只覺得身體越來越沒力氣，日積月累一段時間之後，會先出現發生血壓不穩定、心悸、心律不整等問題，之後便導致心臟衰竭、肺衰竭、血壓過低、甚至睡眠時猝死或心肌梗塞等等可怕的疾病！[25]

雖然這個病症是起源於身體缺氧，所造成細胞持續破壞及修復的一種結果，在還沒全面加劇惡化的初期，他們的睡眠模式與正常人無異。但是隨著年齡的增加，梗塞所造成的缺氧情況也越加惡化，於是睡眠障礙問題便開始漸漸發生，包括打鼾、多夢、早醒，及醒後疲累。其中以打鼾和疲累的情況將隨著梗塞的惡化而越來越明顯。尤其是快速眼動睡眠的淺眠時間將越來越長，整晚睡眠時間也越來越短，同時還將出現較多的睡眠呼吸中止或窒息等情況。[26]

幾乎所有的血栓梗塞病患都是在發生梗塞事件像是中風或狹心症等問題之後，才進行亡羊補牢的醫治。醫療單位主要是以抗凝血劑藥物進行長期使用，而這些藥物主要是透過抑制血小板的凝血因子或黏結因子等方式阻止血栓形成凝結。但是這些藥物長期使用卻可能破壞腸胃保護膜，同時也沒有對任何供氧方面有幫助。不但沒辦法解除身體缺氧的根源，同時也使得破損的修護系統遭受中斷，長期使用反而減少了身體的修護機制，甚至可能因此發生血崩的破壞。[27,28]

針對血栓梗塞這類因為身體缺氧所引發的連環攻擊的惡性循環，我的建議仍然首重後面幾個章節所討論的飲食、保健、及生活習慣等方式，做為預防血栓形成的根基。而對於已經發生較大血栓梗塞事件的族群，則建議以採用安全物質從積極性的強化心臟輸出力為主，並以降低血液中的血栓纖維蛋白原為輔，來增加血氧供給並減低血栓的剪力，使游離血栓全面崩散而又不破壞身體的修補機制。

## 高血脂

對於高血脂的問題，這幾年我的研究發現，如果排除肝臟損傷所引發的問題之外，其實很多人的血脂濃度異常十之八九是屬於缺氧型高血脂的類別。簡單的說就是高血脂的發生，是因為細胞在缺氧代謝下產出的生物能量不足，因而不斷要求周邊的脂肪細胞釋出脂肪酸以補充燃燒原料。因此造成血液中的血脂及膽固醇濃度升高。高血脂濃度其實和飲食中脂肪攝取的多寡無關，大致上則和身體的缺氧程度成比例關係，表明細胞得依賴脂肪釋出的原料來代償能量的不足。[29]

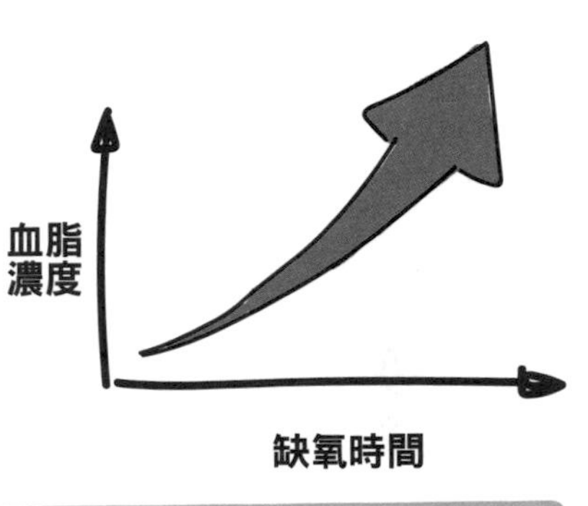


當缺氧時間持續越長，細胞所需的食物越多，刺激脂肪細胞大量釋出油脂供應細胞求生，造成血液中的油脂濃度增高

這項病症的主要族群仍然集中在中年以上的缺氧人口，大體而言在體型上仍舊以 BMI 越大者，以及飲食習慣越油膩者越容易發生，當然瘦弱者得到高血脂的機率同樣很大。女性患者在更年期之後呈現爆炸性的成長，同時當年紀大於五十歲以之後才會發生比較有感的症狀，譬如胸悶、喘息等等症候，也就是如同血管狹窄的病症。當再隨著年紀的增加，血管狹窄或狹心症患者的心臟就漸漸因為缺氧而衰竭，症狀也如同心臟衰竭情況一般，唯一的隱憂是有很高的游離血栓的堵塞機率而發生心肌梗塞或腦中風等大型疾病。[30]

雖然這個病症是起源於身體的缺氧，所造成脂肪細胞代償性的持續轉化脂肪酸的結果。在還沒全面加劇惡化的初期，他們的睡眠模式與正常人無異，但是隨著年齡的增加，缺氧也持續加劇，使膽固醇參與血管修補所造成血管狹窄並惡化缺氧情況也越加嚴重。於是睡眠障礙問題便開始漸漸發生，包括打鼾、多夢、早醒，及醒後疲累。其中以打鼾和疲累的情況將隨著梗塞的惡化而越來越明顯。尤其是快速眼動睡眠的淺眠時間越來越長，整體睡眠時間也縮短，同時還將出現明顯的睡眠呼吸中止或窒息情況。[31]

由於目前人們還認為高血脂是過量進食油質及肥胖所造成的結果，所以醫療單位仍舊以消除膽固醇及血脂的策略去壓抑這項症狀。而所使用的降血脂藥物大多為抑制肝細胞中轉換膽固醇的蛋白酶，隨然可以有效消除血液中膽固醇的濃度，但仍舊阻止不了血管狹窄或狹心症問題的發生根源：缺氧。加上這些降膽固醇藥物減低了身體賀爾蒙的分泌和製造，對於睡眠結構及品質並沒有太多改善。[32]

針對高血脂本身所可能造成血管狹窄問題，其實僅止於血管修補的材料多寡，和缺氧並無太大關係。而高血脂本身的發生就屬於慢性缺氧所引發的代償現象。因此我的建議是先運用後面幾個章節所討論的飲食、保健、及生活習慣等方式，做為緩解初期的慢性缺氧因子，減少油脂轉換，當作是長期性的生活準則。但是對於已經發生高血脂的族群，則建議以使用安全的強化心臟輸出力的物質當作主軸，去改善血氧供給及運輸的改善策略，同時並以少量的降血脂藥物作為輔助減少血管狹窄的材料供應。

## 貧血

氧氣的運送和紅血球及血紅素數量有密切的關係。身體在缺氧時會透過腎臟發出訊號給骨髓細胞，去增生紅血球數量，但是如果仍然數量不足、過多、或壞損等情況發生，則將發生嚴重的慢性缺氧問題。一般來說，貧血主要族群分為缺鐵性貧血（血紅素）、遺傳性貧血（地中海）、再生性貧血（洗腎）、失血性貧血（經血）、溶血性貧血（鐮刀型）、及惡性貧血（胃腸）等種類。這些貧血問題是直接造成缺氧的源頭之一。[33]

這項病症的主要族群以女性偏多，同時年齡分布較年輕化，但過了中年以後隨著缺氧情況惡化而加劇貧血問題。一般而言，貧血族群的外表特症主要為皮膚蒼白、容易喘、心悸、頭暈及疲倦等等標準特質，少數人會有黃疸、腸胃潰瘍、舌頭灼熱疼痛等症候，同時紅血球數量及血紅素濃度則經常低於標準值 (380 萬

/UL 或 12.5g/dl) 以下。[34]

絕大多數貧血問題雖然是自源性的病症，因此從年輕開始就經常發生缺氧型的失眠及睡眠障礙問題，包括難以入睡的失眠，易醒、多夢、心悸、夢魘、早醒，及醒後疲倦無精神等等現象。尤其女性在更年期之後，因為缺氧體質越加嚴重，因此煩悶失眠、壓力失眠、心悸驚醒的頻率也越來越多。尤其是快速眼動睡眠(REM) 的淺眠時間越來越長，整體睡眠時間也越來越短。[35]

目前醫療單位對於貧血的治療方式，基本上以先查明患者貧血的原因之後，再進行藥物的治療。對大多數缺鐵型貧血，一般來說以鐵劑類的藥物補充，再生性貧血則以刺激骨髓細胞分泌的 EPO 或類似策略進行治療，而惡性貧血一般先治療腸胃並補充維生素 B12 及葉酸為原則，失血型貧血則以停止血液流失的藥物或手術後，並補充鐵劑及維生素，而對於遺傳性的地中海及鐮刀型貧血，則只能以綜合前面的貧血方式甚至予以輸血進行治療。[36]

由於這些醫療治療方式，仍舊偏重治標的方式，所以對於這類因貧血所導致的失眠問題，雖然可以伴有一點緩和的功能，但依舊談不上本源性的改善。尤其是對於那些先天遺傳缺陷型的貧血患者，所衍生的缺氧問題將不僅僅只表現在失眠這一項症狀上。同時過度累積如鐵劑、EPO 或維生素等手段，除了對於本身的貧血無法解除，並且對於腸胃、肝臟及腎臟器官造成衰竭之外，其實反而衍伸更嚴重的缺氧因子而再惡化如失眠、憂鬱等長期問題。[37]

針對貧血本身所造成慢性缺氧而引發的失眠代償現象，我的建議是先參考下面幾章節所討論的飲食、保健、運動及生活習慣等方式，做為緩解初期的慢性貧血缺氧因子，以強化紅血球帶氧效能，當作是長期的生活準則。但是對於嚴重貧血及遺傳性貧血的族群，則建議以強化心臟輸出力的物質作為輔助動力，去解決血氧供給及帶氧能力不足的策略，同時並以適量的抗貧血藥物或維生素作為刺激紅血球增生的補充。

## ・・・ 呼吸系統缺氧 ・・・

### 鼻竇炎及過敏性鼻炎

這幾年我對於慢性鼻竇炎及過敏性鼻炎的根源問題有特別的研究發現，如果排除急性感冒所引發的問題之外，其實很多人的鼻竇腫大、鼻息肉異常增生，都屬於缺氧型鼻竇炎的類別。簡單的說，鼻竇發生慢性發炎及腫脹，是因為鼻竇細胞在缺氧狀態下，細胞為了取得更多的氧氣，而釋出大量的金屬基質消化蛋白 (MMP)，去破壞圍繞細胞之間膠原蛋白的束腹，而擴大胞與胞的空隙來增加氧氣滲透效率，因而形成鼻甲腫大，並引發免疫過激，長期將形成水囊狀的息肉。[38]

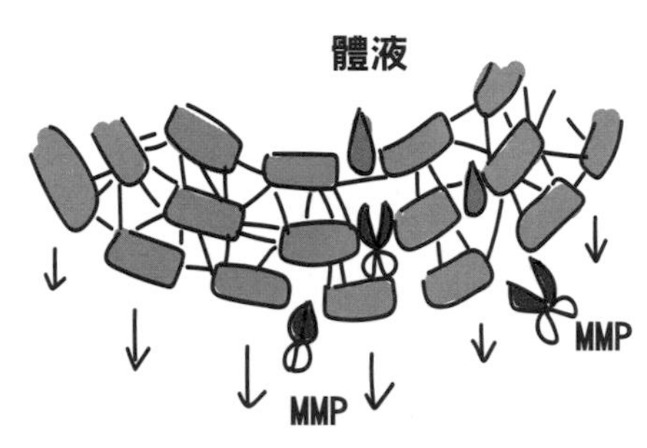


當鼻竇組織慢性缺氧，大量 MMP 被釋出破壞細胞連結纖維，造成組織鬆散而使血氧及體液滿溢並在重力作用下漸漸下墜形成鼻息水囊

這項病症的主要族群分佈各個年齡層的缺氧人口，在體型上以瘦弱者居多，病症從發生之後一直斷斷續續持續發生，但在中年之後將出現較嚴重的問題 ( 如鼻息肉增生 )。另外在秋冬氣溫濕冷季節時，身體能量分配不均，也成為病症好發季節。鼻竇炎原本和過敏物質 ( 如花粉、塵霾等 ) 的出現並無直接關連，但隨著身體及鼻部的缺氧程度加劇之後，生活周遭越來越多的東西也將形成過敏物質。也由於這個病症和感冒病症的鼻塞、流鼻水、打噴涕、頭痛等症狀相同，使人常會誤以為是免疫過激或失調所引發。[39]

由於這個病症是起源於身體的慢性缺氧，所造成鼻竇細胞代償性的連鎖反應，在發作初期由於鼻水倒流及堵塞空氣通道等因子，常使得睡眠困難甚至中斷。隨著年齡的增加、鼻塞症狀的惡化，缺氧也持續加劇，使鼻腔附近的呼吸道缺氧情況也越加嚴重，同時還直接阻礙了身體對氧氣的攝取，而發生慢性缺氧的惡性循環情況。也因此患者的睡眠障礙問題便開始漸漸發生，包括打鼾、夜咳、多夢、早醒，及醒後疲累。其中以打鼾、夜咳和疲累的情況將隨著梗塞的惡化而越來越明顯。尤其是快速眼動睡眠的淺眠時間越來越長，整體睡眠時間也縮短，同時還將出現明顯的睡眠呼吸中止或鼻水倒流等窒息情況。[40]

由於目前醫界及人們還認為鼻竇炎及過敏性鼻炎是免疫力下降及過敏原過多所造成的結果，所以醫療單位仍舊以強化免疫力、消炎、去腫、及消滅細菌感染等等的策略去壓抑這項症狀，到最後甚至放棄這個鼻竇組織、一刀切除而快之！而過程中所使用的抗組織胺、皮質類固醇等藥物大多直接造成血管收縮，隨然可以立即緩解鼻水及腫脹，但仍舊阻止不了鼻竇炎及過敏鼻炎問題的根源：缺氧。加上這些鎮定劑藥物（如抗組織胺）長期破壞了快速眼動睡眠的代償結構，因此更加劇了全身性的缺氧情況。[41]

針對季節性鼻炎及過敏性鼻炎的直接不舒服問題，以及堵塞進氣口所造成的缺氧睡眠障礙，其實原本就是鼻部組織慢性缺氧所引發的代償現象。我建議是先利用後面幾個章節所討論的飲食、保健、及生活習慣等方式，做為初期緩解鼻部組織慢性缺氧因子的長期生活準則。但是對於已經發生長期慢性鼻竇炎及過敏性鼻炎的族群，則建議以強化心臟輸出力為主軸，透過改善血氧供給及輸送路徑的基礎策略，同時並搭配強化血紅素帶氧效率的策略，才能有效地消除這些症狀的發生。

## 睡眠呼吸中止及打鼾

我對打鼾及睡眠呼吸中止症的根源問題研究發現，就像是前面的鼻竇炎及過敏性鼻炎所討論的一樣，都屬於缺氧型呼吸道的疾病或症狀。簡單的說，當舌根周遭的組織（包括上顎後方的軟骨、懸垂雍、會嚥等）遭遇慢性的缺氧情況下，細胞能量匱乏而使得肌肉收縮力不足。加上這些細胞為了獲取氧氣，

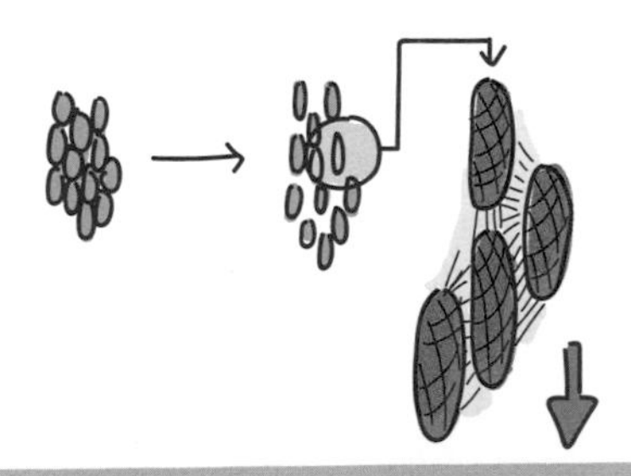

當舌根組織慢性缺氧，大量 MMP 被釋出破壞細胞連結纖維而使組織鬆散腫脹，當睡眠時能量不足抵抗重力作用而漸漸下滑堵塞喉嚨

釋出 MMP 破壞組織束縛，擴大空隙以增加氧氣滲透，因而造成肌肉鬆散。[42] 於是當處在平躺姿勢的睡眠期間，造成舌根向下滑、懸垂雍下墜等現象。如果肌肉縮脫下墜的情況不嚴重時，呼吸時的氣流將吹動這些組織而發生共振現象並發出聲音，也就是所謂的打鼾聲。鬆脫情況嚴重時則會堵住呼吸道，因而發生睡眠呼吸中止症的問題。

這些病症的主要族群分佈在中年以後的年齡層，在體型上以肥胖者居多，幾乎所有的患者都不會察覺病症的發生，大多是由枕邊的人所察覺，同時情況將持續發生且越來越嚴重。這個病症最大的特色就是睡不飽、常打哈欠、醒後疲倦沒精神及口渴。就外觀而言，患者的臉色偏黯沉、皮膚粗糙、易脫髮、腹部脂肪多。病症長期持續時將使身體發生嚴重缺氧，而衍生更嚴重的缺氧性疾病。[43] 由於這個病症是起源於呼吸道局部組織的慢性缺氧，但所造成的呼吸道堵塞反而更加重全身性缺氧的惡性循環。但也由於舌根肌肉堵住喉嚨窒息時，使身體組織發生嚴重缺氧狀態，氫離子的濃度驟然提升，回饋刺激了延髓和呼吸中樞，使得喉部肌肉及橫膈膜肌肉組織也得到收縮訊號，因而啟動呼吸動作。

同時也由於過度的缺氧，使得患者在睡眠時，經常發生夢魘或驚醒的現象，同時也因為經常發生口水溢流，以及以口呼吸的情況，所以夜咳的問題也經常出現。尤其是快速眼動睡眠的淺眠時間越來越長，整體睡眠時間也明顯縮短，其他的睡眠障礙問題包括多夢、早醒，及醒後疲累也將越發嚴重。[44]

由於目前醫界及人們對於打鼾及睡眠呼吸中止症只看到是舌根肌肉堵塞了呼吸道，但對於發生的原因仍舊未知，因此醫療單位對於這項疾病大多以手術割除（如懸垂雍、扁桃腺等）方法作為主要手段，並配合中壓氧氣罩、鼻孔壓力閥等物理性手段來預防窒息死亡。只不過這些手段除了造成患者身體及睡眠上的痛苦之外，並不能改善患者的缺氧本質，也無法改變缺氧型睡眠的惡性循環。[45]

針對打鼾及睡眠呼吸中止症的問題，以及堵塞進氣口所造成的缺氧睡眠障礙，其實根本是喉部組織慢性缺氧所引發的不正常現象。我建議是先利用後面幾個章節所討論的飲食、保健、及生活習慣等方式，做為初期緩解喉部組織慢性缺氧因子的長期生活準則。對於嚴重打鼾及睡眠呼吸中止症的族群，則建議從強化心臟輸出力為主軸，透過改善血氧供給及輸送路徑的基礎策略，同時並搭配強化喉部肌肉收縮力的策略，才能有效地消除這些症狀的發生。

## 支氣管炎及哮喘

對於慢性支氣管炎及哮喘的根源問題研究中，雖然都屬於缺氧型呼吸道的疾病或症狀，但我發現它們卻是一種很特別的缺氧型疾病。簡單的說，當右心室出力不足時，氣管的動脈血液部分被肺靜脈血管分流帶走，使得氣管細胞遭遇缺氧狀況，而使細胞釋出 MMP 破壞纖維組織束腹，擴大空隙以增加氧氣滲透，因而造成支氣管發炎肥大、氣道狹窄，同時並引發免疫細胞大量集聚，而發生過激及錯誤免疫反應。[46]

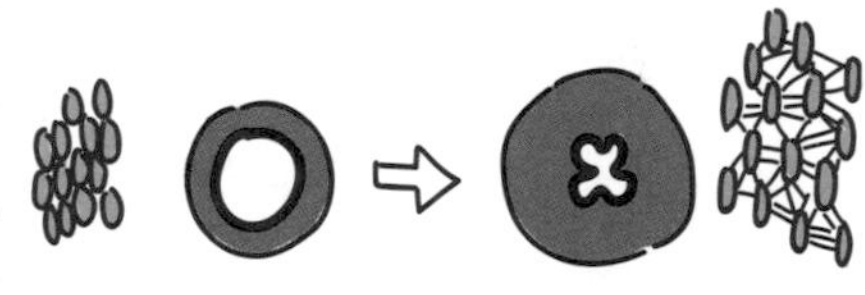


當支氣管組織慢性缺氧，大量 MMP 被釋出破壞細胞連結纖維造成組織鬆散，雖使血氧緩解但造成體液滿溢而腫大、減低空氣吸入量

這些病症的主要族群分佈在少年及中年以後的年齡層，在體型上以瘦弱者居多，在生活上經常發生類似感冒的症狀，如鼻塞、咳嗽等等現象，嚴重者則發生呼吸急促及困難等哮喘症狀，同時當患者面臨壓力、過度運動、或緊張等情況時，也容易啟動哮喘發生，甚至無法呼吸。就外觀而言，患者的臉色偏青白、皮膚無血色、易懼寒。病症長期持續時將使身體發生嚴重缺氧，衍生惡性循環而發生更嚴重的缺氧性疾病。[47]

由於這個病症是起源於心臟的缺陷或衰竭無力，所引發呼吸道組織細胞的慢性缺氧。但所造成的呼吸道堵塞反而更加重全身性缺氧的惡性循環。因此患者在睡眠時的身體組織也發生嚴重缺氧狀態，因而經常發生夢魘、驚醒或心悸的現象，同時也因為夜晚溫度偏低及塵霾花粉等問題，使得夜咳、多痰液的問題也經常出現而中斷睡眠。患者快速眼動睡眠的淺眠時間比正常人還多，整夜睡眠時間也相對明顯縮短，其他的睡眠障礙問題包括經常失眠、難入睡、多夢，及醒後疲累也將越發嚴重。[48]

由於目前醫界及人們對於慢性支氣管炎及哮喘的觀念，還停留在免疫失調的舊有錯誤觀念上，因此醫療單位對於這些疾病大多以消炎、殺菌、提升免疫力、甚至以收縮血管的皮質類固醇等方法作為主要手段。只不過這些手段除了短暫的治標並有效的傷害身體之外，並不能改善患者的缺氧本質，也無法改變缺氧型睡眠的惡夢。[49]

針對慢性支氣管炎及哮喘的缺氧睡眠障礙問題，其實根源是心臟缺陷所引發的全身性慢性缺氧現象。我建議是先利用後面幾個章節所討論的飲食、保健、及生活習慣等方式，做為初期緩解支氣管組織慢性缺氧因子的長期生活準則。對於嚴重慢性支氣管炎及哮喘的族群，則建議從強化心臟輸出力為主軸，透過改善血氧供給及輸送路徑的基礎策略，同時並搭配強化血紅素帶氧效率的策略，才能有效地消除這些症狀的發生。

## ··· 代謝系統缺氧 ···

### 糖尿病

我對於糖尿病（第二型）的根源問題研究發現，其實這疾病根本就是屬於經典的缺氧型疾病或症狀。簡單的說，當身體細胞發生缺氧代謝時，因為能量的產出不足，迫使細胞的 DNA 收縮摺疊起來，減少製造蛋白的動作，來節約能量的開銷。但卻造成胰島素受體和葡萄糖通道複合體的零件減產甚至停產，進而使得這個複合體逐漸失去功能而無法開啟，結果造成大量的血糖無法被細胞吸收利用，並被滯留在血液中而形成高

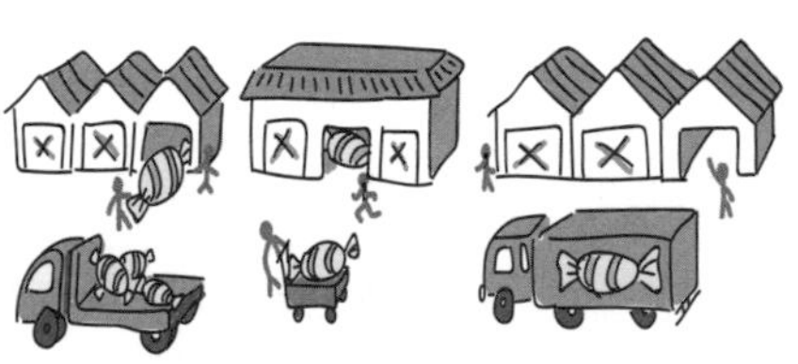

當血糖運送到細胞時，由於部分糖專用大門的鎖匙損壞而無法開啟，導致血液中呈現糖分過多現況

血糖或所謂的糖尿病問題。[50]

這些病症的主要族群分佈在中年以後的年齡層，患病者在體型上初期以肥胖者居多，但在隨後幾年則漸漸地變瘦，在生活上經常發生多尿、口渴、食量增多、常感飢餓、視力減退、皮膚泛癢、傷口不易癒合，以及疲累等等情況，當然嚴重者檢驗時將出現血糖或尿液中醣分過高，胰島素峰值偏離、醣化血色素偏高等現象。[51]

由於糖尿病是起源於全身性組織細胞的慢性缺氧，因此患者在睡眠時經常會發生打鼾、睡眠呼吸中止現象，同時由於血液中滯留的糖分較高，使得食慾素分泌神經得到假象平衡訊息而容易想睡，但因身體實際能量不足而發生疲累、多夢、夜咳、多痰液、多尿而中斷睡眠。患者快速眼動睡眠的救贖時間過多，全夜睡眠時間也相對明顯縮短，因此早醒及醒後疲累及精神不濟現象也將越發嚴重。[52]

由於目前醫界及人們對於糖尿病的觀念，還停留在胰島素分泌失調的舊有錯誤觀念上，因此醫療單位對於這些疾病大多以降低血糖、補充胰島素、刺激胰臟等方法作為主要手段。只不過這些方法除了在血糖或糖化血色素的數字上可以得到心理慰藉之外，對於糖尿病本身的缺氧根源及能量的補充根本沒有任何幫助，也無法改變缺氧型睡眠的惡夢。[53]

針對糖尿病的缺氧睡眠障礙問題，其實必須從全身慢性缺氧的根源著手。我建議是先運用後面幾個章節所討論的飲食、保健、及生活習慣等方式，做為緩解初期糖尿病慢性缺氧因子的長期生活準則。對於糖尿病嚴重的族群，則建議從強化心臟輸出力為主軸，透過改善血氧供給及輸送路徑的基礎策略，同時並搭配活化細胞 DNA 效率的策略 ( 如抗 HDAC)，才能有效地消除這些症狀的發生。

### 肥胖及脂肪肝

對於肥胖及脂肪肝的發生根源問題上面，我的研究發現其實這些症狀有很大部分屬於缺氧型代謝失調的一種症狀，和糖尿病的發生初期有緊密的關聯。簡單的說，就像糖尿病一樣，當身體發生缺氧初期，細胞能量產出漸漸減低，除了迫使細胞的 DNA 收縮摺疊，減少製造動作，以節約能量，隨後減緩了胰島素受體零件的修復而逐漸失去功能，這將使正常量的血糖無法被肌肉細胞吸收利用，因而並被迫送往周邊的脂肪細胞或者肝臟儲存，日積月累之後形成肥胖或脂肪肝的問題。[54]

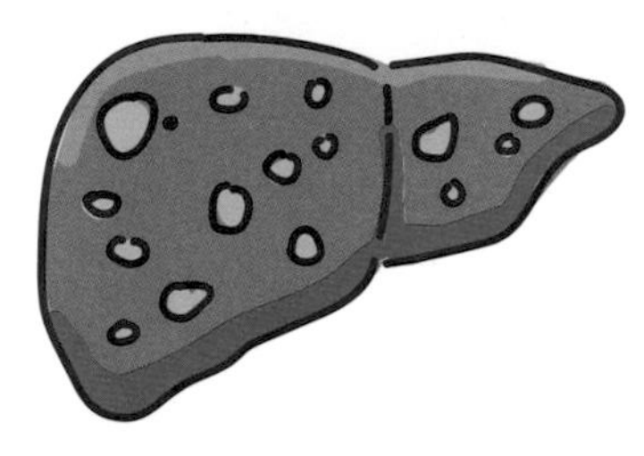

當身體缺氧導致血糖過剩時，肝臟將轉換部分血糖成肝糖暫存，但長期過剩時將會再轉成脂肪形式儲存而形成脂肪肝

這些病症的主要族群分佈以 40-50 左右中年齡層居多，患病者在體型上以腹部肥胖者較明顯，在生活上經常發生生活工作壓力增大、多尿、喘息、食量增多、常感飢餓、皮膚易癢、BMI 指數上升、運動乏力、以及疲累等等情況，當然嚴重者檢驗時將出現脂肪肝、高血脂等現象。[55]

由於肥胖及脂肪肝是起源於全身細胞的慢性缺氧以及能量損耗失衡，因此患者在睡眠時經常會發生打鼾、睡眠呼吸中止現象，同時由於身體產出能量不足而發生疲累昏睡，但也因而發生多夢、多尿而中斷睡眠。患者快速眼動睡眠的淺眠時間過多，夜間睡眠時間也相對明顯縮短，其他嚴重者的睡眠障礙問題包括經常失眠、早醒，及醒後疲累現象也將相形嚴重。[56]

由於目前醫界及人們對於肥胖及脂肪肝的觀念，仍舊集中在飲食過量的簡單觀念上，因此醫療單位對於這些問題大多以降低糖分攝食、減少吸收、阻斷食慾、甚至強化利尿及排便、以及進行所謂的生酮飲食代謝轉換等激進方法作為主要手段。只不過這些方法除了在短期的體重數字上可以看到一點成就之外，之後就遭遇撞牆期甚至就開始急速復胖起來，對於肥胖及脂肪肝本身的缺氧根源根本沒有任何幫助，也無法改變缺氧型肥胖或脂肪肝衍生疾病的惡夢。[57]

針對肥胖及脂肪肝的缺氧睡眠障礙問題，我認為必須從全身慢性缺氧的根源著手。我的建議是先運用後面幾個章節所討論的飲食、保健、及生活習慣等方式，做為緩解初期肥胖及脂肪肝慢性缺氧因子的長期生活準則。對於肥胖及脂肪肝較嚴重的族群，則建議從強化心臟輸出力為主軸，透過改善血氧供給及輸送路徑的基礎策略，同時並搭配恢復細胞 DNA 運作的策略 ( 如抗 HDAC)，才能有效地消除這些症狀的發生。

## ··· 神經系統缺氧 ···

### 帕金森氏症

對於帕金森氏症的發生源頭問題上面，我的研究發現其實這類疾病原本就屬於缺氧型神經退化的一種症狀。簡單的說，當身體發生慢性缺氧，黑質神經細胞獲取氧氣的濃度漸漸匱乏，除了迫使細胞的 DNA 收縮摺疊，減少製造動作，以節約能量，但隨後卻也使得黑質細胞的代謝產物：多巴胺的製造釋放也逐漸減少，造成體細胞的神經動作傳遞訊號失靈，假以時日則形成帕金森氏症的身體僵硬問題。[58]

當慢性缺氧減少黑質神經能量產出後迫使 DNA 緊縮以節能求生，但卻減少多巴胺製造分泌而導致神經動作傳遞失靈

這些病症的主要族群分佈在 65 歲以後的老年齡層人口居多， 在體型上以瘦弱者較易發生、四肢皮膚體溫偏低，在發生的初期幾年經常有手腳無意識地抖動現象，精神上傾向憂鬱沉默，行動上經常不小心發生碰撞家具、走路軌跡歪斜等不平衡的現象，後期嚴重者發生身體僵化、行動遲緩、意志無法控制肢體行動，最後連體內各項器官的功能也喪失而導致死亡。[59]

由於帕金森氏症是起源於全身性慢性缺氧並衍生至特定神經區位的缺氧傷害，因此患者在睡眠期間經常會發生早睡、手腳揮動、多夢、打鼾、夜咳、多痰液、多尿意、睡眠中斷、早醒。患者快速眼動睡眠的淺眠時間過多，夜間睡眠時間

明顯縮短，其他嚴重者的睡眠障礙問題包括經常失眠、睡眠呼吸中止及醒後疲累現象也將相形嚴重。[60]

由於目前醫界及人們對於帕金森氏症的發生，仍舊集中在多巴胺分泌失控的後段結果上，因此醫療單位對於這些問題大多以補充左旋多巴為主要手段。只不過這些方法除了在短期的一兩年內上可以控制一點顫抖之外，之後反而使患者陷入無效及不可逆的加速惡化情況，對於帕金森氏症本身的缺氧根源根本沒有任何幫助，反而加劇黑質細胞死亡。[61]

針對帕金森氏症的缺氧睡眠障礙問題，我認為必須從全身及腦部的慢性缺氧的根源著手。我的建議是先運用後面幾個章節所討論的飲食、保健、及生活習慣等方式，做為緩解初期帕金森氏症慢性缺氧因子的長期生活準則。對於帕金森氏症狀較明顯的族群，則建議從強化心臟輸出力為主軸，透過改善血氧供給及輸送路徑的基礎策略，以及強化血紅素帶氧效率的策略，並搭配恢復細胞 DNA 運作的策略 ( 抗 HDAC)，才能有效地消除這些症狀的發生。

## 失智症及阿茲海默氏症

對於失智症及阿茲海默氏症的發生源頭問題上面的研究，我發現其實這類病症根本就是缺氧型神經退化的一種疾病。簡單的說，當身體發生慢性缺氧，海馬迴神經細胞獲取氧氣的濃度漸漸匱乏，細胞為了存活，則不斷的釋出破壞神經元之間的膠原蛋白包覆物質，長期發生了澱粉質瘢的沉澱物質，並造成這些傳遞神經刺激訊號的細胞失去功能甚至凋萎，因而喪失短期的記憶功能，甚至影響擴大損傷到局部的記憶運作。[62]

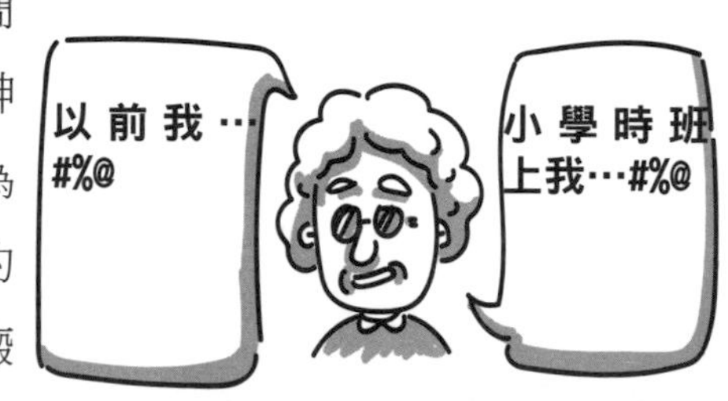


阿茲海默氏症發生的初期，人們將經常記起小時候的諸多細節，但對剛剛發生的事件或交談反而經常遺忘

這些病症的主要族群以 65 歲以後的老年齡層人口居多， 在體型上沒有特別的特徵、四肢皮膚體溫偏低，在發生的初期幾年情緒上長顯露焦慮、躁鬱不安地的傾向，語言表達上經常不斷提及從前的事件，行動上的方向感逐漸失去敏銳，後期嚴重者記憶逐漸退散，經常伴隨帕金森氏症及其他慢性病症，發生身體僵化、喪失行動能力，最後體內各項器官的功能也喪失而導致死亡。[63]

由於失智症及阿茲海默氏症是起源於全身性慢性缺氧，並衍生至特定神經區位的缺氧傷害，因此患者在睡眠期間經常會發生早睡、手腳揮動、多夢、打鼾、夜咳、多痰液、多尿意、睡眠中斷、早醒。患者快速眼動睡眠的淺眠時間過多，整體夜間睡眠時間明顯縮短，其他嚴重者的睡眠障礙問題包括經常失眠、睡眠呼吸中止及醒後疲累現象也將相對嚴重。[64]

由於目前醫界及人們對於失智症及阿茲海默氏症的發生，由於還沒有辦法找出發生原因，所以也沒有任何藥物可以治療，因此醫療單位對於這些問題仍舊束手無策，大多以給予鎮定劑類的抗憂鬱藥物安撫家屬，或者補充維生素類的安慰劑為手段，對於失智症及阿茲海默氏症本身的缺氧根源根本沒有任何幫助，尤其是抗憂鬱藥物反而加劇神經細胞死亡。[65]

針對失智症及阿茲海默氏症的缺氧睡眠障礙問題，我認為必須從全身及腦部的慢性缺氧的根源著手。我的建議是先運用後面幾個章節所討論的飲食、保健、及生活習慣等方式，做為緩解初期失智症及阿茲海默氏症慢性缺氧因子的長期生活準則。對於失智症及阿茲海默氏症問題較明顯的族群，則建議從強化心臟輸出力為主軸，透過改善血氧供給及輸送路徑的基礎策略，以及強化血紅素帶氧效率的策略，並搭配恢復細胞 DNA 運作的策略 ( 抗 HDAC)，才能有效地消除這些症狀的發生。

## ‧‧‧ 心理系統缺氧 ‧‧‧

### 憂鬱悲傷及憂鬱症

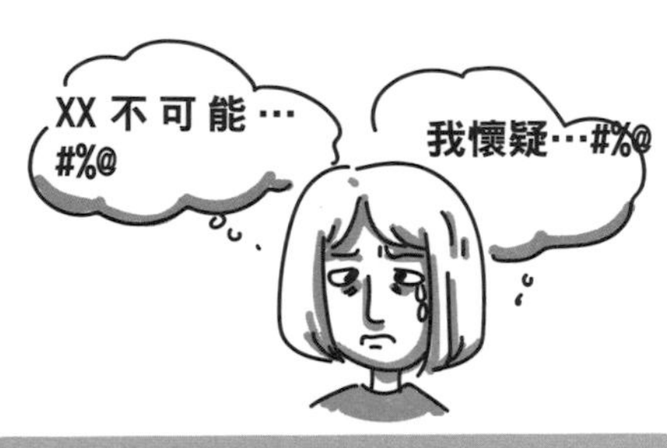

慢性缺氧造成大腦中核縫細胞能量產出不足而緊縮 DNA 節能求生，而漸漸減少快樂激素分泌造成人體獎勵機制停頓而發生負面觀點

我對於憂鬱悲傷及憂鬱症的發生源頭問題研究上面，發現其實這類的負面情緒反應甚至心理疾病，原本就屬於缺氧型神經心理的一種症狀。簡單的說，當身體發生慢性缺氧，腦幹的中縫核神經細胞獲取氧氣的濃度逐漸匱乏，除了迫使細胞的 DNA 收縮摺疊，減少製造動作以節約能量。但隨後卻使得中核縫細胞的代謝產物：快樂激素，的製造釋放逐漸降低，造成大腦感覺得不到獎勵。因而使人在面對生活環境時，會出現負面心理，並容易發生情緒低落、悲傷、甚至衍生出重度憂鬱症問題。[66]

這些病症的主要族群分佈從 15 至 55 歲左右的年齡層人口居多， 在體型上以瘦弱者居多，性別以女性為大宗，皮膚較白皙毛髮乾燥、肢體溫度偏低，女性患者經常伴有貧血及經痛或子宮內膜異位症等病症，尤其當女性進入更年期間，更容易觸發重度憂鬱症情況。其他年齡層及男性患者則常在身體發生其他慢性病痛時，如再加上外在環境刺激下，則容易發生憂鬱症問題。[67]

由於憂鬱悲傷及憂鬱症是起源於全身性慢性缺氧並衍生至特定神經區位的缺氧傷害，因此患者在進入睡眠期間，經常會發生失眠、無法入睡的現象，患者經常在睡眠時發生心悸、夢魘、手腳揮動、多夢、睡眠中斷等現象。患者快速眼動睡眠的淺眠時間明顯過多，夜間睡眠時間縮短等等問題。[68]

由於目前醫界及人們對於憂鬱悲傷及憂鬱症的發生，仍舊集中在快樂激素的分泌失控這類的後段表徵結果上，因此醫療單位對於這些問題大多以刺激補充或回收利用快樂激素的製造分泌為主要手段。只不過這些方法除了能在短期改善一點情緒之外，但卻又陷入藥物控制及加重藥物的迴圈中，離開藥物時之後反而使患者陷入無效及不可逆的加速惡化情況。[69]

針對憂鬱悲傷及憂鬱症的缺氧睡眠障礙問題，我認為必須從全身及腦部的慢性缺氧的根源著手。我的建議是先運用後面幾個章節所討論的飲食、保健、及生活習慣等方式，做為緩解初期憂鬱悲傷及憂鬱症慢性缺氧因子的長期生活準則。對於重度憂鬱症或症狀較明顯的族群，則建議從強化心臟輸出力為主軸，透過改善血氧供給及輸送路徑的基礎策略，以及強化血紅素帶氧效率的策略，並搭配恢復細胞 DNA 運作的策略 ( 抗 HDAC)，才能有效地消除這些症狀的發生。

### 焦慮緊張及焦慮症

對於焦慮緊張及焦慮症的發生問題，我研究發現這類的不安情緒反應甚至心理疾病的源頭，是屬於缺氧型神經心理的一種症狀。簡單的說，當身體發生慢性缺氧時，便會對腦神經中的麩胺酸轉化成 GABA 過程產生抑制。這使得大腦皮質下方杏仁體神經細胞的 GABA 分泌越來越少，反而促使多巴胺的分泌加大，同時快樂激素分泌越來越少，造成該區的賀爾蒙處在不平衡狀態，產生啟動強烈的既『打』同時也想『逃』的心理行為，但卻由於無從打起或無處可逃的現狀，造成大腦既得不到獎勵、又感覺懼怕、同時又想解決問題的困境之中。因而使人發生緊張壓力、情緒低落、焦慮、憂鬱、不安的心理反應。[70]

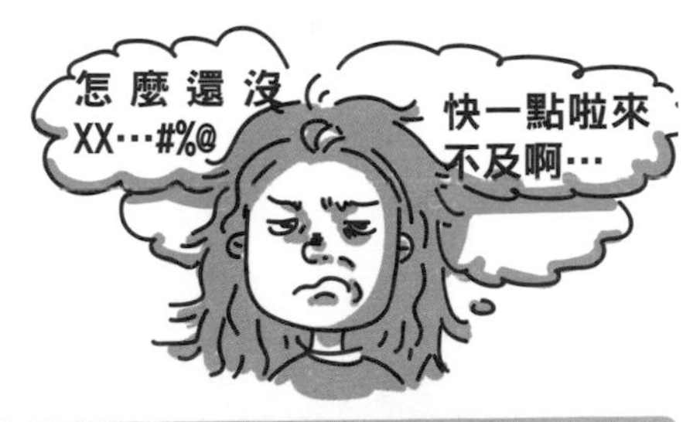


慢性缺氧造成大腦杏仁體細胞能量產出不足而緊縮 DNA 而漸漸減少 GABA 分泌造成神經煞車機制減少，使打或逃本能失衡而發生不安感

這些心理狀況及病症的主要族群分佈從 15 歲以後的年齡層人口都有，女性尤其在更年期以後情況將加重許多，在體型上仍以瘦弱者居多，性別則以女性為大宗，皮膚較白皙毛髮乾燥、喝綠茶或咖啡容易心悸，女性患者經常伴有貧血及經痛或子宮內膜異位症等病症，一般徵兆常見緊張、壓力過大、心情不定、坐立不安、難集中注意力、易怒、難接受批評、容易疲勞、及睡眠障礙等問題。[71]

由於焦慮緊張及焦慮症是起源於全身性慢性缺氧並衍生至特定腦神經區位的缺氧傷害，因此患者在進入睡眠期間，經常會發生失眠、無法入睡的現象，患者經常在睡眠時發生心悸、夢魘、夢遊、多夢、睡眠中斷、早醒、醒後疲倦等現象。患者快速眼動睡眠的淺眠時間明顯過多，夜間睡眠時間縮短等等問題。[72]

由於目前醫界及人們對於焦慮緊張及焦慮症的發生，仍舊集中在快樂激素及GABA 的分泌失控這類的後段表徵結果上，因此醫療單位對於這些問題大多以補充鎮定劑或抗憂鬱藥物的為主要手段。只不過這些方法除了能在短期鎮壓一點情緒激化之外，大多再陷入藥物控制及加重藥物的惡性循環中，離開藥物時之後，反而使患者陷入嚴重恐慌及不可逆的加速惡化情況。[73]

針對焦慮緊張及焦慮症的缺氧睡眠障礙問題，我認為必須從全身及腦部的慢性缺氧的根源著手。我的建議是先運用後面幾個章節所討論的飲食、保健、及生活習慣等方式，做為緩解初期焦慮緊張及焦慮症慢性缺氧因子的長期生活準則。對於較嚴重焦慮症或症狀較明顯的族群，則建議從強化心臟輸出力為主軸，透過改善血氧供給及輸送路徑的基礎策略，以及強化血紅素帶氧效率的策略，才能有效地消除這些症狀的發生。

## ‧‧‧ 肌肉骨骼系統缺氧 ‧‧‧

### 肩頸僵硬及五十肩

對於肩頸僵硬及五十肩問題的發生，我研究發現這類的肌肉和關節疼痛的源頭，是屬於缺氧型骨骼肌腱的一種症狀。簡單的說，當手臂及肩部肌肉關節發生慢性缺氧時，便會形成慢性發炎現象，肌腱細胞為了獲取更多血氧滲透，便釋出MMP 類的膠原纖維破壞蛋白，使細胞間的空隙加大，但是周邊的纖維母細胞，卻因此不斷的分泌纖維修補填縫，導致肌肉組織僵硬缺氧，並產生大量氫離子激發酸敏感離子通道，而發生痠痛感，甚至在關節韌帶部位增生大量沾粘纖維，造成活動時拉扯而產生疼痛感的惡性循環。[74]

這些痠痛僵硬問題及病症的主要族群為 40 歲以後的所有年齡層，女性尤其在更年期以後情況將加重許多，在體型上沒有差異，性別則以女性為大宗，並以體力勞動者及長期辦公壓力大的職業為嚴重，曾有糖尿病、中風、肺部疾病、類風濕性關節炎、心臟疾病的患者，或者肩頸手臂曾受過傷的人，在四、五十歲左右發生的機率相當高。[75]

由於肩頸僵硬及五十肩是起源於全身性慢性缺氧並延伸至肩頸手臂區位的缺氧傷害，因此患者在進入睡眠期間，肩頸背部及肩關節在睡眠期間將更加疼痛及僵硬，經常會因為疼痛而發生失眠、難以入睡的情況，同時在睡眠時也常發生心悸、盜汗、多夢、睡眠中斷、早醒、醒後疲倦等現象。患者快速眼動睡眠的淺眠時間明顯過多，夜間睡眠時間縮短等等問題。[76]

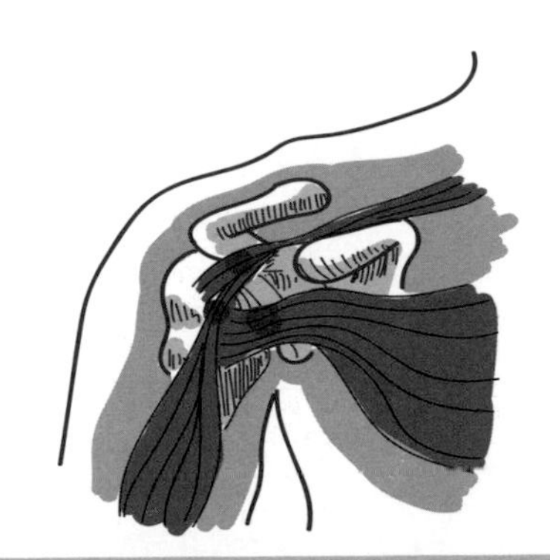

當肩頸部位因長期缺氧而釋出 MMP 破壞細胞間隙纖維，加上能量不足肌力減退而拉傷韌帶，促使肩部肌肉組織纖維化及長期痠痛問題

由於目前醫界及人們對於肩頸僵硬及五十肩的發生，仍舊集中在發炎及沾黏這類的後段表徵結果上，因此醫療單位對於這些問題大多以補充消炎止痛劑，手術割除、或復健按摩針灸為主要手段。只不過這些方法除了能在短期舒展一點疼痛感之外，大多陷入在藥物控制及減少活動的狀況下，一旦天氣轉變或活動加劇，患者則將重新回到疼痛原狀。[77]

針對肩頸僵硬及五十肩的缺氧睡眠障礙問題，我認為必須從全身及肩頸部的慢性缺氧的根源著手。我的建議是先運用後面幾個章節所討論的飲食、保健、及生活習慣等方式，做為緩解初期肩頸僵硬及五十肩慢性缺氧因子的長期生活準則。對於較嚴重肩頸僵硬及五十肩症狀較明顯的族群，則建議以強化心臟輸出力為主軸，透過改善血氧供給及輸送路徑的基礎策略，以及強化血紅素帶氧效率，抑制 MMP 破壞膠原纖維等策略，才能有效地消除這些症狀的發生。

## 肌肉發炎及運動傷害

我對於肌肉發炎及運動傷害問題的研究，發現這類的發炎和疼痛的源頭，是屬於急性與慢性缺氧的一種症狀。簡單的說，當身體的骨骼肌腱因為能量不足以應付動作所產生的扭力或張力的能量時，將會發生急性缺氧的代償動作，也就是產生急性發炎現象，以大量釋出膠原纖維破壞蛋白MMP，使細胞間隙加大去獲取更多血氧滲透來補充能量。但也因此產生大量氫離子而活化了神經纖維上的酸敏感離子通道，使痛感神經激發而發生痠痛感，之後甚至會在肌肉及韌帶部位增生大量纖維以修補或沾粘組織，造成再度活動時因拉扯而產生疼痛的反覆發炎問題。[78]

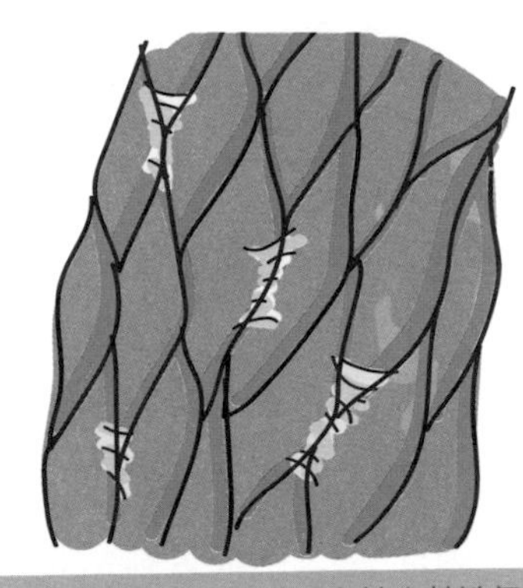

當肌肉組織發生慢性及急性交替缺氧情況而導致細胞損傷，大量的 MMP 及纖維母細胞交替作用而發生肌肉沾黏問題

這些肌肉發炎及運動傷害問題的族群以 35 歲以後為主要年齡層，尤其在中年以後的運動發炎將明顯加重，在體型及性別上沒有差異，但以不常運動及過度訓練者較為嚴重，患有慢性疾病(如三高)、呼吸道疾病、及心肺疾病的患者，運動所發生傷害及發炎機率相當高。[79]

由於肌肉發炎及運動傷害是起源於全身性體細胞組織缺氧的傷害，因此患者在進入睡眠期間，全身及過度運動部位將發生更加缺氧情況，經常會因為疼痛發生失眠、難以入睡的情況，同時在睡眠時也常發生盜汗、多夢、翻轉身體、睡眠中斷、醒後疲倦等現象。患者的快速眼動睡眠時間及頻率明顯過多，熟睡時間縮短等等問題。[80]

由於目前醫界及人們對於肌肉發炎及運動傷害的發生，仍舊集中在發炎及沾黏這類的後段表徵症狀上，因此醫療單位對於這些問題仍舊以補充消炎止痛劑、冷敷、或復健按摩、針灸等為主要手段。只不過這些方法雖然能讓患者快速消除疼痛感之外，大多仍使患者的傷處處在慢性缺氧狀態，如果未能有效消除沾黏問題，當再度運動時，患者傷處將比之前更易缺氧而受到傷害。[81]

針對肌肉發炎及運動傷害的缺氧睡眠障礙問題，我認為必須從全身及肢體部位的慢性缺氧根源著手。我的建議是先運用後面幾個章節所討論的飲食、保健、及生活習慣等方式，做為緩解初期肌肉發炎及運動傷害的慢性缺氧因子之長期生活準則。對於較嚴重運動傷害或肌肉發炎症狀明顯的運動族群，則建議以強化心臟輸出力為主軸，透過改善血氧供給及輸送路徑的基礎策略，以及強化血紅素帶氧效率，抑制 MMP 破壞膠原纖維等策略，才能有效地消除這些症狀的再度發生。

## 皮膚曬傷或凍傷

在皮膚曬傷或凍傷問題的研究方面，我發現這類的發炎和疼痛的源頭，隨然初期是屬於太陽 UV 紫外線破壞細胞 DNA，以及過低溫度造成冰晶及血栓破壞細胞等等外在環境因素所引起的，但是接下來的問題都屬於慢性及急性缺氧所引起的傷害。簡單的說，當身體被這些環境因素所直接傷害後，組織細胞為了生存便啟動急速的代償動作，包括擴大間隙的發炎、去蕪存菁的凋萎、修護填補的增生等等動作，這些都需要大量的能量補充，但卻又沒法充分供應血氧，因而造成大量的氫離子產出，刺激周邊神經產生劇烈的痛感。[82]

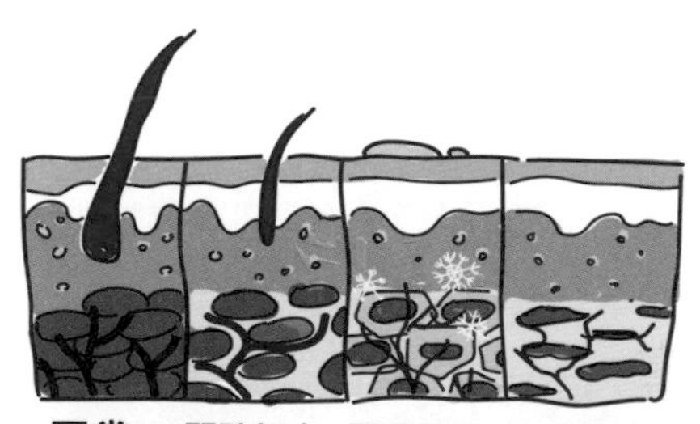


皮膚在低溫環境下，氧氣難以滲透進入細胞，導致細胞發生缺氧而凋亡

這些皮膚曬傷或凍傷問題的族群，以戶外活動者及登山人員較易發生，尤其以膚色白皙人群更加普遍，而凍傷的族群則以居住在寒帶或高山地區活動的人群為主。在體型及性別上沒有差異，但對於患有慢性疾病(如三高)、呼吸道疾病、及心肺疾病的患者，更容易發生傷害及發炎機率。[83]

由於皮膚曬傷或凍傷的後續結果，將導致局部性體細胞組織嚴重缺氧的傷害，因此患者在進入睡眠期間，全身及受傷體位將更加劇缺氧的情況，經常會因為疼痛發生失眠、難以入睡的情況，同時在睡眠時也常出現夢囈、盜汗、多夢、口渴、痠痛、多尿、翻轉身體、睡眠中斷、醒後疲倦等現象，患者的快速眼動睡眠時間及頻率過多，熟睡期間明顯縮短等等問題。[84]

由於目前醫界及人們對於皮膚曬傷或凍傷的發生，仍舊集中在發炎及組織壞死這類的後段表徵結果上，因此醫療單位對於這些傷害仍舊以補充消炎止痛劑、冷敷、熱敷，甚至手術切除等為主要手段。只不過這些方法雖然能讓患者快速消除疼痛感之外，患者的傷處大多仍處在慢性缺氧狀態，如果未能有效解除細胞間質破壞、血管增生、纖維沾黏等問題時，當復原之後，患者傷處將形成嚴重的殘缺，並且更容易發生缺氧及遭受環境傷害。[85]

針對皮膚曬傷或凍傷的缺氧睡眠障礙問題，我認為必須從全身及肢體部位的慢性缺氧根源著手。我的建議是先運用後面幾個章節所討論的飲食、保健、及生活習慣等方式，做為緩解初期肌肉發炎及運動傷害的慢性缺氧因子之長期生活準則。對於較嚴重皮膚曬傷或凍傷症狀明顯的族群，則建議以強化心臟輸出力為主軸，透過改善血氧供給及輸送路徑的基礎策略，抑制 MMP 破壞膠原纖維以及雜亂的血管增生等策略，才能有效地消除這些症狀的二次傷害。

## 慢性肌肉炎及關節炎

對於慢性肌肉炎及關節炎，包括骨刺、肩頸僵硬及五十肩等問題的發生，我研究發現這類的肌肉和關節疼痛的源頭，是屬於缺氧型骨骼肌腱退化的一種症狀。簡單的說，當手臂及肩部肌肉關節發生慢性缺氧時，便會形成慢性發炎現象，骨骼肌腱細胞為了獲取更多血氧滲透，便不斷活化蝕骨細胞或釋出 MMP 類的膠原纖維破壞蛋白，使細胞間的空隙加大。但是周邊的纖維母細胞或者造骨細胞，卻因此不斷的分泌纖維修補填縫，反而導致肌肉組織僵硬缺氧，並產生大量氫離子激發神經纖維的酸敏感離子通道，而發生痠痛感，甚至在關節韌帶部位的軟骨組織雜亂增生及形成沾粘纖維，造成活動時拉扯、以及軟骨組織壓迫神經而產生疼痛感的惡性循環。[86]

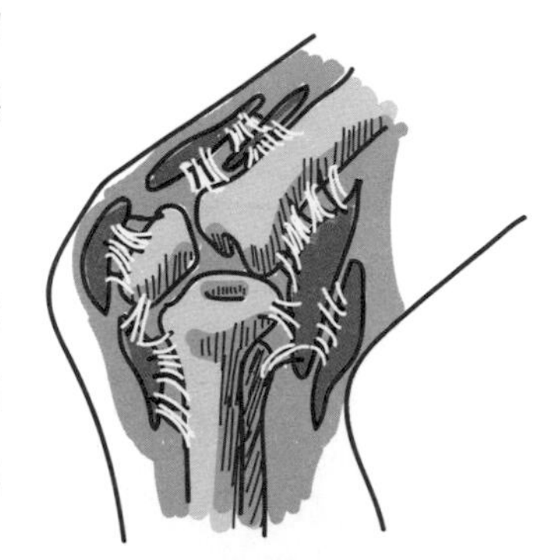

慢性缺氧下肌腱細胞釋出 MMP 鬆散組織增加氧氣滲透，但也促發纖維增生造成沾黏固化與拉扯痠痛

這些痠痛僵硬問題及病症的主要族群為 40 歲以後的所有年齡層，在更年期以後的女性情況尤其將加重許多，在體型及性別上沒有差異，但以體力勞動者及長期辦公壓力大的職業為嚴重，曾有糖尿病、中風、肺部疾病、類風濕性關節炎、心臟疾病的患者，或者肩頸手臂曾受過傷的人，在四、五十歲左右發生的機率相當高。[87]

由於慢性肌肉及關節炎是起源於全身性慢性缺氧並延伸至肩頸四肢肌肉骨骼等區位的缺氧傷害，因此患者在進入睡眠期間，肩頸背部及肩關節在睡眠期間將更加疼痛及僵硬，經常會因為疼痛發生失眠、難以入睡的情況，同時在睡眠時也常發生心悸、盜汗、多夢、睡眠中斷、早醒、醒後疲倦等現象。患者快速眼動睡眠的淺眠時間明顯過多，夜間睡眠時間縮短等等問題。[88]

由於目前醫界及人們對於慢性肌肉及關節炎的發生，仍舊集中在發炎及沾黏這類的後段表徵症狀上，因此醫療單位對於這些問題大多以補充消炎止痛劑，手術割除、整復、復健按摩或針灸為主要手段。只不過這些方法除了能在短期舒展一點疼痛感之外，大多陷入在藥物控制及減少活動的狀況下，一旦天氣轉變或活動加劇，患者則將重新回到疼痛原狀。[89]

針對肩頸僵硬及五十肩的缺氧睡眠障礙問題，我認為必須從全身及肌肉及關節慢性缺氧的根源著手。我的建議是先運用後面幾個章節所討論的飲食、保健、及生活習慣等方式，做為緩解初期肌肉及關節慢性缺氧因子的長期生活準則。對於較嚴重肌肉及關節缺氧症狀（如骨刺、五十肩等）較明顯的族群，則建議以強化心臟輸出力為主軸，透過改善血氧供給及輸送路徑的基礎策略，以及強化血紅素帶氧效率，抑制 MMP 破壞膠原纖維等策略，才能有效地消除這些症狀的發生。

## 外傷及手術

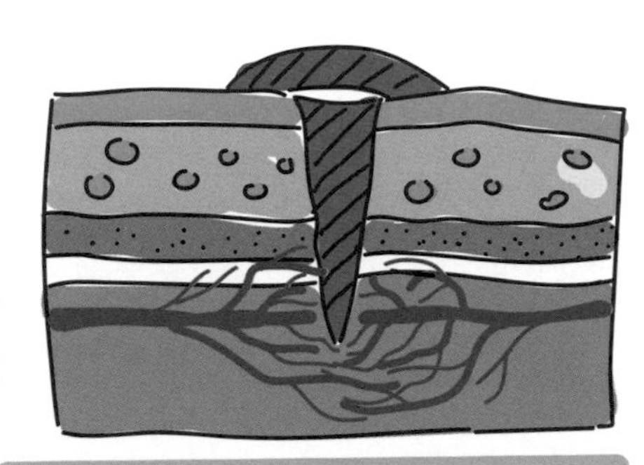

當外傷或手術造成組織破壞，周遭細胞將釋出血管新生素重建血管並纖維化傷疤，造成局部組織慢性缺氧而產生酸化觸發痛感

對於外傷及手術所產生失眠問題的發生，我發現這類的身體傷害產生慢性疼痛的源頭，是屬於缺氧型疼痛或痠痛的一種症狀。簡單的說，當身體任何部位因為撞擊或手術傷害後造成慢性缺氧時，在復原之後都會破壞原有血氧系統而漸漸形成慢性發炎現象，因傷害復原後的傷疤處組織細胞為了獲取更多血氧滲透，便大量釋出血管新生因子及 MMP 類的膠原纖維破壞蛋白，使細胞間的空隙加大並增加血氧供給，但也因此形成類似腫瘤那般的增生組織，除了壓迫刺激周邊的神經造成疼痛之外，將大量產生氫離子並激發痛感神經的酸敏感離子通道，而產生疼痛感的惡性循環。[90]

這些外傷及手術痠痛病症的主要族群，以 40 歲以後並曾經受過外力或手術傷害的人為主，女性尤其以剖腹生產過並在更年期之後情況將加劇許多，在體型及性別上沒有差異，但以體力勞動者及運動者的職業較嚴重，曾有糖尿病、高血壓、呼吸疾病、關節疾病、心血管疾病的患者，在中年以後及天氣變化發作的機率相當高。[91]

由於外傷及手術痠痛是起源於全身性慢性缺氧，並延伸至外傷及手術傷害等區位組織的缺氧傷害，因此患者在進入睡眠期間，外傷及手術傷害部位在睡眠期間將更加缺氧，經常會因為酸痛發生失眠、難以入睡的情況，同時在睡眠時也常發生輾轉翻覆、睡眠中斷、早醒、醒後疲倦等現象。患者快速眼動睡眠的頻率明顯異常，夜間睡眠時間發生縮短等等問題。[92]

由於目前醫界及人們對於外傷及手術痠痛的發生，仍舊集中在發炎及沾黏這類的後段表徵症狀上，因此醫療單位對於這些問題大多以補充消炎止痛劑，手術割除、復健、按摩或針灸為主要手段。只不過這些方法除了能在短期舒展一點疼痛感之外，也將再陷入在藥物控制及減少活動的狀況下，一旦天氣轉變或活動加劇，患者則將重新回到疼痛原狀。[93]

針對外傷及手術痠痛的缺氧睡眠障礙問題，我認為必須從全身及傷害組織的慢性缺氧的根源著手。我的建議是先運用後面幾個章節所討論的飲食、保健、及生活習慣等方式，做為緩解初期被傷害組織慢性缺氧因子的長期生活準則。對於較嚴重外傷及手術痠痛較明顯的族群，則建議以強化心臟輸出力為主軸，透過改善血氧供給及輸送路徑的基礎策略，以及強化血紅素帶氧效率，抑制 MMP 破壞膠原纖維及減少傷疤組織增生等策略，才能有效地消除這些症狀的發生。

## ··· 內分泌系統缺氧 ···

### 經痛及子宮內膜異位症

對於經痛及子宮內膜異位症的根源問題，在幾年前我出版的幾本專書中已經探討過了，它們的發生都是因為子宮及卵巢部位的生殖器官，發生了程度不一的缺氧情況所導致的。簡單的說，缺氧的子宮器官在遇上每次黃體素分泌降低的期間，發生過度的子宮血管收縮導致嚴重缺氧。而子宮細胞為了獲取血氧，釋出大量的纖維破碎蛋白 (MMP) 破壞細胞束腹，除了造成急性發炎及疼痛的情況之外，也加劇子宮內膜細胞游離及沾黏或內滲腹腔組織上，加上缺氧釋出大量血管新生因子，誘發內膜細胞增生成子宮內膜異位的腫瘤，壓迫神經產生劇痛。[94]

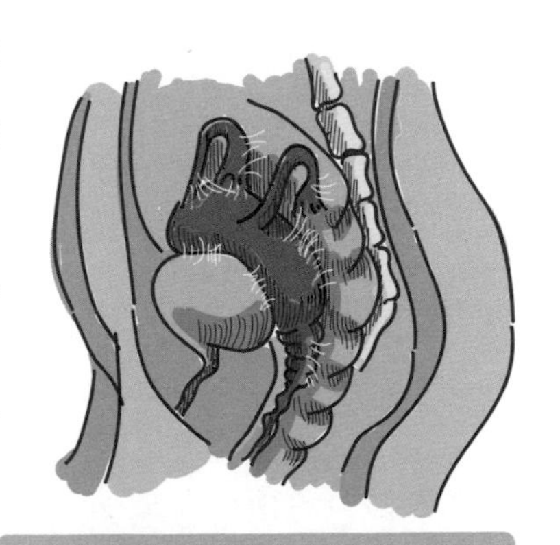

子宮及腹腔慢性缺氧下，將因大量 MMP 破壞表膜層而產生刺激大量纖維增生，形成沾黏後而拉扯再發炎等惡性循環

這項病症的主要族群分佈在 15-48 歲的女性年齡層，在體型上以瘦弱者居多，病症從發生經痛之後將一直持續發生，從 25 歲到中年期間將出現嚴重的子宮內膜異位問題。當女性在長期遭遇冰冷飲食、工作壓力、緊張情緒等等因素時，將明顯加重經痛及子宮內膜異位症的反應，包括經前頭痛、腹脹、腹瀉、便祕、易怒或情緒失控、憂鬱煩躁、焦慮緊張、皮膚粗糙、頭髮分岔、下腹疼痛、經血過多、經期過長等等。[95]

由於這個病症是起源於身體的慢性缺氧，所造成卵巢、子宮及生殖賀爾蒙的連鎖反應，在發作初期由於下腹部位嚴重缺氧，使得入睡困難並發生多夢、夢囈、睡眠中斷或早醒情況。在月經發生後，由於大量失血的缺氧，加上急速發炎的疼痛，而發生失眠、打鼾、睡眠呼吸中止症、睡眠中斷、多尿、及醒後疲憊，或者昏睡等現象。尤其隨著年齡的增加，失眠及難以入睡情況將明顯發生，患者的快速眼動睡眠的頻率及時間越來越長，整體睡眠時間也縮短。[96]

由於目前醫界及女性還是認為經痛及子宮內膜異位症是內分泌失調所造成的結果，所以醫療單位仍舊以消炎、去腫、及補充內分泌或者欺騙大腦已懷孕等等的策略去迴避這些症狀，到最後甚至放棄這個生殖器官，一刀切除而後快！而過程中所使用的消炎止痛藥、避孕藥、促性腺激素等藥物，隨然可以立即緩解疼痛及腫脹，或者造成假懷孕的停經現象，但仍舊阻止不了經痛及子宮內膜異位症問題的根源：缺氧。[97]

針對經痛及子宮內膜異位症的直接疼痛問題，以及血管收縮所造成的缺氧睡眠障礙，其實原本就是子宮慢性缺氧所引發的代償現象。我建議是先利用後面幾個章節所討論的飲食、保健、及生活習慣等方式，做為初期緩解子宮及卵巢慢性缺氧因子的長期生活準則。但是對於已經發生長期經痛及子宮內膜異位症的族群，則建議以強化心臟輸出力為主軸，透過改善血氧供給及輸送路徑的基礎策略，同時並搭配強化血紅素帶氧效率、抑制 MMP 破壞膠原纖維等策略，才能有效地消除這些症狀的發生。

## 更年期

我對於更年期的根源問題的研究發現，它們的發生都是因為卵巢已經停止了生長卵泡，導致黃體素長期的缺乏，造成血鈣大量進入血管平滑肌，使得血管從週期性收縮轉成常態性收縮，而發生了較大程度的缺氧情況所導致。簡單的說，更年期使身體從原本的子宮血管收縮，轉變成全身性血管收縮，而在轉換身體調適的幾年期間，身體發生較嚴重慢性缺氧的各項症狀。[98]

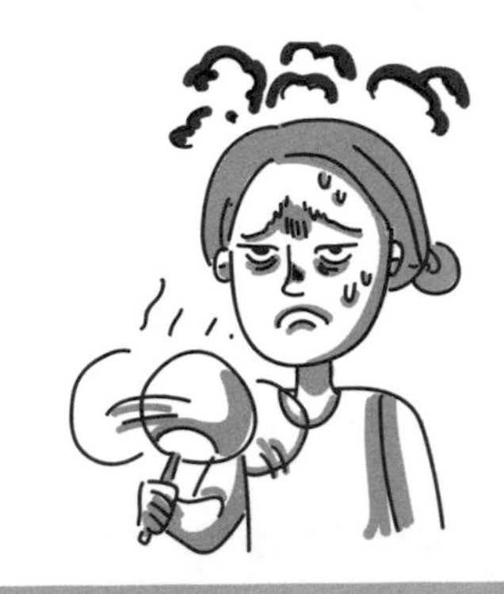

女性更年期間因缺乏黃體素抗拮鈣離子，導致血管全面收縮並發生慢性缺氧及血氧分配不均而呈現局部潮熱

這項病症的主要族群分佈在50歲左右的女性年齡層，在體型上仍以瘦弱者較為嚴重，病症從完全停經的前面四五年時就開始發生，一直得等到完全停經後的五六年後，症狀才會緩和一些。當女性在長期處在不當飲食、工作壓力、生活張力、緊張情緒等等因素時，將明顯加重更年期的反應，包括頭痛、心悸、潮紅、盜汗、肥胖、腹脹、腹瀉、便祕、易怒或情緒失控、憂鬱煩躁、焦慮緊張、皺紋增多、落髮白髮、性慾減退等等。[99]

由於這個病症是起源於身體的生殖功能退化，所造成缺氧反應，在發作初期由於全身慢性缺氧，使得在睡眠時間經常發生失眠現象，包括入睡困難，並會發生心悸、潮熱、盜汗、多夢、夢魘等情況。當隨著更年期持續幾年之後，缺氧的情況將越來越嚴重，進而像是打鼾、睡眠呼吸中止症、睡眠中斷、夜咳、及醒後疲憊或者昏睡等頻率也將越來越多，患者的快速眼動睡眠的頻率及時間越來越長，整體睡眠時間也明顯縮短。[100]

由於目前醫界及女性還認為更年期是老化所造成內分泌失調的結果，所以醫療單位仍舊以補充賀爾蒙等的策略去減緩這些症狀的發生。而過程中所使用的生長激素、雌激素、黃體素等藥物，隨然可以快速減緩症狀的不適應感，甚至偶爾還會出現月經現象，但仍舊阻止不了更年期問題的根源：急速缺氧。[101]

針對更年期身體全面性血管收縮所造成的缺氧睡眠障礙，其實是生殖系統功能退化所引發的缺氧代償現象。我建議是先利用後面幾個章節所討論的飲食、保健、及生活習慣等方式，做為初期緩解全身慢性缺氧因子的長期生活準則。但是對於發生較嚴重更年期現象的族群，則建議以強化心臟輸出力為主軸，透過改善血氧供給及輸送路徑，同時並搭配強化血紅素帶氧效率等策略，才能有效地消除這些症狀的發生。

### 懷孕或妊娠

雖然懷孕或姙娠對大多數家庭來說是一件喜事，但是對於女性本身卻是身體在生命中所面臨最重要的挑戰。一旦女性的子宮確定受精卵成功的著床之後，身體就會產生大量的變化去輸出營養給胎兒，也因此對於一些體質較差的孕婦，由於心臟出血量的不足，就會發生較嚴重的缺氧反應， 除了對胎兒的發育生長造成深遠影響之外，還經常會對母體產生不可逆的疾病或病症，像是高血壓或糖尿病等等。簡單的說，懷孕或姙娠期使身體從原本的平衡狀態，轉變成全身性缺氧，而在身體負擔轉換的期間，身體發生較嚴重慢性缺氧的各項症狀。[102]

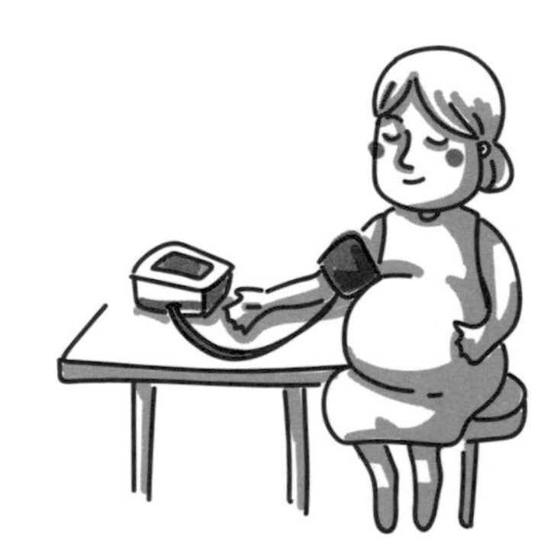

隨著胎兒成長，懷孕姙娠母體的能量負擔也加重而發生慢性缺氧，造成缺氧型高血壓及糖尿病

這項問題的主要族群分佈在 25 至 45 歲左右的女性年齡層，在體型上仍以瘦弱者較為嚴重一些，病症從懷孕後二三個月後開始發生，一直得等到產後，症狀才會緩和一些，但是許多女性也會因此啟動了糖尿病或高血壓等等的問題。當女性在長期處在不當飲食、工作壓力、生活張力、緊張情緒等等因素時，將明顯加重姙娠期的缺氧反應，包括貧血、心悸、憂鬱、血糖過高、高血壓、便祕、噁心、水腫等等。[103]

由於這個過程是起源於身體面臨生殖功能的挑戰所造成缺氧反應，在發作初期由於身體大量的黃體素釋出，使得身體比平常獲取到更多的血氧，因此反而有幸福愉悅感，睡眠品質也會比平常更好一些。只不過，隨著胎兒不斷的成長，母體缺氧的情況也將越來越明顯，因而使得睡眠時間經常發生失眠現象，包括入睡困難，心悸、潮熱、盜汗、多夢、夢魘等情況。隨著身體負荷加大之後，像是打鼾、睡眠呼吸中止症、睡眠中斷、夜咳、及醒後疲憊或者昏睡等頻率也將越來越多，母體的快速眼動睡眠的頻率及時間越來越長，整體睡眠時間也明顯縮短。[104]

由於目前醫界及女性還認為懷孕或妊娠期的症狀問題是胎兒所造成內分泌失調等結果，所以醫療單位仍舊以補充賀爾蒙及維生素等的策略去減緩這些症狀的發生。而過程中所使用的黃體素等藥物及維生素等補充品，隨然只能些微的減緩症狀一些，其他的藥物絕大多數都因為可能會影響胎兒發育的疑慮，而甚少給予，也因此很難阻止懷孕或妊娠期問題的根源：胎兒及母體缺氧。[105]

針對懷孕或妊娠期母體局部性缺氧所造成的缺氧睡眠障礙，其實是生殖系統功能負擔過大所引發缺氧代償現象。我建議是先利用後面幾個章節所討論的飲食、保健、及生活習慣等方式，做為初期緩解全身慢性缺氧因子的長期生活準則。但是對於發生較嚴重妊娠期症狀的族群，則建議以強化心臟輸出力為主軸，透過改善血氧供給及輸送路徑，同時並搭配強化血紅素帶氧效率等策略，才能有效地消除這些症狀的發生。

### 甲狀腺機能亢進

目前對於甲狀腺機能亢進的根源問題，科學界仍然還在努力探索中，只知道和自體免疫的基因變異有著密切的關係，近年內的一些研究發現可能和缺氧因子或環境有密切關聯。簡單的說，當胎兒在母體受到較嚴重的缺氧壓力之下，使得下丘腦大量釋出促甲狀腺激素，刺激甲狀腺多釋出甲狀腺素去加速心跳或收縮血管等等防備動作，從而造成胎兒的甲狀腺體過大且過量分泌甲狀腺素，因而造成一些異常症狀。[106]

這項問題的主要族群分佈在 20 至 40 歲之間以及 60 歲以後的年齡層，性別上以女性占絕對多數，在體型上以瘦弱者為主要特徵，病症包括焦慮、急躁、鬱悶、易激動、易驚嚇、神經質、多言、好動、體重減輕、肌肉無力、頭髮脫落稀疏、凸眼、眼脹、眼痛、視力模糊、畏光、角膜潰瘍、易流淚、脖子變粗、甲狀腺腫大、喉嚨有壓迫感、心悸、心跳加快、高血壓、心律不整、手指易顫抖、四肢麻痺、飲食增多、大便頻率增加、怕熱、體溫不正常、白斑、盜汗、色素沉澱、小腿前皮膚像橘皮且易紅癢、月經少而紊亂、不孕、流產、早產等等。[107]
由於這個疾病可能是起源於胎兒在缺氧環境下的代償作用，並在日後成長時再度面臨缺氧的一種『打或逃』反應。但由於大量的甲狀腺素釋出，使得身體處在緊張戒備的狀態下，因而每當睡眠期間經常發生失眠現象，包括入睡困難，心悸、潮熱、驚醒、睡眠中斷、盜汗、多夢、夢囈等情況。隨著年紀加大之後，醒後疲憊或者昏睡等頻率也將越來越多，整體的快速眼動睡眠的頻率及時間越來越長，睡眠時間明顯縮短。[108]

由於目前醫界及人們對於甲狀腺功能亢進問題，還認為是不明原因的基因突變、或碘過量引發的甲狀腺腫大所導致，所以醫療單位仍舊以補充甲狀腺拮抗劑藥物、放射碘、乙型交感神經阻斷劑、甚至進行甲狀腺手術等策略去減緩這些症狀的發生。但是這些藥物卻不適合長期使用，有些甚至會造成甲狀腺素低下問題，當然更難去阻止甲狀腺腫大或機能亢進問題的根源：缺氧。[109]

針對甲狀腺機能亢進所造成的睡眠障礙，其實是大腦認為身體缺氧導致能量不足而產生『打或逃』的另一種過度代償現象。我建議是先利用後面幾個章節所討論的飲食、保健、及生活習慣等方式，做為初期緩解全身慢性缺氧因子的長期生活準則。但是對於發生較嚴重甲狀腺機能亢進的族群，則建議以強化心臟輸出力為主軸，透過改善血氧供給及輸送路徑，同時並搭配強化血紅素帶氧效率等策略，才能有效地消除這些症狀的發生。

## ‧‧‧ 藥物因子的缺氧 ‧‧‧

### 降血壓藥物

我對降高血壓藥物的研究有獨特研究見解，我發現目前全世界所有合法的降血壓藥物的化學性質在短期間內對身體都沒有太大的問題，也可以有效解除血壓計數值上的壓力，但是在長期使用之後，卻會造成身體慢性缺氧的相關疾病問題。簡單的說，由於這些降血壓藥物是以擴張血管、減緩心跳、及減少血液容積等理念為出發點，恰好與造成高血壓的原因背道而馳，所以在長期使用之後，反而將惡化身體造成慢性缺氧的疾病。[16]

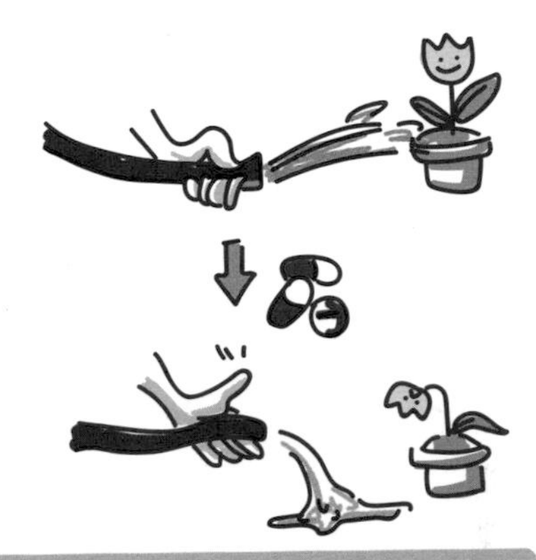

大多原發性高血壓因慢性缺氧造成末梢血管收縮代償而造成缺氧型高血壓，但降血壓藥物卻抑制代償發生而加重缺氧問題

就如同前面章節中對高血壓所討論的那樣，絕大多數高血壓的根源，是因為身體慢性缺氧所引發的血管收縮，而這慢性缺氧的病源大多是心臟出血量不足，而現行合法的降壓藥物的動作，在心臟輸出量不變的情況下，卻反而使細胞的獲氧能力長期減少，因而引發更嚴重的反彈或副作用。[110]

當患者開始接收抗高血壓藥物的初期，患者經常容易發生心跳加速、疲累、昏眩、視力減退、情緒低落、無力感、喉嚨發癢、多痰、性慾減退、夜咳等症候，尤其當使用達三個月之後，一旦停止使用時，就將迅速發生血壓彈升的情況。研究顯示長期使用降高血壓藥物，則明顯提高癌症發生率、加速心臟衰竭、以及慢性腎衰竭等三項難以逆轉的重大疾病的發生。[16]

由於這些藥物的作用將長期造成部分器官或全身的慢性缺氧。所以患者將在睡眠期間出現早睡、夜咳、多尿、睡眠呼吸中止、睡眠中斷、打鼾、多夢、早醒，及醒後疲累等等的睡眠障礙問題。他們的快速眼動睡眠的頻率和時間越來越多，同時也經常出現的睡眠呼吸中止及白日昏睡等情況。[111]

### 降血糖藥物

對於降血糖藥物的問題研究，我發現大多數的藥物設計都有觀念上的錯誤，雖然它們的化學性質在短期間內也對身體都不會有太大的傷害，也可以明顯消除血糖數值上的壓力，但是在長期使用之後，卻反而造成身體慢性缺氧的相關疾病問題。簡單的說，由於這些降血糖藥物是以刺激或補充胰島素分泌、減緩腸胃吸收、及抑制血糖分解轉換等理念為出發點，而這些卻和高血糖的真實原因不相干，所以當在長期使用之後，反而將惡化身體造成更多的其他慢性缺氧疾病。[112]

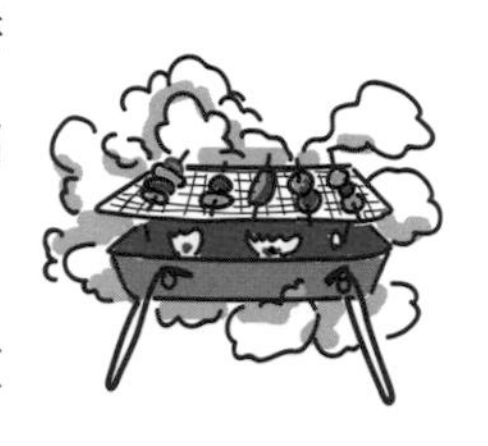
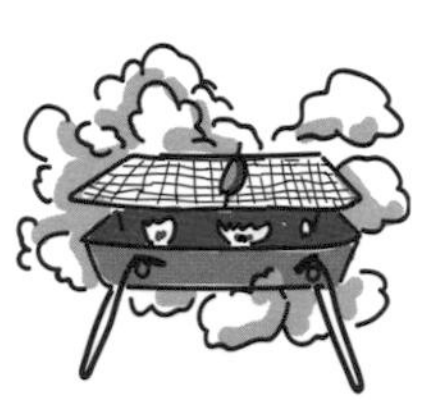
降血糖藥物因減少糖類產出或流通，造成胰島素受體鈍化細胞而使原本依賴多食低效產能求生策略失效，造成缺氧及能量不足問題加重

就如同之前高血糖所討論的那樣，絕大多數高血糖的根源，是因為身體慢性缺氧而減少胰島素受體的修護，而這慢性缺氧的病源大多是細胞能量產出不足的反應。但現行合法降血糖藥物的動作，卻反而減少細胞能量的產出，因而引發更嚴重的副作用。當患者開始接收抗降血糖藥物之後，患者經常容易發生心跳加速、肥胖、血管狹窄、低血糖、易怒、高血脂、疲累、昏眩、視力減退、情緒低落、無力感、喉嚨發癢、多痰、性慾減退、夜咳等症候。但是當停止使用之後，雖然這些症狀可以減緩，但是血糖卻又會持續攀升，所有的臨床紀載也似乎從來都沒有治癒糖尿病並可中斷藥物的案例。[113]

由於這些藥物的作用將長期造成部分器官或全身的慢性缺氧。所以患者除了在睡眠期間經常出現早睡、夜咳、心悸、多尿、睡眠中斷、打鼾、多夢、早醒，及醒後疲累等等的睡眠障礙問題之外，另外也經常出現的睡眠呼吸中止症及白日無精神或昏睡等情況，同時他們的快速眼動睡眠的頻率和時間越來越多，整體熟睡時間卻明顯短少。[114]

由於醫界及人們對於高血糖或糖尿病的觀念，仍然停留在血糖過高或胰島素分泌過少的現象上，所以導致幾十年來所有的醫療策略仍然停留在刺激或補充胰島素分泌的針劑或藥物、抑制葡萄萄生成的藥物這二大方向，並以降低血糖數值或糖化血色素為主要目標。所以這些藥物不但沒法解除身體缺氧的根源，而且時間一久反而造成細胞長期嚴重的能量不足，因而加速其他疾病的發生。[115]

針對降血糖藥物這類長期造成身體能量不足所引發的缺氧症狀，我的建議是先透過之後幾個章節所討論的飲食、保健、及生活習慣等方式進行，以解除藥物長期所產生的缺氧因子作為生活準則。對於使用較久並發生較嚴重不良反應的族群，則建議先以強化心臟輸出力為主軸，透過改善血氧供給及輸送路徑，同時並搭配活化 DNA 運作等策略，才能有效地修正目前所有降血糖藥物的錯誤策略。

### 抗憂鬱藥物

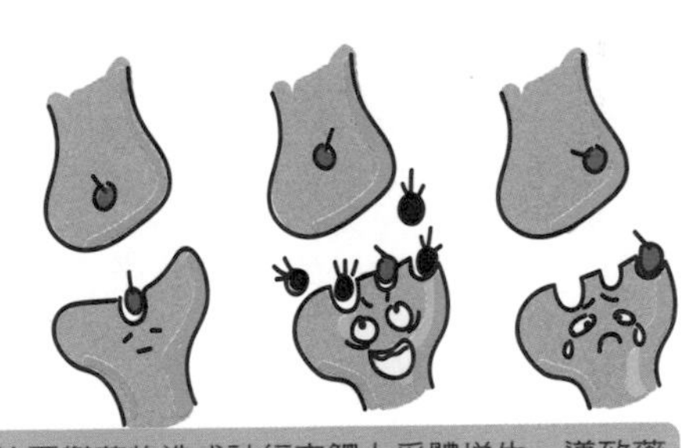

抗憂鬱藥物造成神經突觸上受體增生，導致藥量加重、藥物依賴、及難以戒斷等問題，更重要的是欺騙大腦、掩蓋身體缺氧狀況

我對於抗憂鬱藥物在研究之後，發現大多數類別的藥物設計都有基本觀念上的錯誤，雖然它們的化學性質在短期間內對身體都沒有太大的傷害，也可以明顯增加大腦中快樂激素的留存。但是在長期使用之後，除了造成大腦神經已經被塑化成必須仰賴這些藥物，否則人就會陷入絕對負面情緒之外，更嚴重的問題是，這些藥物蒙蔽了大腦核縫神經細胞對身體血氧不足的真實情況反應，造成身體及大腦處在慢性缺氧的環境中，而無法作代償性的反應以及可能產生的病變。[116]

簡單的說，由於這些抗憂鬱藥物是以抑制快樂激素回收再利用的機制，而使這些激素滯留在神經作用點上，以欺騙大腦及身體為出發點，但這些卻和快樂激素釋出的多寡的真實原因不相干，所以當在長期使用之後，終將惡化身體或大腦缺氧事實而造成更多的反彈。

因此當患者開始接收抗憂鬱藥物之後，患者經常容易發生便秘、視力模糊、嗜睡、心跳過快、心率不整、血壓過低、性慾下降、噁心、厭食、口乾、虛弱、身體無法控制的顫抖、打哈欠、出汗、食慾不振、噁心、頭暈、喉嚨痛等等症候，在停止使用之後，雖然這些症狀可以減緩或消失，但是憂鬱的情況卻又會明顯加重，同時也似乎從來都沒有治癒憂鬱病症並可中斷藥物的案例。[117]

由於這些抗憂鬱藥物經常被人作為安眠藥在使用，但是它的作用卻造成部分器官或全身的慢性缺氧。所以使用的患者除了在睡眠期間經常出現昏睡、夜咳、心悸、少夢，及醒後疲累等等的睡眠障礙問題之外，另外也經常出現的白日無精神或昏眩、想睡等情況，最重要的是他們的快速眼動睡眠的頻率和時間越來越短，外表整體熟睡時間卻明顯增加。聽起來似乎不錯？但是身體卻是整晚處在缺氧的情況下的腦波形式！尤有甚者，如果一旦藥物停頓的患者，除了有強烈的自殺感及負面情緒之外，失眠及睡眠障礙問題將明顯嚴重。[118]

也因為醫界及人們對於憂鬱症的觀念，仍然停留在快樂激素分泌過少的現象上，所以導致幾十年來所有的醫療策略仍然停留在如何保留或回收快樂激素分泌的藥物打轉。當然科學家和藥廠也明白，只要患者用上了它們之後，這後半輩子也就難逃他們的魔掌了，簡單的說就像是有執照的合法毒品那樣，只不過販售者需要穿上白袍罷了。所以這些藥物不但沒法解除憂鬱的根源，而且時間一久反而造成身體嚴重缺氧，而加速其他疾病的爆發。

針對抗憂鬱藥物這類長期造成身體缺氧問題的危害，我的建議是先透過之後幾個章節所討論的飲食、保健、及生活習慣等方式進行，以解除藥物長期所產生的缺氧因子，以作為生活準則。對於使用較久並發生較嚴重不良反應的族群，則建議先以強化心臟輸出力為主軸，透過改善血氧供給及輸送路徑，同時並搭配強化血紅素帶氧效率、活化 DNA 運作等策略，才能有效地修正目前所有抗憂鬱藥物的錯誤策略。

## 安眠藥物

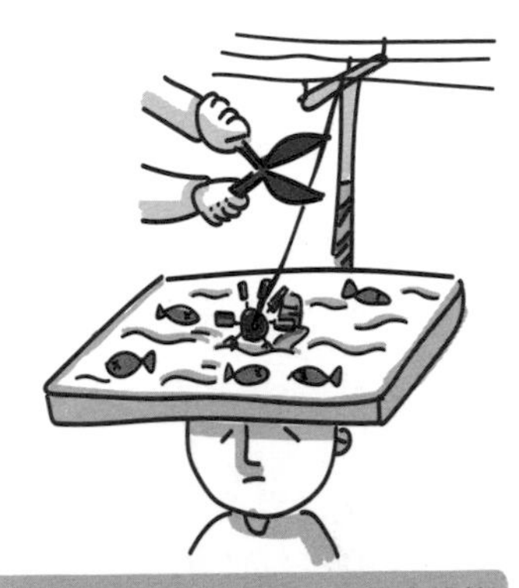
安眠藥物以阻斷身體在睡眠時的救贖機制，使睡眠時原本已缺氧的細胞環境加速再惡化

本書的主軸就是在探討失眠及睡眠障礙的問題，但是目前所有合法的安眠藥物卻又是造成睡眠障礙的主要因子之一！這是因為這些安眠藥物的設計都有觀念上的嚴重錯誤，雖然它們可能在短期對身體似乎沒有太大的傷害，也可以讓人從外表看出發生熟睡的模樣，但實際上它們就像是一根敲昏腦袋的無情木棒那樣，讓人的睡眠處在昏睡狀態，當長期使用之後，除了造成大腦神經及身體各處沒法獲得充分的休息之外，長期慢性缺氧的睡眠狀態下，將使神經急速凋萎退化而產生像是失智症、帕金森氏症、癬症等不可逆的疾病。[119]

也因此當患者開始接收各類安眠藥物之後，患者會出現嗜睡、無力感、生病感、動作無法協調、昏迷感、頭痛、嘔吐、意識混亂、記憶減退、噁心、反彈性失眠、精神恍惚、運動失調、呼吸抑制，同時會有嚴重的依賴性並增加劑量問題(耐受性)，突然停藥將產生焦慮、失去注意力、疲倦、不安、厭食、頭暈、出汗、嘔吐、失眠、暴躁、噁心、頭痛、肌肉緊張、抽搐、顫抖、憂鬱、自殺等症狀。劑量過多時將停止呼吸及心跳而死亡！[120]

由於這些迷幻類藥物原本就被醫界當為安眠藥在使用，但是它的作用卻直接造成腦神經及全身器官慢性缺氧問題。所以患者使用後就像被人打昏了那樣，除了在睡眠期間經常出現昏睡、夜咳、心悸、少夢，及醒後嚴重疲累等等的睡眠障礙問題之外，白日清醒時也經常出現的恍神或昏眩、想睡、憂鬱悲觀等情況。最最重要的是，他們的快速眼動睡眠的頻率和時間越來越短，甚至可以說在藥效作用期間的睡眠作用已經消失了，雖然看起來整體熟睡時間是明顯增加，就像前面的抗憂鬱藥所討論的那樣，但身體卻是整晚都處在缺氧情況下的腦波形式！對於失眠者更重要的是，一旦終止藥物之後，除了有其他嚴重的副作用之外，失眠及睡眠障礙的問題將比之前更加嚴重。[121]

問題就在於醫界及人們對於失眠症的觀念，仍然停留在 GABA 分泌過少的現象上，所以導致幾十年來所有的醫療策略仍然停留在如何加強 GABA 分泌或活化的藥物打轉，使得許多的迷姦藥物便堂而皇之的變成強效的安眠藥（當然倒著說也可以！）。當然醫生和藥廠也清楚，只要患者持續使用之後，大多數人的睡眠變得依賴它才能入眠。雖然醫界都知道這些藥可能有些副作用會對人體造成影響，也可能會建議你少服用，但他們卻不知道這物質卻會是整晚都像斷了電的魚塭池那樣的嚴重缺氧，而加速其他疾病的爆發。

針對安眠藥物這類長期造成身體缺氧問題的危害，我的建議是先透過之後幾個章節所討論的飲食、保健、及生活習慣等方式進行，以解除藥物長期所產生的缺氧因子，以作為生活準則。對於使用較久並發生較嚴重不良反應的族群，則建議先以強化心臟輸出力為主軸，透過改善血氧供給及輸送路徑，同時並搭配強化血紅素帶氧效率、活化神經 DNA 運作等策略，才能有效地戒斷目前所有安眠藥物的錯誤策略及傷害。

## ・・・ 食物因子的缺氧 ・・・

### 含硝酸鹽食物

對於含硝酸鹽食物的研究，其實坊間已經很多人在宣傳了，只不過大多數仍然著重在那些品項的食物，以及這些食物可能引發癌症的疑慮。其實許多的慢性缺氧的源頭之一來自日常飲食之中，許多人會因為某些食物中含油脂或膽固醇過高而避免食用，但是卻少有人會因為食物中含有少量硝酸鹽而拒吃。只不過絕大多數的糧食、蔬菜、魚肉、蛋奶等等食物，在烹煮或製造的一段時間過後，都會釋放不同劑量的亞硝胺或亞硝酸鹽類。當它們長期減少血液中紅血球的帶氧功能之後，人們就會出現類似貧血那像的生理反應，累積後終將惡化身體或大腦細胞血氧的供應，而產生許多症狀或疾病。[122]

當使用者長期或大量食用含高含量的硝酸鹽食品後，人們經常容易發生頭痛、心跳加快、血壓升高、心悸、噁心、腹痛、腹瀉、煩躁不安、皮膚粗糙暗沉、指甲或唇色成青紫色，嚴重者可能發生心律不整、昏迷、驚厥、甚至呼吸困難等等症候。在停止食用之後，雖然這些症狀可以減緩或消失，但是經常已造成不可逆的慢性缺氧問題，如腎臟慢性衰竭等等。[123]

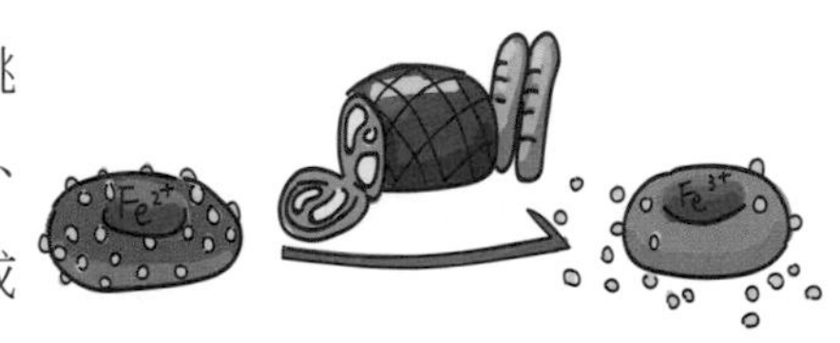


食物中所含有的亞硝酸鹽類將造成紅血球上的血紅素內的二價鐵還原成三價鐵，而喪失帶氧功能造成慢性缺氧問題

由於這些含硝酸鹽的食品，經常是因為被人們作為保存食物的添加品或方法，以及烹煮食物的必要過程之一，同時加上它會產生一種甘醇的味覺，使得大腦會被它所吸引甚至喜好。但是它將血紅素裡面二價鐵還原成三價鐵而喪失帶氧的作用，卻會造成器官或全身性的慢性缺氧。所以大量攝食的人除了在睡眠期間經常會出現難以入睡的失眠，易醒、多夢、心悸、夢魘、早醒，及醒後疲倦、無精神等等睡眠障礙問題之外，另外頭痛、煩悶、壓力、憂鬱的清況也在生活中越來越明顯。尤其是快速眼動睡眠的淺眠時間越來越長，整體睡眠時間也相對減短。[124]

由於醫界及人們對於含硝酸鹽食物的觀念，仍然停留在可能致癌的現象上，所以導致人們對於醃製類食品或肉品有所忌諱。但是在生活中，幾乎所有的食品都含有不等程度的硝酸鹽類成分，同時，心血管的急救用藥中，也以硝酸鹽類的化合物為主流。也由於提不出任何有力的臨床證據，使得政府及醫學界也只能在對於癌症的預防上建議少吃為妙罷了。[125]

針對含硝酸鹽食品這類長期造成身體缺氧問題的危害，我的建議是除了減少及改變攝食剩菜剩飯的習慣，並先透過之後幾個章節所討論的飲食、保健、及生活習慣等方式進行，以解除食物本身長期對身體產生的缺氧因子，來作為生活準則。對於貧血或發生缺氧型疾病的族群，則建議先以強化心臟輸出力為主軸，透過改善血氧供給及輸送路徑，同時並搭配強化血紅素帶氧效率等策略，才能有效地防護這些食物中所具有的隱形傷害。

### 含咖啡因食品或飲料

人類對於咖啡因食品或飲料的喜好，其實和對毒品麻醉的喜好如出一轍，所以科學界對它們的研究也從以前的負面結論，漸漸地偏向許多正面的肯定，畢竟在連大麻都可以在需求下合法化的現狀裡，咖啡因食品或飲料的傷害當然不算甚麼。但是由於它造成腦血流量大幅減少、血管緊縮、腺苷分泌失調導等等機制，長期累積或過量之後終將惡化身體或腦神經細胞血氧的供應，而產生許多症狀或疾病。[126]

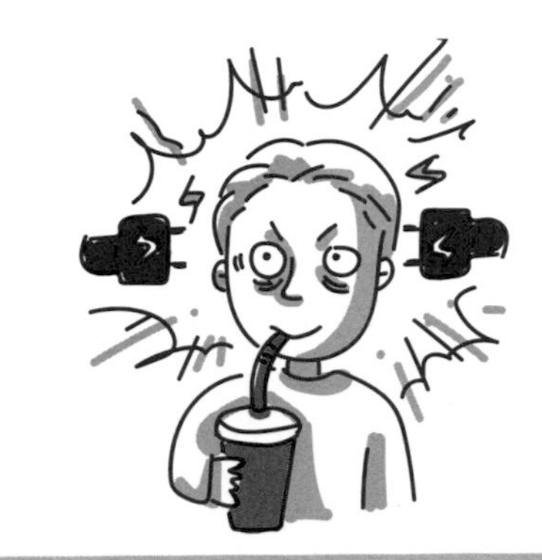

咖啡因透過取代腺苷的機制，使扮演神經舒緩煞車的功能喪失，造成血管收縮及神經受體異生，而使大腦血流減少

當使用者長期或過量食用含咖啡因食品或飲料後，人們經常容易發生心跳加快、血壓升高、心悸、噁心、腸胃不適、煩躁不安、骨質疏鬆、經痛等問題，但是一旦成癮而沒能適時補充或者想戒斷者，將發生無力感，意識無法集中，煩躁不安，焦慮，興奮，失眠，潮紅，多尿，腸胃紊亂，肌肉抽搐，思維和言語阻礙，心跳不規律、躁狂，抑鬱，妄想，幻覺或精神病，嚴重者會引發橫紋肌溶解等等症候。在停止食用之後，雖然這些症狀雖然可以減緩或消失，但是經常已造成不可逆的慢性缺氧問題，如腎臟慢性衰竭等等。[127]

由於這些含咖啡因食品或飲料經常是因為被人們作為社交或提振精神的飲品，使得腦神經的腺苷受體漸漸變多而被塑化，使得血管經常性收縮，而影響部分器官慢性缺氧。所以對大部分已缺氧體質的族群，將會出現難以入睡的失眠，易醒、多夢、心悸、盜汗、多尿、夢囈、早醒，及醒後疲倦、無精神等等睡眠障礙問題之外，另外煩燥、壓力、緊張的情況也在日常生活中越來越明顯，快速眼動睡眠的淺眠時間及頻率過多過長，整體睡眠時間相對減短。[128]

由於人們對於含咖啡因食品或飲料的觀念，仍然保留著具有提神的功能上，加上成功的商業化推廣之後，導致現在勞心及勞力的人們瘋狂的偏愛。另一方面由於人們認為它的副作用並不明顯重要，甚至有些研究發現可以對憂鬱、行動力等等問題有正面的幫助，使得政府及醫學界也只能處在睜隻眼閉隻眼的態度上了。

針對含咖啡因食品或飲料這類長期造成身體缺氧問題的危害，我的建議是先透過之後幾個章節所討論的飲食、保健、及生活習慣等方式進行，以解除食物飲料本身長期對身體產生的缺氧因子，來作為日常生活準則。對於缺氧體質或發生缺氧型疾病的族群，則建議先以強化心臟輸出力為主軸，透過改善血氧供給及輸送路徑，同時並搭配強化血紅素帶氧效率等策略，才能有效地防護這些食物或飲料中具有的隱形傷害。

## ··· 時間因子的缺氧 ···

### 飛行時差

人類透過許多的分子基因的研究對於體內生物時鐘的現象已經漸漸明朗，但是也由於飛行技術的進步，以及國際化交流的熱絡，許多人都會因為旅行或工作的關係而面臨到睡眠時差的調整問題。甚至有些人也會因此造成較嚴重的睡眠障礙。簡單的說，生物時鐘的約莫有 6 個基因充當像齒輪那樣的運作，而氧氣的多寡卻是控制這 6 個時差齒輪運轉快慢的最重要因子。越是缺氧的人，對於時差的反應越遲鈍，同時調整的時間也越短。[129]

當旅客或長期飛行的人員，在到達超過 4 個時區的環境之後，由於當地的光線、氣溫、生活作息等等影響，將打亂人們原有的生理時鐘。身上大多數的內分泌仍停留在原來時區的運作，但卻又得開始調整去適應當地的環境，因此發生興奮或疲乏、想睡、注意力不集中、記憶困難、易激怒、情緒不穩、興趣減少、反應遲鈍、思維緩慢、工作學習效率降低等現象。一般來說，當人隨著年齡或缺氧的程度不同，時差調整期會持續 4 至 7 天左右。但是對於經常飛行的人群，不斷的遭遇時差問題之後，女性普遍發生月經嚴重不規律，甚至停經，男女性則都容易出現性慾減退、肥胖、睡眠障礙等等問題。[130]

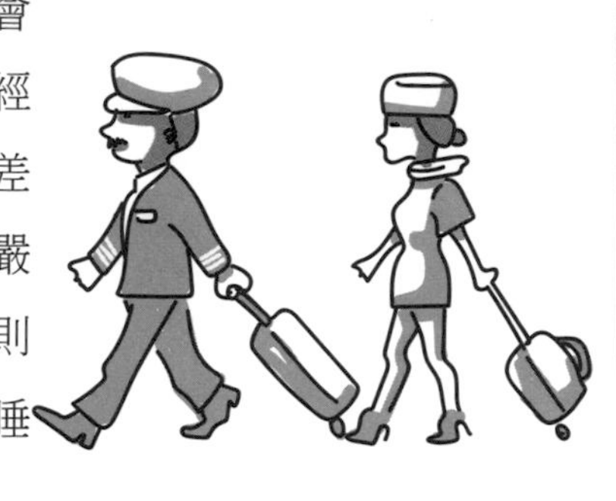

經常飛行或早晚輪班工作的族群因為生理時鐘調適問題導致睡眠發生障礙，但當身體處於慢性缺氧狀態則因能量不足而難以調適時差變換

由於這種外在環境導致生理作息的變化，最明顯及嚴重的問題就是干擾睡眠規律，使得進入睡眠的時間過早或過晚，破壞了不同眼動睡眠模式的時間及頻率，而造成失眠或睡眠障礙問題。所以對於大部分缺氧體質的族群，即使在調整回復正常入睡時間後，但仍然會出現易醒、多夢、心悸、盜汗、多尿、夢囈、早醒，以及醒後疲倦、無精神等等睡眠障礙問題，同時煩燥感、憂鬱感或緊張的情況也在日常生活中越來越明顯，快速眼動睡眠的淺眠時間及頻率過多過長，整體睡眠時間相對減短。[131]

由於醫界及人們對於時差的睡眠問題，仍然認為是褪黑激素分泌不足所導致的，因此絕大多數對於時差所導致的失眠或睡眠障礙的醫療策略，仍舊以補充褪黑激素或者安眠鎮定藥物為主流。安眠藥或鎮定劑的問題前面已經討論過太多，不再冗述。但是褪黑激素卻是近年來保健品的當紅炸子雞，有些人認為它有助調整失眠及時差問題，也有很多人試過幾次之後並無任何幫助，只不過越來越多的研究發現，雖然它是隨著入夜時分會大量分泌，但它對腦神經細胞只能起到抗氧化保護的作用，並沒有催化睡眠的功能。畢竟睡眠時，身體面臨較大的缺氧壓力之下，它的出現能避免細胞受到自由基的氧化傷害吧。[132]

針對長期飛來飛去的旅客及飛行人員，受到這類長期時差問題的所引發的睡眠障礙，我的建議是先透過之後幾個章節所討論的飲食、保健、及生活習慣等方式進行，以解除生物時鐘錯亂長期對身體產生的干擾，來作為日常生活準則。

對於缺氧體質或發生缺氧型疾病的族群，則建議先以強化心臟輸出力為主軸，透過改善血氧供給及輸送路徑，同時並搭配強化血紅素帶氧效率等策略，才能有效地防護這些生物時鐘醞亂所衍生的疾病。

## 工作及生活作息

從工業化及城市化之後，人，似乎就成了巨大機器裏頭的一顆顆小小齒輪，有人是正轉著，有人卻在不同位置上反轉著，更甚者的是，人到底是為工作而活，還是為了活著而工作？都已經模糊不清了。也因此，如果有些齒輪轉速過快、壓力過大，或者一下子正轉一下子反轉的情況下，很快的就會磨損脫落。工作所產生的問題，主要在『打或逃』的無形壓力，而人體面臨長期的打或逃情況下，將透過腎上腺素系統隨時緊繃血管、肌肉、大腦和心臟，因而從腸胃、代謝、生殖、分泌等系統漸漸缺氧，之後再漫佈到全身。[133]

當人在工作或生活中，長期處在壓力及作息醞亂的情況時，會發生焦慮、恐懼、憤怒、抑鬱、負面心理、頭痛、失眠、疲倦、無力感、腸胃不適、消化不良、哮喘、免疫力低下、易感染，慢性發炎，經期紊亂等等。一般來說，當人隨著年齡或缺氧的程度增加而壓力持續不變時，上面的症狀將演變成高血壓、糖尿病、高血脂、肥胖……與癌症等重大慢性疾病問題。[134]

這種長期求生的生物行為，同樣地也將漸漸地破壞睡眠休息的模式，由於身體處在慢性狀態下，使得天生缺氧體質的人，將發生嚴重的失眠或難以入睡問題，而包含其他的人也將在睡眠期間發生易醒、打鼾、睡眠呼吸中止症、多夢、心悸、盜汗、多尿、夢靨、早醒，以及醒後疲倦、無精神等等睡眠障礙問題之外，同時打鼾及睡眠呼吸中止症的情況也會在某段時期越來越明顯，快速眼動睡眠的淺眠時間及頻率過多過長，整

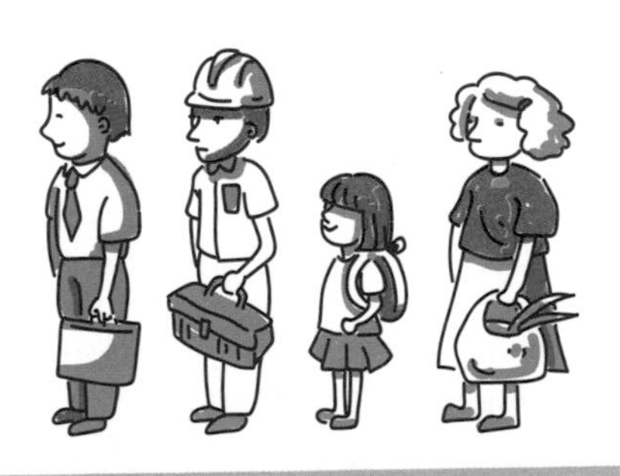

生活作息中過多的『打或逃』挑戰出現時，將促使壓力形成，而漸漸形成慢性缺氧體質

體睡眠時間相對減短。[135]

由於醫界及人們對於工作或生活作息的睡眠問題，依舊認為是腎上腺素分泌過多、精神亢奮所致的，因此絕大多數對於壓力所導致的失眠或睡眠障礙的醫療策略，仍舊以安眠藥物為主流。安眠藥或鎮定劑的問題前面已經有專章討論過了，只不過它們再將身體陷入更缺氧的機轉，而衍生惡化睡眠的傷害，應該是所有人始料未及的問題囉！[136]

針對長期處在不當工作或生活作息的人群，受到這類求生壓力問題所引發的睡眠障礙，我的建議是先透過之後幾個章節所討論的飲食、保健、及生活習慣等方式進行，以解除長期壓力或作息不規律對身體產生的干擾，來作為日常生活準則。對於缺氧體質或已發生缺氧型疾病的族群，則建議先以強化心臟輸出力為主軸，透過改善血氧供給及輸送路徑，同時並搭配強化血紅素帶氧效率等策略，才能有效地防護這類生物求生本能所衍生出的疾病。

## ‧‧‧ 環境因子的缺氧 ‧‧‧

### 高山缺氧環境

隨著生活的富裕和傳播的發達，使得人類對於高山的旅遊和探險變得愈來越熱絡，許多人都會因為到高山地區旅行或登山而面臨到輕度到重度的高山症問題。可是當夜幕低垂，疲累的想要休息或睡覺之際，最明顯的問題就是發生失眠或睡眠障礙的問題。簡單的說，因為突然面臨到高山上面的外部環境嚴重缺氧，造成人體短時間發生急性的缺氧反應，除了能量產出銳減，同時並伴隨釋出大量氫離子，刺激周邊神經的酸敏感通道，引起強烈神經波，而干擾睡眠及發生失眠問題。

當旅客或登山探險者，在到達超過 3000 公尺以上的高海拔地區之後，由於周遭氧氣的濃度已經減少 32% 左右，使得身體大多數器官被迫發生缺氧代謝而導致能量不足，因此發生疲乏、想睡、幻覺、注意力不集中、記憶困難、易激怒、

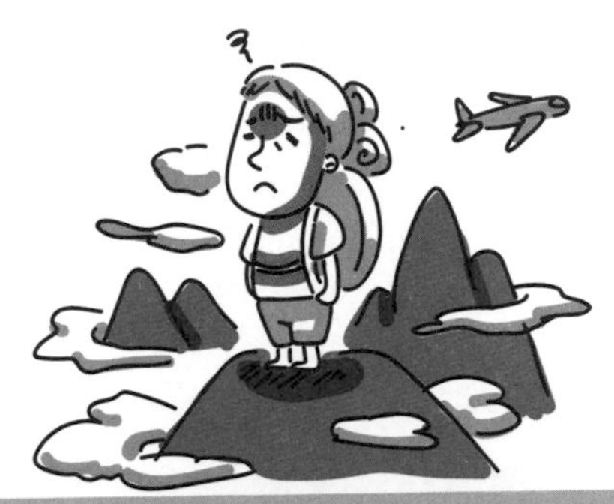

高山地區的氧氣分壓過低造成人體快速缺氧而被迫進行缺氧代謝並導致能量不足，而造成水腫、昏迷、頭痛等高原反應

情緒低落、反應遲鈍、頭痛頭脹、呼吸困難、失去食慾等等初期現象。隨著年齡或缺氧的程度不同，情況較好者，通常會在一天之後就能適應，但是對於耗氧量過大者、山上或動量過度者、以及身體缺氧或年齡過大者，將會一直持續甚至惡化症狀。當到達海拔 5500 公尺以上，也就是外部氧氣量少於一半以上時，正常人都將發生不同程度的腦水腫、肺水腫、心肌肥大、心律不整、或昏迷、嘔吐等問題。[137]

由於這種外在缺氧環境導致生理反應的變化，在睡眠時期也將造成嚴重的干擾問題。由於缺氧容易造成身體疲累，而提早感到睡意甚至昏迷，但是又卻常因為缺氧引發過激烈的腦波，而使人難以入睡，甚至失眠。既使進入睡眠狀態，也常因為外部環境缺氧造成嚴重的睡眠障礙問題，包括易醒、多夢、心悸、打鼾、多尿、夢囈、早醒，以及醒後疲累、無精神等等現象，同時憂鬱感或緊張不安的情況也將越來越明顯，尤其是快速眼動睡眠的時間及頻率過多過長，使得整體睡眠時間明顯減短。[138]

由於醫界及人們對於高山症的問題，雖然知道是外部環境氧氣不足所導致的，但是對應的方法仍然只停留在症狀治療的水腫排水及頭痛消炎這兩大觀念中。對於高山失眠的問題，當然是直接地給予安眠鎮定藥物作為首選的主流藥物。安眠藥或消炎藥物的問題在前面已經討論許多次，暫時不談。但是以利尿劑（丹木斯）作為預防高山症的觀念，卻是誤導並傷害了大多數登山者或遊客的腎臟及心臟器官，畢竟它的功用只能當成腦或肺發生水腫時的急救藥物，卻對身體細胞的缺氧情況反而加劇。[139]

針對準備到高山活動的旅客及登山人員，應該考慮這類外部環境缺氧時所引發的睡眠障礙，我的建議是先選擇性的利用後面幾章節所討論的飲食、保健、及生活習慣等方式進行調整幾天，並減少高山上面的耗氧或耗能活動，以解除外部環境缺氧對身體產生的反應之外。對於缺氧體質或必須到達更高更缺氧環境的登山探險族群，則建議先以強化心臟輸出力為主軸，透過改善血氧供給及輸送路徑，同時並搭配強化血紅素帶氧效率等策略，才能有效地防護這些氧氣稀薄所衍生的眾多問題。

## 環境空氣品質

由於人類在工業化過程中，透過產品的生產和使用（如汽車、工廠、香菸等），已使得環境的空氣品質受到嚴重的汙染，包括懸浮微粒（如花粉、塵蟎等）及有毒氣體（如一氧化碳等），造成人體呼吸的破壞，同時並減少了氧氣的獲取及交換，而產生缺氧性的睡眠障礙問題。簡單的說，因為過敏物質、塵蟎或有毒氣體破壞了氣管內膜及肺泡組織，同時加上一氧化碳等毒物使紅血球發生帶氧障礙，而使人發生慢性缺氧，對於原本就屬於缺氧體質的人群，在睡眠時將伴隨釋出大量氫離子，刺激周邊神經的酸敏感通道，引起強烈神經波，而干擾睡眠或發生失眠問題。

當長期處在空氣品質惡劣的環境下，我們原本僅使用 10% 左右潮氣量的肺部，將漸漸因破壞而纖維化，而使身體器官逐漸發生缺氧代謝而導致能量不足，因此發生頭痛頭脹、呼吸困難或急促、疲累、情緒低落、反應遲鈍、哮喘、咳嗽、多痰液、鼻塞鼻涕、過敏性鼻炎、慢性鼻竇炎等等現象。隨著控器惡化、年齡增加或缺氧程度的惡化，甚至將引發惡性缺氧問題，而發生不同程度的病變，如肺癌、心臟衰竭、失智症等疾病。[140]

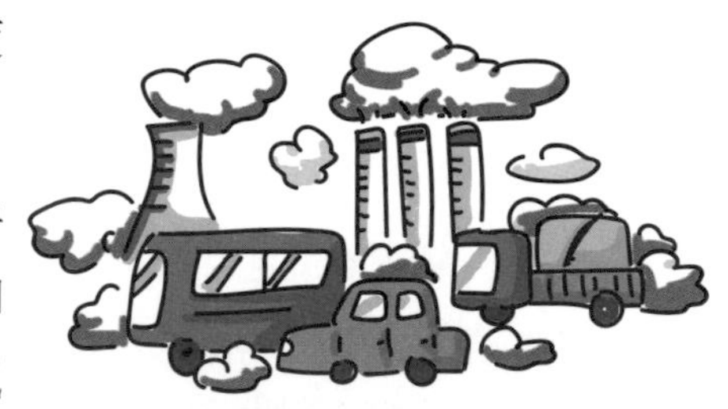

大量空氣汙染造成呼吸道破壞並誘發發炎及器官纖維化而減少潮氣量，長期形成慢性缺氧狀態而形成缺氧型失眠

由於這種外在空氣品質惡化所導致生理的變化，也將造成睡眠時期的嚴重干擾。由於缺氧引發過激烈的腦波，使人難以入睡，甚至發生失眠現象。最普遍

的是當進入睡眠狀態後，常因為身體更加缺氧而造成嚴重的睡眠障礙問題，包括夜咳、鼻塞、易醒、多夢、心悸、打鼾、夢囈、早醒，以及醒後疲累、無精神等等現象，同時緊張不安及煩躁感的情況也將越來越明顯，快速眼動睡眠的時間漸漸變長及頻率異常，整體睡眠時間明顯減短。[141]

由於醫界及人們對於空氣品質惡化的問題，雖然知道是外部環境汙染所導致的，但是對應的方法仍然只停留在症狀治療的抗過敏、消炎及增強免疫力等觀念中。對於空氣品質本身的睡眠惡化問題，當然也是給予安眠鎮定藥物（抗組織胺等）作為首選的主流藥物。雖然安眠鎮定藥物的問題在前面專章討論。但是以抗組織胺作為對抗空氣品質惡化的工具，卻是傷害身體的臟器，畢竟它的功用是使血管收縮，血壓升高、免疫中止的急救藥物，卻對細胞的缺氧情況反而加劇。[142]

對於長期處在空氣品質惡化環境下的睡眠障礙族群，我的建議是先運用後面幾章節所討論的飲食、保健、及生活習慣等方式進行調整幾天，以解除空氣品質惡化對身體產生的反應之外。對於缺氧體質或生活在相當惡劣空氣環境中的族群，則建議先以強化心臟輸出力為主軸，透過改善血氧供給及輸送路徑，同時並搭配強化血紅素帶氧效率等策略，才能有效地防護這類空氣惡化所衍生的眾多問題。

## 溫度濕度

人類文明已經進步到可以改善生活周邊的溫度濕度，但也使得我們對於由於環境溫濕度變化漸漸失去了適應能力。身體在周邊神經上面滿布的熱感受體、冷感受體及汗腺的協同作用下，去維持我們的核心體溫（大約 36.5-37.5oC)。但是在睡眠時遭遇過冷的環境下，身上必須產出大量能量去維持流失的熱量，尤其是缺氧體質的人在原本能量產出就少的情況下，相對的使細胞更缺氧，而伴隨釋出大量氫離子，刺激周邊神經的酸敏感通道，引起強烈神經波而干擾睡眠。[143]

相對地在過熱及濕度過大情況下，正常人在睡眠時必須將多餘的熱量排除，這時會透過擴大毛孔、流汗等手段來維持核心溫度，但是整晚體液持續流失將造成血液濃稠、紅血球堆疊，加上心臟及肺部器官得額外耗損費力，同樣產生大量的缺氧代謝產物，使得在持續睡眠一段時間之後，就產生大量的雜波干擾腦幹神經，使得睡不著的早起人們變得特別的多，尤其是缺氧體質的人，在清醒後將感到異常疲勞！。尤其是在相同溫溼度情況下，缺氧體質因總能量不夠，而不足以擴大毛孔和排汗等手段排解熱量，但是身上的熱感受器卻不斷引起強烈神經波刺激大腦，也因此經常發生失眠或難以入睡情況。[144]

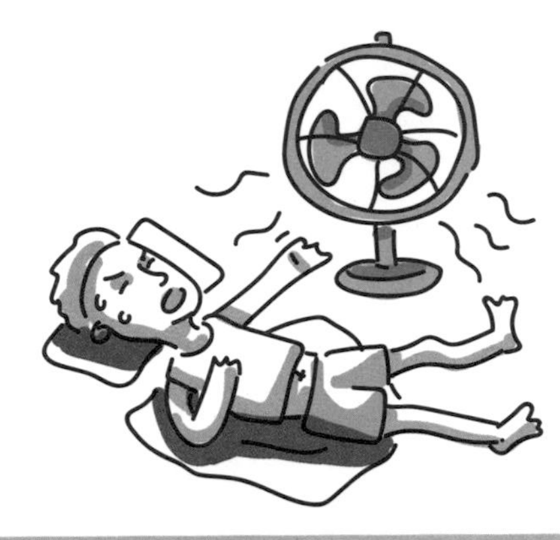

溫度及濕度超出人體舒適範圍後，身體將額外加大能量損耗以維持核心溫度，而使得睡眠品質及睡眠救贖運作不正常

當長期處在極端溫度濕度的環境下，我們會耗損更多的體能去維持核心體溫，因此長期以往將形成身體缺氧的情況，而容易引發疲倦、昏迷、虛弱、容易感染、頭痛頭脹、呼吸困難或急促、情緒低落等等現象。隨著控器惡化、年齡增加或缺氧程度的惡化，甚至將引發如心臟肥大、腎衰竭、失智症等疾病。

由於這種外在溫溼度環境惡化所導致的生理變化，經常造成睡眠時期的嚴重干擾。包括難以入睡，失眠現象，而當進入睡眠狀態後，常因為身體更加疲倦缺氧而造成嚴重的睡眠障礙問題，包括盜汗、易醒、多夢、心悸、打鼾、夢醫、早醒，以及醒後疲累、無精神等等現象，同時焦慮不安及情緒低落的情況也將越來越明顯，快速眼動睡眠的時間變長及頻率增大，整體熟睡時間明顯減短。[145]

由於醫界及人們對於極端溫溼度環境的問題，雖然認為是外部氣候環境異常所導致的，但是對應的方法仍然只停留在以冷暖空調來改變溫度為主要策略。對於體溫本身的睡眠惡化問題，當然也是以安眠藥物作為首選的主流藥物，但是這類藥物卻對我們身體調節核心體溫的平衡機制有嚴重干擾，除了傷害身體主要臟器之外，更是造成大腦神經損傷退化的主兇。

對於長期處在溫溼度環境惡化的睡眠障礙族群，我的建議是先運用後面幾章節所討論的飲食、保健、及生活習慣等方式進行調整幾天，以增強人體對環境變化的適應能力。對於缺氧體質或生活在極端惡劣氣溫下的族群，則建議先以強化心臟輸出力為主軸，透過改善血氧供給、增加水分補充及血液輸送路徑等策略，才能有效地防護這類氣候惡化所衍生的眾多問題。

—曙 光 篇—

# 第二章

# 幫助有氧睡眠的食物

當扮演亞當的周邊神經在熟睡末期遭遇到越來越缺氧情況時，就會手腳並用的爬到上帝下班後的大門口：腦橋去求救，代班的諸神也只能幫亞當動動眼睛、加強呼吸，暫度難關

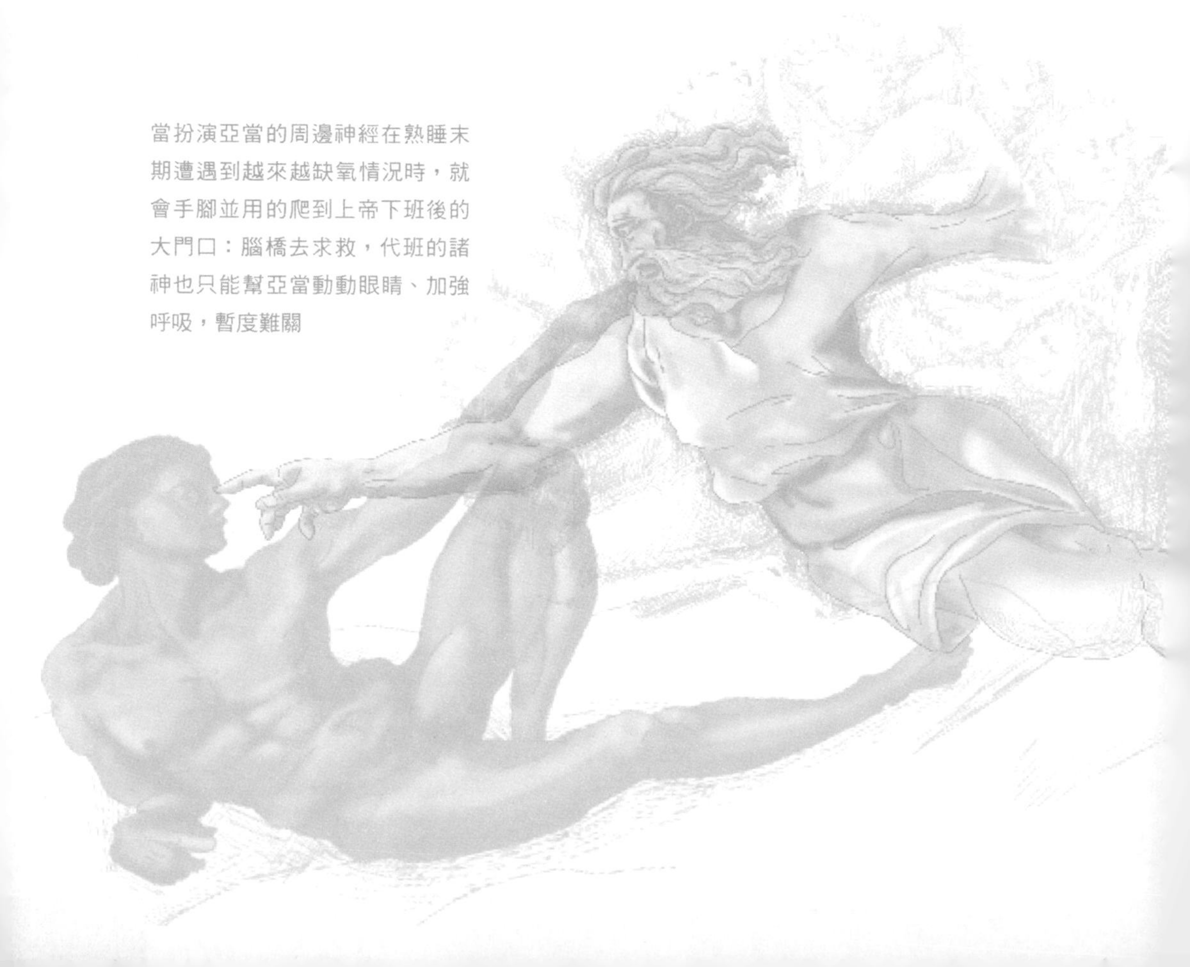

經過前面幾章節的討論過後，大多數的讀者應該已經認識到失眠及睡眠障礙的問題出在哪裡了。在這一章中，將針對不同類別的單一食材，對應不同的失眠或睡眠障礙型態的應用做一個簡單的討論。但對於較嚴重、或遭遇多種睡眠障礙因子的人群，需要搭配不同的配方成分等技術，則不在本書的討論範圍，有需要的讀者可以透過關注我的社群媒體、研究官網或寫信提問等方式與我的研究中心聯絡。

## ··· 一般食材類 ···

### 牛奶

牛奶裡面含較多量的一種叫做色胺酸(tryptophan)胺基酸成份，它是製造快樂激素(血清素或5-HT)以及犬尿酸(kynureninic acid)的前驅物質。也就是說，正常人如果在睡前飲用一小杯的溫牛乳，經過色胺酸羥化酶的作用後，將很快地轉化成快樂激素，緊接著，快樂激素可以再轉化成褪黑激素。快樂激素分泌多一些可以減少憂鬱壓力問題，而褪黑激素分泌多一些，也可能使睡眠作息規律一點。[1]

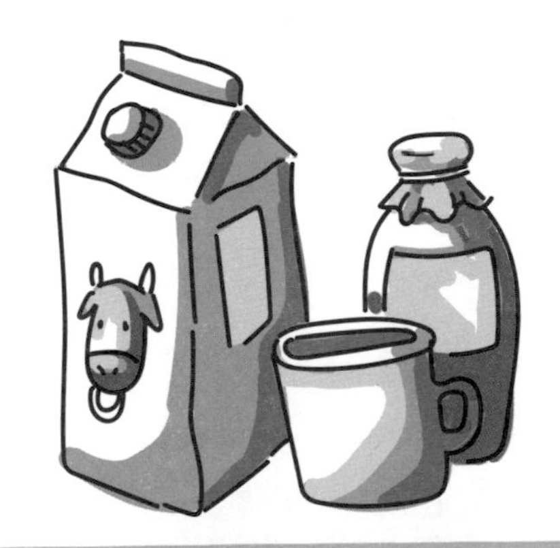

在非缺氧體質及狀態下，睡前適當的飲用牛乳，可製造較多的褪黑激素及快樂激素而有助睡眠品質

但是製造出這兩者的先決條件必須是在人體或大腦不缺氧的情況下，否則色胺酸將轉化成犬尿酸，過多堆積後，將可能和精神分裂症有密切關聯。同時在睡前飲用過多的液體，將可能造成多尿或頻尿問題，反而容易發生中斷睡眠現象。[2]

### 蘋果

『一天一蘋果、醫生遠離我』這句熟悉的諺語，對於大多數的人來說，雖然好像只是口號那樣，但是蘋果中大量的植物纖維，在進入腸胃道菌種轉換之後，將形成大量的丁酸。而這種具有嘔吐氣味的丁酸，則是一種天然的組織蛋白去乙醯酶 (HDAC) 抑制劑。這對於像是糖尿病、帕金森氏症、代謝肥胖、憂鬱症等因為細胞能量不足，漸漸將 DNA 收縮摺疊，以減少細胞動作所引發的慢性疾病而附帶的睡眠障礙問題，在長期使用之後，將有很大的幫助。[3]

## 起司

起司和牛乳類似，裡面一樣含有大量的快樂激素前驅物質：色胺酸的成份，正常人如果在餐後到睡前吃下幾片起司，如果在身體有氧的情況下，將可以活化色胺酸羥化酶活性而轉化成快樂激素，甚至可以再轉化成褪黑激素。快樂激素分泌多一些可以減少憂鬱壓力問題，而褪黑激素分泌多一些，也可以促使入睡的慾望。[4]

但是如果在缺氧情況下的人體或大腦，將會因為無法活化色胺酸羥化酶，而將這些色胺酸轉化成犬尿酸，而可能和啟動偏頭痛或精神分裂等問題。同時如果本身有乳糖不耐症的問題，含乳糖較多的起司，則會引發過激烈的腸胃蠕動，而產生放屁或腹瀉的問題，當然也將造成中斷睡眠問題。[2]

## 菊花

菊花經常被人們當成茶飲在使用，也在幾項的人體臨床中確認具有助眠的功能。傳統使用中大多認為它具有清火、解渴、明目、安神等功效，實際上是透過它的菊苷成分，將大腦中神經細胞的麩胺酸去氫酶活化，而將麩胺酸轉化成 GABA，而 GABA 就如同神經的煞車那樣，在睡眠時可達到安眠舒緩的作用，對於具有壓力煩惱的族群可快速幫助入睡。[5]

但是對於慢性缺氧的人，菊花就會漸漸失去了功效，畢竟缺氧誘發因子 (HIF) 會降低麩胺酸去氫酶的活性，而使神經煞車失靈，使得失眠及睡眠障礙問題很快浮現。

## 核桃

人們對核桃的偏好除了它略為昂貴的價格之外，許多人甚至以它的型態和大腦類似，而認為它對腦神經相關的疾病有幫助。幾項醫學對失智症的臨床測試都發現，它對神經細胞的發炎損傷具有保護作用，這是由於它具有特殊的不飽和脂肪酸，能深入神經細胞去取代發炎前驅物質：花生四烯酸的位置，因而減少了前列腺素的產出，而避免了細胞的發炎損傷及神經波的激化。因此對於情緒或壓力過大、體細胞發炎受傷所引起的失眠或睡眠障礙族群，核桃則具有幫助安眠入睡的功能。[6]

只不過它對於身體缺氧的本質並沒有改變或修復的機制，因此對於長期缺氧型失眠的族群，也僅限於零食點心方面的使用功能，對於睡眠的結構性調整幫助有限。

## 香蕉

傳說香蕉皮可以化解失戀時的悲傷！在經過許多科學的試驗之後，發現這傳說還真不假。在一般食品當中，青澀未熟的香蕉皮中確實含有相對大量的快樂激素，而這些快樂激素還可以再轉化成褪黑激素。因此對於因為情緒低落、長期憂鬱、躁鬱而失眠的族群，以及因為經常日夜輪班、空中飛行的而發生時差問題的族群，偶爾可以試試吃些香蕉皮來解決失眠的困擾。[7]

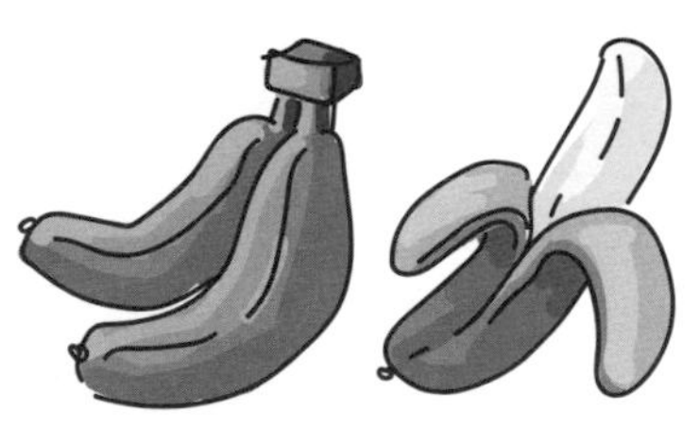

香蕉皮中含有多量的 5- 羥色胺，如果能去除果皮中所含的植物鹼並能克服血腦屏障時，將是不錯的解憂食材

只不過香蕉皮內還含有許多其他植物鹼成分，可能還沒解決睡眠障礙時，必須得先解決腸胃問題。另外由於體內的快樂激素 ( 血清素 ) 根本無法通過血腦屏障 (BBB) 進入大腦神經細胞，因此既使利

用科技將快樂激素提取濃縮，也無法改善身體的憂鬱所引起的失眠問題。

## 奇異果

奇異果是目前常見蔬果中維生素C含量最高的水果，但是除了它的維生素之外，令人激賞的是，近年來幾項人體試驗發現，在睡前吃一顆奇異果竟然可以明顯增加睡眠的時程，同時也改善不少睡眠障礙問題。原來除了在奇異果皮裡面含有可以促進GABA生成的物質之外，同時整個奇異果還對缺氧引發的發炎現象，以及缺氧後所啟動的細胞間質破壞的MMP有著明顯的抑制作用，當然第二天早上對於腸胃道的紓解情況，也經常被人們所稱讚。[8]

這些功能對於缺氧體質，或者因為貧血問題而導致缺氧型失眠的族群，具有了本源上改善的作用。如果再補充其他的抗缺氧功能的食品，將可幫助不少一般型睡眠障礙的族群。

## 杏仁

自古以來，杏仁除了做為零食及餐點之外，同時還經常被當成藥物在使用。幾項人體試驗顯示，運用杏仁油當成芳香劑原料，可以幫助入睡並改善睡眠品質，而杏仁萃取物則具有延長睡眠時間的功效，睡眠結構則和安眠藥物的作用類似。由於杏仁對於哮喘及咳嗽有較顯著的抑制功能，因此對於長期因為夜咳而導致睡眠障礙的族群，應該可以做為短期改善的食物之一。[9]

杏仁基本上分為苦杏和甜杏兩類，甜杏主要是做為餐點及零食等使用，但沒有藥性成分。而苦杏則因為含有氰化物的扁桃苷，所以除了帶苦味之外，過量時將產生毒性反應，同時它的作用偏向麻痺神經作用，因此可能造成睡眠時身體慢性缺氧，睡眠障礙者不建議長期使用。

## 酸櫻桃

在北美和東歐地區出產一種酸的櫻桃，透過幾項人體臨床顯示，酸櫻桃汁可以改善睡眠障礙問題，延長睡眠時間，同時還可以調整睡眠結構。大多數測試者在飲用果汁後，大腦褪黑激素的分泌也會明顯的增加。研究發現酸櫻桃的某些成分，具有抑制腦神經單胺氧化酶 (MAO-A) 的作用，使得快樂激素、褪黑激素等分泌物留滯在神經上面的時間增長。因此可能對因工作輪班，經常飛行、憂鬱躁鬱的睡眠障礙族群，是一種偶爾改善睡眠品質的食物之一。[10]

由於酸櫻桃抑制腦神經單胺氧化酶的作用，和某些抗憂鬱藥物或安眠藥物的機制雷同，因此使用一陣子之後，神經的受體將逐漸增多而產生所謂的神經塑化的問題，除了發生像毒品那般的依賴性之外，還會降低神經細胞正常的分泌，同時並衍生慢性缺氧的疑慮，睡眠障礙者不建議長期或大量使用。

## 米飯

對亞洲人來說，吃飯的意思除了是指用餐之外，當然還包括吃過米飯的解釋。而透過研究發現，這些以米飯為主食的人群，比那些吃麵包或麵條的族群有著較好的睡眠品質。雖然這三者在用餐之後都會造成血液集中到腸胃道裡，而使身體感到想睡覺的美好感覺。但是經過分析相關成分之後，發現稻米中經然含有微量的抗組織胺成分，所以在餐後大腦的下視丘原本要激發的神經，就會被抑制，而使大腦產生昏昏欲睡的感覺。對於能量不足、長期憂鬱或體質瘦弱的失眠者，倒是可以經常在睡前使用的食物之一。[11]

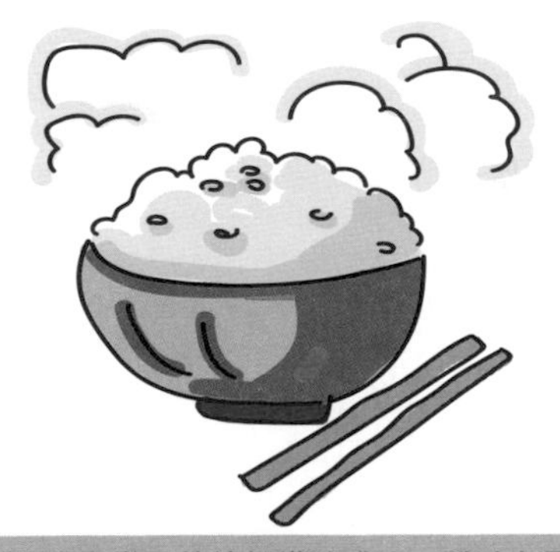

米飯中含有微量的抗組織胺成分，所以大量進食後將可抑制神經活性而產生昏昏欲睡感，對於能量不足或憂鬱瘦弱的失眠者可參考食用

雖然米飯是作為提供身體能量的基礎物質，對於身體的有氧代謝當然有直接的貢獻，但由於睡眠中身體的所有臟器活動將趨緩，因此對於缺氧體質的族群，在睡前如果食用過多的米飯，將會產生太多缺氧代謝物的堆積，以及臟器的負擔。同時長期的使用類似抗組織胺機轉的物質，將會造成像安眠藥物那樣的睡

眠缺氧，對於肥胖、打鼾、睡眠呼吸中止症、心血管疾病、貧血等等睡眠障礙的族群，不建議長期或大量的在睡眠前食用。

### 薄荷

由於薄荷會讓人感到冰涼的體感，因此許多人都會用它或它的製品來緩解發炎或腫痛所帶來的不適。研究發現，它造成冰涼的感覺是因為透過刺激體內四處遍布的冷感受體 (TRPM8)，而引發大腦感知該部位發生低溫情況，從而強化能量流失的動作，像是肌肉及血管收縮並減少細胞代謝速度，因此可以減少疼痛的感知。所以透過不同型態的薄荷和身體接觸後，對於運動發炎疼痛或曬傷等類的睡眠障礙患者，有促進入睡的效果。[12]

不過也由於它是利用刺激冷感受體的作用，因此對大腦仍然不斷產生神經波刺激，對於其他型態的睡眠障礙並不能促進安眠的功效。同時也由於它會刺激血管收縮，因此當大量或者長期使用之後，也將造成局部器官慢性缺氧的情況，會使睡眠時的快速眼動睡眠時間增加及頻率加大。

### 香菜

對於香菜的味道，有人極其喜歡，也有人非常厭惡，但是研究卻發現，香菜的主要油性成分：芳樟醇 (Linalool)，可以降低中樞神經元的神經波極化刺激，也就是緩和神經傳遞的強度。因此對於工作壓力過大、憂鬱、緊張躁鬱、甲狀腺高亢等失眠族群，具有緩和神經及幫助入睡的功能。[13]

不過由於它是透過抑制神經激化所產生的助眠功效，在作用機制上面類似安眠藥物的型態，因此只適合失眠或難以入睡者短期使用，長期抑制神經激化，除了減少睡眠時神經的發展之外，同時還可能發生慢性缺氧的情況。建議像是貧血或慢性缺氧體質，並常有睡眠障礙的族群減少使用。

### 玫瑰

玫瑰花是許多人表達愛情的一種象徵，同時也是香水中的重要成分之一，研究發現玫瑰裡面的油性成分，可以抑制交感神經的激化，而使心神和緩。而這種和緩的作用和一般安眠鎮定藥物作用在GABA受體的型態不同，因此對長期依賴安眠藥物、焦慮緊張、更年期等失眠族群，除了具有緩和神經及幫助入睡的功能之外，也較適合長期使用。[14]

## ‧‧‧ 微量食材類 ‧‧‧

### 小蘇打

人們使用的小蘇打粉除了用來烘培或清潔用途之外，還是體內平衡酸鹼的有用微量礦物質之一。由於它的鹼性成分能中和缺氧細胞釋出的氫酸離子，使得周邊神經因為缺氧所激發的神經波得以減緩，而達到幫助睡眠的功能。研究發現運用包括小蘇打的多項鹼性礦物質，可以對老年人睡眠及疼痛有正面幫助。[15]

不過由於它只是短暫中和細胞缺氧的代謝物，並不能解除身體缺氧的本質，對於睡眠結構本身並沒有直接的改善，同時過量的小蘇打也可能造成過量的鈉離子而引發高血壓及腎臟疾病，因此對於已經患有缺氧型慢性疾病的族群，像是高血壓、腎臟病等失眠或睡眠障礙的族群，不建議長期使用。

### 維生素 B1

維生素B1主要扮演食物在消化過程中的處理角色，並輔助產生能量，對於有氧代謝過程佔有重要的地位。缺乏維生素B1時，將容易引起神經炎、疲憊、易發怒、過敏體質、神經質等症狀。當維生素B1缺乏時，大腦的快樂激素分泌也將明顯減少。臨床研究發現，睡眠良好的族群，維生素B1的攝食都比失眠或睡眠障礙者來得多。[16]

由於維生素B1可以從常見的主要食物（如米飯、麥片、肉類）中獲得，但是對於像是腸胃道吸收障礙、長期食用過度精製食品、咖啡、酒類等等的人群，將可能發生維生素B1缺乏而導致失眠及睡眠障礙。維生素B1對於長期憂鬱、喝咖啡、酗酒、貧血等狀況所引發的失眠或睡眠障礙問題的族群，有減少細胞缺氧所引發能量不足的問題，適合長期使用。

## 維生素 B2

維生素 B2 主要扮演細胞中能量轉換時電子傳遞的角色以產生生物能量，對於缺氧的問題也扮演決定性的角色。缺乏維生素 B2 時，將容易引起貧血、作息飅亂、黏膜潰瘍等症狀，大腦中調控生物時鐘的主要蛋白將停止活化，使得作息時間及睡眠結構會發生明顯異常，同時貧血所發生的缺氧，也將導致失眠及睡眠障礙。[17]

維生素 B2 可以從腸胃道裡面的細菌以及常見食物（如牛乳、蛋、綠色蔬菜、動物內臟）中獲得，對於像是腸胃道潰瘍、長期純素飲食、咖啡、酒類、抗生素等等的人群，都將發生維生素 B2 缺乏而導致失眠及睡眠障礙。維生素 B2 對於長期工作輪班、飛行時差、喝咖啡、酗酒、感染治療、貧血等狀況所引發的失眠或睡眠障礙的族群，能補充細胞缺氧所引發睡眠問題，適合長期使用。

## 維生素 B6

維生素 B6 主要扮演細胞中製造能量關鍵酵素的代謝生成和能量轉換，對於缺氧的問題扮演決定性的角色。缺乏維生素 B6 時，將引起貧血、肌肉及關節炎、憂鬱、瘦弱、脫髮、頭痛等慢性缺氧問題之外，大腦中調控打和逃動作的多巴胺、獎賞身體的快樂激素、扮演煞車的 GABA 等等重要傳導物質，都會因此降低。而導致失眠及睡眠障礙。[18]

維生素 B6 可以從腸胃道裡面的細菌，以及常見的主要食物（如米飯、酵母粉、根莖蔬菜、豆類水果）中獲得，但是像是進行放射線治療或化療、長期抽菸、喝咖啡、酒類、避孕藥等等的人群，都將發生維生素 B6 減少而導致失眠及睡眠障礙。維生素 B6 對於因為缺氧型高血脂、糖尿病、癌症、懷孕、肥胖、躁鬱等狀況所引發的失眠或睡眠障礙的族群，能補充慢性缺氧所引發睡眠問題，適合長期使用。

### 維生素 B12

維生素 B12 主要扮演紅血球的製造，以及神經傳遞物質(如膽鹼)的生成，對於身體有氧與否扮演關鍵性角色。缺乏維生素 B12 時，將引起貧血、憂鬱、瘦弱、神經退化、緊張、憂鬱等等慢性缺氧問題之外，體細胞在慢性缺氧狀況下，大量堆積酸性物質，造成周邊神經激化，引發失眠及睡眠障礙問題。[19]

維生素 B12 主要從動物的內臟(如牛心、肝臟、腎臟等)、肉類、奶酪、蛋等食物中獲得，但是像是長期腸胃道潰瘍、抽菸、喝咖啡、酒類等的人群，都容易發生維生素 B12 低下而導致失眠及睡眠障礙發生。維生素 B12 對於因為長期素食、貧血、哮喘、肥胖、躁鬱等狀況所引發的失眠或睡眠障礙的族群，將能補充慢性缺氧所引發睡眠問題，適合長期使用。

### 葉酸

葉酸主要扮演細胞 DNA 結構調節和紅血球的生成，對於身體的蛋白製造及帶氧效能好壞扮演重要性角色。缺乏葉酸時，將引起貧血、胃酸過多、性冷感、緊張、憂鬱等等慢性缺氧問題之外，細胞在慢性缺氧狀況下，胞外氫離子濃度增高，激化周邊神經極化電波，引發失眠及睡眠障礙問題。[20]

葉酸主要從綠色植物中、及牛奶、乳酪、肉類、魚類等食物中獲得，但是像是長期腸胃道潰瘍、抽菸、喝咖啡、酒類等的人群，都容易發生葉酸不足而導致失眠及睡眠障礙發生。葉酸對於因為貧血問題、心血管疾病、胃潰瘍、經痛或子宮內膜異位症等狀況，所引發的失眠或睡眠障礙的族群，具有改善慢性缺氧所引發睡眠問題，適合長期使用。

### 維生素 D

維生素D主要透過調節磷和鈣的吸收轉換，因此對骨骼的生成以及發炎的啟動，以及身體缺氧狀態扮演關鍵性角色。缺乏維生素 D 時，除了將引起軟骨症、關節退化、神經炎、肌肉疼痛等等慢性問題之外，還將明顯發生睡眠呼吸中止症及打鼾現象。研究發現當慢性缺氧族群的維生素 D 攝取不足時，失眠及睡眠障礙將普遍發生，這和維生素 D 扮演構建神經細胞中類似煞車功能 GABA 的受體有關係。[21]

維生素 D 主要來源為動物類食品，包括海魚、蛋黃、魚肝油、牛奶、活化固醇等食物中，同時透過太陽光的照曬，也可以從皮下固醇轉換成維生素 D。因此像是長期在辦公室等不活動的族群、素食主義者、喝咖啡等的人群，都容易發生維生素 D 低下而導致失眠及睡眠障礙發生。維生素 D 對於因為肌肉疼痛、更年期症狀、心血管疾病、腎臟及肝臟慢性衰竭等狀況所引發的失眠或睡眠障礙的族群，將能補充慢性缺氧所引發失眠及睡眠障礙，適合長期使用。

### 維生素 E

維生素 E 主要透過調節細胞內電子傳遞功能，保護神經細胞免受破壞及氧化作用。因此對發炎發炎的啟動以及神經的疼痛扮演輔助性角色。缺乏維生素 E 時，除了將引起肌肉炎、神經炎等等慢性疼痛問題之外，還將嚴重的貧血問題而造成缺氧，並引發睡眠呼吸中止症等現象。研究發現當慢性缺氧族群的維生素 E 攝取不足時，身體周邊肌肉組織將產生痠痛而造成睡眠障礙甚至失眠，這除了和維生素 E 扮演保護神經細胞外膜電位傳遞之外，也和調控神經煞車功能 GABA 的分泌有關係。[22]

維生素 E 主要來源為植物類食品，包括植物油、小麥胚芽、大米胚、綠色蔬菜、堅果、黃豆、其他豆類等食物中。適當充分的補充維生素 E 可明顯的減少神經及肌肉疼痛所引起的睡眠障礙，對於因為運動過度、更年期症狀、心血管疾病、貧血疾病等狀況所引發的失眠或睡眠障礙的族群，將能改善慢性缺氧所引發的傷害，適合長期使用。

## 鎂

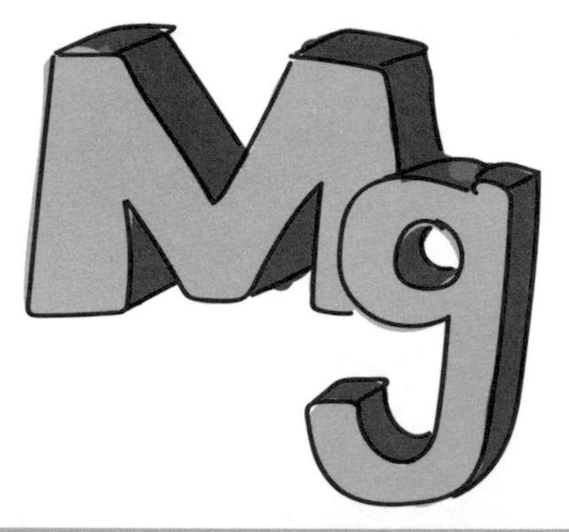

鎂離子對心臟收縮及神經傳導具有輔助功能，對長期因為腸胃疾病導致缺氧型失眠及睡眠障礙人群有幫助

在細胞中有大量的蛋白酵素必須使用鎂這個微量元素作為活化的輔酶作用，同時身體能量轉化以及 DNA 及 RNA 也必須使用鎂離子來生成。缺乏鎂離子時，除了將引起心血管疾病 ( 如高血壓 )、神經肌肉疾病 ( 肌束顫動、巴金森氏症 )、消化代謝疾病 ( 如糖尿病 ) 等等慢性缺氧問題之外，還將發生睡眠呼吸中止症及打鼾現象。研究發現當慢性缺氧族群的鎂離子攝取不足時，憂鬱、躁鬱及睡眠障礙將顯著發生，這和鎂離子扮演構建神經細胞中類似獎賞功能的血清素及煞車功能的 GABA 分泌有關係。[23]

鎂離子主要來源為植物類食品，包括香料、綠色蔬菜、穀物、可可等食物中，像是波菜就含有很高單位的鎂離子。而長期在腸胃潰瘍、胃酸過多、洗腎、服用制酸劑等人群，都容易因為發生鎂離子不足而導致失眠及睡眠障礙發生。鎂離子對於因為消化功能缺陷、神經退化、心血管疾病等狀況所引發的失眠或睡眠障礙族群，將能改善慢性缺氧所導致失眠及睡眠障礙，適合長期使用。

# ・・・ 特殊食材類 ・・・

## 丹蔘

在我的眾多植物分子研究裡面，丹蔘是一種相當獨特的食材及藥材。我們在早期的研究裡發現一種叫作丹蔘迷迭乙酸鎂鹽 (MLB) 的成分，具有抑制鈉鉀離子幫浦酶的作用，除了可以強化心臟力之外，還具有調節神經波的功能。在後來我們研究團隊所做的幾項人體試驗中發現，運用丹蔘的這項提取物質，除了對心肺腎衰竭及腦中風具有明確的療效之外，對於缺氧型偏頭痛及睡眠障礙也具有獨特的改善功能。丹蔘萃取物所具有延長睡眠時間的功效，它的睡眠結構則和安眠藥物的作用完全相反，由於丹蔘萃取的核心物質對於身體有氧供給具有本源性的功能，因此對於長期缺氧所導致失眠及睡眠障礙的族群，是絕對推薦的必須食材之一。[24]

丹蔘的成分基本上分為酚酸類和醌酮類兩大類，酚酸類主要為抗氧化物成分，可以抑制血栓形成以及強化循環，沒有毒性，適合睡眠障礙者長期使用。但醌酮類則偏向植物紅色素的構成，偏向擴張血管的功能，並不適合失眠及睡眠障礙者使用。

### 霍蘆皮

霍蘆皮是一種紐西蘭獨有的獨特食材及藥材。它在北島的火山附近以及其他森林中生長，當地人傳統的將它當成香料及能量和抗菌藥草使用。我研究發現裡面的一種萃取物成分，也具有抑制鈉鉀離子幫浦酶的作用，除了可以用來強化心臟力之外，還具有明顯抗缺氧及抗憂鬱的功能。具有強化快樂激素及強化熟睡時間的功效，由於霍蘆皮萃取的核心物質對於身體有氧供給具有本源性的功能，因此適合長期缺氧所導致的憂鬱、失眠及睡眠障礙的族群長期使用的食材之一。[25]

### 山楂

山楂是一種常見而有用的食材及藥材。傳統以來山楂果經常被人們當成幫助消化，去除油脂，甚至減肥的一種零食類水果。但是山楂的果實中還有一種山楂專有的綠原酸成分，具有抑制神經的 MAO 的活化作用，也就是可以促進快樂激素的含量，同時還可以使體內多巴胺增高。山楂果的萃取物對於壓力及緊張的族群，具有明顯促進入睡及延長睡眠時間的功效，同時它的睡眠結構和安眠藥物的作用也呈現完全相反的表現，而偏向正常人的睡眠結構型態。由於山楂萃取的核心物質對於身體壓力及獎賞情緒具有正面性的功能，對於慢性缺氧引發的憂鬱及壓力而所導致的失眠及睡眠障礙的族群，是值得推薦的食材之一。[26]

## 天麻

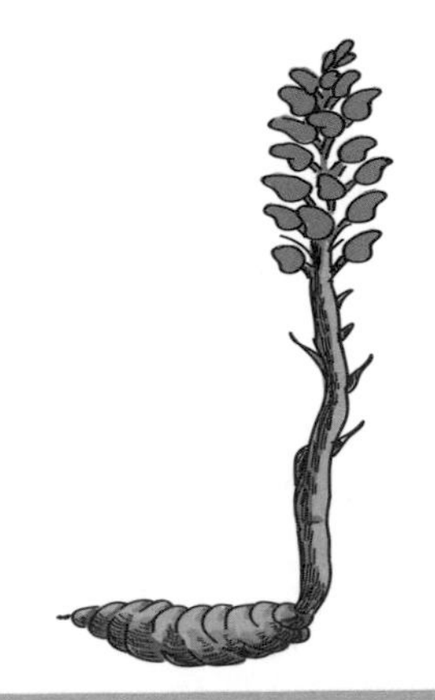

天麻苷對分泌 GABA 神經具有強化作用，同時也能促進血清素及多巴胺分泌，屬強化神經的食材

天麻是一種珍貴藥食同源的食材，傳統藥典中經常運用天麻來治療或輔緩解腦神經相關疾病，包括暈眩、頭痛，失眠等等症狀。天麻的成分中含有一種叫做天麻苷的特殊腺苷物質，具有促進 GABA 分泌的功能，試驗發現可以活化下視丘外腹的神經區域分泌 GABA 物質，因而就像踩煞車那樣的使神經和緩而使人睡眠。另外天麻的水萃物，發現具有明顯的增加腦中快樂激素及多巴胺的含量的功能，因此對於慢性缺氧引發的憂鬱及壓力而所導致的失眠及睡眠障礙的族群，是好的首選食材之一。[27]

## 枸杞

在傳統的食材及藥材補品中，枸杞是一種經常重複被使用的營養滋補食品之一。這是由於枸杞的多醣體成分中，具有抑制缺氧基因表現的作用，除了減少啟動發炎物質之外，還具有增加黑質神經細胞的多巴胺分泌功能。研究中發現，枸杞的提取物質，能明顯的改善記憶能力，同時還對睡眠呼吸中止症有正面的防治作用。因此對於長期老化缺氧所導致失眠及睡眠障礙的族群，是相當好的食材之一。[28]

## 人參

在多數的藥材當中，人蔘是一種昂貴又有效的食材及藥材。我們的研究發現人蔘的皂苷中含有一類配糖體，我們實驗發現，它具有抑制鈉鉀離子幫浦酶的作用，可以強化心臟力之外，還具有調節神經波的功能。許多傳統和現代的人體試驗中發現，人參的萃取物，除了對心肺功能具有明顯的功能之外，對於缺氧問題所引發的疲勞現象的緩解，則是許多使用者共同的體驗。[29]

對於缺氧型失眠及睡眠障礙的人，則具有相當好的改善功效。人蔘萃取物或皂苷所具有延長睡眠時間的功效，同時它的睡眠結構和正常狀態接近，適合長期慢性缺氧所引發失眠及睡眠障礙的族群使用，但是由於它的特質偏向固醇類化學結構，因此對於躁鬱、更年期、妊娠期、甲狀腺亢進等失眠族群則不建議使用。

### 紫蘇

經常在花園可以見到的紫蘇，不但是觀賞用的花草，同時還是營養價值高的食材和藥材。傳統人們對紫蘇的使用，除了調料做菜之外，還經常將它當成防治感冒咳嗽、通鼻去痰及調節腹脹等等功能。不過紫蘇裡面還有一種與迷迭酸相似的成分，可以同時強化神經細胞的 GABA 以及多巴胺分泌。這使得它除了可以幫助入睡之外，同時還強化睡眠結構，使熟睡期延長而減少像安眠藥的缺氧傷害。[30]

對於缺氧型失眠及睡眠障礙的人，紫蘇萃取物具有相當好的改善功效。適合因為憂鬱、壓力等因素導致的失眠，以及經常夜咳、多痰所引發的睡眠障礙族群使用。

### 紅景天

許多到西藏地區旅遊過的人都會對當地的特產藥草紅景天不陌生，由於西藏及俄國經常將紅景天當成對抗高原缺氧的聖品，裡面的紅景天苷成分，由於能強化刺激紅血球生成，因此對於缺氧的環境除了可以快速地提高耐受能力。許多的臨床也發現，紅景天提取物可以改善缺氧環境的失眠及睡眠障礙問題，使睡眠結構裡的非快速眼動熟睡期增長，同時還不增加快速眼動睡眠的頻率。[31]
因此對於缺氧型失眠及睡眠障礙的人，紅景天萃取物具有很好的抗缺氧功效。適合因為心肺功能衰竭、外部環境缺氧、貧血等因素導致的失眠，以及經常多夢、心悸、早醒所引發的睡眠障礙族群使用。

## 五味子

近幾年韓流風行，在許多的茶飲裡面都會使用五味子作為材料，傳統中五味子經常做為緩解咳嗽、氣喘等呼吸道疾病症狀使用，不過俄羅斯人卻將它做成果汁、釀酒或香料使用。五味子裡面的五味子素成分可以強化神經細胞分泌GABA，而抑制神經亢奮。因此對咖啡因或其他興奮劑所引起的失眠或睡眠問題，具有抑制及安眠的作用。許多的研究也發現，五味子提取物有降低睡眠時多巴胺、腎上腺素的分泌濃度等效果，因此睡眠型態和鎮定劑或安眠藥物類似。

[32]

因此對於刺激型失眠及睡眠障礙的人，五味子萃取物具有很好的鎮定及助眠功效。適合因為神經亢奮、躁鬱等因素導致的失眠，以及經常因睡眠中斷所引發的年輕睡眠障礙族群使用。

## 番紅花

很多人會以為番紅花是小小的一朵紅花，但其實是中東地區高山裡的一種紫花裡的紅色雄蕊。由於雄蕊非常細小，在烘乾之後重量又非常的輕，加上它有不錯的藥效功能，因此它便成了世上單位重量最昂貴的草藥了。

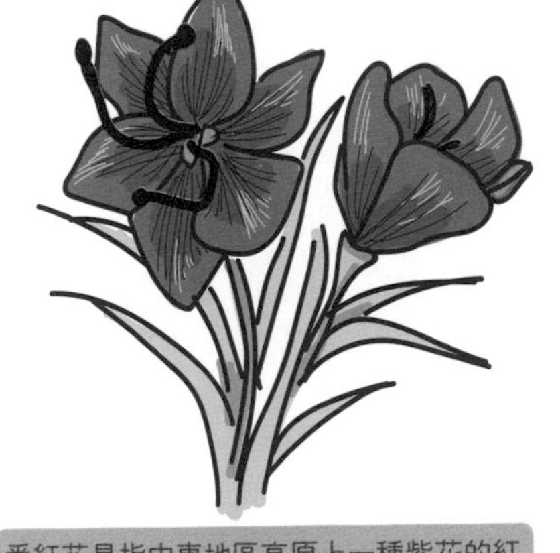

番紅花是指中東地區高原上一種紫花的紅色雄蕊，由於具有強化心肌功能而能應用在缺氧型失眠方面

番紅花在傳統使用中主要作為咳嗽、感冒、癌症、哮喘、貧血、失眠、癱瘓、心臟病、腸胃病、痛風、甚至女性生殖疾病或壯陽等問題的治療或調理。在番紅花中，包含將藏紅花素的成分進行多次人體臨床測試後，都呈現具有明顯降低焦慮及壓力症狀的功能，同時也可以減少失眠及睡眠障礙的頻率。[33]

對於缺氧型失眠及睡眠障礙的人，番紅花萃取物具有很好的抗缺氧功效。適合因為心肺功能衰竭、外部環境缺氧、憂鬱、躁鬱等因素導致的失眠及睡眠障礙族群使用。

### 黃芩

由於黃芩強大的抗發炎功能，所以在傳統藥典中黃芩大多是用來治療感冒、發燒、腸胃感染、甚至外用消腫等用途。不過它的主要成分之一：黃芩苷，卻因為可以透過激化 GABA 的受體，因而有鎮定及助眠的功能。不過由於它呈現相當苦澀的味覺，加上它引發的睡眠模式和安眠藥物類似，所以並不建議長期或過大劑量使用。[34]

對於缺氧型失眠及睡眠障礙的人，黃芩萃取物具有很快速的安眠功效。適合因為神經亢奮、躁鬱等因素導致的失眠，以及經常因睡眠中斷所引發的年輕睡眠障礙族群使用。

### 梔子

在野外或花園裡經常可以聞到香氣的梔子，是人們傳統使用食物及藥材，尤其是醃黃蘿蔔所用的黃色素，便是梔子裡面的主要成分之一。在傳統中具有消炎功效的梔子，使得人們經常把它作為防治糖尿病的保養藥草。但是梔子裡面的一種藏花酸的成分，在經人體試驗後發現具有顯著改良睡眠障礙的功能，包括延長熟睡眠期、縮短入睡時間、以及不影響快速眼動睡眠的結構等功效。[35]

由於梔子具有抗缺氧的某些核心成分，因此對於缺氧型失眠及睡眠障礙的人，具有很好的睡眠補氧功效。適合因為心肺功能相關疾病、環境缺氧、心理等因子所導致的失眠及睡眠障礙族群使用。

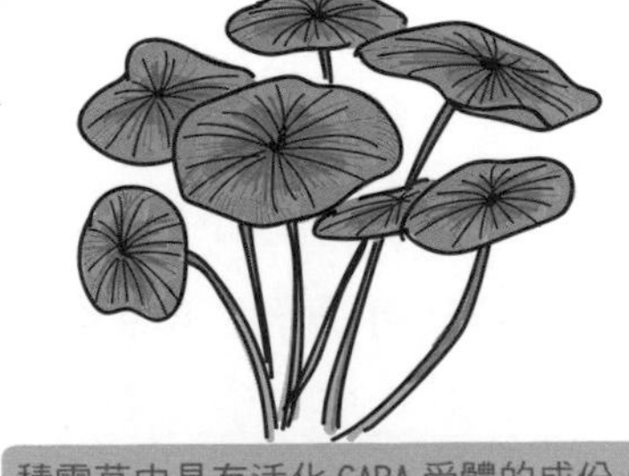
積雪草中具有活化 GABA 受體的成份，對偶爾因壓力等因子失眠者具有部分安眠作用

### 積雪草

許多涼茶的成份裡都會出現一種叫做積雪草的藥草，原本就是東南亞族群傳統用來來消腫、解毒

的食物及藥材，它裡面特有的積雪草酸除了可以防治焦慮以及癲癇的發作之外，實驗發現它對失眠及睡眠障礙也有很好的功效。由於積雪草裡面的成分，可以活化 GABA 受體的作用，使得它對長期憂鬱、焦慮、甚至工作壓力產生的神經氧化等問題，具有防治的功效。對於長期缺氧型憂鬱、工作壓力過大、以及神經退化所導致的失眠及睡眠障礙族群，可以建議在睡前使用。[36]

## 西番蓮

在歐美國家傳統的藥草中，西番蓮葉 (P. incarnate) 經常被作為治療歇斯底里、癲癇、或失眠等問題的藥物。由於它的葉片中含有一種特別的植物鹼，會抑制腦神經裡的單胺氧化酶 (MAO-A) 活性，使得快樂激素、褪黑激素等分泌物留滯在神經上面的時間增長。因此可能對於因工作輪班，經常飛行、憂鬱躁鬱的睡眠障礙族群，是一種可以偶爾改善睡眠品質的特殊植物之一。[37]

但也由於西番蓮葉具有抑制腦神經單胺氧化酶的作用，和某些副作用大的抗憂鬱藥物或安眠藥物的機制雷同，因此使用一陣子之後，神經的受體將逐漸增多而產生所謂的神經塑化的問題，除了發生像毒品那般的依賴性之外，還會降低神經細胞正常的分泌，同時並衍生慢性缺氧的疾病 ( 如高血壓 )，睡眠障礙者不建議長期或大量使用。

## 纈草

在國外，纈草是一種應用在失眠症狀上非常知名的藥草，由於它纈草酸成分具有較強烈的刺激 GABA-A 受體的功能，使得大腦神經被迫踩煞車，而快速的讓神經發揮鎮定的功能。由於它的作用和常見的安眠藥物作用類似，甚至如果劑量過多時，可能會造成昏迷的功效，因此在許多國家的政府單位都限制它的使用。雖然它可以讓許多失眠的族群快速昏迷入睡，但是卻造成『看起來』熟睡的非快速眼動睡眠 (NREM) 時間增加，但卻減少快速眼動睡眠 (REM) 的時間及頻率，因此長期而言，仍舊造成身體在睡眠時期慢性缺氧。[38]

由於纈草和大多數副作用大的安眠藥物的機制雷同，因此使用一陣子之後，神經的受體將逐漸增多而產生所謂的神經塑化的問題，除了發生像毒品那般的依賴性之外，還會降低神經細胞 GABA 正常的調節，同時並衍生慢性缺氧疾病，睡眠障礙者不建議長期或大量使用。

### 卡瓦卡瓦

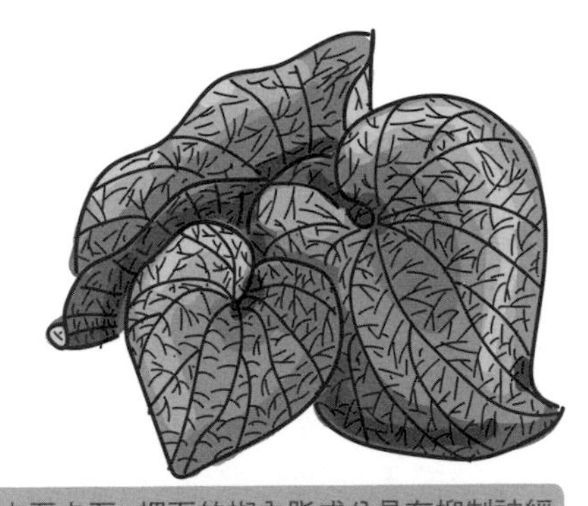

卡瓦卡瓦 裡面的椒內脂成分具有抑制神經活性作用，與部分安眠藥物雷同，適合偶爾因失眠困擾者使用

在南太平洋島國、夏威夷及紐西蘭北島有一種長得像胡椒的植物，由於它具有解除煩憂、短暫麻醉，及促進睡眠等功能，因此太平洋島民傳統上便以它製酒和當成一般日常食品使用。但是也由於這種有趣的功能，曾經瘋迷過全世界許多失眠、憂鬱或工作壓力大的族群，直到 2002 年左右因為被一些學者建議過量或萃取使用『可能』傷害肝臟機能，所以曾經被世界各國衛生單位禁止使用。一直到 2016 年左右，因為醫學界無法提出可能傷肝的證據，於是世界衛生組織通告各國解禁使用。[39]

卡瓦卡瓦裡面含有一種椒內脂成分，可以刺激 GABA-A 的 $\beta$ 受體，使神經波動及訊息傳遞大幅降低，因而產生麻醉昏迷的感覺，所以除了用來解除短暫的煩憂之外，還能促進睡眠。只不過它的睡眠型態和安眠藥物類似，因此除了睡眠結構被改變之外，還有睡後疲累的感覺等副作用出現。因此除了對於長期因為憂鬱、壓力過大、或短暫亢奮導致失眠、無法入睡的族群之外，其他因為缺氧型失眠或睡眠障礙者，不建議長期或大量使用。

### 洋甘菊

洋甘菊是人們經常使用的茶飲原料之一，傳統歐洲人將它做為殺菌、抗炎、止痛、鎮定、幫助消化、消腫、降壓、甚至女性經痛等等使用。由於它的萃取物中具有特別的柚皮素等成分，對於 GABA 的生成具有促進的功能，因此能夠有效的抑制神經興奮，而達到想睡的功效。在許多的人體臨床試驗中，洋甘菊萃取物都呈現溫和的助眠功能，這對於因為缺氧型心血管、環境缺氧、缺氧型代謝等問題所引起的失眠或睡眠障礙族群，可建議做為長期保養使用。[40]

## 啤酒花

啤酒花是釀造啤酒的重要原料之一，但是除了作為啤酒的澀味及香味之外，它還是知名的鎮定神經及助眠藥材之一。許多人喝完一兩瓶啤酒之後，雖然還不到酒醉的地步，但卻可能會出現比較安靜的神情，甚至還會有想睡覺的感覺。原因是酒裡面的啤酒花成分中具有刺激 GABA 受體的物質，使得中樞神經波動漸漸被煞車抑制所導致。[41]

由於啤酒花裡面還有其他如消炎、減輕焦慮、降低血管硬化、減少更年期骨質疏鬆等等功能的成分。因此對於缺氧型的焦慮、骨質疏鬆、心血管疾病、經痛、更年期等問題的族群，建議長期使用。

## 蜜蜂花

外觀像薄荷的蜜蜂花是人們常用的香草之一，它除了做為香菜的佐料之外，還是花草茶的主要受歡迎的原料。由於它對腸胃消化、頭痛、腹痛甚至牙痛都有一定的緩解作用，加上有清涼的薄荷檸檬香，可以舒緩呼吸道不適以及焦慮問題，因此它的萃取物便經常做為失眠及睡眠障礙族群的常用之物。[42]
由於它的成分中含有迷迭香酚酸，具有抗缺氧的功能，所以對睡眠時缺氧所引發的神經波具有減緩的功能，因而達到安眠及減緩睡眠障礙的功效。對於因為缺氧型的心血管疾病、神經性退化、生殖系統疾病、外部缺氧因子等問題所引起的失眠或睡眠障礙族群，建議可做為長期保養使用。

## 諾麗

諾麗果這種太平洋島民的傳統水果，在這幾年在特種行銷的推波助瀾之下，似乎太過神奇。不過由於它對糖尿病、減肥、更年期問題、經痛、甚至腫瘤等方面都有一定的緩解作用及研究，加上它可以舒緩焦慮以及促進睡眠的功能，因此它的萃取物便經常推廣給失眠及睡眠障礙族群使用。

由於它的成分中含有一種特別的蒽醌成分，具有抗缺氧的功能，所以能減少睡眠時細胞缺氧所釋出的氫離子濃度，因而達到降低失眠及睡眠障礙的功能。所以比較適合那些具有缺氧型的心血管疾病、代謝疾病、生殖系統疾病等問題所引起的失眠或睡眠障礙族群保養使用。[43]

## 酸棗仁

傳統中醫藥裡對於失眠治療最有名氣的藥食同源品項經常以酸棗仁著稱，雖然大多是和其他的藥材搭配使用，但是由於它的成份含有的黃酮類成分，具有抑制 GABA 受體的作用，所以可以減緩中樞神經的激化，而使人容易發生鎮定及想睡的感覺。同時這些黃酮成分還具有減少腦神經發炎的效果，而降低海馬迴中的澱粉質瘢的沉積，並且有助學習和記憶的維持。因此適合慢性神經退化、缺氧型心理性問題所引發的失眠或睡眠障礙族群使用。[44]

## 當歸

許多女性熟悉的四物湯，甚至冬天進補的薑母鴨、羊肉爐等等食品中，裡面主要的成分就是當歸。由於當歸裡面的多醣體成分具有刺激紅血球生成素 (EPO) 的作用，可以激化骨髓細胞製造多一些紅血球，因而間接增加帶氧功能。同時當歸萃取中特殊的內脂成分，具有活化 GABA 受體的作用，也因此具有抑制中樞神經的功效。[45]

由於當歸可刺激細胞分裂，因此對於具有腫瘤及子宮內膜異位症的族群不適合使用。但由於當歸在人體帶氧功能上具有顯著的功能，因此對於慢性貧血、缺氧型憂鬱、躁鬱等問題所造成的失眠及睡眠障礙族群，可以作為短期調養運用。

## 薰衣草

薰衣草是一種人見人愛的香草，不但是真假文青們喜歡打卡的花園主題，同時也是花草茶飲及防香除臭的必備精油。由於造成薰衣草特殊精油香味的芳樟醇，可以抑制細胞的 T 型鈣離子通道，這使得神經和心臟的去極化現象也相對減弱，這也是它會具有緩和神經波動以及幫助入睡功效的主因。[46]

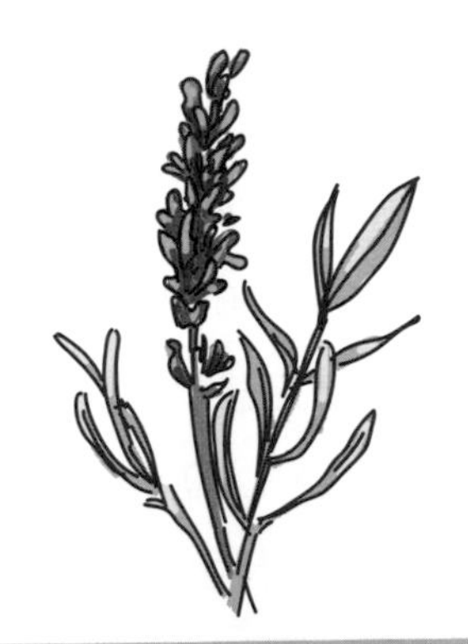

薰衣草精油的芳樟醇成分因具有減緩神經及心臟去極化作用，因此對入睡困難有短暫幫助

薰衣草具有減緩神經的功能，同時也會增加腦中快樂激素的釋出，但由於它緩和神經和心臟波動的作用，使得在長期及過量時可能造成細胞慢性缺氧問題。因此建議以精油的途徑會對失眠的現象比較有效而安全，建議適合工作壓力過大、情緒性憂鬱、躁鬱等問題的失眠及睡眠障礙族群，可以作為短期調養運用。

## 茯苓

茯苓是一種長得像番薯一樣的乾燥真菌食品及藥材，著名的茯苓糕點就是用它當成主要食材。傳統藥典中它具有利尿、降血糖、解消化、安定神經等功效，主要是因為它裡面含有茯苓酸這類三萜類的成分，可以促進 GABA 受體的蛋白製造，而加強了中樞神經的興奮抑制，使人變得較為冷靜一些。[47]

由於茯苓酸還具有強化胃部機能，增加體細胞的胰島素受體的敏感度等代謝功能，同時還能增加睡眠的品質，因此對於缺氧型糖尿病、肥胖、睡眠呼吸中止症等失眠及睡眠障礙族群，適合長期保養服用。

## 甘草

甘草是一種應用非常廣泛的食物或藥草，在食材方面，它除了可以做為許多食品甜味劑之外，還能作為釀酒及製作巧克力的材料。更重要的是它在疾病上的運用更是有效又廣泛，包括發炎、咳嗽、胃潰瘍、失智、心律不整、調節睪丸酮、甚至癌症等等，都有非常好的功效。[48]

由於甘草中含有一種甘草醇的成份，可以刺激腦神經GABA受體的活性，因而降低中樞神經的興奮，而達到安神及幫助睡眠的效果。而其他甘草成分可抑制血清素轉運子的作用而使快樂激素延緩回收，對憂鬱的情緒具有緩解功能。這些藥理應用上加上睡眠方面的機制，因此對於發炎疼痛、霧霾粉塵、夜咳多痰、睡眠呼吸中止症、更年期等問題所引發的失眠及睡眠障礙族群，建議適合保養服用。

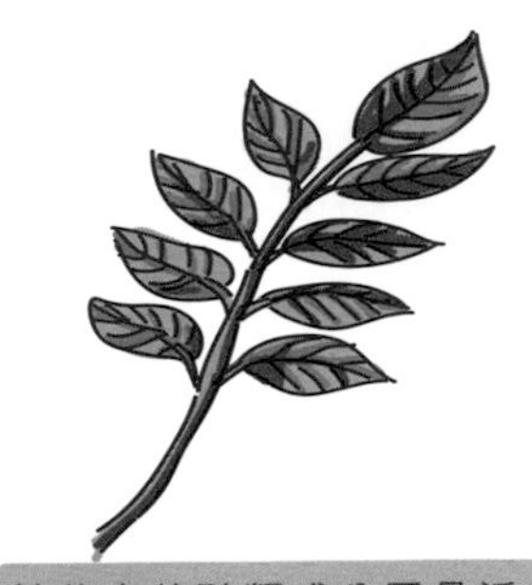

甘草中的醇類成分因具活化GABA效用，對因憂鬱或壓力引發的失眠具有幫助入睡功能

## 黃精

黃精是一種補品級的食物或藥草，傳統藥典中它具有延緩老化、降血糖、降血脂等功效，但是它的成分中因為含有亞麻酸甘油等組成，可以刺激腦神經GABA受體的活性，因而降低中樞神經的興奮，而達到安神及幫助睡眠的效果。[49]

由於黃精的成份中具有強化胰島素受體活性的功能，使得身體的飲食和能量代謝趨於平衡，這可能和它對基因的甲基化調節具有密切關連。因此對於缺氧型肥胖、糖尿病、霧霾粉塵、夜咳多痰、睡眠呼吸中止症、更年期等問題所引發的失眠及睡眠障礙族群，建議適合保養服用。

## 蒼朮

蒼朮是一種傳統使用的中藥材，原本主要針對腹脹、腹瀉、關節風濕、下肢水腫及夜盲等症狀，不過由於根部所含蒼朮內脂的油性揮發成分，具有激化GABA受體的作用，可以抑制中樞神經的興奮狀態，而達到安神及幫助睡眠的功能。[50]

許多著名傳統藥方中的基礎成份都會使用蒼朮，它的其他成分具降低血小板活性、抑制發炎因子、降低血糖等功能，而使得身體供應血氧級能量生產的途徑減少阻礙。因此對於缺氧型糖尿病、免疫及發炎、梗塞性疾病等問題所引發的失眠及睡眠障礙族群，適合保養服用。

### 川芎

很多女性在月經失血時所喝的四物湯中，川芎是其中一項重要的藥材。人們傳統將它當成強化循環、補充血液、減緩經痛，增強體力等用途使用。其中川芎的油性成分，可能具有激化 GABA 受體的功能，而抑制中樞神經訊號傳遞，產生鎮定及睡眠的功效。[51]

由於它具有強化心臟收縮力，以及增加紅血球生成等抗缺氧基礎功能，可以在睡眠時補充血氧，而減少周邊神經釋放雜波影響睡眠品質，因此對於缺氧型心肺功能衰竭、經痛及子宮內膜異位症、貧血等問題所引發的失眠及睡眠障礙族群，適合保養使用。

### 南非醉茄

南非醉茄又稱作為睡茄或印度人蔘，敢號稱人參的級數，當然對疾病也具有相當的功效，印度傳統將它用來針對癌症腫瘤、消炎止痛、糖尿血脂、失眠、憂鬱躁鬱、神經退化、腸胃潰瘍等等疾病的食材及藥材。由於在它的根部所含有的醉茄素獨特成分，具有刺激中樞神經 GABA 受體的作用，使神經波受到煞車一般的阻擋，而產生鎮定及促進睡眠的功效。[52]

由於它具有強化心臟力，減少血管新生、細胞間質破壞等阻抗缺氧的基本策略，同時又能夠增加胰島素受體敏感性以引進營養進行代謝，因此對於缺氧型癌症、心腦血管疾病、糖尿病、憂鬱躁鬱等疾病所引發的失眠及睡眠障礙族群，可以適合保養使用。

### 聖約翰草

聖約翰草其實和傳統中藥的連翹是同樣的植物，不論中西，這個藥草一直都被用做治療憂鬱為主，由於在這藥材中含有金絲桃素等成分，除了可以抑制血清素回收通道，而造成大腦有較多快樂激素之外；還會抑制 GABA 的代謝蛋白，使 GABA 的濃度增高；更重要的是，這些成分還能活化神經上的鴉片受體，而造成麻痺止痛的幻覺。[53]

由於聖約翰草在中樞神經上的特別作用，使得它被廣泛作為抗憂鬱的藥草。同時也連帶使用成為這些憂鬱及躁鬱族群失眠的保健品。只不過由於它的機轉和大多數安眠藥物相同，僅僅針對中樞神經做局部症狀調控，副作用相當多，在台灣只能當成藥品而非食品，對於身體的缺氧本源沒有幫助，也對睡眠結構沒有改善。因此僅適合短暫情緒性憂鬱、躁鬱等問題的失眠及睡眠障礙族群，作為短期調養運用。

—曙光篇—

# 第三章

# 強化有氧睡眠的活動

當扮演亞當的周邊神經在熟睡末期遭遇到越來越缺氧情況時，就會手腳並用的爬到上帝下班後的大門口：腦橋去求救，代班的諸神也只能幫亞當動動眼睛、加強呼吸，暫度難關

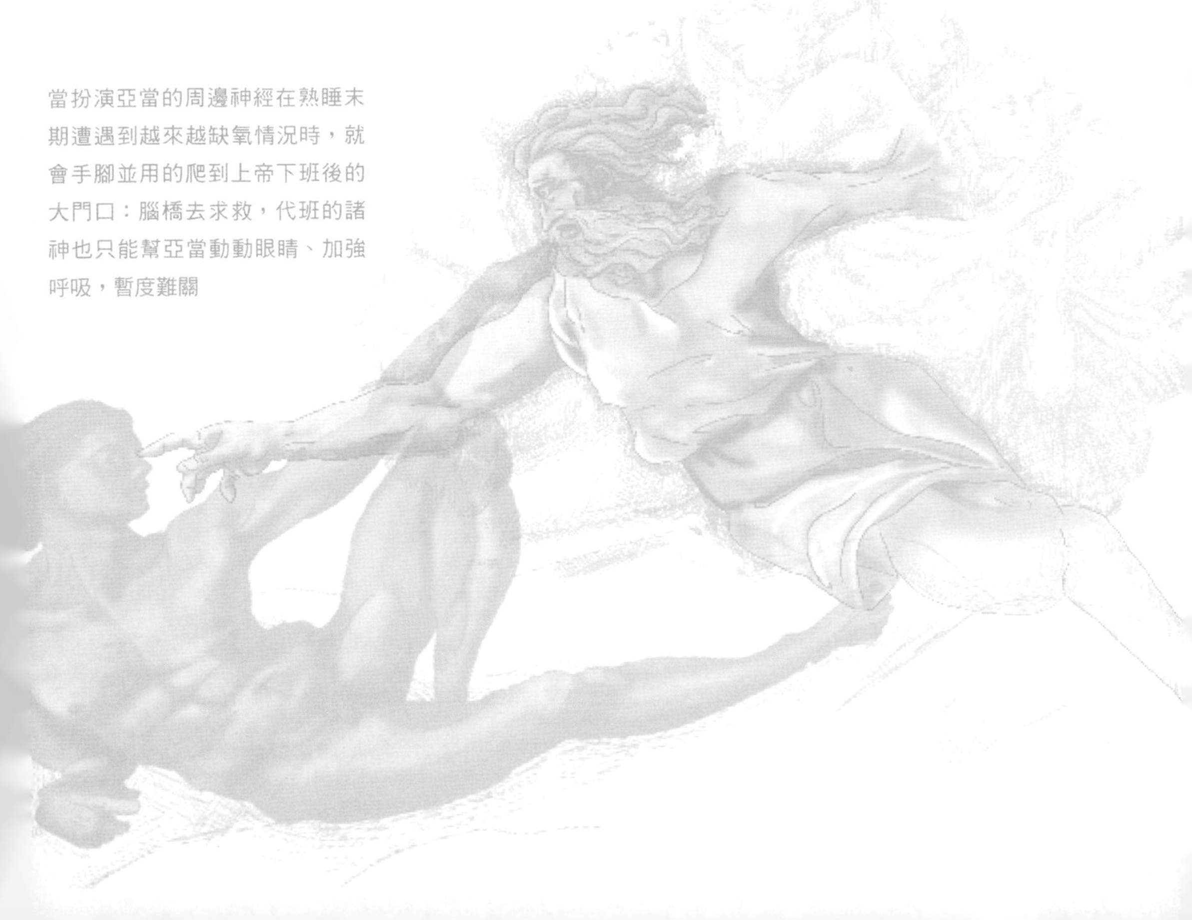

## ··· 減緩神經的波動：靜坐冥想 ···

睡眠是要讓身體所有細胞得到休息的一種生理行為，而神經則是控制身體所有活動的根源。因此要進入睡眠狀態的必要動作之一，就得讓神經的波動減緩，才能啟動生理時鐘的睡眠階段。對於發生失眠或睡眠障礙的族群，正確的靜坐冥想方式是幫助減緩神經波動並快速進入睡眠階段的重要活動方法之一。[1]

所謂靜坐冥想並非單指靜靜地坐著或想著，而是一套從許多不同古老文化的經驗演變下來的活動，雖然在幾千年間參雜了許多不同的宗教、哲學、文化、甚至蒙上神秘色彩的商業等目的。但是如果用有氧、能量、及神經等科學角度來考量，它確實對人體的健康有相當程度的幫助，尤其若是配合著下面一節所提到的吐納呼吸或氣功等活動，將可以對失眠及睡眠障礙達到很大的改善。

針對失眠的冥想或靜坐的幾個基本步驟如下：

### A 靜坐冥想的失眠族群

撇除宗教或哲學對靜坐冥想的神祕色彩，這項活動的基本主軸，是透過訓練身體減少細胞的耗氧需求，而降低缺氧所引發的神經波動，進而達成調控生物能量的分配，並使身體趨向有氧狀態的一種活動方式。因此對於原本就因為缺氧所引發的躁鬱、憂鬱、焦慮，及工作、感情或生活壓力等『打或逃』生物本能失衡，所導致的失眠或睡眠障礙族群，透過這項活動的練習，可以很快的幫助這些族群入睡，同時並可輔助調節睡眠品質。[2]

### B 靜坐冥想的準備事項

對於失眠及睡眠障礙族群專用的靜坐冥想時間，最好在睡前半小時左右進行練習，而且練習的時間以每次 15 到 20 分鐘為佳。進行靜坐冥想的場地，基本上以臥室為主，可以在床上、也可以在椅子上、或地上 ( 端視選擇的靜坐姿勢 )，光線最好以色溫 2700K 以下的黃光燈泡，流明度在 250(Lm) 以下 ( 大約 25 瓦的傳統燈泡）的光源為佳。溫度在 25 度正負 3 度，適當通風的環境為最好。同時坐墊以軟質棉麻質布面，內襯以高密度泡棉或植物纖維等為佳，如果以坐姿靜坐則在臀部墊以較高 (15-25 公分) 厚度的坐墊，以分散因為身體重壓所產生的不適感。[3,4]

## C 靜坐冥想的伸展動作

一般來說，靜坐冥想以盤坐或站立的姿勢為主，在進行中間，經常因為肌肉長期的張力或壓力，而造成局部缺氧而干擾靜坐冥想的練習。同時也因為要開啟進入靜坐冥想境界，必須讓身心都能盡量處在安靜休息的狀態，因此必須在靜坐之前做一些簡單的肌肉伸展動作，增加肌肉的血氧供應，而使身體變得更加柔軟放鬆。相關的步驟如下：

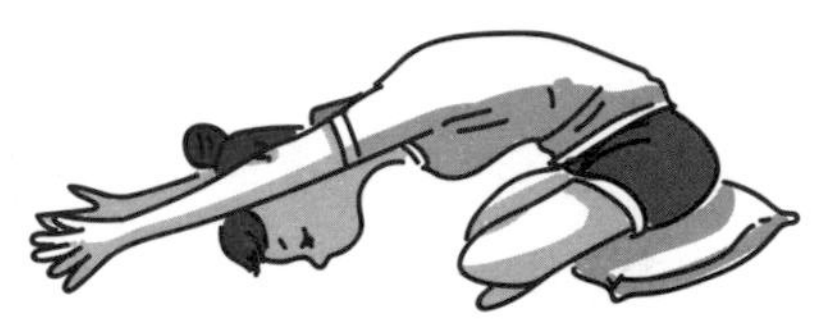

靜坐冥想前必須進行適當的伸展動作以強化肌肉的血氧供應

1 坐立並伸直雙腿，身體緩慢前傾，雙手伸直盡量並觸碰至腳趾為止，再緩慢收回雙手挺直身軀，重複這些動作五次。

2 坐著伸直雙腿並張開成 90 度 V 字型，用雙手盡量觸碰至腳趾為止，再緩慢收回雙手挺直身軀，重複這些動作五次。

3 雙腳掌相碰併攏，兩膝自然微略抬升，腳掌往身體內側靠近，再將雙手將兩膝輕輕下壓到可承受為止，重複這些動作五次。

4 以手按摩腳趾、腳底、腳踝、及小腿、膝蓋及大腿

5 站立起，手臂自然下垂，目視前方，閉口，舌尖頂上顎，以鼻吸氣至腹部發脹，再以嘴隙縫徐徐吐氣，同時頭頸部緩慢往左肩方向轉動，直至左肩處吐完。之後再以鼻吸氣、以嘴吐氣，同時徐徐將頭頸緩慢回正，如此左右邊各重複三次。

6 站立起，手臂自然下垂，目視前方，閉口，舌尖頂上顎，以鼻吸氣至腹部發脹，

再以嘴隙縫徐徐吐氣，同時頭頸部緩慢往後方仰視，直至看到天花板時吐完。之後再以鼻吸氣、以嘴吐氣，同時徐徐將頭頸緩慢回正，如此重複三次。[3,4]

## D 靜坐冥想的基本姿勢

靜坐冥想的姿勢，一般區分為坐姿、站姿及臥姿等三類，而每一類依姿態的變化又會再細分成幾小類。對於失眠及睡眠障礙常用的姿勢，坐姿及臥姿這二類則屬於常使用的型態，讀者們可以依照自己的喜好隨興選擇，但不論姿勢如何變化，仍舊以進行冥想時，不會因為身體的放鬆傾倒歪斜或重量壓迫而干擾到冥想的進行為主。相關的姿勢如下：[3,4]

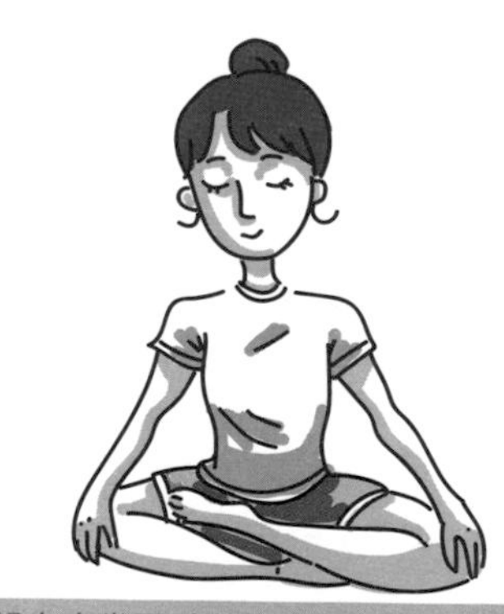

盤腿坐姿常因重心集中腰部臀部而發生痠痛問題，可藉由姿勢調整而解除

**1 盤腿坐姿：**這是最常見的靜坐冥想姿勢，主要是將雙腳交叉如盤狀，臀部坐於略高的坐墊上，頭部的下巴微收，兩眼平視，頭、頸、和軀幹保持直立在一直線上，雙手置於膝蓋上。這個姿勢由於初學者身體的重心會集中在腰部及臀部的肌肉及髖關節骨骼上，因此靜坐者經常會感到腰部酸熱、臀部壓迫感、及髖關節痠痛等問題。但這些現象可藉由姿勢的調整，將重量經由脊椎及骨盆傳遞到臀部釋放到坐墊而解除。另外由於盤腿交錯的許多姿勢改變，又可小區分為蓮花座、半蓮花座、吉祥座、達人座、羅漢座等等方式，可依讀者喜好自行變換。

**2 跪腿坐姿：**這種跪腿的坐姿比較受到髖關節部位容易痠痛的人使用，主要是將雙小腿靠攏平跪在微高的蓆墊上，腳背平放後面，腳拇指可接觸或腳板互相交疊。下巴微收，兩眼平視，頭、頸、和軀幹保持直立在一直線上，雙手置於大腿上。這個姿勢身體的重心會集中在腰部及小腿部的肌肉上，因此靜坐者經常會感到腰部酸熱、小腿痠麻等問題。但這些現象可藉由手掌位置的調整，將重量平均分配到坐墊而解除。

**3 屈腿坐姿：**這種坐姿就是平常上學或辦公時所用的坐法，許多初期冥想靜坐者也可運用此種坐姿，在日常辦公或上學的休息時間練習。不過必須將雙腿靠攏，腳底平放後面，下巴微收，兩眼平視，頭、頸、和軀幹保持直立在一直線上，雙手置於大腿上。這個姿勢軀體重心會集中在腰部及臀部肌肉上，因此一段時間後，靜坐者經常會感到腰部痠麻等問題，可藉由座位後面放置一腰靠襯墊，同時練習將部分重量傳遞經由小腿再至地板上而解除。

**4 垂手立姿：**這種站立姿式就是平常站著等過馬路的常見站法，對於許多冥想靜坐者可運用此種站姿，在日常的休息或交通等待時間中練習，不過等注意交通或其他如同事或行人可能的影響，當然切切不可一恍神而誤了時間。這個姿勢必須將雙腿張開與肩同寬，雙腳平行向前，下巴微收，兩眼平視，頭、頸、和軀幹保持直立在一直線上，雙手自然下垂，手指交差，掌心向上置於肚臍下方。這個姿勢軀體重心會集中在腰部及腳底上，因此一段時間後，冥想靜坐者經常會感到腰部及腳底發熱僵直等問題，可藉由上半身前後軸線些微調整，而將重量傳遞至地上而解除。一般如果冥想結合吐納呼吸（詳下節）或氣功等活動，運用這個姿勢最佳。

**5 扶手立姿：**有些人運用垂首站姿進行冥想時，常因一不小心的體位不平衡而干擾冥想過程。這種站立姿式就能有效的改善這項缺點，適合長者練習使用。這個姿勢除了將雙腿張開與肩同寬，雙腳平行向前，下巴微收，兩眼平視，頭、頸、和軀幹保持直立在一直線上之外，雙手則是輕輕的扶在面前的椅背上，利用手臂作為保持平衡的助力，而腳底則承受整個軀體的重量。這個姿勢冥想靜坐者比較不會感到腰部及腳底發熱僵直等問題，但比較不易結合吐納呼吸（詳下節）或氣功等活動的進行。

**6 靠背立姿：**對於有脊椎彎曲或椎間盤突出的族群，調整正確姿勢站立是相當費勁耗能的事，因此他們可以利用背部貼牆面進行立姿冥想。這個姿勢一樣得將雙腿張開與肩同寬，雙腳平行向前，下巴微收，兩眼平視，頭、頸、和軀幹保持直立在一直線上之外，雙手自然下垂，手指交差，掌心向上置於肚臍下方，背部及臀部及腳跟盡量貼靠牆面。這個姿勢的軀體重心主要集中在腳底，但是原本腰部肌肉作為保持平衡的出力，將可以透過牆壁的助力而解除，使冥想靜坐者比較不會感到腰部及腳底發熱僵直等問題。

**7 仰躺臥姿：**這種仰臥姿式就是平常睡覺躺臥的姿勢，對於許多失眠及睡眠障礙的冥想者，當然可運用這種臥姿，在運作的中途直接就闔眼入睡，只不過這樣的冥想靜坐比較難有效的發揮全面降低腦波，所以或許對失眠或幫助入睡有直接幫助，但對於睡眠障礙的結構改變則會較小一些。這個姿勢一樣得將雙腿併攏，雙腳尖朝上，下巴微收，兩眼直視天花，頭、頸、和軀幹保持直立在一直線上，雙手伸直平放兩側，掌心向下。這個姿勢軀體的重心會集中分配在背部，因此冥想靜坐一段時間後，經常會感到疲憊犯睏，可藉由音波共振(詳後節)等方式，強化冥想功能。

**8 龜息臥姿：**這種臥姿式基本上是屬於俯臥的姿勢，但是就像趴著睡要爬起來那樣的姿勢，對於許多失眠及睡眠障礙的冥想者，可運用這種臥姿，而不致於在運作途中就迷濛闔眼入睡。這個姿勢需將雙膝併攏，平貼地面，雙腳尖朝後，手指向前，手臂向下直撐地面並把上半身撐起，抬頭向前抬高，下巴微收，兩眼直視前方天花，頭、頸、和手臂保持直立在一直線上。這個姿勢軀體的重心會集中分配在手臂手掌及部分腿部，而且腰部肌肉及腰椎將受反向擠壓，冥想靜坐者經常會感到腰部及手掌底發熱僵直等問題，可藉由上半身些微拱起，而將重量傳遞至膝蓋而解除。

## E 靜坐冥想的進入開啟

靜坐冥想的最核心部分，就是開啟並進入冥想的境界。簡單的說，冥想就是把全部的注意力集中在某一特定的對象物件上的一種思考方法，持續的專注之後，將可達到減緩神經的功能。

當然隨著不同的熟練程度，也有不同的神經波動境界。由於冥想的目的是為了將我們的腦波從多重高頻率的 $\beta$ 波形，調降成較緩和的 $\alpha$ 波形，換個方式說就是用『踩煞車』的方式，將過激烈的腦波緩和下來。

在目前已知的神經調節架構裡，GABA 系統的活化作用代表著神經的煞車功能，用MRI儀器測定後，發現靜坐冥想後的人，他們的GABA分泌比較多一些。這和人為刻意的降低身體接受的訊號有關係，也就是透過訓練讓外界傳入的訊號變少、變弱化、變專一化，這樣就可以降低雜波。[5]

靜坐冥想也同時透過讓軀體處在最小活動的清醒情況下，將身上剩餘的能量作儲備及分配，以減少器官及組織發生缺氧代謝，否則缺氧所產生過多的氫離子刺激周邊神經的酸感通道，將溢發大量雜波去不斷干擾大腦主要訊息波的處理。這也是靜坐冥想之際，大腦的思考會從無發展到專一，再轉變到清晰的核心基礎。一般來說，進入靜坐冥想的方法和順序如下：[3,4]

**1 縮小凝視單一物：**

一粒沙可以看盡世界！這就是進入冥想的最好寫照，也就是依照上面章節準備好了之後，我們可以尋找周邊環境中任何一個小點物件進行凝視，這些小物件可以從一粒小沙子、一根釘子頭、一個印刷的字、一朵小花等等實體物開始凝視。後續的過程中，可以眨眼、可以閉眼，甚至可以從不同的角度凝視，但在這二十分左右的靜坐冥想過程中只能凝視該物，絕不偏移目光。

**2 專注觀察及思索：**

當凝視某一物件之後，先透過眼睛詳細的觀察之後，我們的大腦神經自然地就會回饋思索，這時候可能開始會有其他非關聯到這物件的訊息或想法出現，必須立刻導回，再藉凝視甚至以不同微觀角度去觀察這個物件相關的思考。或許有些人會覺得無趣，但是這

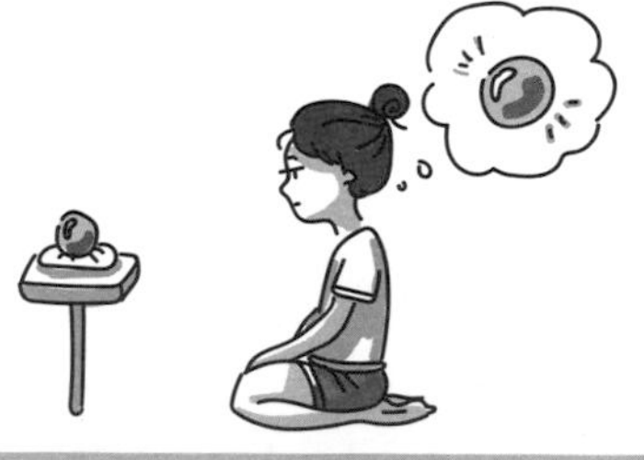

凝視是冥想的基本步驟，可藉觀察一物件而達到專注與透析的境界

卻又是訓練集中思索，降低雜波的有效方法之一。

**3 虛擬觀察的思索：**

經過了專注的凝視及觀察思索之後，所有的物件都會有它的背面，裡層及核心甚至構築的元素等等無法用眼睛可以觀察到的東西，這時的思索則必須藉由虛擬的觀察能力，簡單的說就是用幻想力去觀察這一物件的所有，也就是幻想你脫離了你的軀體，站在這物體的後面、底面、裡面，甚至縮小到幾萬倍進入到物體分子之間去發掘觀察，當然你的虛擬觀察也會引發不同的思索。最後，仍然透過實物的觀察再回到現實面。這個過程，眼睛仍然必須注視這觀察物，同時任何非關物件的虛擬觀察或思考出現時，得立刻導回。

## F 靜坐冥想的音波共振

音波是除了光波之外能刺激神經產生電波，而形成大腦的第二大訊號來源。透過音波的訊號有時不但可以增強光波訊號的強度，而讓腦神經波感到強烈刺激，而啟動『打或逃』的動作之外，當然也可以透過，特別的音波抑制神經刺激。在我們的耳蝸系統的聲感神經叢裡頭，有一小群感測低音頻的神經，當受到較低音頻的刺激後，會活化並釋出微量的 GABA 神經傳導物質，去抑制大腦神經脈波的去極化現象 ( 降低波頻 )，而產生安定的功能。[6]

冥想的過程中，除了前面章節中所討論的注視的觀想方法之外，還有另一套聲音的調控修練。如果套入宗教或民族地域的色彩之後，所出現的都是一些所謂的『咒語』或催眠語法，但是仔細觀察這些所謂的咒語或語法，通通都是非常低音頻的節律，有些人聽完會覺得昏昏欲睡，有些人聽完可能會覺得精神安定許多，這都是因為低音頻活化耳朵中的耳蝸神經的 GABA 的作用所致。
因此在進行對於失眠及睡眠障礙專用的靜坐冥想時，最好是運用以下的幾個音波共振的步驟，去加速靜坐冥想的效能：[3,4]

**1 鼻腔的共鳴：**

當進行靜坐冥想的過程中，必須以一定的呼吸頻率調節呼吸，而在每次呼氣的過程中，試著將嘴唇規律地微張，口腔成中空狀，喉嚨及舌頭略為震動，並將呼出的氣體集中在口腔及鼻腔中再呼出，最後以發出嗡嗡的聲響為主，同時聲音以通過耳咽管傳遞到內耳產生共鳴即可，最好以旁人聽不到聲響為佳。

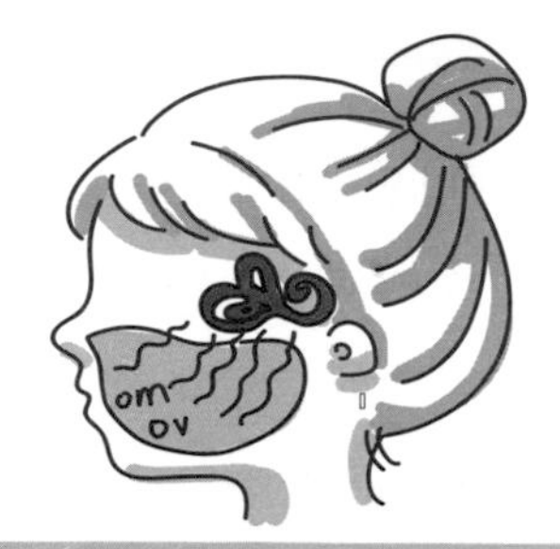


冥想時透過適當低周波的音波，具有與局部腦波產生共鳴而達到調節思緒的功效

**2 低音頻發音：**

耳蝸神經的 GABA 神經，必須以低音頻的聲調才能活化，因此在發音時，原則上以 OM、OV、HO、 HOM、HUM、AM、AR、OR、AO 等等的發音音節為主並加上 ING 的尾音，同時可以用上面的發音適當組合後，重複不斷的像朗誦或念經文那般的呢喃。

## ･･･ 強化氧氣的利用：吐納呼吸 ･･･

本書的主要核心是缺氧，也是造成失眠及睡眠障礙的主要根源。因此強化呼吸的利用效率，除了使身體各處細胞獲得充分血氧之外，也具有啟動睡眠根本源頭的有效方法之一。對於不同型態的失眠或睡眠障礙族群，在入睡前進行正確的吐納呼吸約 15 分鐘，可以使下視丘周圍睡眠啟動區的神經停止釋放神經刺激素 ( 如食慾素 )，從而快速入睡並且獲得較好的睡眠結構。[7]

吐納呼吸和腹式呼吸很相似，只不過在吸氣及呼氣的速度方面、舌尖的位置，以及氣體繞行途徑等方面有很大差異，當然在改善缺氧型失眠的效力上也就不可同日而語了。而一般所常聽說的氣功，理論上是比吐納更上一層次，所以不在本篇的討論範圍裡。而吐納呼吸若是能配合著上面一節所提到的靜坐冥想等活動，將可以對失眠及睡眠障礙達到很大的改善。

針對失眠的吐納呼吸的幾個基本步驟如下：

### A 吐納呼吸的失眠族群

這項活動的基本主軸，是透過特別的呼吸訓練而增加氧氣的獲取、交換和利用，而降低睡眠時缺氧所引發的神經波動，並使身體趨向有氧狀態的一種活動方式。因此對於原本就因為貧血、心血管疾病、肺部疾病、外部環境污染等因子所造成的慢性缺氧，以及因為慢性缺氧所引發的躁鬱、憂鬱、焦慮，及工作、感情或生活壓力等『打或逃』生物本能失衡，所導致的失眠或睡眠障礙族群，透過這項活動的練習，可以很快的幫助這些人入睡，同時並可明顯調整改善睡眠品質。

### B 吐納呼吸的基本姿勢

吐納呼吸的姿勢，一般也區分為站姿、坐姿及臥姿等三類，而每一類依姿態的變化又會再細分成幾小類。對於失眠及睡眠障礙常用的姿勢，坐姿及站姿這二類則屬於常使用的型態，讀者們可以依照自己的喜好隨興選擇，但不論姿勢如何變化，仍舊以進行吐納呼吸時，以放鬆身體但又不會因此傾倒歪斜干擾到吐納呼吸的進行為主。相關的姿勢如下：

**1　垂手立姿：**這種站立姿式就是以最自然的普通站立進行呼吸，但也由於手掌放置的位置不同而再區分為一般垂手式、插口袋式、頂腰式。這個姿勢必須將雙腿張開與肩同寬，雙腳平行向前，下巴微收，兩眼平視，膝蓋微曲，略收小腹，頭、頸、和軀幹保持直立在一直線上，雙手自然下垂或手掌疊放在下腹前，是垂手式的姿勢；若四指插入褲袋、拇指在外則為插口袋式；而雙手掌背置於背後雙腰、拇指互頂則為頂腰式。

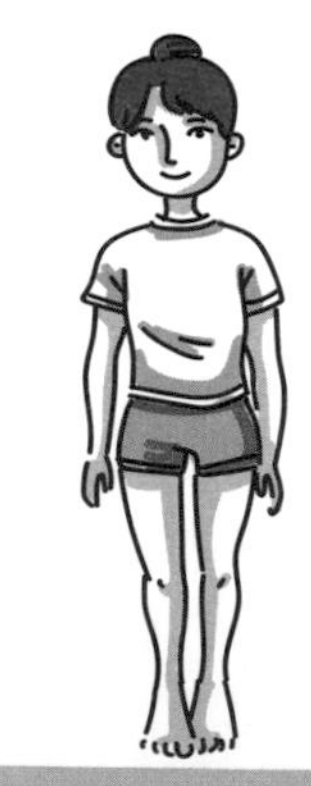

吐納呼吸時可先以簡單的雙手放鬆垂手式做為入門

**2　扶手立姿：**對於有些年紀的人或是體重過大或過小的人。這種站立姿式能夠減少持續站立而耗能的缺點。這個姿勢除了將雙腿張開與肩同寬，雙腳平行向前，下巴微收，兩眼平視，頭、頸、和軀幹保持直立在一直線上之外，雙手則是輕輕的扶在面前的椅背或桌面上，除了利用手臂作為保持平衡的助力之外，還能分攤腳底所承受整個軀體的重量。另外，如果用單手扶椅背的話，則該側腳掌則放置接近桌椅下，另一腳則退後一步，另一隻手則手腕彎曲靠腰，同時雙腳膝蓋也都微彎。

**3　抱手立姿：**對於有呼吸道缺氧或經常打鼾及睡眠中止症的族群，打開雙臂增加呼吸肺活量是最重要的保養方式之一，他們可以利用環抱手的站立式來增加吐納的呼吸量。這個姿勢一樣得將雙腳張開與肩同寬，雙腳平行向前，下巴微收，膝蓋微曲，略收小腹，兩眼平視，頭、頸、和軀幹保持直立在一條軸線上之外，雙手像抱著樹幹那樣的彎曲不接觸，掌心朝內，這個姿勢的軀體重心主要集中在腳底，以手臂及臀部做為重心的平衡點。另外也可以將手掌朝下，雙手同樣做環抱狀，但可以略往下垂壓。

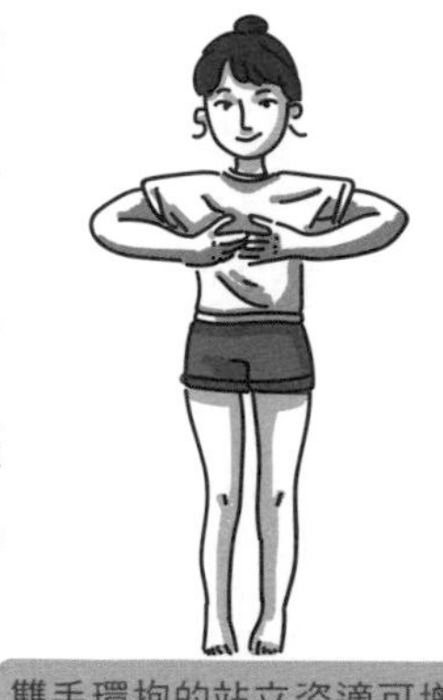

雙手環抱的站立姿適可增加吐納時的呼吸量

**4　盤腿坐姿：**這個姿勢和前一節所介紹的靜坐冥想姿勢相同，主要是將雙腳交叉如盤狀，臀部坐於略高的坐墊上，頭部的下巴微收，兩眼平視，頭、頸、和軀幹保持直立在一直線上，雙手互疊置於肚臍前方。但由於這個姿勢經常會使人感到腰部酸熱、膝關節及髖關節痠痛等現象，因此可藉由姿勢的調整，盤腿交錯的姿勢改變而緩解主要仍舊是以練習者呼吸舒服為重要。

**5　屈腿坐姿：**這種坐姿就是平常生活中所坐的方式，所以除了睡眠前吐納呼吸之外，還可以在日常辦公或上學的休息時間練習。不過必須將雙腿靠攏，腳底平放朝前，下巴微收，兩眼平視，頭、頸、和軀幹保持直立在一直線上，雙手置於大腿上。這個姿勢軀體

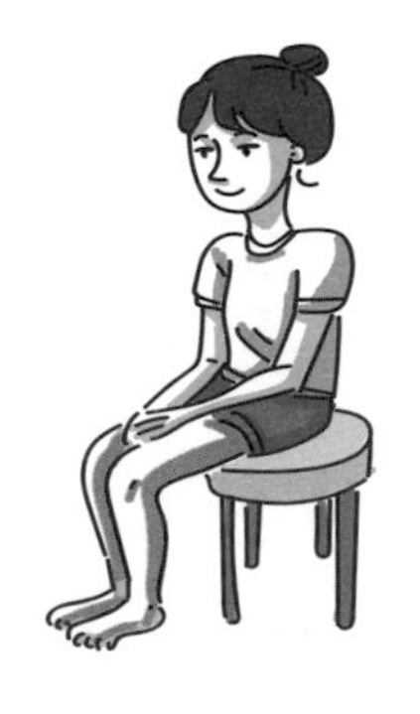

屈腿坐姿其實和平常的辦公坐姿無異，方便上班族群抽空練習

重心會集中在腰部及臀部肌肉上，因此可藉由坐位後面放置一腰靠襯墊，會比較省力舒適。

**6 伸腿坐姿：**這種像 L 形的坐姿比較受到所有人在睡前使用的熱愛，畢竟可以看完電視劇之後直接練習吧！主要是將雙腿靠攏平伸在地板或蓆墊上，背部有一直立的靠背或牆面撐住，腳尖朝上，下巴微收，兩眼平視，頭、頸、和軀幹保持直立在一直線上，雙手互疊置於小腹上。隨然這個姿勢相當舒適，但若臀部不前滑時，可以得到相當好的吐納呼吸結果。

**7 仰躺臥姿：**這種仰臥姿式就是平常睡覺躺臥的姿勢，對於許多失眠及睡眠障礙的人，可以運用這種臥姿，進行吐納，並可以快速幫助入睡，只不過這姿勢的吐納呼吸效果較差，必須要延長吐納時間多五分鐘以作為補償。這個姿勢一樣得將雙腿併攏，雙腳尖朝上，下巴微收，兩眼直視天花，頭、頸、和軀幹保持直立在一直線上，雙手伸直平放兩側，掌心向下；或者也可以將雙手交疊，至於下腹上面。這個姿勢軀體的重心會集中分配在背部，因此盡量不要以太軟的床墊，而影響呼吸運作。

### C 吐納呼吸的運作方式

我們的肺部在平常的呼吸狀態下，每次大約只使用肺體積的十分之一 (500ml) 空氣量，也就是醫界所稱的潮氣量。在做最激烈運動時最大將可以達到 3000 毫升，那剩餘的 2 公升的容積，扣除肺部呼吸管道所佔的容積之外，還有許多的區域是很少運作的，所以稱作陰影區或死肺區。

更重要的是，血液中每個紅血球上面含有 250 萬個血紅素，可搭載 1000 萬個氧分子，然而用正常呼吸或劇烈運動呼吸的方式，不但很難將肺部陰影區的效能充分利用，同時更難以讓每個紅血球能夠滿載的運送血氧送往身體各處。

所以運用吐納的方法，不但可以加強肺部的充填效能，同時還可以明顯的使紅血球呈現氧氣滿載運送的狀態。吐納的方式基本上只有一種，而氣功則從吐納

的基礎上再做進階的延伸，相關的方法如下：[8,9,10]

**1 吸氣：**

鼻子的基本功能就是提供吸氣使用的，所以當空氣進入鼻腔之後，還必需要先經過過濾、消毒、加濕、調溫等同步手續，才能送往肺部提供肺泡交換使用。如果吸進入的空氣過冷或太過乾燥等問題，直接送進肺部甚至到達肺泡做氧氣交換時，那麼除了將會引發肺氣管的血管收縮、肺氣管膜失水等問題，而引發咳嗽、哮喘之外，更重要的會造成肺泡處的血紅素氧離曲線偏左，也就是容易造成缺氧血液！因此吸氣一定要經由鼻子吸氣，而且要非常徐緩的吸進，以讓鼻腔內部有時間和空間處理空氣品質。

吸氣時一定要將嘴唇合閉起來，舌尖微頂上排內側牙齦及上顎，下巴內縮，利用肺部產生吸力徐緩吸氣。由於鼻腔內部的鼻甲肉，主要功能就是用來調節空氣的溫度及濕度，當然還有大量的免疫細胞用來防禦害菌的入侵。因此當吸氣越徐緩，鼻腔內部對空氣的調控才會越好。

**2 上衝：**

我們的鼻子其實是分成兩大部分，除了前面提到的鼻腔組織之外，在整個顏面上，從額頭到鼻樑再到兩個顴骨的骨骼內部都是空的，也就是大家聽過的鼻竇組織。這些組織在演化以前甚至在胎兒時，裡面充滿著骨髓，用來製造紅血球，而現在它的作用除了發音共鳴之外，主要能透過吸氣的刺激釋放內生性一氧化氮，隨著吸入的空氣去舒緩呼吸道的血管阻力，並增加肺泡周邊血管的滲透率以強化氣體交換效率。

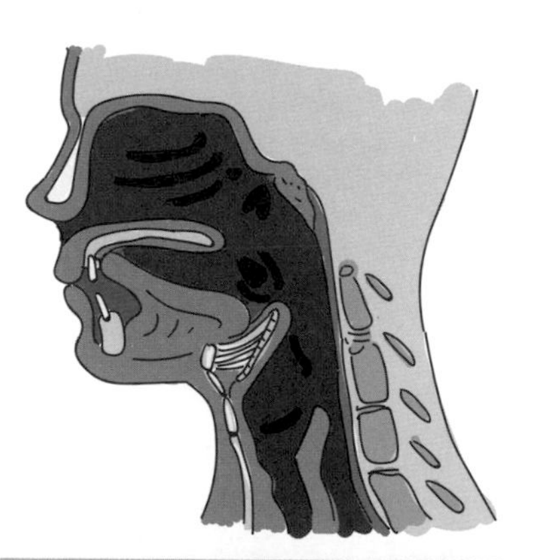

吐納吸氣時，應先將舌尖微頂上排內側牙齦及上顎，下巴內縮，利用肺部產生吸力徐緩吸氣

所以當空氣被鼻子吸入之後，下巴內縮，這時喉嚨部位會呈現暫時關閉卡住的

感覺，加上舌頭頂住上顎的動作，改變了鼻腔的空氣流動路徑，空氣會被導流入鼻竇腔室內部，當一次性地加壓吸力之後，眼部會有類似閃光的刺激感，表示已經激發鼻腔內膜細胞分泌釋放一氧化氮。

**3 下灌：**

許多人會以為，運用腹式呼吸，使下腹呈現像吹氣球的膨脹，是因為吸入的空氣進入我們的胃部所導致。其實只要是正確的吐納呼吸，根本就不會有氣體進入消化系統的問題。由於我們的肺部總載量可以達到5500 毫升的容積，而平常不太使用的肺葉下半部，在刻意舒張橫膈肌的作用後，可以大量的承載裝入空氣，活化肺泡組織。

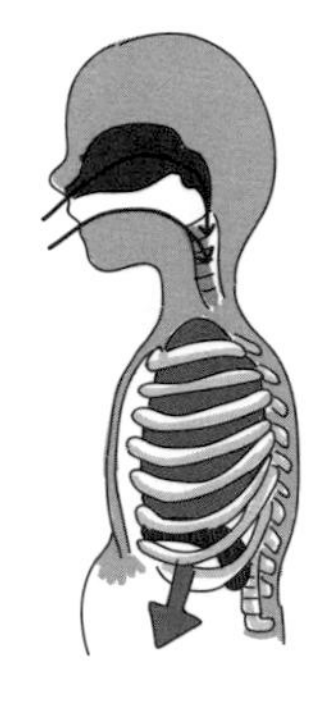

緩緩吸入鼻腔再往上刺激鼻竇腔室後，以意識擴大胸腔，小腹微縮，待胸腔擴大後將氣體向下灌並擴大下腹部達到最大極限

當空氣被緩緩持續的吸入鼻腔再往上刺激鼻竇腔室之後，必須以意識設法擴大下部胸腔，並使橫膈肌盡量朝兩側及下方拉張開來，小腹初期微縮，待胸腔擴大後再將氣體向下灌並擴大下腹體積，使氣體充滿肺部及腹部達到最大極限。

**4 停氣：**

當空氣到達並充滿肺泡之後，裡面的氧氣滲透壓（氧氣數量）雖然是比外面血管裡面的氧氣滲透壓還大，但是如果沒有較強的氣壓、以及較充分的時間搭載血氧及卸載二氧化碳的話，那麼這些扮演像公車一樣的紅血球，上面 250 萬個像座位一樣的血紅素就不會坐滿，循環系統的獲氧能力便會下降，因而發生類似貧血的慢性缺氧問題。

因此當空氣已經被大量吸進肺部、肺泡也滿漲了新鮮等溫的空氣時，加上刺激鼻竇腔而釋出一氧化氮導致周遭的血管鬆散之後，這時必須要稍微的憋住氣一下子，讓空氣停留在肺泡幾秒鐘，進行氣體交換，讓每個紅血球都能滿載的發車。

**5 呼氣**：

當氣體交換完畢之後，肺泡內的二氧化碳濃度會陡然的升高，這代表必須重新更換氣體，將這些高濃度的二氧化碳以及低濃度的氧氣排出，但是過快的一次排出，代表高濃度的二氧化碳一股腦兒的從肺泡擠出，反向的從支氣管通過，將引發外層絨毛細胞釋出發炎物質，長期將造成支氣管破壞。

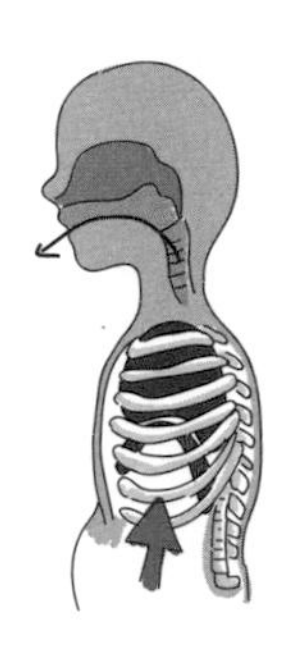

嘴唇微略張開舌尖微捲，徐徐將空氣吐出，腹部漸收至扁，讓胸腔的氣體逐漸排光，吐氣時間拖越久越好

所以當憋氣五到十秒之後，千萬不可以一次快速的呼出氣，必須將嘴唇微略張開，將舌尖微捲置於下排的牙齒後方，徐徐將空氣吐出，腹部也先配合漸漸收縮直到乾扁，這時橫膈肌也有意識的往上頂，讓胸腔的氣體逐漸排光。整個時間能拖越久越好。

## ··· 平衡能量的分配：伸展 ···

睡眠的另一重要目的，是身體將重新進行能量分配。由於清醒時期不同的行為活動（如登山、趕稿件等），身體有時會將血液及熱量過度集中腦部或骨骼肌肉等部位，使得許多器官（如子宮、腸胃道）或組織（脂肪細胞）面臨到局部慢性缺氧的情況。而身體則會透過睡眠的這段時間，將能量重新分配，讓大多數細胞能製造出並獲得充分的能量，以儲備第二天新的挑戰及能量消耗。[11,12]

因此在睡前的一小時左右，透過一系列的睡眠專屬肢體伸展活動，將可以強化睡眠時身體的能量分配，對於發生失眠或睡眠障礙的族群，正確的伸展方式是幫助平衡身體能量的分配，以減少睡眠時因為缺氧所引發的神經波動，而能獲得較好睡眠結構的重要活動方法之一。針對這些族群的伸展方法如下：

### A 頸部肌肉伸展

這些動作不論是站著或坐著都可以伸展，透過重複簡單的動作，可以幫助調整頸椎在白天的壓迫，使睡眠時的頭部獲得較充分的血氧，而緩解失眠及睡眠時的缺氧問題。

**1 頸部前後的伸展：**

兩眼平視，下巴微收，頭、頸及身體保持直線並且放鬆，雙手自然下垂。接著緩緩的抬高下巴，盡可能的延伸頸部，雙眼向上看天花板，保持 5 秒鐘。接著，頭部向下，保持頸部放鬆，到眼睛平視的情況 5 秒鐘。接著再將下巴往內縮，頭朝下，可使眼睛直視地面，保持 5 秒鐘。接著，頭部抬起，保持頸部放鬆，到眼睛平視的情況 5 秒鐘。如此上中下動作重複 3 次。

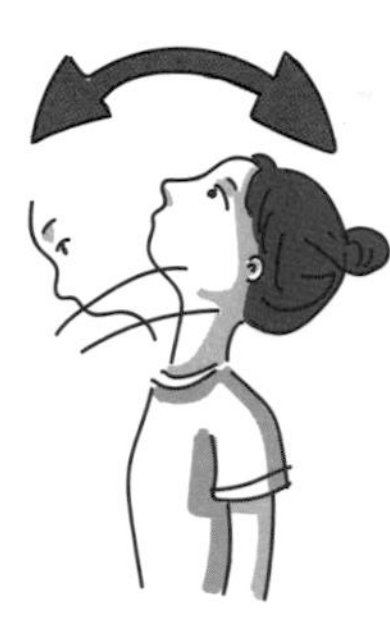

頸部前後的上下伸展各持續 5 秒鐘重複三次

**2 頸部左右的伸展：**

兩眼平視，下巴微收，頭、頸及身體保持直線並且放鬆，雙手自然下垂。接著緩緩將頭部向左邊平轉至最大範圍，下巴保持在同一水平線，直到雙眼看到左後方，如此保持 5 秒鐘。接著，再緩緩將頭部向右邊平轉至最大範圍，讓下巴維持在同一水平線，直到雙眼看到右後方，如此保持 5 秒鐘。如此左右轉動重複 3 次。

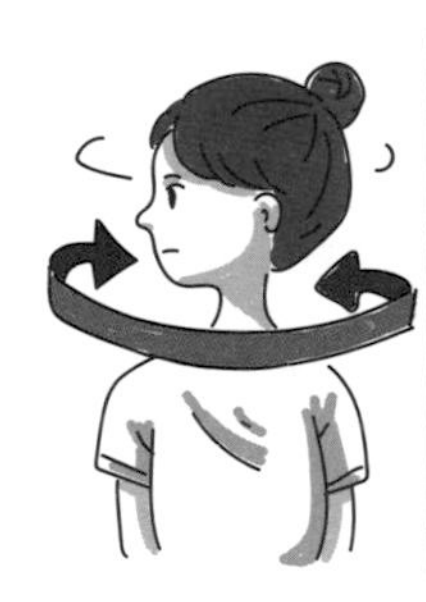

頸部左右的伸展，下巴需保持在同一水平線，直到雙眼看到左或右後方

**3 頸部上下的伸展：**

兩眼平視，下巴微抬，頭、頸及身體保持直線並且放鬆，雙手自然下垂。接著緩緩將頭部向左邊傾斜至最大範圍，下巴保持抬起，如此保持 5 秒鐘。接著，再緩緩將頭部向右邊傾斜至最大範圍，下巴一樣保持抬起，如此保持 5 秒鐘。如此左右傾斜重複 3 次。

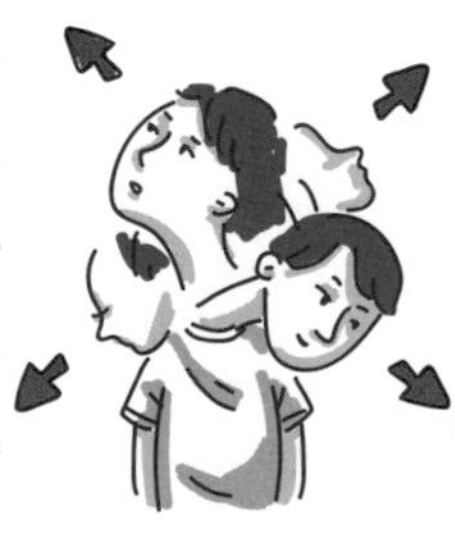

頸部上下的伸展，緩緩將頭部向左邊或右邊傾斜至最大範圍，下巴保持抬起 5 秒鐘

## B 肩背部肌肉伸展

這些動作可以站著或坐著伸展，透過重複簡單的動作，可以幫助調整肩部、臂部、及上背部的肌肉在白天緊張僵硬及壓迫，使該處的血氧及能量不會堵塞淤積，可緩解失眠及睡眠時肩背及上肢體的缺氧問題。

### 1 肩部環繞的伸展：

兩眼平視，下巴微收，頭、頸及身體保持直線並且肩部放鬆，雙手自然下垂。接著緩緩將肩部向上向前提並保持 3 秒鐘，然後慢慢轉動，並保持挺胸姿勢，總共轉 5 次。接著在保持挺胸姿勢原則下，再緩緩將肩部向後向上提高並保持 3 秒鐘，然後慢慢逆轉動總共轉 5 次。

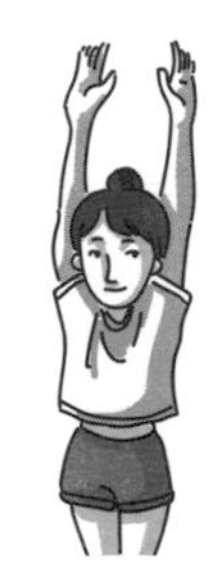

肩部環繞的伸展，雙手下垂緩緩向上向前提並保持 3 秒鐘，然後身軀慢慢轉動

### 2 肘部環繞的伸展：

兩眼平視，下巴微收，頭、頸及身體保持直線並且肩部放鬆，雙手放在兩肩上。接著兩手肘部同時向前繞 5 圈，接著在向後繞 5 圈。如此重複共 3 次。

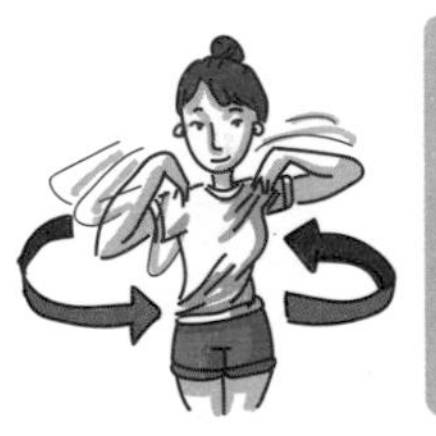

肘部環繞的伸展，雙手放兩肩上，兩手肘部同時向前或向後繞 5 圈

### 3 臂部環繞的伸展：

兩眼平視，下巴微收，頭、頸及身體保持直線並且肩部放鬆，雙手放在兩肩上。接著一手臂在前，一手臂在後，像自由式游泳那樣，同時向前划水 5 圈，接著像仰式游泳那樣，同時向後划水 5 圈。如此重複共 3 次。

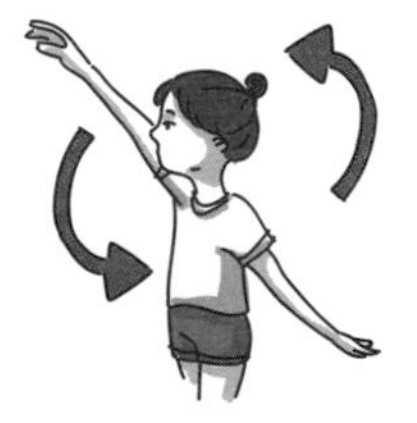

臂部環繞的伸展，一手在前，一手在後，像自由式或仰式向前後划水各 5 圈

### 4 臂部內側的伸展：

兩眼平視，下巴微收，頭、頸及身體保持直線並且肩部放鬆，雙手直舉超過頭部。接著右上臂彎曲並垂下到腦後，左手抓住右肘，並朝頭頂中心拉，保持 5 秒。接著左上臂彎曲並垂下到腦後，右手抓住左肘，並朝頭頂中心拉，保持 5 秒。如此重複共 3 次。

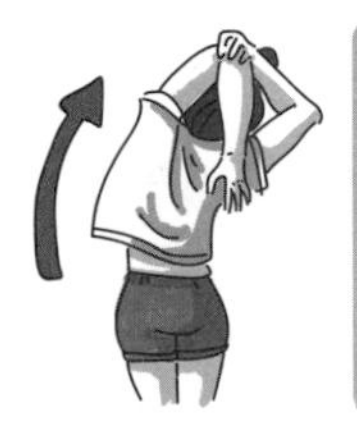

臂部內側的伸展，右上臂彎曲並垂下到腦後，左手抓住右肘，並朝頭頂中心拉

**5 臂部外側的伸展：**

頭、頸及身體保持直線並且肩部放鬆。右上臂彎曲並且右掌搭在左肩上，頭朝左邊轉動，左手抓住右肘，並朝左肩方向頂壓，保持 5 秒。接著左上臂彎曲並且左掌搭在右肩上，頭朝右邊轉動，右手抓住左肘，並朝右肩方向頂壓，保持 5 秒。如此重複共 3 次。

臂部外側的伸展，右臂彎曲右掌搭左肩，頭朝左轉，左手抓右肘朝左肩方向頂壓

## C 肩胸部肌肉伸展

這幾個動作可以用站著或長跪著做伸展，可以幫助調整胸部鬱悶及胸部的肌肉在白天辦公時的壓迫，使該處的血氧及呼吸得到暢通舒展，可緩解失眠及睡眠時伏睡或側睡的缺氧問題。

**1 胸部中央的伸展：**

頭、頸及身體保持直線並且肩部放鬆。雙手在後面，手指朝身體交錯，雙臂打直，努力向後拉，眼睛朝天花板，下巴逐漸抬高直至最大範圍，保持 5 秒，然後放鬆。如此重複共 3 次。

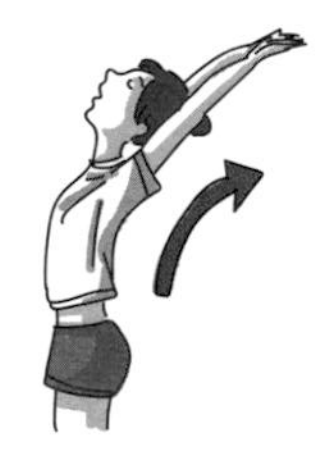

胸部中央的伸展，雙手在後手指交錯，雙臂打直向後拉，下巴抬高直至最大範圍

**2 胸部兩側的伸展：**

頭、頸及身體保持直線並且肩部放鬆。雙手在後面，手指朝身體交錯，雙肘打彎，左肘靠身體向右肘側推壓，右肘連同右肩努力向後拉至最大範圍，保持 5 秒，然後放鬆。接著，右肘靠身體向左肘側推壓，左肘連同左肩努力向後拉至最大範圍，保持 5 秒，然後放鬆。如此重複共 3 次。

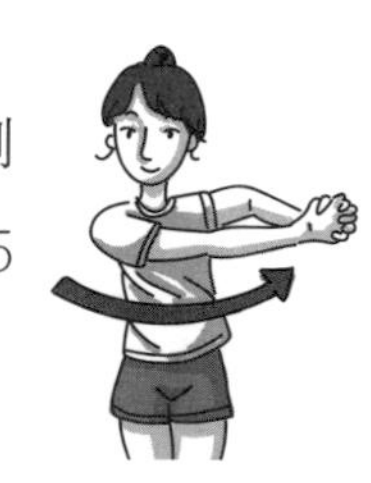

胸部兩側的伸展，手指交錯雙肘打彎，左肘向右肘側推壓，右肘連同右肩努力向後拉至最大範圍

## D 腹背部肌肉伸展

下面的動作用站著或躺著做伸展，可以幫助調整腹部腰部及背部的肌肉，因為

久坐不動所產生的血氧鬱滯、能量囤積等現象，使該處的血氧及能量得到平衡分配，可緩解失眠及睡眠時局部肌肉組織缺氧引發的問題。

**1 腹部兩側的伸展：**

頭、頸及身體保持直線並站直，雙腳與肩同寬，雙手放鬆自然下垂。右手向上抬直，手掌朝天空，同時身體保持直立，不後仰及前傾，然後右手在不變姿勢情況下緩緩朝左邊頭部伸展至最大範圍，保持 5 秒。並重複 3 次。接著更換左手，重複上面動作，總共三次。

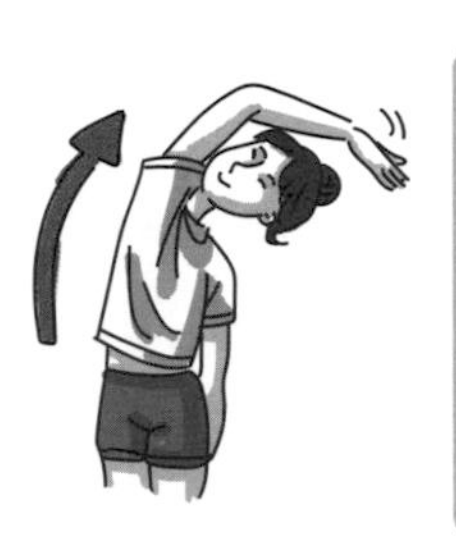

腹部兩側的伸展，右手向上手掌朝天，身體直立，右手緩緩朝左邊頭部伸展至最大範圍

**2 腹部旋轉的伸展：**

頭、頸及身體保持直線並站直，雙腳與肩同寬，雙手彎曲，手肘抬高外張並對齊。保持髖部直立不動，緩慢旋轉上半身朝向左邊至最大範圍，保持 5 秒。然後在緩慢回正後，繼續旋轉上半身朝向右邊至最大範圍，保持 5 秒，重複上面動作，總共三次。

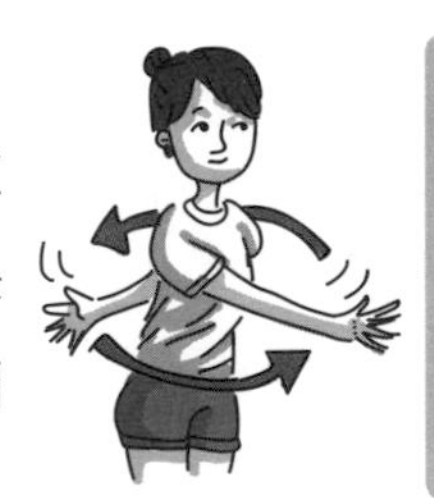

腹部旋轉的伸展，雙手彎曲，手肘抬高，髖部不動，緩慢旋轉上半身朝向左邊至最大範圍

**3 腰部旋轉的伸展**：

運用左側睡姿，雙腿併攏，髖關節和膝關節都彎曲 90 度，雙手伸直併攏與軀幹成 90 度垂直，頭、頸及身體保持直線並朝左邊。接著髖關節以下保持不動情況下，右手背及頭頸部緩緩朝右側旋轉，直到右手臂接觸右邊地面，而頭頸朝上方為止，同時左手背不動保持在地面上，腰部成旋轉狀，保持 5 秒鐘。然後在漸漸回復成原來左側睡姿模樣，重複上面動作，總共三次。之後，再以右側睡姿，如同上面動作重複三次。

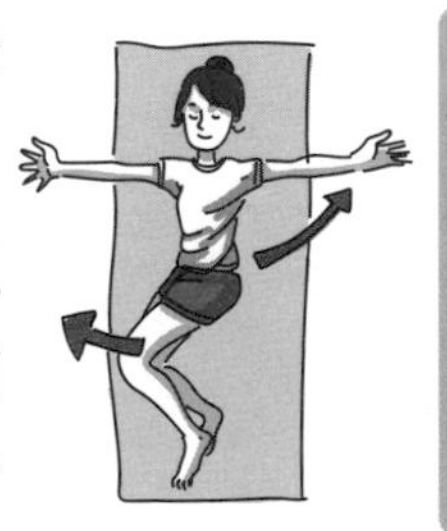

腰部旋轉的伸展，雙手伸直與軀幹垂直，右手及頭頸部緩緩朝右側旋轉至右手接觸地面而頭頸朝上方為止

**4 背部滾動的伸展：**

以坐姿方式併腿屈膝並靠近前胸，身軀直立，雙手緊握腳裸，頭部朝前，頸部放鬆。接著將身體重心向後，使身體滾動至肩胛骨貼近地面為止，保持 5 秒鐘。然後將重心往臀部，漸漸滾動回復成原來身軀直立位置，重複上面動作，總共三次。

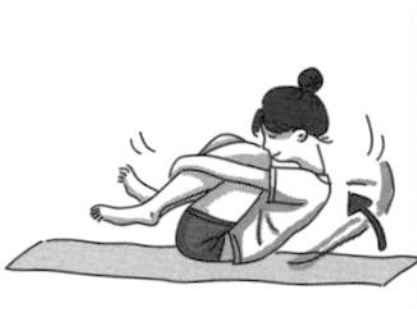

背部滾動的伸展，併腿屈膝手握腳裸頭朝前，將重心向後使身體滾動至肩胛骨貼近地面為止

**5 背部彎曲的伸展：**

以站姿方式站立，雙腳與肩同寬，膝蓋微彎，雙手直立舉起，手肘放鬆。接著將手及頭緩緩向下彎曲，並保持胸背部輕微拱起，用腰部肌肉出力，使頭朝下而直到手掌著地，並保持 5 秒鐘。之後再循原來位置逆向舉起腰身、軀體及手臂直至原樣。總共重複三次。

## E 臀部肌肉伸展

下面的動作用趴著或躺著做伸展，可以幫助調整臀部腰部及髖部的肌肉，因為姿勢不良，久坐不動所產生的血氧不足、能量堆積等現象，使該處的血氧及能量得到平衡分配，也可緩解失眠及睡眠時下半身肌肉組織缺氧引發的麻木問題。

**1 臀部彎曲的伸展：**

以俯臥方式趴著，手交叉墊於額頭上，雙腿併攏膝蓋伸直，腳尖微朝後方，緊縮臀部肌肉。然後緩緩抬高左腿 30 公分，左腳伸直保持 5 秒鐘，然後緩緩回復原狀。接著更換右腳以同樣動作保持五秒。左右更替總共重複三次。

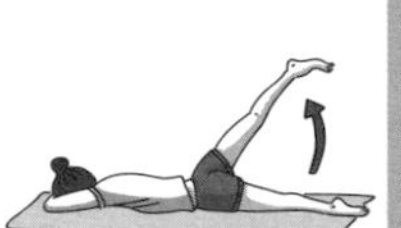

臀部彎曲的伸展，雙腿併攏膝蓋伸直，緩緩抬高左腿 30 cm，左腳伸直 5 秒鐘

**2 髖部滾動的伸展：**

以仰臥方式躺著，面朝上，手交伸展攤平於地上，雙腿併攏，膝蓋及髖關節都彎曲 90 度姿勢。接著，上半身保持不動，右臀連同雙腳往左邊緩緩滾動，直到後背將離地之前停止，並保持姿勢 5 秒鐘，然後緩緩回復原狀。接著更換左臀

以同樣動作並保持五秒。左右更替總共重複三次。

### F 腿部肌肉伸展

下面的動作用坐著做伸展，可以幫助調整腿部及膝蓋部的肌肉，因為年紀退化及久坐不動所產生的血氧不足、關節疼痛等現象，使該處的血氧及能量得到合理平衡分配，並可緩解失眠及睡眠時下半身肌肉組織缺氧引發的麻木問題。

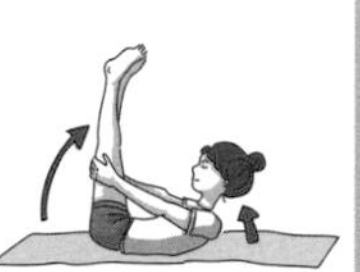

髖部滾動的伸展，雙腿併攏，彎曲90度，右臀連同雙腳往左邊緩緩滾動

**1 大腿彎曲的伸展：**

以坐姿方式伸直雙腳，上半身向前微彎，右膝內曲抬起，將右膝抱在右手肘彎曲處，右腳掌抱在左手肘彎曲處，接著將軀體挺直，將右腳左右搖動，再將右腳漸漸朝胸口移動，保持5秒鐘。然後緩緩回復原狀。接著更換左膝以同樣動作並保持五秒。左右更替總共重複三次。

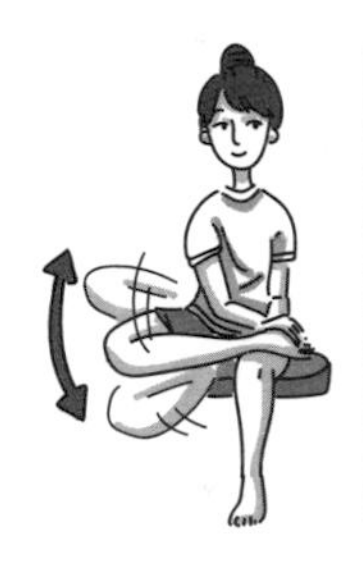

大腿彎曲的伸展，右膝抬起抱在右手肘彎曲處，腳掌在左手肘彎曲處，將右腳左右搖動

**2 膝蓋上下的伸展：**

以坐姿方式伸直及併攏雙腳，上半身挺直，手臂垂立、雙手朝前撐地，腳尖垂直朝上，接著，將腳跟朝前方用力頂踩，腳肘底部向下微沉，保持5秒鐘。接著，將腳尖朝前方用力伸直，並保持5秒鐘。前後伸縮更替總共重複三次。

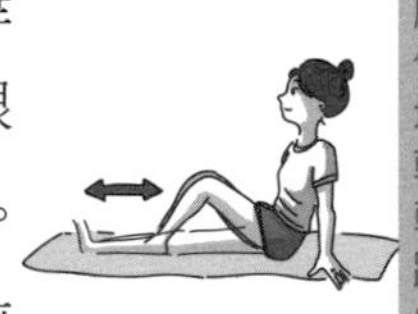

膝蓋上下的伸展，雙手撐地，腳尖垂直朝上，將腳跟朝前方用力頂踩，腳肘底部向下微沉

### G 腳部肌肉伸展

下面的動作用仰臥式半坐做伸展，可以幫助調整腳部及膝蓋部的肌肉，因為長期站立及直坐不動所產生的血氧不足、肌肉發炎等現象，使該處的血氧及積水得到適當分配及分散，可緩解失眠及睡眠時腳板及小腿肌肉組織缺氧引發的不適感。

**1 小腿前後的伸展：**

以臥姿方式伸直及併攏雙腳，頭部緩慢抬起看著腳部，上半身向上微彎，雙手扶撐小腿，將雙膝雙拉到髖骨上方，同時腳尖朝前，腳踝和膝關節同高。接著，將腿朝緩緩前上方伸直，雙手從小腿移至大腿撐扶著，同時腰部不能離地，保持 5 秒鐘，之後再漸漸回復原狀，總共重複三次。

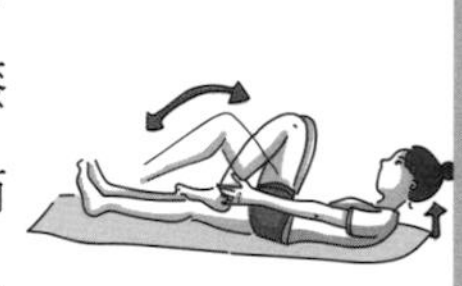

小腿前後的伸展，雙手扶撐小腿，將雙膝雙拉到髖骨上方，再將腿朝前上方伸直

**2 腳踝彎曲的伸展：**

以臥姿方式伸直及併攏雙腳，雙手拿一 180 公分左右寬版棉布帶，中間由左腳底撐住，兩側由雙手緊拉，並緩緩拉高左腳至髖關節處，再用腳尖用力抵住棉布帶逐漸向上伸直，保持 5 秒鐘，再緩緩朝下，保持 5 秒鐘，然後將保持伸直的左腳漸漸回復原狀，總共重複三次。接著再更換右腳重複上面動作三次。

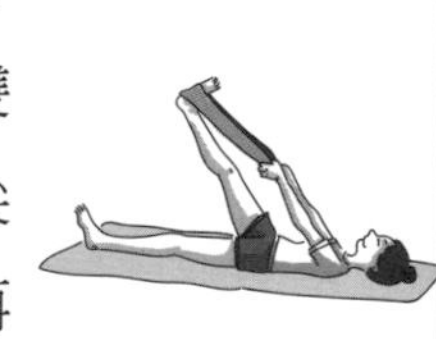

腳踝彎曲的伸展，左腳撐住布帶雙手緊拉高左腳至髖關節處，腳抵住布帶向上伸直

## ··· 疏通血氧的滯塞：按摩 ···

由於缺氧是失眠和睡眠障礙的根源問題，而緊繃的肌肉及阻塞的循環系統卻是造成血氧輸送停滯的主要原因之一。許多人因為工作壓力或活動透支等緣故，即使在夜晚非工作的休息時間，身體的肌肉也會不自覺的呈現僵直或隱隱痠痛的現象（如五十肩、腰背痠痛等），造成大腦感覺很疲累，但是卻又難以入睡的情況，而且每當好不容易睡著了，也會經常出現夢囈、易醒，以及醒後疲累等睡眠障礙問題。[13,14,15,16]

因此在睡前的一小時前後，透過不同方式及身體不同位置的按摩，可以強化身體的血氧流通，並使大腦感知能量充足，而活化睡眠的神經傳遞物質，同時也可以使身體在睡眠時較不易產生局部缺氧，而減緩睡眠障礙的發生。對於經常失眠或睡眠障礙的族群，正確的按摩方式可以減少睡眠時因為缺氧所引發的神

經波動，是獲得較好睡眠結構的重要活動方法之一。以下的方法基本上是以自己按摩的簡易手段為原則，方式如下：

### A 頭部按摩

先以雙手指腹，沿著頭顱中軸線，從美人尖（或英雄尖）開始向頭後方向，前後按壓 15 秒鐘。接著用兩手食指腹，在頭頂處中軸線兩旁周邊，旋轉按壓 30 秒鐘。然後，雙手手指張開，拇指向內按壓頭骨與頸子交接的凹窩處（風池穴），其餘四指則以拇指按壓的風池穴為圓心，從中軸線開始向兩側移動輕輕按壓頭部各處，各按 10 秒鐘。接著仍雙手手指張開，拇指向內輕輕按壓耳朵周圍的太陽穴，其餘四指並以此為圓心，從頭頂中軸線開始向兩側移動輕按壓頭部各處，各按 10 秒鐘。

### B 臉部按摩

以四指和拇指指腹，先從臉部中軸兩側，從兩眉交接處開始，往下交替按壓，包括鼻樑，眼窩四周，鼻翼兩側，顴骨下方至咬合處，鼻尖，人中，下巴，再以手指微略搓揉耳朵各處，最後雙手互搓發熱後，以手掌上下洗臉 15 秒鐘。

### C 頸部按摩

雙拳緊握，以拳頭四指關節自風池穴開始，沿脊椎兩側軸線向下至肩頸交接處，梳理按摩，並從頸椎處推向喉嚨方向重複梳理。接著再以右手拇指及食指掐捏左肩頸交接的韌帶組織，每次捏緊停留 5 秒鐘，之後更換左手掐捏右肩頸部位。

### D 肩部按摩

右手四指併攏，在左頸肩交接處以四指指腹按壓肩部後背處，並緩緩移向前面鎖骨下方凹陷地方。接著往左肩臂關節方向重複同樣動作按壓，之後再重複左手和右肩的按摩。完成後，再以手掌拍打肩膀周邊各 30 秒。

### E 手部按摩

張開右手虎口，以手指箝壓左手各處肌肉，再用四指從手腕處朝上前後按摩磨擦梳理各處肌肉。接著，右手虎口輕握左手腕，右拇指微彎搭在腕關節處，按以指腹按壓輕揉 10 秒鐘，接著，右拇指再移至虎口中心，按壓搓揉 10 秒鐘，之後，盡量在每處骨骼和肌肉交接處，各以指腹按壓搓揉 5-10 秒。接著再重複左掌和右手的按摩。完成後，再以手掌輕拍打手臂周邊各 30 秒。

### F 胸部按摩

雙拳緊握，以拳頭四指關節自鎖骨下方凹陷處開始，沿前胸中心軸線梳理按摩，當會合中心後，再往下梳理直至肋骨下方為止，之後，再以四指關節從下向斜上方側邊梳理肋骨中間肌肉。完成後，再以手掌從胳肌窩往下輕拍打側胸周邊各 30 秒。

### G 腹部按摩

以右手掌心輕接觸前胸凹陷處，順時鐘方向旋轉輕按並往下搓揉至下腹膀胱處。再用雙掌從肚臍處向兩側邊旋轉按摩。

### H 背部按摩

右手向頭後方側彎，盡量伸到左後背側，用手掌從左臂關節處往脊椎方向來回拍打，之後，再以左手拍打右背。接著背靠牆站立，左手取一網球，從左腰背後置於背部脊椎上，背部頂住網球，並以上下垂直移動方式按摩胸椎 30 秒。

### I 腰部按摩

兩手以叉腰狀，虎口置於腰間，姆指朝前，四指置於背部腰側，以姆指為圓心支點，將四指抓壓後背腰部肌肉 30 秒。接著，背靠牆站立，左手取一網球，從左腰背後置於背部腰椎上，腰部頂住網球，並以上下垂直移動方式按摩腰椎 30 秒。

### J 臀部按摩

兩手以叉腰狀，虎口置於髖關節外側，姆指朝前，四指置於臀部腰側，先以姆指按壓鼠蹊部位，再延伸至胯脊周遭韌帶組織，接著再以五指捏抓臀部肌肉 30 秒。接著再用雙手四指按壓薦骨及尾椎。

### K 腿部按摩

兩手以姆指和四指分張成虎箝狀，將大腿從上向下方向大力捏掐，接著再用雙手的拇指及食指輕輕捏掐右膝關節後側的兩條半腱肌，並向上延伸至右腿骨二頭肌，然後再用雙手換壓左腿。接著，以右手掐捏右膝蓋上的股直肌腱，再沿著肌腱往上捏壓，同時再以姆指及四指直接揉壓系蓋兩側的空隙組織以及股內側肌。之後，再用左手進行左腿按摩。全部完成後，再以手掌從髖關節往下輕拍打大腿周邊各 30 秒。

### L 腳部按摩

兩手以姆指和四指分張成虎箝狀，將右小腿從膝蓋底部的各條肌肉順往下方大力捏掐，接著再用右手的拇指及食指輕輕捏掐右腳踝後側的跟腱(阿基里斯腱)，之後，再用兩手拇指按壓踝關節周遭韌帶及軟骨組織，並向下延伸至各蹠骨腱的空隙直到腳指。接著，再以右手掐緊，以指關節按壓足底筋膜及腳掌心。結束後，然後再更換左腳按壓。全部完成後，再以手掌從膝關節往下輕拍打小腿周邊各 30 秒。

## ··· 啟動睡眠的意念：眨眼及打哈欠 ···

人體要進入睡眠的階段，除了潛在的生物時鐘通知身體進行準備之外，還有許多的因子在調控著，包括血液中二氧化碳的濃度以及進入眼睛光線的刺激等等，也因此當人犯睏想睡的時候，就會經常出現打哈欠、以及眨眼睛的現象了，因為這是我們身體在透過打哈欠的反射動作，強化身體快速獲氧能力，使大腦視丘旁邊控制睡眠的食慾素分泌細胞，能夠感測到身體的血氧及能量已達到進入睡眠的平衡閥值，而關閉大腦中樞神經運作並啟動睡眠的一種代償反射動作。

[17,18,19]

因此在睡前十分鐘左右，藉由有技巧地重複進行眨眼及打哈欠的動作，除了可以強化大腦視丘神經細胞的血氧供給，並且還能降低血液的碳酸濃度及意識波的刺激，因而可以大量啟動 GABA 系統的活性，以及分泌許多促進睡眠的賀爾蒙（如褪黑激素）。對於經常失眠或睡眠障礙的族群，透過以下簡單的打哈欠及眨眼睛等方法，可以減少睡眠時因為慢性缺氧所引發的高碳酸血液問題，以及繁雜壓力所產生的神經刺激，是較快速解除難以入睡及失眠的重要活動方法之一。

### A 打哈欠方法

1 在準備入睡前 3 分鐘利用手機、電腦或書籍上觀看打哈欠的專有影片或圖片，同時也在 30 秒後練習在有意識想著要打哈欠，或無意下配合著打哈欠，持續 3 分鐘。

2 在入睡前 3 分鐘播放具有打哈欠的聲音，同時也在 30 秒後練習在有意識想著要打哈欠，或無意下配合著打哈欠，持續 3 分鐘。

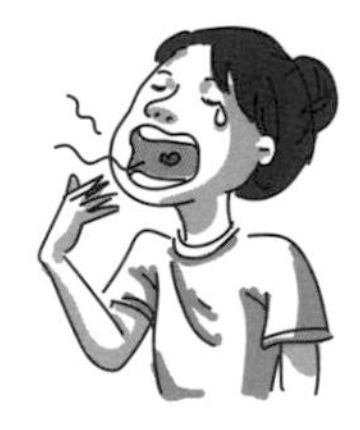

入睡前 3 分鐘利用手機或書籍觀看打哈欠的專有影片、圖片或聲音

### B 眨眼方法

在準備入睡前的 5 分鐘，以每隔 2 秒鐘睜眼、再閉眼 1 秒鐘的有意識眨眼頻率，持續3分鐘，接著閉眼休息3分鐘後，再重複上面眨眼動作，直至疲累睡覺為止。可配合打哈欠的聲音動作，效果將更迅速。

## ··· 消耗多餘的能量：運動 ···

睡眠其實是身體能量調配及回復的一種生理活動。不同代謝狀況的身體，也意味著能量的儲存不同，有點像以前手機的鎳氫電池那樣，在充電之前，最好能夠將電池的電量先行盡量用光，否則時間一久，電池的效應將會漸漸退化。而身體能夠入睡，也是大腦控制睡眠神經區域（如食慾素神經）偵測到能量儲備不足，同時又得具備製造能量的充份要件兩者平衡之後（如氧氣、葡萄糖等），才會加速進入睡眠的程序。

因此在正常睡眠的四至五小時左右，透過一系列不同體質睡眠專屬的運動活動，將可以消耗白日不均衡的多餘能量，同時還能強化大腦對入睡後製造能量的必備原料：血氧供應，而達到快速入睡及快速回復體力的睡眠結構。 對於 BMI 指數較大、糖尿病、睡眠呼吸中止症、憂鬱、躁鬱等原因所發生失眠或睡眠障礙的族群，具有幫助身體能量平衡分配的功能，同時還能降低睡眠時的神經波動，以增長睡眠時間等優點。[20,21,22,23]

不過如果當運動的方法及對象發生錯誤、過量或不足等情況時，那反而將惡化睡眠品質，並可能造成更嚴重的失眠問題。

### A 代謝系統障礙的促眠耗能運動

代謝系統障礙的失眠族群，主要的問題是因為慢性缺氧使細胞能量不足，而導致 DNA 呈現靜止狀態，而使血糖進入細胞通道的零件製造減少，導致能量原料的分配調控失衡，而發生糖尿病、肥胖症等症狀。這就像持續一直往塞滿木頭的火爐再塞木頭那樣，空氣會越來越不流通，而缺氧會越來越嚴重。因此透過下面幾項相當消耗熱量的運動，先將柴火快速消耗掉，才能將爐火燒得旺！

**1 游泳：**不論是自由式、蛙式、或蝶式，透過水的阻力和全身的肢體活動，可以快速消耗掉大量能量及原料，並且可以使心肺加強運作功能。建議這類系統的失眠者可以在睡前 6 小時以前進行 30 分鐘的游泳耗能運動。

**2 慢跑：**透過慢跑者持續的下肢出力行動，可以讓能量快速大量燃燒，同時還可以加強心肺運作的功能。建議這類障礙的失眠者最好在睡前 5 小時以前進行 2-3 公里的慢跑耗能運動。

**3 跳繩：**由於跳繩者持續的上下爆發行動，可以使堆積的能量快速轉化成熱能，同時還可以加強血氧循環的功能。建議這類障問題的失眠者最好在睡前 4 小時以前進行 30 分鐘的跳繩耗能運動。

### B 心血管系統障礙的促眠耗能運動

心血管系統障礙的失眠族群，主要的問題是因為心血管功能不佳而使細胞慢性缺氧，導致呈現整體能量不足狀態，而使身體發生許多代償的現象，如高血壓、血管梗塞，心臟無力等症狀。這就像一顆積碳的引擎那樣，燃燒越來越不完全，所以效能越來越差。因此透過下面幾項增強帶氧功能的運動，引入新鮮空氣將積碳清除掉，才能正常燃燒！

**1 有氧操：**透過做操者有規律的全身肢體活動，可以增加血氧運行速度，同時還可以加強心肺的功能。建議這類系統的失眠者最好在睡前 5 小時以前進行 30 分鐘的有氧操耗能運動。

**2 飛輪：**由於運動者規律的出力及呼吸，可以增加肺部血氧的交換速度，同時還可以加強心肺細胞的功能。建議這類障礙的失眠者，最好在睡前 5 小時以前進行 30 分鐘平坡低阻力的飛輪耗能運動。

**3 快走：**藉由快走者慢速卻耗力的全身肢體扭動，可以讓能量快速大量燃燒，同時還可以強化肌肉能量消耗。建議這類問題的失眠者，最好在睡前 5 小時以前進行 1-1.5 公里的快走耗能運動。

### C 消化系統障礙的促眠耗能運動

消化系統障礙的失眠族群，主要的問題是因為身體缺氧的代謝產物過多，而造成胃道內膜不足及腸道肌肉收縮力降低，導致吸收及排泄功能變差，而發生許多症狀問題，如胃潰瘍、胃逆流，便秘等症狀。這就像下水道淤積那樣，水質混濁水流緩慢，所以日積月累堵塞沉積。因此透過下面幾項強化帶氧功能的運動，引入新鮮含氧血流，才能去除酸腐堆積！

**1 慢跑：**透過慢跑者持續的下肢出力行動，除了讓能量快速大量激活燃燒，同時還可以加強血氧運行的功能。建議這類障礙的失眠者最好在睡前 5 小時以前進行 2-3 公里的慢跑耗能運動。

**2 自行車：**由於騎者規律的出力及呼吸，可以強化肺部氧氣的吸取容量，同時還可以加強細胞能量產出的效率。建議這類問題的失眠者，最好在睡前 5 小時以前進行 30 分鐘平地中阻力的自行車耗能運動。

**3 爬山：**藉由爬山者慢速抗重力的下肢體行動，可以讓能量快速重新分配，同時還可以強化消化道肌肉能量補充。建議這類問題的失眠者，最好在睡前 9 小時以前進行 3-5 公里的登山健走耗能運動。

### D 神經系統障礙的促眠耗能運動

神經系統障礙的失眠族群，主要的問題是因為神經細胞缺氧而能量產出不足，而造成細胞凋萎及細胞間質破壞，導致傳遞訊號及分泌功能變差，而發生許多症狀問題，如記憶喪失、行動退化等症狀。這就像電線過熱那樣，當電阻越來越大，保護層因過熱逐漸脆化老化，所以發生像短路而使電線走火或糾纏那樣的情況。因此透過下面幾項強化有氧、增加平衡功能的運動，才能免於繼續惡化而短路走火！

**1 羽球：**透過打球者腦力及肢體配合行動，除了讓神經激活能量，同時還可以加強血氧平衡分配的功能。建議這類障礙的失眠者最好在睡前 5 小時以前進行 30 分鐘的羽球耗能運動。

**2 網球：**藉由打球者注意力及體力配合行動，除了讓強化心血管活力，還可以加強神經反應的能量產出功能。建議這類問題的失眠者最好在睡前 6 小時以前進行 30 分鐘的網球耗能運動。

**3 跳繩：**由於跳繩者持續的上下跳躍活動，可以使堆積的燃燒原料快速轉化成能量，同時還可以加強血氧循環的功能。建議這類症狀的失眠者最好在睡前 4

小時以前進行 20 分鐘的跳繩耗能運動。

### E 心理系統障礙的促眠耗能運動

心理系統障礙的失眠族群，主要的問題是因為神經細胞感測身體血氧不足，而造成細胞能量產出減少及細胞凋萎死亡，導致分泌功能減少或變差，而發生許多症狀問題，如憂鬱、焦慮等症狀。這就像房間的偵煙感知器那樣，當室內著火或悶燒時，則會產生有毒煙霧迷漫，所以不斷發出警報聲響，警告身體火災必須逃跑或搶救滅火。因此透過下面幾項強化有氧通氣功能的運動，才能免於繼續警報的火災！

**1　羽球：**透過打球者神經及肢體聯合行動，除了讓神經充分獲氧，同時還可以加強能量分配平衡的功能。建議這類問題的失眠者最好在睡前 5 小時以前進行 30 分鐘的羽球耗能運動。

**2　划船：**透過划船者注意力及上肢體耗能行動，除了讓腦神經獲取能量，同時還可以減低血氧供應不足的功能。建議這類障礙的失眠者最好在睡前 5 小時以前進行 30 分鐘的划船耗能運動。

**3　拳擊：**透過打者腦力及肢體發洩活動，除了讓腦神經獲得能量補償，同時還可以活化多巴胺及腎上腺系統的分泌功能。建議這類障礙的失眠者最好在睡前 5 小時以前進行 30 分鐘的拳擊耗能運動。

### F 生殖系統障礙的促眠耗能運動

生殖系統障礙的失眠族群，主要的問題是因為生殖細胞能量產出不足，而造成細胞分泌減少及細胞逃逸等事件，導致細胞增生或慢性發炎，而發生許多症狀問題，如經痛、內膜異位增生等症狀。這就像汽車的輪胎那樣，當胎壓不足缺少灌氣時，則會產生行動緩慢及增加油耗情況，所以當持續高速開車時，輪胎會摩擦生熱，發生爆胎情況。因此透過下面幾項強化有氧補氣功能的運動，才能免於不當的消耗身體！

**1 深蹲：**透過運動者集中核心肌力及肢體活動，除了讓生殖器官獲得能量補償，同時還可以活化多巴胺及腎上腺系統的分泌功能。建議這類障礙的失眠者最好在睡前 5 小時以前進行 30 分鐘的深蹲耗能運動。

**2 羽球：**透過打球者四肢不同方向的活動，除了讓生殖器官充分獲氧，同時還可以加強能量分配補充的功能。建議這類障礙的失眠者最好在睡前 5 小時以前進行 30 分鐘的羽球耗能運動。

**3 跳繩：**由於跳繩者持續的上下跳躍活動，可以使生殖器官堆積的原料快速轉化成能量，同時還可以加強血氧循環的功能。建議這類症狀的失眠者最好在睡前 4 小時以前進行 20 分鐘的跳繩耗能運動。

### G 肌肉系統障礙的促眠耗能運動

**1 深蹲：**透過運動者集中核心肌力及肢體活動，除了讓深層核心肌肉組織獲得能量補償，同時還可以活化生長激素分泌刺激肌肉細胞增生。建議這類問題的失眠者最好在睡前 5 小時以前進行 30 分鐘的深蹲耗能運動。

**2 划船：**透過划船者四肢及核心肌肉耗能行動，除了讓肌肉組織獲取能量，同時還可以增加粒線體數量的功能。建議這類障礙的失眠者最好在睡前 5 小時以前進行 30 分鐘的划船耗能運動。

**3 攀岩：**透過攀岩者四肢及核心肌肉體能協作，除了讓肌肉組織獲取更多能量，同時還可以轉換脂肪細胞儲存的功能。建議這類系統的失眠者最好在睡前 5 小時以前進行 30 分鐘的攀岩耗能運動。

### H 呼吸系統障礙的促眠耗能運動

**1 有氧操：**透過做操者規律的重複肢體活動，可以增加血氧交換效率，同時還可以加強呼吸的功能。建議這類系統的失眠者最好在睡前 5 小時以前進行 30 分鐘的有氧操耗能運動。

**2 划船：**透過划船者上肢及核心肌肉耗能動作，除了增加獲氧能力之外，同時還可以刺激紅血球增生的功能。建議這類障礙的失眠者最好在睡前 5 小時以前進行 30 分鐘的划船耗能運動。

**3 游泳：**運用水的阻力和強迫呼吸閉氣的動作，可以增加氧氣的交換效率，並且可以使心肺功能逐漸強化。建議這類問題的失眠者可以在睡前 6 小時以前進行 30 分鐘的游泳耗能運動。

—曙光篇—

# 第四章

# 調整有氧睡眠的環境

當扮演亞當的周邊神經在熟睡末期遭遇到越來越缺氧情況時，就會手腳並用的爬到上帝下班後的大門口：腦橋去求救，代班的諸神也只能幫亞當動動眼睛、加強呼吸，暫度難關

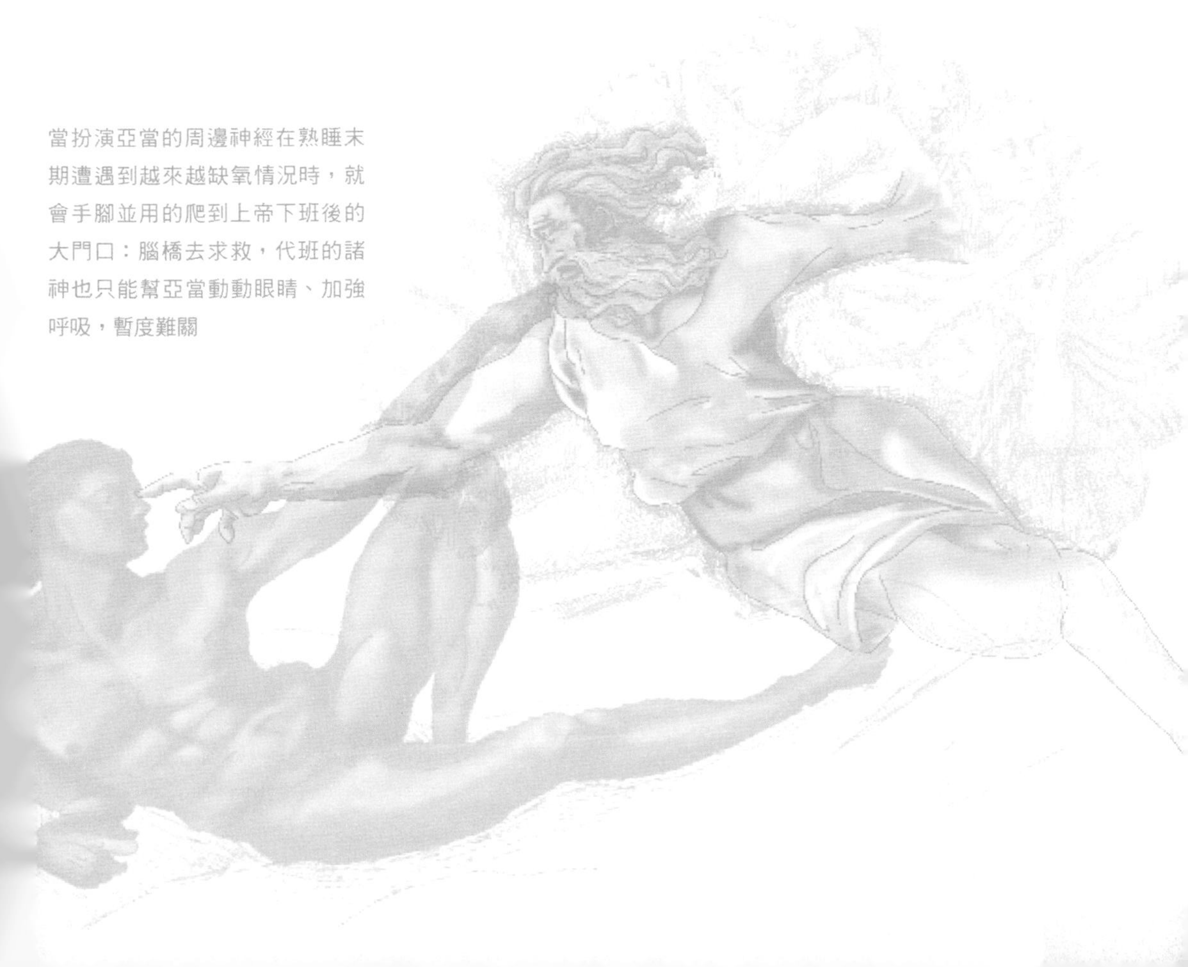

## ··· 光線 ···

日出而作、日落而息，幾乎是所有動物生命運行的通則，但是隨著文明的發展，我們的生活漸漸受到光線的過度刺激，強烈的改變了我們的入睡時間、睡眠結構及睡眠品質，因而產生許多失眠及睡眠障礙的問題及人口。

由於負責調控人體內部生理時鐘所扮演的幾個大齒輪基因當中，有幾組基因在身體接受了特定波長的光線刺激之後就會被活化，有的基因會啟動大腦分泌許多激素，像是多巴胺、腎上腺素等等讓身體工作活動的內分泌。相反的，當身體感知某些特定光波之後，另一群組的基因就會開始促進大腦分泌許多睡眠時期專用的內分泌，像是褪黑激素、皮質醇、泌乳素等等，做為準備進行睡眠程序使用。所以我們在冬天的平均睡眠時間會多於夏天，就是因為光線調控所致。

[1]

所以只要透過正確的方法或技術調控光線的波長及強度，除了可以改變因為作息不規律（如長期空中飛行等）所造成的長期生理時鐘錯亂的睡眠障礙之外，還可以強化睡眠的結構，以及增加睡眠的品質。相關的調整方法如下：

### A 遮光窗簾

其實許多人都知道，強烈的光線讓人很難入睡，所以大多數的人都會安裝窗簾去遮擋一下。只不過這些窗簾的主要作用，大多是為了防止早晨的太陽光線過早刺激眼睛，干擾或中斷睡眠才使用的。但是對於夜晚的入睡困難、失眠、以及睡眠障礙起不了甚麼作用。

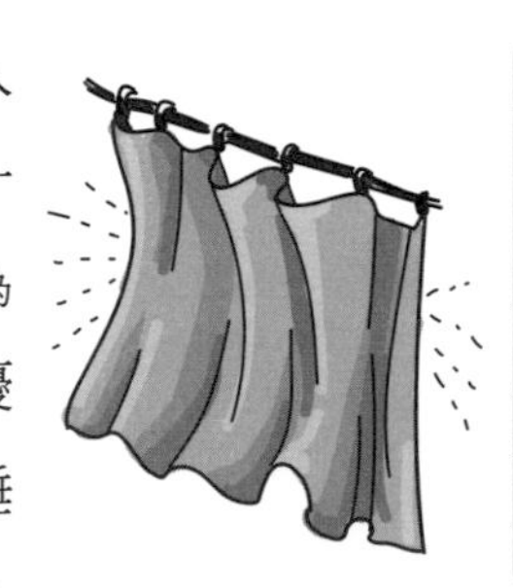

更換遮光的黑幕窗簾，並加長窗簾防止漏光等簡單措施，對早醒型及躁鬱型睡眠障礙族群可延長睡眠時間

一般來說，許多家裡的窗簾並沒有加裝防透光黑幕，同時窗簾下擺也不夠長，因此在晨曉微光下，仍然會有些微的光線透入，這對於許多患了缺氧型睡眠障礙的早醒型族群及躁鬱型族群，經常這一點點的光線就可以激化腦波，而從睡

夢中清醒，縮短了睡眠的長度。[2]

因此適當的將普通窗簾更換成遮光的黑幕窗簾，同時加長窗簾長度以防止漏光等等簡單措施，可以輔助許多早醒及躁鬱的缺氧型睡眠障礙族群延長睡眠時間。

### B 濾光板（膜）

在傍晚之後，當身體接觸到不同波長（顏色）或流明強度的光線之後，都會干擾褪黑激素的分泌，同時也會影響睡眠的結構和品質。尤其是像手機、電視螢幕、日光燈等等所散發出來高頻率及短波長的藍光波，會使得夜晚體溫降低，褪黑激素分泌稀少，而造成失眠、睡眠障礙及白天注意力降低等等問題。[3]

當改變降低現有光源設備在夜間時期的波頻及強度，將有助減少光害對身體睡眠的分泌影響。一般來說許多人會在電腦或手機上面貼上所謂的防藍光濾膜，雖然多少有些幫助，但是離正常褪黑激素的分泌仍舊有一大段距離。

因此如果能在濾膜或濾光板中加入電子干擾波頻及漫射的功能，除了可以在日間工作時不受影響之外，在進入黑夜之後，將可以自動降低藍綠色光譜成較低色溫，而不影響視覺傳遞的效果。當然類似這類的濾光板也可以縮小變成類似眼鏡那樣的濾光鏡，這對於重度使用手機或電腦的失眠族群，是一不錯的折中方式。

### C 眼罩

許多失眠及睡眠障礙的人，既使在眼皮闔閉起來關燈睡覺時，仍然會覺得有些許光線照射身體的刺激感覺。這除了是因為視網膜神經節細胞，在白天過度使用引發慢性發炎而導致光敏感之外，眼皮組織慢性缺氧，使得細胞間質的膠原蛋白遭受破壞和重組，導致光線容易穿透。[4]

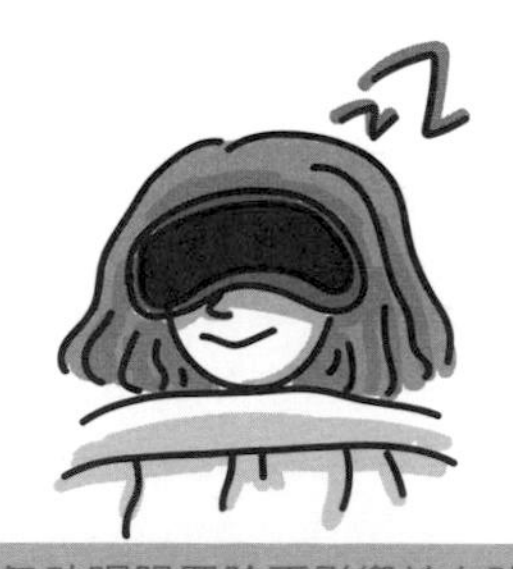

有氧助眠眼罩除不影響並有強化眼睛及眼皮血氧外，還具有遮斷光線干擾及保養眼皮美美的好處

所以如果在睡眠時期戴上遮光眼罩，將可以減少光線對眼睛的刺激，因而回復睡眠時應有的內分泌平衡。只不過，由於眼皮及眼睛對血氧的供應具有很敏感的反應，一般的眼罩，主要透過兩側的鬆緊帶綁住遮光布，除了還會從鼻樑部位發生光線溢漏之外，還經常在夜裡因為壓迫眼眶周邊的淺顳動脈和顏面動脈，而導致眼皮更加缺氧的問題。

因此適當的眼罩除了不能影響或壓迫眼睛及眼皮的血氧供應之外，還反而應該具有強化供給血氧的功能，同時又能夠遮斷光線的干擾，以及保養眼皮美美的好處，使得第二天的眼睛及眼皮不會像貓熊那樣的一片黯黑及發生皺紋，同時還能改善睡眠的光害障礙問題。

### D 燈泡

由於短波高頻的光線，扮演著類似白晝的光譜那樣，除了抑制褪黑激素等睡眠期的賀爾蒙之外，還促發身體啟動白天需要進行的所有生物活動，也就是大量的釋放多巴胺及腎上腺素等內分泌，去進行像是『打或逃』等等的生存活動。因此對於那些失眠及睡眠障礙的人群，在入夜後、睡眠前的燈光頻譜就顯得非常的重要。[5]

許多人很早就意識到這項問題，因此經常在住宅裡裝上黃色溫的燈泡或 LED 作為主光源，只不過在夏天時，容易提高室溫並讓人產生燥熱的感覺，這讓多數人仍然執意以白光或晝光燈做為光源來源，或者等冬天換季時在更換燈泡。
因此如果能透過定時定溫的控制，在睡前兩三個小時，將燈光色溫自動改變成長波低頻的暖色燈源，並逐漸減低光源強度，將可以有效的創造較好的睡眠前置環境。

## ··· 溫度 ···

當進入睡眠之後，雖然人體的體表溫度會明顯下降一些，但是身體的核心溫度仍然是維持在 36.7oC 上下，這說明了體細胞在降低新陳代謝率的同時，也上演另一場細胞更替及重生的活動。因此適當的環境溫度，將可以幫助睡眠的進行，相反的，過高或過低的環境溫度將會明顯影響入睡的時間及睡眠的結構。所以對於睡眠時期溫度的調整方式建議如下：

### A 空調

雖然這實在是個很耗電的設備，但是比起因為睡不著覺或翻來覆去的痛苦經驗來說，在睡眠時期適當的開啟室內空調，確實能降低因為溫度過高或過低所產生的許多睡眠障礙問題。只不過很多的空調設備還停留在冷氣機或暖氣機的舊時概念，因此不是過冷或過熱，既使現在大多數新型的恆溫空調，雖然設定在自己覺得適當的定格溫度，但是所表現出來的卻是就是一下子冷，一下子又覺得悶熱的循環之中，一整晚的身體不斷在調適溫度運作，使得許多人在次日早晨起床時，經常會覺得有精神不繼現象。[6,7]

智慧溫控空調是一種具有感測人體睡眠結構，並依照睡眠生理需求進行溫度調控的空調系統，經過精密感測並計算後，針對不同時期的睡眠階段的能量需求而提供不同的溫度調整，也就是不會使身體因為要調控環境溫度，去額外增加能量需求而啟動快速眼動睡眠，使得深度熟睡期減少，而讓睡眠障礙問題發生機率降到最低。簡單的說，這是一種專為睡眠而設計的空調系統。

### B 床墊

許多人在春夏季甚至秋天時，當躺著睡覺經常會有背部悶熱難當甚至流汗，但其他地方卻是冷得要命得蓋被子保暖的經驗。相反的，當進入冬天寒冷季節時，如果不用幾層的墊被當底，睡覺時，總會覺得自己是神鵰俠侶的主角，躲在古墓裡面練神功！不論是流汗還是涼脊，睡起來後自然是哈欠連連、精神不佳，最主要原因是晚上睡覺時背部大面積的

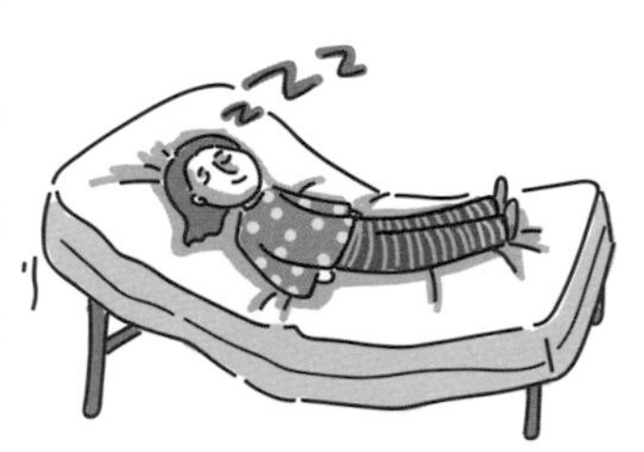


智慧溫控床墊可使睡眠時不需耗能的調控溫度而使人快速進入熟睡期外，還能降低睡眠障礙問題

細胞，還得額外撥出能量來維持睡眠時應有的溫度。[8]

即使智慧溫控空調系統再厲害，也難以調整到睡覺時背部的床墊溫度，因此大多數人在睡眠時，將會因此損失大量能量去調整局部體溫，因而造成細胞缺氧而影響了睡眠結構，造成非快速眼動睡眠的時間縮短，所以醒後會經常感到睡不飽、疲累，甚至早醒多夢等現象。[9]

智慧溫控床墊其實和智慧溫控空調類似，除了具有床墊的基本功能之外，還具有感測人體背部在不同睡眠結構時，依生理需求進行微溫度調控的功能。在透過不同睡眠階段的能量需求反饋後，使身體不需要再耗能的去調控環境溫度。這除了可以使人快速進入熟睡期之外，還能讓睡眠障礙的問題發生機率降到最低。簡單的說，這是一種專為睡眠障礙所設計的床墊系統。

### C 被毯

許多人在睡覺時一定得蓋一件被子或毯子，當然絕大多時候是為了保暖，怕夜裡氣溫及體溫都下降時著了涼，有時則是為了獲得像胎兒在子宮時的安全感。但不論如何，這些被毯的功能幾千年來仍然只停留在保溫的基本功能，但夏天鋪蓋時因為過熱會產生不適感而影響睡眠，冬天冷冽時，過厚重的被毯將會壓迫胸口影響呼吸，造成慢性缺氧並影響睡眠結構。[10]

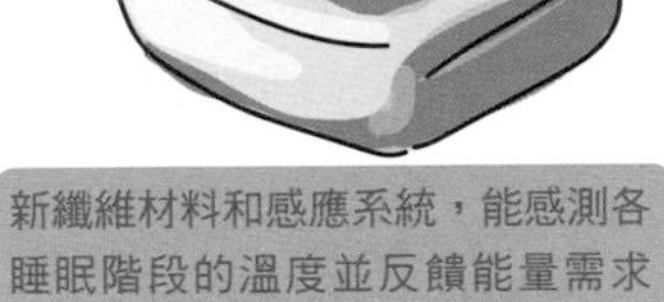

新纖維材料和感應系統，能感測各睡眠階段的溫度並反饋能量需求後，進行分區不同的溫度調整

智慧溫控被毯就像前面的床墊或空調那樣，透過新的纖維材料和感應系統，能感測人體不同區域在各種睡眠階段的溫度現況，並反饋計算身體各區域的能量需求後，進行同時及分區不同的溫度調整。可降低身體在睡眠時體溫調節的能量消耗，而改善睡眠的結構，使睡眠的細胞恢復效能達到最高。

## ・・・濕度・・・

睡眠的時候，除了人體的體表會發生變化之外，周遭環境的溼度高低也和皮膚的分泌及能量代謝的多寡產生緊密的變化。尤其是當環境濕度過低時，除了造成大量水分喪失之外，還會引發呼吸道組織的缺氧及發炎，當然睡眠的結構也因而發生轉變，甚至造成睡眠障礙問題。因此適當的環境濕度調整，除了可以幫助進入睡眠之外，還能改善睡眠的結構及品質。對於睡眠周遭的濕度調整方式建議如下：

## A 空調

雖然很多的空調機器都附帶具有除溼的功能，但是幾乎都還只停留在降低濕度的概念上，尤其是和冷氣併在一起運作時，只要一直啟動冷氣，則冷凝管上的水滴就將一直向外排出，而既使在冬天時透過暖氣的運作，更會因此發生相對濕度更低的結果。於是當夜晚熟睡時，鼻腔及咽喉的黏膜組織、以及皮膚的表皮組織都將會因為失水而發生局部能量不足的缺氧問題，除了引發口乾舌燥的類似發炎及咳嗽現象，以及皮膚乾燥粗裂剝落的問題之外，身體在不斷調適水分保持潮濕的動態狀態下，將破壞睡眠結構，而發生睡眠不足的問題。[11]

智慧濕控空調除了具有上節中調溫的功能之外，還具有具有感測人體睡眠結構，並依照睡眠生理需求調控濕度的空調系統，在透過精密感測並計算後，針對不同時期的睡眠階段的能量消散速度而調整濕度，也就是讓身體原本在休息中因為要調控環境的濕度，所額外增加能量而提早啟動快速眼動睡眠所造成的熟睡期短少問題得以克服，而讓睡眠障礙機率降到最低。簡單的說，這是一種專為睡眠而設計的濕度控制空調系統。

## B 除濕機

許多人的家裡或工作地點都會安置一台除濕機，在預先設定理想濕度之後，就會一直開啟讓機器運轉排濕。只不過它的問題依然和前面討論的空調系統類似，在睡眠時期持續固定的除濕功能，很容易導致口乾舌燥失水而引發局部能量不足的缺氧問題，包括呼吸道發炎及咳嗽現象，並破壞睡眠結構，而造成睡眠障礙問題。[12]

對於已經安裝有傳統空調的人群而言，獨立的智慧濕控機，將是最合理的選擇之一。簡單的說，就是透過感測人體睡眠結構所對應的生理需求調控濕度的獨立機器，包括除濕及加濕的功能，同時在經過感測並計算後，可針對不同睡眠階段的各種體位能量消散的速度而調整濕度，因而減少睡眠時額外增加能量所造成的快速眼動睡眠問題的發生。原則上這是一種專為睡眠啟動的濕度控制機器。

## ··· 聲音 ···

人對外的感官中，在白天以透過光線刺激的視神經電波刺激為最大，但在夜晚時卻以透過耳朵所傳遞的聲波最具刺激，當然這是動物本身為了休息時為了防禦威脅所作的放大效應，但也因此造成許多人的失眠及睡眠障礙問題。因此適當的阻隔聲音的刺激，除了可以幫助睡眠的進行之外，還能夠改善睡眠的品質。而對於睡眠時期聲音的調整方式建議如下：

### A 助眠音波

生活在繁忙喧囂的城市中，許多人非常嚮往像是鄉村或隔音安靜的高級旅館，去睡一個好覺！可是夢想只是腦裡起伏打轉的電波罷了，當環境的確難以改變時，便只能去適應它。所以除了加強窗戶的隔音之外，許多人會在睡前撥放類似助眠的柔和音樂，讓身體神經和緩一點而去促進入睡。但也因為它本身具有旋律起伏及音波的刺激，雖然可以緩和腦神經較雜亂的 $\alpha$ 波動，卻容易使人一直維持在 $\beta$ 波動的大腦活動中，反而延長了入睡時程，甚至干擾了睡眠結構，同時在較大噪音發生時，除非音量也開得

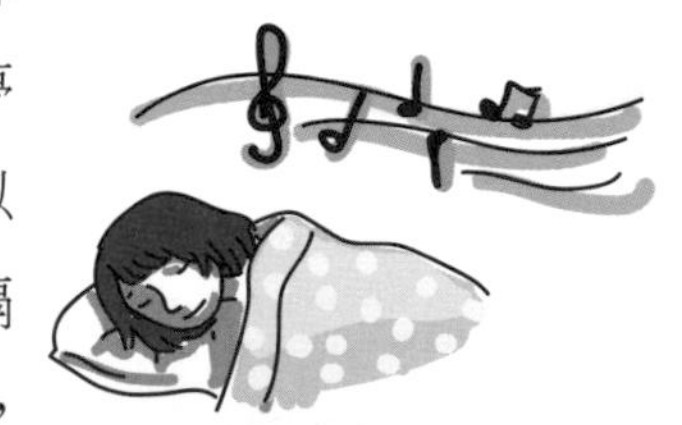

感測睡眠結構並經過計算後發出類似共振干擾的波頻以降低腦波的激化達到縮短入睡及降低睡眠干擾

很大，否則很難遮蓋噪音的干擾。對於經常失眠的人群，這類的助眠音樂並不具顯著功效。[13]

智慧型助眠音波設備，是一種能依照睡眠階段的腦波型態，而發出適當的音頻去幫助睡眠的設備。簡單的說，就是透過感測人的睡眠結構之後，在經過計算後發出類似共振干擾的波頻，去降低腦波的激化，而達到縮短入睡的時間以及降低睡眠干擾的效果。原則上這是一種輔助睡眠專用的特殊音響系統。

### B 耳塞

當遇到不想看的影像時，只要閉上眼睛就可以忽略過去，但是對於聲音，我們卻很難充耳不聽。因此許多人會利用耳塞或耳罩等東西去阻絕噪音，甚至用它來幫助睡覺時聲音的干擾。只不過礙於材質以及先天的缺陷，使得許多的音頻除了無法隔絕之外，聲音還會透過外耳蝸的固態傳導，進入內耳而形成另一種聲波刺激。尤其是耳塞的材質，經常會壓迫外耳道，而使長時間睡眠時造成慢性輕微發炎而影響睡眠品質。[14]

睡眠專用型的耳塞或耳罩，透過不同尺寸奈米碳管的新材料組合，除了可以將大多數聲音隔絕的功能之外，還具有非常柔軟的特性，當填塞在耳道內部，可以隨著耳道的內徑變化而改變尺寸，而當變化成耳罩型式時，也由於它強大的阻音效能以及柔軟特性，使得在睡眠時除了可以適應不同的睡姿壓迫之外，並可以適應不同耳型大小，而達到高效阻擋聲音的雙重功效，而使噪音排除在干擾睡眠品質之外。

### C 隔音設備

傳統的隔音設備，包括了像是雙層氣密窗、防震填縫等等門窗聲波阻絕，以及像是消音海綿、地毯、防震夾層等等內部聲波吸附的兩大系統，才能達到降低外部噪音的效能，是一件相當耗錢及消耗空間的工程。同時，也還必須隨時緊閉門窗，開啟空調等動作，才能提供睡眠專用的基礎的隔音要求。[15]

而智慧型隔音設備，是一種透過偵測環境噪音型態後，及時發出共振的音頻去消除聲音的設備。簡單的說，就是透過感測外部空間噪音的強度和波形之後，在經過計算後發出相反共振干擾的波頻，去抵銷音頻的震動，而達到消滅噪音的功能。由於比較適合密閉的小型空間，因此能夠應用在降低聲音對睡眠的干擾功能上，屬於一種輔助睡眠專用的特殊隔音系統。

### D 止鼾設備

世人皆醒我獨睡！其實就是打鼾者和枕邊人聲音關係的最佳描述。打鼾的問題其實原本就是缺氧型睡眠時所引發喉部組織肌肉鬆脫無力的一種現象，嚴重者還包括睡眠呼吸中止症的群眾。在目前大多數防止打鼾時發出惱人噪音而干擾他人睡眠的方式，分為消極和積極型的做法，消極的做法大多為戴耳塞、蓋枕頭、換房間等等自虐或被動型的方式。而積極的做法，則從較原始的夾鼻器演化到進氣止鼾鼻塞、止鼾枕、阻氣牙套、睡姿干擾脈波刺激器等等之外，進化到給較嚴重的睡眠呼吸中止症使用的正壓呼吸器、正壓氧氣呼吸口罩等等設備。

[16]

只不過這些設備其實都和打鼾的缺氧根源沒有關係，所以除了降低一點點的鼾聲之外，對於打鼾者本身的睡眠問題，甚至大多對於打鼾的聲響問題也沒能解決。像是止鼾鼻塞、止鼾牙套等簡易產品，由於本身設計就是以改變或減少呼吸量為核心，因此長期使用反而使缺氧更加嚴重。另外像是偵測打鼾後再以脈波刺激睡眠者轉換頭部姿勢的概念，會明顯減少深沉熟睡狀態，長期將造成睡眠障礙，而引發睡眠不足的嚴重問題。還有當開始使用正壓呼吸器或氧氣罩等設備，來改善睡眠呼吸中止的問題之後，除非之後都一直戴上，同時只能以仰臥正睡，否則一旦離開了設備，缺氧睡眠障礙問題將更加惡化。

智慧止鼾設備，是一種透過感測打鼾者發出的音波型態後，同時發出反共振的音頻去抵銷聲音的設備。簡單的說，就是透過感測鼾聲的強度和波形之後，在經過計算後發出相反的音波，去抵銷音頻的震動，而達到減弱鼾聲的功能。由於完全不干擾睡眠者的睡眠結構及習慣，是屬於一種輔助枕邊人睡眠專用的特殊消音設備。

## ··· 氣體 ···

人類是生活在氣體內的動物，無法離開空氣三分鐘以上，所以不論是空氣裡面的成分組成，或是透過空氣載體進入我們身體的物質，還是空氣裏面的汙染情況，甚至空氣的流動速度等等因子，都對睡眠時的唯一外在活動：呼吸，以及睡眠的結構，具有很大的影響。因此適當的氣體品質及供應，除了可以幫助進入睡眠之外，還能夠改善睡眠的結構品質。而對於睡眠時期氣體的調整方式建議如下：

### A 精油

有些人在睡覺前經常會點上一種芳香蠟燭，或者在床邊擺上一些揮發性的精油幫助安定情緒，或製造睡眠氣氛。只不過，市面上絕大多數的芳香蠟燭的香精成分都是人工芳香劑所製造的，而幾乎所有人工芳香劑的化學成分都是由一類叫做芳香烴的化學物質所構成，其中包括多環芳香烴及雜環芳香烴等化學成分。不論是雜環或多環的化學性質，這些環的基礎都是由一種叫做『苯』類的化學結構再合成，由於這些苯類物質（如甲苯）可能改變或破壞 DNA 的結構而造成許多如癌症、白血病等的嚴重疾病。因此如果是含有任何非天然物質的精油或香精蠟燭，則強烈建議寧可失眠也不要這類香氣。[17]

許多天然植物含有特殊的成分，具有鎮定及促進睡眠的效果，經常被人們利用來作為香水或精油使用，列舉如下：

**薰衣草精油：**人見人愛的薰衣草，雖然基本上不適合作為食材使用，但是它的精油除了可以做為香水之外，對於睡眠具有明顯促進的作用。主要是因為精油中的成分具有強化快樂激素分泌的作用，因此對於因為憂鬱、焦慮等問題所導致的失眠或睡眠障礙等問題，適合在睡前使用。[18]

**迷迭香精油：**迷迭香是西餐中不可或缺的主要香料之一，它所提煉精油中的幾項多酚類成分，由於具有促進多巴胺及血清素分泌的機能，因此對於憂鬱、心肺功能退化等問題所導致的失眠或睡眠障礙，具有緩解的功效，適合在睡前使用。[19]

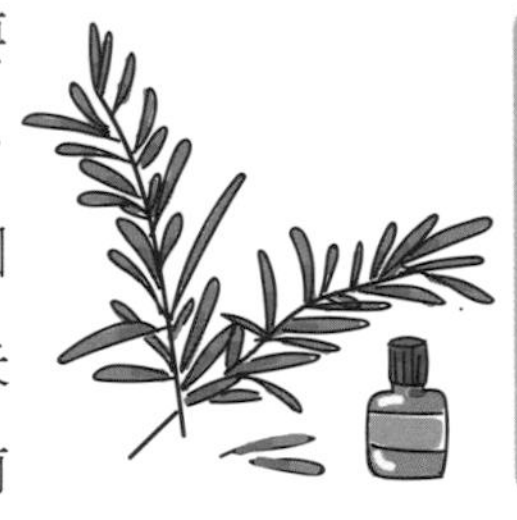

精油中的多酚類成分具有促進多巴胺及血清素分泌機能，有益緩解憂鬱型失眠或睡眠障礙

**胡椒樹精油：**胡椒也是生活佐料中經常使用的香料之一，從這類植物裡所提取的精油，由於含有特殊的水蓼類成分，具有抑制細胞缺氧作用，因此對於憂鬱、焦慮、心血管功能退化等問題所導致的失眠或睡眠障礙，具有緩解的功效，適合在睡前使用。[20]

**檸檬香茅精油：** 檸檬香茅由於它獨特的香氣，在從前經常被人們提煉成精油，作為香水、香皂或驅蟲等用途使用，後來因為人工合成之後，而廣見於生活之中。精油中幾項天然成分由於具有激化中樞神經 GABA 受體的作用，因此也對於焦慮、煩躁，及壓力等因素所導致的失眠問題，適用在睡前使用。[21]
香檸檬精油：香檸檬是一種非食用的柑橘類植物，它的精油經常被人們當成香水或驅蟲水的使用，精油中幾項檸檬苦素配糖體的成分，具有抑制細胞缺氧作用，因此對於憂鬱、心肺功能退化等問題所導致的失眠或睡眠障礙，具有緩解的功效，適合在睡前使用。[22]

### B 氧氣機

氧氣在平地的空氣中大約含有 20% 左右，所以在白天正常的環境中，一般人的獲氧基礎並沒有差異，但是入夜之後，由於植物將進行呼吸作用，就像多了許多人在搶著氧氣那樣。因此對於心肺功能退化、憂鬱、壓力、神經退化的族群，如果在體質較差情況下、或處在通風不良、室內外植物較多的環境下，就容易發生失眠及睡眠障礙等問題。

目前人們額外使用氧氣的機會，除了攀登高山、潛水等活動，或在醫院裡躺在病床急救、延長生命或高壓氧艙內治療之外，其他的，大概就是少部分睡眠呼吸中止症的人會帶著氧氣罩睡覺了。事實上，由於人們對於空氣取得太過容易，因而常常忽略了它的存在以及它的重要性。[23]

智慧氧氣增壓設備，是一種透過氣體機器向室內空間輸送氧氣，以增加環境氧氣分壓的一組設備。簡單的說，就是透過感測室內的氧氣分壓，在經過計算並製造額定氧氣混和氣體後，向室內傳送以增加氧氣分壓的設備。由於微增適當較高濃度的氧氣，能改善慢性缺氧者在睡眠時期細胞代謝的酸性物質釋出，對於失眠及睡眠障礙問題具有一定的調整功能。

### C 過濾器

近年來空氣污染的問題一直都是人們注意的焦點，世界衛生組織甚至推測，每年至少有 700 萬人是因為空氣汙染的問題而導致死亡。只不過這種汙染情況應該在短期的幾十年之內，可能都還無法解除，因此現階段人們在室內活動時，都會以空氣過濾器當成改善空氣品質的主流產品。[24]

只不過，現有的空氣清淨機或過濾器，大多以單一盒型或廂型為主，僅能針對機身附近局部的空氣範圍進行過濾，對於門窗進出看不見的霧霾，以及夜晚空氣中含有較多污染物質的現狀無法及改善，長期對於睡眠者的呼吸組織發生破壞，而容易形成慢性缺氧的睡眠問題。

智慧型空氣過濾設備，是一種透過偵測空間中的空氣品質後，能及時去除空間中空氣汙染源的設備。簡單的說，除了本身具有對 PM2.5 微粒的過濾吸附及自動清理功能之外，還具有強大的氣流集中過濾與分配能力，加上自動化分辨人體與空間汙染源方向的偵測驅動，可以使睡眠時的呼吸得到最適當的空氣品質。

## ‧‧‧ 液體 ‧‧‧

人體有 70% 左右是水分所構成，適當的水分補充及排除，對於細胞新陳代謝的功能及速率具有關鍵性的影響。而睡眠時期的主要任務除了讓各器官休息之外，億萬受損的細胞也將藉由這階段進行調整及修復，許多人經常會認為睡眠時補充水分容易引起尿意並干擾睡眠，因而刻意在入夜後減少或拒絕補充液體。

這種錯誤觀念，除了容易造成失眠問題之外，尤其當凌晨三點左右，外在環境及身體溫度一併降低的時期，將因血液濃稠、流速緩慢而造成短期缺氧狀態，促使形成快速眼動睡眠，甚至因為心肺過度運作而清醒，而且既使持續睡眠，醒後也容易發生睡不飽、疲倦感等問題。嚴重時，許多的中風或心肌梗塞事件都因此在這時期發生。因此適當液體的補充，對於睡眠的結構和品質也扮演了重要的角色。

### A 水分攝取

前面幾章節中已經討論過睡前不宜使用的飲料，像是含咖啡因的飲料，包括咖啡、茶飲、能量提神飲料、酒精類飲料等等。當然也討論過一些適合睡前飲用的飲料，包括牛乳、香草茶飲（如菊花、玫瑰…）、果汁（如奇異果、酸櫻桃…）等等具有促進睡眠品質的食品，但是大家都明白，任何飲料如果喝多了，一個晚上大概得要爬起來好幾次尿尿，有睡眠障礙問題的人，第二天將會更加痛苦了！更由於每個人體內的含水量以及水分流失的速率都不同，所以如何補充適當的水分來促進睡眠，就只能憑感覺、靠運氣，甚至大多數人會選擇不喝。[25]

智慧型體液分析設備，是一種透過非侵入感測體內的水分含量後，再經過計算分析後，建議睡前還需補充或排除多少水分的小機器。簡單的說，透過偵測特定體表和體內阻抗、以及呼氣的水分後，再配對環境溫溼度與個人等因子，將可計算判別體內的水分比對值及建議補充或排除的最適水量。這樣就可以放心的喝上適當 CC 數的飲料，而不影響睡眠品質同時又可以兼顧較佳的血液循環。

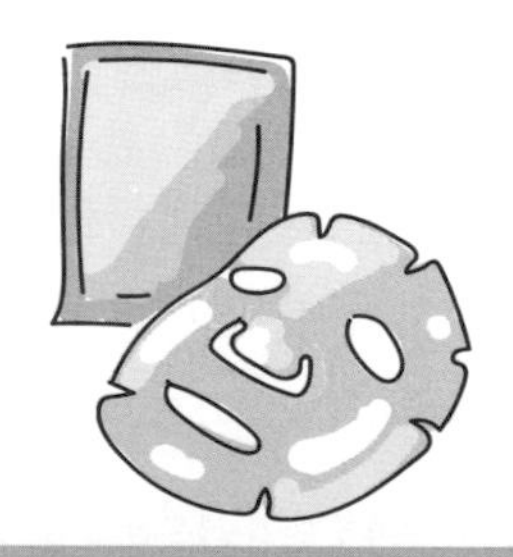

偵測體表和體內阻抗及呼氣水分後，計算判別體內的水分比對值及建議補充或排除的最適水量。

## B 助眠液體

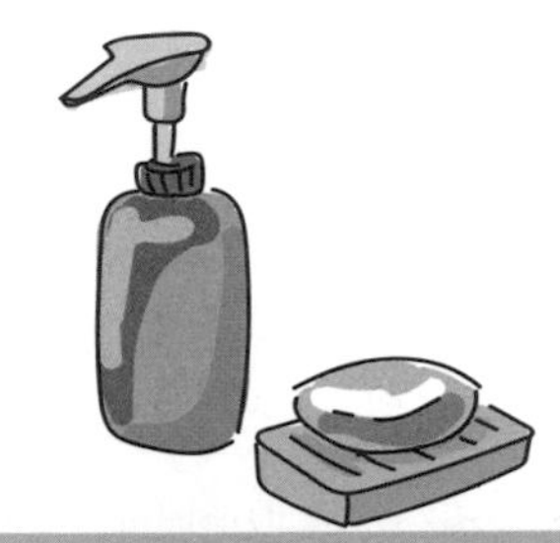

透過表皮滲透減少體細胞缺氧並中和氫酸濃度以減少角質細胞分化凋萎、減少發炎及疼痛

缺氧型失眠的最大特徵之一，就是體細胞在缺氧代謝時，釋放出大量的氫酸離子，活化了周邊神經上的酸感離子通道，而激發了神經波反饋傳遞到大腦。因此如果運用一些助眠的乳液，透過表皮逐漸滲透到肌肉組織，除了可以減少體細胞缺氧，中和氫酸離子的濃度之外，還可以減少角質細胞分化凋萎，而讓皮膚光滑細緻，並減少慢性發炎及疼痛。相關的助眠液體舉列如下：

**1　褪黑激素乳液：**在無光的環境中，褪黑激素具有強大的抗氧化效果，以及促發睡眠時間相關順序因子的功能。因此在睡眠前運用遮光功能的乳液按摩身上幾處位置，具有縮短入睡時間的功能。

**2　霍蘆皮乳液：**透過霍蘆皮獨特的植物提取成分，可以降低周邊神經的波動，同時又具有強化心血管循環的能力。在睡眠前運用微載體的特殊乳液技術，滲透按摩體表肌肉，將可有效改善睡眠結構及品質。

**3　纈草乳液：**纈草中的纈草烯酸等成分由於具有活化 GABA 神經煞車系統的功能，對於睡眠前神經過度激化具有緩和抑制的作用，在睡眠前利用含這些成分的乳液按摩身上特定位置，具有縮短入睡時間的功能。

**4　薰衣草乳液：**具有特殊香氣的薰衣草，除了它的精油成分具有促進睡眠的作用之外，它的其他成分則具有抗憂鬱的功效。主要是成分中具有強化多巴胺分泌的作用，因此對於因為憂鬱、疲累等問題所導致的失眠或睡眠障礙等問題具有正面緩解的作用，適合在睡前使用。

**5　杉木皮乳液：**森林中的芬多精具有抗氧化及安定神經的作用，而杉木皮中所含的成分除了可以安定神經之外，還具有特殊抗發炎的功能成分，因此對於因為疲累、工作壓力過大、過度運動、經痛等原因導致的慢性缺氧問題，可在睡眠前利用特殊乳液比例，滲透按摩相應肌肉，將有助改善睡眠結構及品質。

### C 洗浴

許多人都會在睡前先洗過澡之後再入睡，由於洗澡的動作加上熱水的溫度，促進了血液的循環以及氧氣的獲取，因此基本上對於神經的鬆弛及睡眠的品質會有正面的幫助。只不過現在絕大多數的人洗澡的方式，都已經使用淋浴方式取代浴缸或浴盆的浸泡方式洗澡，因此經常會使得背部、腰部、腳底、及腳趾部位很少被徹底洗到，這些部位恰巧又是我們身上肌肉在白天經常壓迫或拉張使用的區塊，久而久之，每當睡覺的時候，這些區位也是釋放大量神經波動的部位。[26]

智慧洗浴設備，是一種具有感測身體各區塊體表溫度及缺氧的狀態，經過計算分析後，調控洗浴噴嘴強度、時間及溫度的自動洗浴機器。簡單的說，透過偵測特定體表和體內熱量的散發，再配對環境溫溼度與個人等因子之後，將可計算判別體位的沖刷溫度、水柱壓力及沖刷時間的最適水量，而得到睡前較佳的體表肌肉循環。

## ··· 寢具 ···

『人生百歲，五十在床』，這除了是經常看見賣床具的廣告詞之外，事實上，也是真實人生的寫照！畢竟在十歲到七十歲這之間，我們既使想在床上多賴上一會兒，也會覺得是奢侈。所以想要睡個好覺，賴以睡覺的床墊、被褥及枕頭等寢具，就在人生中扮演非常重要的角色了。只可惜，目前的許多的寢具仍然存在許多問題，包括像是身體無法均勻承受壓力、無法隨著睡眠結構因應調整缺氧體位、俯睡時難以呼吸、容易造成睡眠呼吸中止症…等等問題，造成睡覺時身體逐漸慢性缺氧。因此適當的寢具改良革新，除了可以幫助進入睡眠之外，還能夠改善睡眠的結構品質。而對於睡眠時期的寢具調整方式建議如下：

### A 床墊

床墊及床可以說是人類最親密接觸的家具了，只不過一直一來人們都只將床及床墊當成一個可以舒服躺著的襯底物件，所以只設法將它從一塊硬木板到變軟、變有彈性、甚至最近變得略為貼身一些的改良，只是這些仍然解決不了睡覺時身體接觸面受力不均勻的問題，因而產生背部體細胞及肌肉發生持續拉張，而發生慢性缺氧代謝，當然隨之而觸發了快速眼動睡眠的代償現象，嚴重時更會發生睡眠障礙問題。

另外雖然仰睡是大多數人的主要睡姿，但是對於打鼾者、睡眠呼吸中止症者、腰酸背痛者、失眠者、多夢者、早醒者等等人群，卻可能選擇利用俯睡或側睡的姿式睡覺去改變生理的缺氧，但是目前除了按摩調理床在尾端開個洞之外，幾乎沒有通氣的孔道可以呼吸，更甭論如何配合身體缺氧情況而去改變血流循環及呼吸作用的床位調整了。這也是許多睡眠障礙的醒後疲倦者或早醒者，經常是被身體的僵直或痠痛所叫醒的。[27]

有氧智慧床墊設備，是一種透過能感測睡眠者全身各區缺氧狀態以及睡眠結構階段，在經過分析計算後，能夠及時立體調整床和身體的受力分配，並在不打擾睡眠情況下，使心血管系統及呼吸系統維持睡眠時的有氧正常運作，而使睡眠者的熟睡期增加為最終目標。簡單的說，就是一種透過感測身體睡眠狀態，再調整身體局部缺氧部位的床墊設備，同時還可以配合著睡眠者在睡眠期間的不同體位，使睡眠者獲得最佳有氧睡眠狀態的一種睡眠設備。

### B 被褥

被褥的基本功能，在千百年來似乎始終沒變，除了前面幾章節裡所討論的溫度所造成的缺氧型睡眠問題之外，事實上，透氣及壓迫體細胞的問題也是影響睡眠的重要因子，只不過經常被人們所忽視罷了。當蓋著被褥睡覺時，局部的體表將因為氣體無法流通而發生缺氧情況，時間持續後，細胞終將轉換成缺氧的神經訊號，而啟動快速眼動睡眠去改變睡眠的代償結構。[28]

有氧智慧被褥類似前面智慧溫控被毯那樣，能透過偵測被褥和身體之間的氧氣含量及身體的缺氧狀況，以及身體接觸後的受壓力量，經過計算分析後，調整及釋放適當的含氧氣體，同時並局部改變重量分配，以減少缺氧部位的壓迫情況。簡單的說，透過對身體的感測，而自動漸進釋出氧氣於體表層，同時還能調整被毯的覆蓋重量以避免造成缺氧而影響睡眠品質。

### C 枕頭

頭部和身體之間的角度及高度，深深影響睡眠時大腦的血氧分配、腦波強弱、以及睡眠結構狀態。人們自古就會利用枕頭作為解決這項問題的手段，只不過枕頭依舊還是枕頭，對於失眠及睡眠障礙等諸多問題，經常因為枕頭本身所造成的缺氧問題而加劇，同時一些原本較嚴重的呼吸併睡眠問題，如打鼾、睡眠呼吸中止問題、夜咳、多痰液、鼻水倒流等現象，既有的枕頭功能就難以改善，甚至有時還可能成為問題的根源，而惡化睡眠結構甚至造成失眠問題。[29]

有氧智慧枕頭，能透過感測軀體結構、頸椎、頭部的相對應位置、缺氧情況及各階段的睡眠結構。經過計算分析後，能配合睡眠方式及姿勢，調整枕頭的溫度、高度、角度，甚至釋放適當的含氧氣體，以使大腦、鼻腔、喉部及軀體獲得最佳血氧狀態，而進行修護重整。簡單的說，透過感測體位及血氧的關係，而自動調整枕頭的立體位置及溫度、壓力、氧氣量等因子，而促進睡眠結構品質及改善睡眠併發呼吸道的問題。

## ・・・ 衣物 ・・・

由於演化的關係，我們人類的皮膚已經漸漸失去了對環境的適應能力，取而代之的則是包覆在外面的各種衣物。在清醒時期，不論是工作、學習、社交、運動等等活動，所有人都會配合著環境而有專用的衣物。然而當準備睡覺休息時，許多人反而對衣著就隨隨便便多了，畢竟在暗黑環境中、蓋著被毯又沒人看的狀況下，將就一點，眼睛閉上，八小時後就得再更換白天活動的衣物了。久而久之，當這些人造皮膚在睡眠時逐漸造成血氧阻力後，失眠及睡眠障礙的問題，也將漸漸浮出檯面。因此適當的睡眠專用衣物的改良革新，除了可以幫助入睡之外，還能夠維持良好的睡眠的結構。而對於睡眠專用的衣物調整方式建議如下：

### A 睡衣褲

一般人在睡覺時，要不就裸睡，要不就穿上內衣內褲，或者寬鬆的棉質睡衣睡褲睡覺。可是對於缺氧型失眠或睡眠障礙者，當他們夜裡開始睡覺時，周遭的溫度將逐漸下降之後，體表皮膚會從睡前大量的散熱，漸漸轉變成減少新陳代謝以避免的熱損失的狀態，同時身體因為血管逐漸收縮，血管的阻力慢慢加大而進入缺氧代謝狀態，連帶使新陳代謝率開始降低，因而觸發神經波動，造成異常的快速眼動睡眠結構。[30]

有氧智慧睡衣睡褲，具有透過感測身體各部位的能量代謝狀況，還包括環境及身體本身的溫度、濕度等資訊，以及身體睡眠結構的階段，經過計算分析後，調整睡衣睡褲不同區塊的正常溫度及濕度，同時還會局部改變纖維間的孔隙大小，以強化空氣的適當流通。簡單的說，透過對軀體及睡眠的多指標感測，而自動漸進式的符合睡眠模式調整體表的溫濕度，以避免因為夜晚溫度降低後所造成缺氧代謝而影響睡眠結構。

### B 睡帽

在以前不論是卡通片或一般生活影片裡都可以看到，當人們在睡覺時都會戴上一頂像聖誕老公公造型般的睡帽。然而現在幾乎很少人在睡覺時會帶著睡帽睡覺，或許和臥室內經常整夜開空調保持恆溫，或者現在的氣候暖化不再像以前那麼冷冽，或者現在已經不再流行戴著帽子睡覺等等原因，都使睡帽悄悄的消失了。[31]

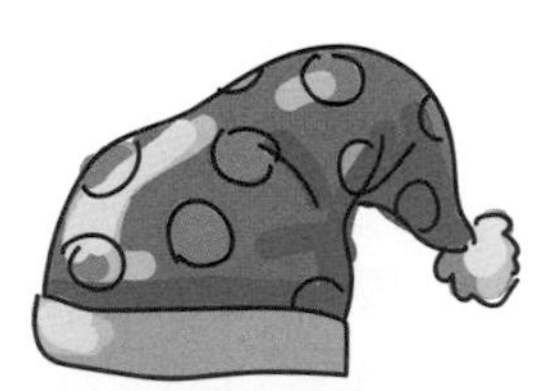

透過頭部及睡眠的感測，而調整頭部溫度避免溫度驟降造成缺氧而影響睡眠品質

只不過在夜裡當周遭的溫度逐漸下降之後，頭部也會從睡前不斷的散熱，漸漸轉變成保持熱損失的階段，造成頭部的血管漸漸收縮，局部血管的阻力逐漸變大，細胞的代謝也從有氧代謝轉成缺氧代謝狀態，當然氫離子的濃度也會越來越高，所產生的神經波動也因此變大，這也是下半夜之後，許多人的快速眼動睡眠發生的時間變長、頻率變高，同時還作了越來越多夢的原因之一，有些人也因此還會因此醒來，甚至嚴重者還會發生頭痛或頭昏腦脹等現象。

有氧智慧睡帽，能透過偵測頭部和身體之間的能量代謝狀況，以及身體睡眠結構的階段，經過計算分析後，調整反應睡帽的溫度及濕度，同時並局部改變孔隙大小，以強化空氣的適當流通。簡單的說，透過對頭部及睡眠的感測，而自動漸進控制頭部溫度，以避免因為夜晚溫度驟降造成慢性缺氧而影響睡眠品質。

### C 圍脖

夜咳、多痰、打鼾、睡眠呼吸中止症等等現象，經常會在入睡後的一小段時間中發生，干擾甚至中斷了許多人的睡眠，造成嚴重的睡眠障礙問題。但這些問題的發生位置主要都集中在頸部，而大多數人在睡眠時被毯也很少覆蓋到脖子，一旦夜間環境溫度及體溫逐漸下降之後，頸部區域所包含的像是喉部、支氣管等組織，就容易發生缺氧反應，而產生上面的睡眠障礙反應。

有氧智慧圍脖，透過偵測頸部、身體以及周遭環境之間的溫度變化狀況，以及身體睡眠結構的階段，經過計算分析之後，調整反應圍脖的溫度及濕度，同時並釋放適當的含氧氣體，以使喉部及軀體獲得血氧補充，而進行修護重整。簡單的說，透過感測頸部及血氧的關係，而自動調整圍脖的溫度與空氣等因子，而促進睡眠結構品質及改善睡眠併發呼吸道的問題。

### D 襪子

腳部和頭部或頸部類似，經常都會在夜裡露出在被毯外面，夜裡當周遭的溫度逐漸下降之後，腳部的血管逐漸收縮，而血流阻力逐漸加大，細胞因而產生大量缺氧代謝的氫離子，當刺激腳底的神經末梢後，因此產生較大的神經波動。於是下半夜後，快速眼動睡眠發生的時間將拉長、頻率變高，所以容易發生多夢、體位改變、易醒、打鼾、夜咳，嚴重者還會發生醒後疲倦等現象。[43]

有氧溫控睡襪，能透過特殊的儲熱纖維，使睡眠前期的腳部散熱儲存在纖維中，待下半夜周遭溫度下降後，再緩慢釋出達到保暖及維持腳部正常代謝的狀態。簡單的說，透過對腳部熱量的儲存及周圍溫差的感測，而自動漸進平衡調控腳部的溫度，以避免因為夜晚溫度驟降造成腳部組織慢性缺氧而影響睡眠結構。

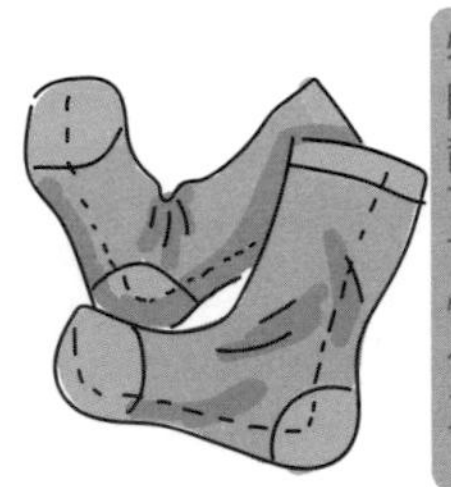

特殊纖維使睡眠前期的散熱儲存，下半夜溫度下降後再緩慢釋出達到保暖及維持正常代謝

# 研究文獻

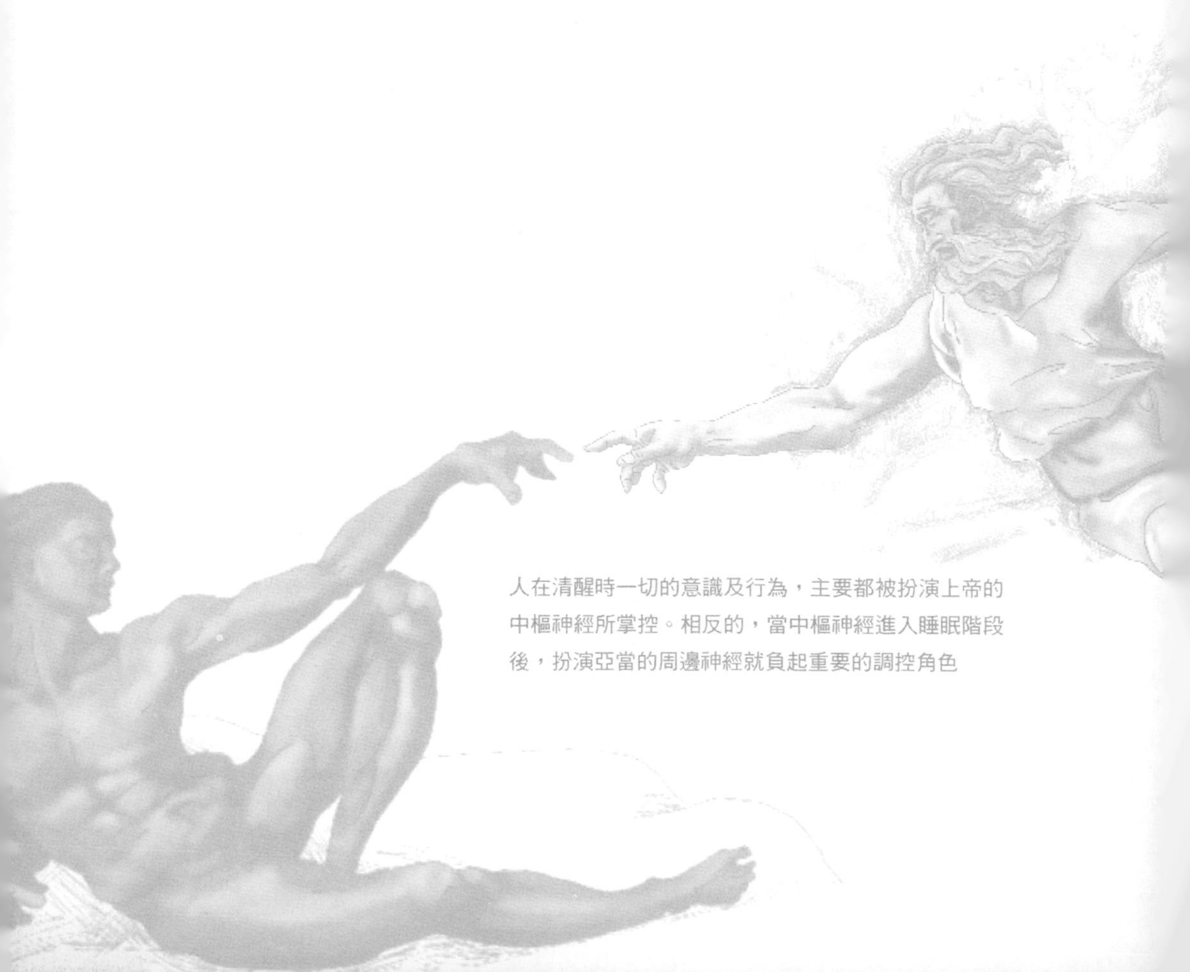

人在清醒時一切的意識及行為，主要都被扮演上帝的中樞神經所掌控。相反的，當中樞神經進入睡眠階段後，扮演亞當的周邊神經就負起重要的調控角色

1-1 Does Elite Sport Degrade Sleep Quality? A Systematic Review. 2017,Sports Med. 47(7):1317-1333. Gupta L. et al.
1-2 缺氧型慢性病，2016, 顯微鏡文化事業出版社，ISBN: 9789868824324, 陳志明
1-3 Lehninger Principles of Biochemistry-7th, 2017, W. H. Freeman, ISBN: 9781464126116 David L. Nelson et al.
1-4 The relationship of sleep with temperature and metabolic rate in a hibernating primate. 2013, PLoS One.8(9):e69914. Krystal AD. et al.
1-5 Sleep Disturbances in Newborns. 2017,Children (Basel), 4(10). pii: E90. Barbeau DY. et al.
1-6 Actigraphy to Evaluate Sleep in the Intensive Care Unit. A Systematic Review. 2018 , Ann Am Thorac Soc. 15(9):1075-1082. Schwab KE. et al .
1-7 Correlating subjective and objective sleepiness: revisiting the association using survival analysis. 2011, Sleep. 34(12):1707-14. Aurora RN. et al .
1-8 The Presence of Oxygen in Wound Healing. 2016 ,Wounds. 28(8):264-70. Kimmel HM. et al .
1-9 The roles of orexins in sleep/wake regulation. 2017, Neurosci Res. 118:56-65. Mieda M. et al .
1-10 To eat or to sleep: That is a lateral hypothalamic question. 2018, Neuropharmacology. pii: S0028-3908(18)30853-0. Arrigoni E. et al .
1-11 Respiration and autonomic regulation and orexin. 2012, Prog Brain Res. 198:25-46. Nattie E. et al .
1-12 Presynaptic Regulation of Leptin in a Defined Lateral Hypothalamus-Ventral Tegmental Area Neurocircuitry Depends on Energy State. 2017, J Neurosci. 37(49):11854-11866. Liu JJ. et al .
1-13 Aerobic exercise and Orexin A: role of sympathetic activity and redox system. 2019 ,J Biol Regul Homeost Agents. 33(2):587-592. Monda V. et al .
1-14 Melatonin promotes sleep in mice by inhibiting orexin neurons in the perifornical lateral hypothalamus. 2018, J Pineal Res. 65(2):e12498. Sharma R. et al.
1-15 Orexin receptors: multi-functional therapeutic targets for sleeping disorders, eating disorders, drug addiction, cancers and other physiological disorders. 2013, Cell Signal. 25(12):2413-23. Xu TR. et al.
1-16 Orexin A affects HepG2 human hepatocellular carcinoma cells glucose metabolism via HIF-1α-dependent and-independent mechanism. 2017, PLoS One. 12(9):e0184213. Wan X. et al.
1-17 Arousal and sleep circuits. 2019, Neuropsychopharmacology. Jones BE. et al.
1-18 The interpretation of compact polysomnography/polygraphy in sleep breathing disorders patients: a validation's study. 2017, Eur Arch Otorhinolaryngol. 274(8):3251-3257. Bosi M. et al.
1-19 Automatic Human Sleep Stage Scoring Using Deep Neural Networks. 2018, Front Neurosci. 12:781. Malafeev A. et al.
1-20 Dynamic coupling between the central and autonomic nervous systems during sleep. 2018, Neurosci Biobehav Rev. 90:84-103. Zambotti M. et al.
1-21 Cyclic alternating pattern in polysomnography, 2014, Curr Opin Pulm Med. 20(6):533-41. Parrino L. et al.
1-22 Processed EEG in natural sleep. 2006, Best Pract Res Clin Anaesthesiol. 20(1):49-56. Nieuwenhuijs DJ.
1-23 Sleep slow oscillation and plasticity. 2017, Curr Opin Neurobiol. 44:116-126. Timofeev I. et al.
1-24 Mechanisms of gamma oscillations. 2012, Annu Rev Neurosci. 35:203-25. Buzsáki G. et al.
1-25 The neurobiology of sleep. 2009, Semin Neurol. 29(4):277-96. Siegel JM. et al.
1-26 Structure: the anatomy of sleep. 2013, Nature. 497(7450):S2-3. Peplow M.
1-27 The Biology of REM Sleep. 2017, Curr Biol. 27(22):R1237-R1248. Peever J. et al.
1-28 Non-REM sleep and the neural correlates of consciousness: more than meets the eyes. 2018,
Arch Ital Biol. 156(3):137-148. Olcese U. et al.
1-29 Sleep Architecture and Blood Pressure. 2017, Sleep Med Clin. 12(2):161-166. Jafari B.
1-30 Neural Circuitry of Wakefulness and Sleep. 2017, Neuron. 93(4):747-765. Scammell TE. et al.
1-31 Physiology, REM Sleep. 2019 Jan- 2018 Oct 27. StatPearls [Internet]. Treasure Island (FL). Feriante J. et al.
1-32 The sleep phenotype of Borderline Personality Disorder: A systematic review and meta-analysis. 2017, Neurosci Biobehav Rev. 73:48-67. Winsper C. et al.
1-33 Physiology, Vibratory Sense. 2019, SourceStatPearls [Internet]. Treasure Island (FL). AuthorsBajwa H. et al.
1-34 Synaptic signals mediated by protons and acid sensing ion channels. 2019, Synapse. Uchitel OD. et al.
1-35 Acid-sensing ion channels: dual function proteins for chemo-sensing and mechano-sensin. 2018, J Biomed Sci. 25(1):46. Cheng YR. et al.
1-36 Voltage-gated proton (H(v)1) channels, a singular voltage sensing domain. 2015, FEBS Lett. 589(22):3471-8. Castillo K. et al.
1-37 Normal cardiopulmonary responses during incremental exercise in 20- to 70-yr-old men. 1994, Med Sci Sports Exerc. 26(5):538-46. Inbar O. et al.
1-38 Age-dependent changes of some somatic traits and endurance fitness of men 18-55 years of age. 1992, Stud Hum Ecol. 10:295-303. Jopkiewicz A. et al.
1-39 Role of N-Arachidonoyl-Serotonin (AA-5-HT) in Sleep-Wake Cycle Architecture, Sleep Homeostasis, and Neurotransmitters Regulation. 2017, Front Mol Neurosci. 2017, Front Mol Neurosci. 10:152. Murillo-Rodríguez E. et al.
1-40 Reproducibility of Heart Rate Variability Is Parameter and Sleep Stage Dependent. 2018, Front Physiol. 8:1100. Herzig D. et al.
1-41 Hypoxia and cellular metabolism in tumour pathophysiology. 2017, J Physiol. 595(8):2439-2450. Parks SK. et al.
1-42 Acid-sensing ion channels and their modulators. 2014, Biochemistry (Mosc). 79(13):1528-45. Osmakov DI. et al.
1-43 Effects of electrical stimulation of the posterior part of the hypothalamus on the spike activity of neurons in the oral nucleus of the pons. 2005, Neurosci Behav Physiol. 35(8):865-70. Dergacheva OY. et al.
1-44 Instantaneous acceleration and amplification of hippocampal theta wave coincident with phasic pontine activities during REM sleep. 2005, Brain Res. 1051(1-2):50-6. Karashima A. et al.
1-45 Role of the dorsal paragigantocellular reticular nucleus in paradoxical (rapid eye movement) sleep generation: a combined electrophysiological and anatomical study in the rat. 2008, Neuroscience. 152(3):849-57. Goutagny R. et al.
1-46 Heart rate variability during carbachol-induced REM sleep and cataplexy. 2015, Behav Brain Res.291:72-79. Torterolo P. et al.
1-47 Proton-induced currents in substantia gelatinosa neurons of the rat trigeminal subnucleus caudalis. 2015, Eur J Pharmacol. 762:18-25. Cho JH. et al.
1-48 Enhanced slow-wave EEG activity and thermoregulatory impairment following the inhibition of the lateral hypothalamus in the rat. 2014, PLoS One. 9(11):e112849. Cerri M1. et al.
1-49 Breathing and the nervous system. 2014, Handb Clin Neurol. 119:241-50. Urfy MZ. et al.
1-50 The Effects of Amphetamine and Methamphetamine on the Release of Norepinephrine, Dopamine and Acetylcholine From the Brainstem Reticular Formation. 2019, Front Neuroanat. 13:48. Ferrucci M, Limanaqi F. et al.
1-51 Eye movements and abducens motoneuron behavior during cholinergically induced REM sleep. 2009, Sleep. 32(4):471-81. Márquez-Ruiz J, et al.
1-52 Long-range alpha and beta and short-range gamma EEG synchronization distinguishes phasic and tonic REM periods. 2018, Sleep. 41(3). Simor P. et al.
1-53 Auditory inhibition of rapid eye movements and dream recall from REM sleep.2009, Sleep. 32(3):399-408. Stuart K. et al.
1-54 Diagnostic thresholds for quantitative REM sleep phasic burst duration, phasic and tonic muscle activity, and REM atonia index in REM sleep behavior disorder with and without comorbid obstructive sleep apnea. 2014, Sleep. 37(10):1649-62. McCarter SJ. et al.
1-55 Effects of bilateral vestibular deafferentation in rat on hippocampal theta response to somatosensory stimulation, acetylcholine release, and cholinergic neurons in the pedunculopontine tegmental nucleus. 2017, Brain Struct Funct. 222(7):3319-3332. Aitken P. et al.
1-56 Detection of REM sleep behaviour disorder by automated polysomnography analysis. 2019, Clin Neurophysiol. 130(4):505-514. Cooray N. et al.
1-57 Psychiatric neurosurgery: a historical perspective. 2003, Neurosurg Clin N Am.14(2):181-97.
Kopell BH. et al.
1-58 Historical development of modern anesthesia. 2012, J Invest Surg.141-9. Robinson DH. et al.
1-60 A history of the barbiturates: the lure, the controversy, the poison. 2013, Pharm Hist(Lond).
43(3):59-66. Peplow T.
1-61 Hippocampal GABAergic Inhibitory Interneurons. 2017, Physiol Rev. 1619-1747. Pelkey KA. et al.
1-62 Selective loss of GABA(B) receptors in orexin-producing neurons results in disrupted sleep/wakefulness architecture. 2009, Proc Natl Acad Sci U S A. 106(11):4459-64. Matsuki T. et al. 1-55 Effects of bilateral vestibular deafferentation in rat on hippocampal theta response to somatosensory stimulation, acetylcholine release, and cholinergic neurons in the pedunculopontine tegmental nucleus. 2017, Brain Struct Funct. 222(7):3319-3332. Aitken P. et al.
1-56 Detection of REM sleep behaviour disorder by automated polysomnography analysis. 2019, Clin Neurophysiol. 130(4):505-514. Cooray N. et al.
1-57 Psychiatric neurosurgery: a historical perspective. 2003, Neurosurg Clin N Am. 14(2):181-97. Kopell BH. et al.
1-58 Historical development of modern anesthesia. 2012, J Invest Surg. 141-9. Robinson DH. et al.
1-60 A history of the barbiturates: the lure, the controversy, the poison. 2013, Pharm Hist(Lond). 43(3):59-66. Peplow T.
1-61 Hippocampal GABAergic Inhibitory Interneurons. 2017, Physiol Rev. 1619-1747. Pelkey KA. et al.
1-62 Selective loss of GABA(B) receptors in orexin-producing neurons results in disrupted sleep/wakefulness architecture. 2009, Proc Natl Acad Sci U S A. 106(11):4459-64. Matsuki T. et al.

---

2-1 Neural decoding of visual imagery during sleep.2013, Science. 340(6132):639-42. Horikawa T. et al.
2-2 A neuronal gamma oscillatory signature during morphological unification in the left occipitotemporal junction. 2014, Hum Brain Mapp. 5847-60. Levy J. et al.
2-3 Functional connectivity disturbances of the ascending reticular activating system in temporal lobe epilepsy. 2017, J Neurol Neurosurg Psychiatry. 88(11):925-932. Englot DJ. et al.
2-4 Arousal in Nocturnal Consciousness: How Dream- and Sleep-Experiences May Inform Us of Poor Sleep Quality, Stress, and Psychopathology. 2017, Front Psychol. 8:733. Soffer-Dudek N. et al.
2-5 EEG oscillations during sleep and dream recall: state- or trait-like individual differences? 2015,
Front Psychol. 6:605. Scarpelli S. et al.
2-6 Predicting Dream Recall: EEG Activation During NREM Sleep or Shared Mechanisms with Wakefulness? 2017, Brain Topogr. 30(5):629-638. Scarpelli S. et al.

---

4-1 Does Elite Sport Degrade Sleep Quality? A Systematic Review. 2017,Sports Med. 47(7):1317-1333. Gupta L. et al.
4-2 Relationships between temperaments, occupational stress, and insomnia among Japanese workers. 2017,PLoS One. 12(4):e0175346. Deguchi Y. et al.
4-3 Sleep disturbances in older adults are associated to female sex, pain and urinary incontinence. 2019, Rev Bras Epidemiol.21. Moreno CRC. et al.
4-4 Periodic breathing in healthy young adults in normobaric hypoxia equivalent to

3500 m, 4500 m, and 5500 m altitude. 2019, Sleep Breath. 23(2):703-709. Pramsohler S. et al.
4-5 Polysomnographic findings in persistent allergic rhinitis. 2017, Sleep Breath. 21(2):255-261.
Bozkurt B. et al.
4-6 Snoring and nocturnal reflux: association with lung function decline and respiratory symptoms. 2019, ERJ Open Res.5(2). Emilsson Öl. et al.
4-7 Systematic review of the different aspects of primary snoring. 2019, Sleep Med Rev. 45:88-94.
De Meyer MMD. et al.
4-8 Alcohol and sleep-related problems. 2019, Curr Opin Psychol. 30:117-122. He S. et al.
4-9 Sleep, insomnia, and hypertension: current findings and future directions. 2017, J Am Soc Hypertens. 11(2):122-129. Thomas SJ. et al.
4-10 Obstructive sleep apnea: a cardiometabolic risk in obesity and the metabolic syndrome. 2013,
J Am Coll Cardiol. 62(7):569-76. Drager LF. et al.
4-11 Clues to the Pathophysiology of Sudden Cardiac Death in Obstructive Sleep Apnea. 2018, Cardiology. 140(4):247-253. Brodovskaya TO. et al.
4-12 The Relationship between Obstructive Sleep Apnea and Alzheimer's Disease. 2018, J Alzheimers Dis. 64(s1):S255-S270. Andrade AG. et al.
4-13 REM dream activity of insomnia sufferers: a systematic comparison with good sleepers. 2016, Sleep Med. 20:147-54. Pérusse AD. et al.
4-14 Sleep and Women's Health. 2013, Sleep Med Res. 4(1):1-22. Nowakowski S. et al.
4-15 EEG predictors of dreaming outside of REM sleep. 2019, Psychophysiology. 56(7):e13368. Zhang J. et al.
4-16 Closed-loop Neuropharmacology for Epilepsy: Distant Dream or Future Reality? 2019,Curr Neuropharmacol. 17(5):447-458. Aicua-Rapun I. et al.
4-17 Nightmare Disorder, Psychopathology Levels, and Coping in a Diverse Psychiatric Sample. 2017, J Clin Psychol. 73(1):65-75. Van Schagen A. et al.
4-18 The association between insomnia-related sleep disruptions and cognitive dysfunction during the inter-episode phase of bipolar disorder. 2017, J Psychiatr Res. 88:80-88. Kanady JC. et al.
4-19 Pre-Sleep Arousal Scale (PSAS) and the Time Monitoring Behavior-10 scale (TMB-10) in good sleepers and patients with insomnia. 2019, Sleep Med. 56:98-103. Vochem J. et al.
4-20 Association between objectively measured sleep quality and physical function among community-dwelling oldest old Japanese: A cross-sectional study. 2015, Geriatr Gerontol Int. 15(8):1040-8. Kim M. et al.
4-21 Sleep disorders and their impacts on healthy, dependent, and frail older adults. 2009, J Nutr Health Aging. 13(4):322-9. Cochen V. et al.
4-22 Spreading of pain and insomnia in patients with chronic pain: results from a national quality registry (SQRP). 2017, J Rehabil Med. 49(1):63-70. Alföldi P. et al.
4-23 Association between Sleep Disturbances and Daytime Somnolence in Parkinson's Disease. 2018, Eur Neurol. 80(5-6):268-276. Phattanarudee S. et al.
4-24 Review of Safety and Efficacy of Sleep Medicines in Older Adults. 2016, Clin Ther. 38(11):2340-2372. Schroeck JL. et al.
4-25 Double jeopardy: the influence of excessive daytime sleepiness and impaired cognition on health-related quality of life in adults with heart failure. 2012, Eur J Heart Fail.14(7):730-6. Riegel B. et al.
4-26 White Matter Tract Alterations in Drug-Naïve Parkinson's Disease Patients With Excessive Daytime Sleepiness. 2019, Front Neurol.10:378. Ashraf-Ganjouei A. et al.
4-27 Stress, fatigue, and sleep quality leading up to and following a stressful life event. 2017, Stress Health. 33(4):459-469. Van Laethem M. et al.
4-28 Mechanisms by which pharmacologic agents may contribute to fatigue. 2010, PM R. 2(5):451-5. Zlott DA. et al.
4-29 Insomnia Caused by Serotonin Depletion is Due to Hypothermia. 2015, Sleep. 38(12):1985-93. Murray NM. et al.

---

5-1 Sleep onset latency is related with reduced bone mineral density in elderly people with insomnia: a retrospective study. 2018, Clin Interv Aging. 13:1525-1530. Tong Q. et al.
5-2 Cough in obstructive sleep apnoea. 2015, Pulm Pharmacol Ther. 35:129-31. Chan K. et al.
5-3 A 67-Year-Old Man With Palpitations During Sleep. 2018, Chest.154(4):e97-e100. De Cruz S. et al
5-4 Breathing and Snoring Sound Characteristics during Sleep in Adults. 2016, J Clin Sleep Med. 12(3):375-84. Levartovsky A. et al.
5-5 Adiposity and low-grade systemic inflammation modulate matrix metalloproteinase-9 levels in Greek children with sleep apnea. 2010, Pediatr Pulmonol. 45(7):693-9. Kaditis AG. et al.
5-6 The pathophysiology of nightmare disorder: Signs of impaired sleep regulation and hyperarousal. 2019, J Sleep Res. e12867. Simor P. et al.
5-7 Sleep Disturbance After TBI. 2017, Curr Neurol Neurosci Rep. 17(11):87. Barshikar S. et al.
5-8 Sleep-Disordered Breathing. 2017, Continuum (Minneap Minn). 23(4, Sleep Neurology):1093-1116. Foldvary-Schaefer NR. et al.
5-9 Functional polymorphisms in the promoter region of MMP-2 and MMP-9 and susceptibility to obstructive sleep apnea. 2015, Sci Rep. 5:8966. Cao C. et al.
5-10 "Oxygen Sensing" by Na,K-ATPase: These Miraculous Thiols. 2016, Front Physiol. 7:314. Bogdanova A. et al.
5-11 Circadian Rhythm Sleep-Wake Disorders. 2017, Continuum (Minneap Minn). 23(4, Sleep Neurology):1051-1063. Pavlova M.
5-12 Orexin/Hypocretin and Organizing Principles for a Diversity of Wake-Promoting Neurons in the Brain. 2017, Curr Top Behav Neurosci. 33:51-74. Schöne C. et al.
5-13 Regional cerebral metabolic correlates of WASO during NREM sleep in insomnia. 2006, J Clin Sleep Med. 2(3):316-22. Nofzinger EA. et al.
5-14 Sleep debt at the community level: impact of age, sex, race/ethnicity and health. 2018, Sleep Health. 4(4):317-324. Fox EC. et al.
5-15 Sleep Disorders and Risk of Incident Depression: A Population Case-Control Study. 2019, Twin Res Hum Genet. 1-7. Byrne EM. et al.
5-16 The association between pain and sleep in fibromyalgia. 2017, SaudiMedJ. 38(5):465475.
Keskindag B. et al.
5-17 Yawning, sleep, and symptom relief in patients with multiple sclerosis. 2010, Sleep Med. 11(3):329-30. Gallup AC. et al.
5-18 Cortical arousal induced by microinjection of orexins into the paraventricular nucleus of the rat. 2002, Behav Brain Res. 128(2):169-77. Sato-Suzuki I. et al.
5-19 Insomnia in patients with unexplained chest pain. 2014, Psychosomatics. 55(5):458-68. Belleville G. et al.
5-20 Subjective insomnia is associated with low sleep efficiency and fatigue in middle-aged women. 2016, Climacteric. 19(4):369-74. Hirose A. et al.
5-21 Emotion regulation as a moderator between anxiety symptoms and insomnia symptom severity. 2017 Aug. Psychiatry Res. 254:40-47. Kirwan M. et al.
5-22 The serotonin transporter 5-HTTLPR polymorphism and the risk for insomnia: a non-replication. 2019, Sleep Med. 53:195-196. Van Dalfsen JH. et al.

---

6-1 Lehninger Principles of Biochemistry. 2017,W. H. Freeman, ISBN: 9781464126116, David L. et al.
6-2 Emotional and state-dependent modification of cardiorespiratory function: role of orexinergic neurons. 2008, Auton Neurosci. 142(1-2):11-6. Kuwaki T. et al.
6-3 Roles for Orexin/Hypocretin in the Control of Energy Balance and Metabolism. 2017, Curr Top Behav Neurosci. 33:137-156. Goforth PB. et al.
6-4 Sleep-Wake Cycling and Energy Conservation: Role of Hypocretin and the Lateral Hypothalamus in Dynamic State-Dependent Resource Optimization. 2018, Front Neurol. 9:790. Latifi B. et al.
6-5 Bed Rest and Hypoxic Exposure Affect Sleep Architecture and Breathing Stability. 2017, Front Physiol. 8:410. Morrison SA. et al.
6-6 Novel Triggered Nocturnal Blood Pressure Monitoring for Sleep Apnea Syndrome: Distribution and Reproducibility of Hypoxia-Triggered Nocturnal Blood Pressure Measurements. 2017, J Clin Hypertens (Greenwich). 19(1):30-37. Kuwabara M. et al.
6-7 Effects of hypoxia-inducible factor-1α and matrix metalloproteinase-9 on alveolar-capillary barrier disruption and lung edema in rat models of severe acute pancreatitis-associated lung injury. 2014, Exp Ther Med. 8(3):899-906, Qi B et al.
6-8 Night-to-night variability of obstructive sleep apnea. 2017, J Sleep Res. 26(6):782-788. Stöberl AS. et al.
6-9 Acid-sensing ion channels under hypoxia. 2013, Channels (Austin). 7(4):231-7. Yingjun G. et al.
6-10 Regulation of Lateral Hypothalamic Orexin Activity by Local GABAergic Neurons. 2018,J Neurosci. 38(6):1588-1599. Ferrari LL. et al.

---

7-1 Decline in VO2max with aging in master athletes and sedentary men. 1990, J Appl Physiol (1985). 68(5):2195-9. Rogers MA. et al.
7-2 Central hemodynamics during zero gravity simulated by head-down bedrest. 1984, Aviat Space Environ Med. 55(10):887-92. Löllgen H. et al.
7-3 Age-related decline in cardiac autonomic function is not attenuated with increased physical activity. 2016, Oncotarget. 7(47):76390-76397. Njemanze H. et al.
7-4 Pathophysiology of Heart Failure. 2015, Compr Physiol. 6(1):187-214. Tanai E. et al.
7-5 Mitral valve prolapse. 2012, Annu Rev Med. 63:277-92. Guy TS. et al.
7-6 Effect of obstructive sleep apnea on mitral valve tenting. 2012, Am J Cardiol. 109(7):1055-9. Pressman GS. et al.
7-7 Association of incident angina pectoris and rapid eye movement sleep in a large community-based study: the sleep heart health study. 2019, Sleep Med. 59:7-14. Yan B. et al.
7-8 Accuracy of end-tidal and transcutaneous PCO2 monitoring during sleep. 1994, Chest. 106(2):472-83. Sanders MH. et al.
7-9 Periodic breathing in healthy young adults in normobaric hypoxia equivalent to 3500 m, 4500 m, and 5500 m altitude. 2019, Sleep Breath. 23(2):703-709. Pramsohler S. et al.
7-10 Association of PM2.5 with sleep-disordered breathing from a population-based study in Northern Taiwan urban areas. 2018, Environ Pollut. 233:109-113. Shen YL. et al.
7-11 Relationship between obstructive sleep apnea and endogenous carbon monoxide. 2017, J Appl Physiol (1985). 122(1):104-111. Azuma M. et al.
7-12 Sleep and Microbes. 2016, Int Rev Neurobiol. 131:207-225. Krueger JM. et al.
7-13 Poor sleep is highly associated with house dust mite allergic rhinitis in adults and children.
2017, Allergy Asthma Clin Immunol. 13:36. Leger D. et al.
7-14 Exertional fatigue, sleep loss, and negative energy balance increase susceptibility to hypothermia. 1998, J Appl Physiol (1985). 85(4):1210-7. Young AJ. et al.
7-15 Climate change and sleep: A systematic review of the literature and conceptual framework. 2018, Sleep Med Rev. 42:3-9. Rifkin DI. et al.
7-16 The linkage of allergic rhinitis and obstructive sleep apnea. 2014, Asian Pac J Allergy Immunol. 32(4):276-86. Chirakalwasan N. et al.
7-17 Association of Obstructive Sleep Apnea with Asthma: A Meta-Analysis. 2017, Sci Rep. 7(1):4088. Kong DL. et al.
7-18 Lung Circulation. 2016, Compr Physiol. 6(2):897-943. Suresh K. et al.
7-19 Snoring during Bronchoscopy with Moderate Sedation Is a Predictor of Obstructive Sleep Apnea. 2019, Tuberc Respir Dis (Seoul). 10.4046/trd.2019.0007. Cho J. et al.
7-20 Obstructive Sleep Apnea: From Intermittent Hypoxia to Cardiovascular Complications via Blood Platelets. 2018, Front Neurol. 9:635. Gabryelska A. et al.
7-21 StatPearls Publishing; 2019, Chronic Anemia. Badireddy M. et al.
7-22 Association Between Non-Iron-Deficient Anemia and Insomnia Symptoms in Community-Dwelling Older Adults: The Baltimore Longitudinal Study of Aging. 2018, J Gerontol A Biol Sci Med Sci. 73(3):380-385. Chen-Edinboro LP . et al.
7-23 Longer sleep duration and poor sleep quality as risk factors for hyperlipidaemia. 2019, Eur J Prev Cardiol. 2047487319848526. Aimo A. et al.

7-24 Expression variations and clinical significance of MMP-1, MMP-2 and inflammatory factors in serum of patients with deep venous thrombosis of lower extremity. 2019, Exp Ther Med. 17(1):181-186. Zhang T. et al.
7-25 Vascular wall hypoxia promotes arterial thrombus formation via augmentation of vascular thrombogenicity. 2015, Thromb Haemost. 114(1):158-72. Matsuura Y. et al.
7-26 Ventilatory and arousal responses to hypoxia in sleeping humans. 1982, Am Rev Respir Dis. 125(6):632-9. Berthon-Jones M. et al.
7-27 Improvement of Insulin Resistance in Diabetes Mellitus via Elevation of Interstitial Fluid pH. 2018, Int J Mol Sci. 19(10). pii: E3244. Marunaka Y. et al.
7-28 Impact of Endurance Exercise in Hypoxia on Muscle Damage, Inflammatory and Performance Responses. 2018, J Strength Cond Res. 32(4):1053-1062. Sumi D. et al.
7-29 Matrix metalloproteinase and tissue inhibitor of metalloproteinase responses to muscle damage after eccentric exercise. 2016, J Exerc Rehabil. 12(4):260-5. Kim J. et al.
7-30 Correlation of matrix metalloproteinase (MMP)-1, -2, -3, and -9 expressions with demographic and radiological features in primary lumbar intervertebral disc disease. 2017, J Clin Neurosci. 41:46-49. Basaran R. et al.
7-31 UVB induces HIF-1α-dependent TSLP expression via the JNK and ERK pathways. 2013, J Invest Dermatol. 133(11):2601-2608. Jang Y. et al.
7-32 Overview of Common Sleep Disorders and Intersection with Dermatologic Conditions. 2016,
Int J Mol Sci. 17(5). pii: E654. Walia HK. et al.
7-33 Relevance of TRPA1 and TRPM8 channels as vascular sensors of cold in the cutaneous microvasculature. 2018, Pflugers Arch. 470(5):779-786. Pan Y. et al.
7-34 HIF prolyl hydroxylase inhibition protects skeletal muscle from eccentric contraction-induced injury. 2018, Skelet Muscle. 8(1):35. Billin AN. et al.
7-35 FGF2 Overrides TGFβ1-Driven Integrin ITGA11 Expression in Human Dermal Fibroblasts. 2016, J Cell Biochem. 117(4):1000-8. Grella A. et al.
7-36 Resources for Science Learning, www.fi.edu/heart/blood-vessels., The Franklin Institute. et al.
7-37 缺氧型高血壓，2016, 顯微鏡文化事業出版社，ISBN: 9789868824331, 陳志明
7-38 Hypertension and sleep: overview of a tight relationship. 2014, Sleep Med Rev. 18(6):509-19. Pepin JL. et al.
7-39 Evidence for the Involvement of Matrix-Degrading Metalloproteinases (MMPs) in Atherosclerosis. 2017, Prog Mol Biol Transl Sci. 147:197-237. Brown BA. et al.
7-40 Inhibition of hypoxia inducible factor-1α attenuates abdominal aortic aneurysm progression through the down-regulation of matrix metalloproteinases. 2016, Sci Rep. 6:28612. Tsai SH. et al.
7-41 Essential Role of DNA Methyltransferase 1-mediated Transcription of Insulin-like Growth Factor 2 in Resistance to Histone Deacetylase Inhibitors. 2017, Clin Cancer Res. 23(5):1299-1311. Min HY. et al.
7-42 DNA methylation and histone deacetylation regulating insulin sensitivity due to chronic cold exposure. 2017, Cryobiology. 74:36-42. Wang X. et al.
7-43 Sleep disturbances compared to traditional risk factors for diabetes development: Systematic review and meta-analysis. 2016, Sleep Med Rev. 30:11-24. Anothaisintawee T. et al.
7-44 Organotins in obesity and associated metabolic disturbances. 2019, J Inorg Biochem. 191:49-59. Tinkov AA. et al.
7-45 The Effect of Circadian and Sleep Disruptions on Obesity Risk. 2018, J Obes Metab Syndr. 27(2):78-83. Noh J. et al.
7-46 Vegan diet and blood lipid profiles: a cross-sectional study of pre and postmenopausal women. 2014, BMC Womens Health. 14:55.Huang YW. et al.
7-47 Endothelial Hypoxia-Inducible Factor-1α Promotes Atherosclerosis and Monocyte Recruitment by Upregulating MicroRNA-19a. 2015, Hypertension. 66(6):1220-6. Akhtar S. et al.
7-48 Regulation of immunity and inflammation by hypoxia in immunological niches. 2017, Nat Rev Immunol. 17(12):774-785. Taylor CT. et al.
7-49 Neuronal self-injury mediated by IL-1β and MMP-9 in a cerebral palsy model of severe neonatal encephalopathy induced by immune activation plus hypoxia-ischemia. 2015, J Neuroinflammation.12:111. Savard A. et al.
7-50 The complex associations between obstructive sleep apnea and auto-immune disorders: A review. 2018, Med Hypotheses. 110:138-143. Vakil M. et al.
7-51 Hypoxia enhances CD8+ TC2 cell-dependent airway hyperresponsiveness and inflammation through hypoxia-inducible factor 1α. 2019, J Allergy Clin Immunol. 143(6):2026-2037.e7. Ning F. et al.
7-52 Contribution of airway eosinophils in airway wall remodeling in asthma: Role of MMP-10 and MET. 2019, Allergy. 74(6):1102-1112. Kuo CS. et al.
7-53 Association of allergy/immunology and obstructive sleep apnea. 2016, Allergy Asthma Proc.
37(6):443-449. Calais CJ. et al.
7-54 Prevalence and severity of dysmenorrhoea, and management options reported by young Australian women. 2016, Aust Fam Physician. 45(11):829-834. Subasinghe AK. et al.
7-55 Epidemiology of endometriosis. 1997, Obstet Gynecol Clin North Am. 24(2):235-58. Eskenazi B. et al.
7-56 子宮內膜革命，2011, 商周出版社，ISBN: 9789861208701, 陳志明
7-57 Dysmenorrhea, the menstrual cycle, and sleep. 2014, Behav Med. 40(1):14-21. Woosley JA. et al.
7-58 Endometriosis. 2009, N Engl J Med. 360:268-279, Serdar EB.
7-59 Symptomatic endometriosis of the posterior cul-de-sac is associated with impaired sleep quality, excessive daytime sleepiness and insomnia: a case-control study. 2017, Eur J Obstet Gynecol Reprod Biol. 209:39-43. Leone Roberti Maggiore U. et al.
7-60 Treatment of chronic insomnia disorder in menopause: evaluation of literature. 2015, Menopause. 22(6):674-84. Attarian H. et al.
7-61 Prevalence of Pre-Pregnancy Diabetes, Obesity, and Hypertension in Canada. 2019, J Obstet Gynaecol Can. S1701-2163(19)30068-4. Berger H. et al.
7-62 Hypoxia and Placental Development. 2017, Birth Defects Res. 109(17):1309-1329. Soares MJ. et al.
7-63 Sleep patterns and sleep disturbances across pregnancy. 2015, Sleep Med. 16(4):483-8. Mindell JA. et al.
7-64 Hypoxia-Dependent HIF-1 Activation Impacts on Tissue Remodeling in Graves' Ophthalmopathy-Implications for Smoking. 2016, J Clin Endocrinol Metab. 101(12):4834-4842. Görtz GE. et al.
7-65 Hypoxia promotes thyroid differentiation of native murine induced pluripotent stem cells. 2016, Int J Dev Biol. 60(4-6):85-93. Yang Y. et al.
7-66 The role of thyroid hormone in sleep deprivation. 2014, Med Hypotheses. 82(3):350-5. Pereira JC Jr. et al.
7-67 Chronic intermittent hypoxia induces oxidative stress and inflammation in brain regions associated with early-stage neurodegeneration. 2017, Physiol Rep. 5(9). pii: e13258. Snyder B. et al.
7-68 Clinical progression in Parkinson's disease with features of REM sleep behavior disorder: A population-based longitudinal study. 2019, Parkinsonism Relat Disord. 62:105-111. Duarte Folle A. et al.
7-69 Hypoxia/ischemia activate processing of Amyloid Precursor Protein: impact of vascular dysfunction in the pathogenesis of Alzheimer's disease. 2017, J Neurochem. 140(4):536-549. Salminen A. et al.
7-70 Sleep and Alzheimer's disease. 2015, Sleep Med Rev. 19:29-38. Peter-Derex L. et al.
7-71 Depression, Serotonin and Tryptophan. 2016, Curr Pharm Des. 22(8):949-54. Depression .et al.
7-72 Low on energy? An energy supply-demand perspective on stress and depression. 2018, Neurosci Biobehav Rev. 94:248-270. Østergaard L. et al.
7-73 Sleep Disturbances in Depression. 2015, Sleep Med Clin. 10(1):17-23. Murphy MJ. et al.
7-74 The degenerated lumbar intervertebral disc is innervated primarily by peptide-containing sensory nerve fibers in humans. 2006, Spine (Phila Pa 1976). 31(21):2418-22. Ozawa T. et al.
7-75 Muscle pain syndromes and fibromyalgia: the role of muscle biopsy. 2018, Curr Opin Support Palliat Care. 12(3):382-387. Ruggiero L. et al.
7-76 Sleep disturbances in somatoform pain disorder. 2003, Psychopathology. 36(6):324-8. Aigner M. et al.
7-77 The effects of stress hormones on immune function may be vital for the adaptive reconfiguration of the immune system during fight-or-flight behavior. 2014, Integr Comp Biol. 54(3):419-26. Adamo SA. et al.
7-78 Sleep Deprivation and Circadian Disruption: Stress, Allostasis, and Allostatic Load. 2015, Sleep Med Clin. 10(1).1-10. McEwen BS. et al.
7-79 Mateika JH, Panza G, Alex R, El-Chami M. 2018, Respir Physiol Neurobiol. 256:58-66. Mateika JH. et al.
7-80 Relationships between sleep quality, depressive symptoms and MCI diagnosis: A path analysis. 2019, J Affect Disord. 256:26-32. McKinnon AC. et al.
7-81 Intermittent hypoxia, brain glyoxalase-1 and glutathione reductase-1, and anxiety-like behavior in mice. 2018, Braz J Psychiatry. 40(4):376-381. Carissimi A. et al.
7-82 Principal component regression of academic performance, substance use and sleep quality in relation to risk of anxiety and depression in young adults. 2019, Trends Neurosci Educ. 15:29-37. Begdache L. et al.
7-83 Formation and occurrence of nitrosamines in food. 1983, Cancer Res. 43(5 Suppl):2435s-2440s. Scanlan RA.
7-84 The Reaction of Oxy Hemoglobin with Nitrite: Mechanism, Antioxidant-Modulated Effect, and Implications for Blood Substitute Evaluation. 2018, Molecules. 23(2). pii: E350. Hathazi D. et al.
7-85 逆轉缺氧慢病，2016, 顯微鏡文化事業出版社，ISBN:9789868824317, 陳志明
7-86 Nitric oxide metabolites and erythrocyte deformability in a group of subjects with obstructive sleep apnea syndrome. 2015, Clin Hemorheol Microcirc. 59(1):45-52. Canino B. et al.
7-87 Low, but not high, dose caffeine is a readily available probe for adenosine actions. 2017, Mol Aspects Med. 55:20-25. Fredholm BB. et al.
7-88 The effect of daily caffeine use on cerebral blood flow: How much caffeine can we tolerate? 2009, Hum Brain Mapp. 30(10):3102-14. Addicott MA. et al.
7-89 Caffeine consumption, insomnia, and sleep duration: Results from nationally representative sample. 2016, Nutrition. 32(11-12):1193-9. Chaudhary NS. et al.
7-90 只用降壓藥，找死，2012, 顯微鏡文化事業出版社，ISBN:9789868824300, 陳志明
7-91 Beta-blockers and central nervous system side effects. 1990, Pharmacol Ther. 46(2):163-97, McAinsh J et al.
7-92 Combination therapy of oral hypoglycemic agents in patients with type 2 diabetes mellitus. 2017, Korean J Intern Med. 32(6):974-983. Moon MK. et al.
7-93 Controversy of oral hypoglycemic agents in type 2 diabetes mellitus: Novel move towards combination therapies. 2017, Diabetes Metab Syndr. 11 Suppl 1:S5-S13. Ghadge AA. et al.
7-94 Type 2 diabetes, risk of sleep apnea-hypopnea syndrome, and quality of life associated to sleep breathing disorders. 2017, Endocrinol Diabetes Nutr. 64(3):174-176. Lecube A. et al.
7-95 Examining the Claim that 80-90% of Suicide Cases Had Depression. 2013, Front Public Health. 1:62. Shahtahmasebi S. et al.
7-96 Stress and adrenergic function: HIF1α, a potential regulatory switch. 2010, Cell Mol Neurobiol. 30(8):1451-7. Wong DL. et al.
7-97 Blockade of voltage-dependent K+ current in rabbit coronary arterial smooth muscle cells by the tricyclic antidepressant clomipramine. 2018, J Pharmacol Sci. 137(1):61-66. Li H. et al.
7-98 Management of the cardiovascular complications of tricyclic antidepressant poisoning : role of sodium bicarbonate. 2005, Toxicol Rev. 24(3):195-204. Bradberry SM. et al.

8-1 Prevalence and risk factors of sleep apnea in adult patients with congenital heart disease. 2019, Cardiol Young. 29(5):576-582. Harada G. et al.
8-2 Cognitive deficits in obstructive sleep apnea: Insights from a meta-review and comparison with deficits observed in COPD, insomnia, and sleep deprivation. 2018, Sleep Med Rev. 38:39-49. Olaithe M. et al.

8-3 Sleep impairment and insomnia in sickle cell disease: a retrospective chart review of clinical and psychological indicators. 2015, J Am Assoc Nurse Pract. 27(8):441-9. Mann-Jiles V. et al.
8-4 Sleep disturbance in patients with rheumatoid arthritis is related to fatigue, disease activity, and other patient-reported outcomes. 2017, Scand J Rheumatol. 46(2):95-103. Austad C. et al.
8-5 Obstructive Sleep Apnea and Atherosclerosis. 2016, Acta Med Indones. 48(1):63-7. Amin Z. et al.
8-6 The relationship between sleep disturbance and glycaemic control in adults with type 2 diabetes: An integrative review. 2017, J Clin Nurs. 26(23-24):4053-4064. Zhu B. et al.
8-7 Sleep and Neurodegeneration: A Critical Appraisal. 2017, Chest. 151(6):1375-1386. Pillai JA. et al.
8-8 Gastrointestinal physiology and digestive disorders in sleep. 2009, Curr Opin Pulm Med. Nov;15(6):571-7, Kanaly T et al.
8-9 Dysmenorrhea, the menstrual cycle, and sleep. 2014, Behav Med. 40(1):14-21. Woosley JA. et al.

9-1 Degradation of soluble and fibrillar amyloid beta-protein by matrix metalloproteinase (MT1-MMP) in vitro. 2010, Biochemistry. 16;49(6):1127-36, Liao MC et al.
9-2 Chronic Insomnia in Patients With Parkinson Disease: Which Associated Factors Are Relevant? J Geriatr Psychiatry Neurol. 2019, 891988719856687. Sobreira-Neto MA. et al.
9-3 The involvement of sleep in the relationship between the serotonin transporter ene-linked polymorphic region (5-HTTLPR) and depression: A systematic review. 2019, J Affect Disord. 256:205-212. van Dalfsen JH. et al.
9-4 Sleep and Wakefulness Are Controlled by Ventral Medial Midbrain/Pons GABAergic Neurons in Mice. 2018, J Neurosci. 38(47):10080-10092. Takata Y. et al.
9-5 Matrix metalloproteinases as possible biomarkers of obstructive sleep apnea severity- A systematic review. 2019, Sleep Med Rev. 46:9-16. Franczak A. et al.
9-6 Sleep and asthma. 2018, Curr Opin Pulm Med. 24(6):569-573. Kavanagh J. et al.
9-7 Sleep disruption in chronic rhinosinusitis. 2017, Expert Rev Anti Infect Ther.15(5):457-465. Mahdavinia M. et al.
9-8 Self-reported Sleep Disorder and Ambulatory Blood Pressure Phenotypes in Patients with .or without Chronic Kidney Disease: Findings from Ibadan CRECKID Study. 2019, West Afr J Med. 36(1):61-68. Ajayi SO. et al.
9-9 Obstructive Sleep Apnea and Atherosclerosis. 2016, Acta Med Indones. 48(1):63-7. Amin Z. et al.
9-10 Sleep and Stroke. 2016, Sleep Med Clin. 11(1):39-51. Mims KN. et al.
9-11 The course of cancer-related insomnia: don't expect it to disappear after cancer treatment. 2019, Sleep Med. 58:107-113. Schieber K. et al.
9-12 The Association Between Sleep Disorders and the Risk of Colorectal Cancer in Patients: A Population-based Nested Case-Control Study. 2019, In Vivo. 33(2):573-579. Lin CL. et al.
9-13 Poor sleep quality is associated with obesity and depression in farmers. 2019, Public Health Nurs. 36(3):270-275. Hawes NJ. et al.
9-14 Determinants of poor sleep quality in elderly patients with diabetes mellitus, hyperlipidemia and hypertension in Singapore. 2018, Prim Health Care Res Dev. 19(6):610-615. Chiang GSH. et al.
9-15 Sleep habits and diabetes. 2015, Diabetes Metab. 41(4):263-71. Larcher S. et al.
9-16 Sleep and Human Aging. 2017, Neuron. 94(1):19-36. Mander BA. et al.
9-17 Insomnia and mortality: A meta-analysis. 2019, Sleep Med Rev. 43:71-83. Lovato N. et al.

第 二 篇

1-1 Teens Who Can't Sleep: Insomnia or Circadian Rhythm Disorder? 2019, J Am Acad Child Adolesc Psychiatry. 58(3):307-312. Baroni A.
1-2 Hypoxia Signaling and Circadian Disruption in and by Pheochromocytoma. 2018, Front Endocrinol (Lausanne). 9:612. Tabebi M. et al.
1-3 Reciprocal Regulation between the Circadian Clock and Hypoxia Signaling at the Genome Level in Mammals. 2017, Cell Metab. 25(1):73-85. Wu Y. et al.
1-4 Therapeutic role of melatonin in migraine prophylaxis: A systematic review. 2019, Medicine (Baltimore). 98(3):e14099. Long R. et al.
1-5 Melatonin as a chronobiotic: treatment of circadian desynchrony in night workers and the blind. 1997, J Biol Rhythms. 12(6):595-603. Sack RL. et al.
1-6 Control of sleep and wakefulness in health and disease. 2013, Prog Mol Biol Transl Sci. 119:137-54. Zeitzer JM. et al.
1-7 Inhibitory Interplay between Orexin Neurons and Eating. 2016, Curr Biol. 26(18):2486-2491. González JA. et al.
1-8 Fetal endocrine and metabolic adaptations to hypoxia: the role of the hypothalamic-pituitary-adrenal axis. 2015, Am J Physiol Endocrinol Metab. 309(5):E429-39. Newby EA. et al.
1-9 Impaired Organization of GABAergic Neurons Following Prenatal Hypoxia. 2018, Neuroscience. 384:300-313. Nisimov H. et al.
1-10 New insights in the systemic and molecular underpinnings of general anesthetic actions mediated by γ-aminobutyric acid A receptors. 2016, Curr Opin Anaesthesiol. 29(4):447-53. Antkowiak B. et al.
1-11 Hypnotic Discontinuation in Chronic Insomnia. 2018, Sleep Med Clin. 13(2):263-270. Hintze JP. et al.
1-12 Andropause--lessons from the European Male Ageing Study. 2014, Ann Endocrinol (Paris). 75(2):128-31. Huhtaniemi IT.
1-13 The association of testosterone, sleep, and sexual function in men and women. 2011, Brain Res. 1416:80-104. Andersen ML. et al.
1-14 Efficacy of menopausal hormone therapy on sleep quality: systematic review and meta-analysis. 2017, Endocrine. 55(3):702-711. Cintron D. et al.
1-15 Testosterone replacement therapy and cardiovascular events. 2017, Turk Kardiyol Dern Ars. 45(7):664-672. Çatakoğlu AB. et al.
1-16 Hormone replacement therapy in the menopause. 1997, Int J Fertil Womens Med. 42(2):78-84 . Sarrel PM. et al.
1-17 Health related quality of life after combined hormone replacement therapy: randomised controlled trial. 2008, BMJ. 337:a1190. Welton AJ. et al.
1-18 Prevalence and correlates of sleep problems among elderly Singaporeans. 2017, Psychogeriatrics. 17(1):43-51. Sagayadevan V. et al.
1-19 Physiology, Stress Reaction. 2019, StatPearls, NBK541120, Chu B. et al.
1-20 Predicting relapse after antidepressant withdrawal – systematic review. 2017, PsycholMed.47(3):426-437. Berwian IM. et al.
1-21 Antidepressants Increase REM Sleep Muscle Tone in Patients with and without REM Sleep Behavior Disorder. 2015, Sleep. 38(6):907-17. McCarter SJ. et al.
1-22 Increased expression of cannabinoid CB2 and serotonin 5-HT1A heteroreceptor complexes in a model of newborn hypoxic-ischemic brain damage. 2019, Neuropharmacology. 152:58-66. Franco R. et al.
1-23 Perinatal hypoxia as a risk factor for psychopathology later in life: the role of dopamine and neurotrophins. 2018, Hormones (Athens). 17(1):25-32. Giannopoulou I. et al.

2-1 Dream bizarreness and the activation-synthesis hypothesis. 1987, Hum Neurobiol. 6(3):15764. Hobson JA. et al.
2-2 The origin of REM sleep: A hypothesis. 2012, Dreaming, Vol 22(4). 253-283, Tsoukalas. et al.
2-3 How Dreams And Memory May Be Related. 2003, Neuropsychoanalysis. 5(2), p177-182. Tarnow E.
2-4 Kraepelin-fraud syndrome. 2009, Med Hypotheses. 72(4):378-80. Kraepelin E. et al.
2-5 Beyond the Pleasure Principle, 1990, W W Norton & Co Inc, ISBN：9780141184050, Sigmund Freud, et al.
2-6 Dreams as modifiers and tests of mental schemas: an emotional selection hypothesis. 2008, Psychol Rep. 102(2):561-74. Coutts R.
2-7 The reinterpretation of dreams: an evolutionary hypothesis of the function of dreaming. 2000, Behav Brain Sci. 23(6):877-901. Revonsuo A.
2-8 Thirteen Dreams that Freud Never Had. 2005, New York: Pi Press, ISBN: 978-0131472259, Hobson, J.A.

3-1 Insomnia and mortality: A meta-analysis. 2019, Sleep Med Rev. 43:71-83. Lovato N. et al.
3-2 Hypnotic Medications and Suicide: Risk, Mechanisms, Mitigation, and the FDA. 2017, Am J Psychiatry. 174(1):18-25. McCall WV. et al.
3-3 Barbiturate therapy reduces nitrogen excretion in acute head injury. 1989, J Trauma. 29(11):1558-64. Fried RC. et al.
3-4 Sleep hygiene education as a treatment of insomnia: a systematic review and meta-analysis. 2018, Fam Pract. 35(4):365-375. Chung KF. et al.
3-5 Wavelength-dependent effects of evening light exposure on sleep architecture and sleep EEG power density in men. 2006, Am J Physiol Regul Integr Comp Physiol. 290(5):R1421-8. Münch M. et al.
3-6 Herbal medicine for insomnia: A systematic review and meta-analysis. 2015, Sleep Med Rev. 24:1-12. Leach MJ. et al.
3-7 Corpus Hippocraticum: historical source of treatment of craniomaxillofacial trauma. 2017, Br J Oral Maxillofac Surg. 55(3):296-297. Stathopoulos P.
3-8 On matters of mind and body: regarding Descartes. 2018, J Anal Psychol. 63(2):228-240. Urban E.
3-9 Long-term effects of surgical treatment on baroreflex function in patients with obstructive sleep apnea: an 18-month follow-up. 2019, Sleep Med. pii: S1389-9457(18)30382-4. Huang CC. et al.

4-1 http://antidrug.moj.gov.tw/cp-25-2585-1.html
4-2 http://antidrug.moj.gov.tw/cp-25-2580-1.html
4-3 Direct activation of GABAA receptors by barbiturates in cultured rat hippocampal neurons. 1996, J Physiol. 497 ( Pt 2):509-22. Rho JM. et al.
4-4 Effects of chronic oral administration of the antidepressants, desmethylimipramine and zimelidine on rat cortical GABAB binding sites: a comparison with 5-HT2 binding site changes. 1988, Br J Pharmacol. 93(2):331-6. Cross JA. et al.
4-5 Benzodiazepines in combination with antipsychotic drugs for schizophrenia: GABA-ergic targeted therapy. 2017, Psychiatr Danub. 29(Suppl 3):345-348. Włodarczyk A. et al.
4-6 GABA Receptors and the Pharmacology of Sleep. 2017, Handb Exp Pharmacol. Wisden W. et al.
4-7 The Pharmacology and Toxicology of the 'Holy Trinity'. 2017, Basic Clin Pharmacol Toxicol. 120(2):115-119. Horsfall JT. et al.
4-8 Effect of perinatal asphyxia on tuberomammillary nucleus neuronal density and object recognition memory: A possible role for histamine? 2016, Behav Brain Res. 313:226-232. Flores-Balter G. et al.
4-9 Opioids and their receptors: Are we there yet? 2014, Neuropharmacology. 76 Pt B:198-203. Pasternak GW. et al.
4-10 Etoperidone, trazodone and MCPP: in vitro and in vivo identification of serotonin 5-HT1A (antagonistic) activity. 1992, Psychopharmacology (Berl). 108(3):320-6. Raffa RB. et al.
4-11 Use of Antidepressants and Risk of Incident Stroke: A Systematic Review and Meta-Analysis. 2019, Neuroepidemiology. 1-10. Trajkova S. et al.
4-12 Combination therapy using moclobemide with tricyclic and tetracyclic antidepressants to treat therapy-resistant depression. 1997, Pharmacopsychiatry. 30(3):93-6. König F. et al.
4-13 Effects of chlorpromazine on sleep quality, clinical and emotional measures among patients with schizophrenia. 2018, Clin Neurol Neurosurg.165:134-138. Meng Q. et al.
4-14 Effect of zotepine on dopamine, serotonin and noradrenaline release in rat prefrontal cortex. 2005, Eur J Pharmacol. 528(1-3):95-8, Nakamura S. et al.
4-15 The use of amisulpride in the treatment of acute psychosis. 2007, Ther Clin Risk Manag. 3(1):3 11. Nuss P. et al.
4-16 Alpha-2 agonists for sedation of mechanically ventilated adults in intensive care units: a systematic review. 2016, Health Technol Assess. v-xx, 1-117. Cruickshank M. et

al.
4-17 Lemborexant, A Dual Orexin Receptor Antagonist (DORA) for the Treatment of Insomnia Disorder: Results From a Bayesian, Adaptive, Randomized, Double-Blind, Placebo-Controlled Study. 2017, J Clin Sleep Med. 13(11):1289-1299. Murphy P. et al.
4-18 Cannabis, Cannabinoids, and Sleep: a Review of the Literature. 2017, Curr Psychiatry Rep. 19(4):23.Babson KA. et al.
4-19 Hypnotic Discontinuation in Chronic Insomnia. 2018, Sleep Med Clin.13(2):263-270. Hintze JP. et al.
4-20 Diversity of functional connectivity patterns is reduced in propofol-induced unconsciousness. 2017, Hum Brain Mapp. 38(10):4980-4995. Lee H. et al.
4-21 Conscious/Unconscious Dissociation Induction: Increasing Hypnotic Performance With "Resistant" Clients. 2016, Am J Clin Hypn. 59(2):175-85. Lankton S. et al.
4-22 The clinical and forensic toxicology of Z-drugs. 2013, J Med Toxicol. 9(2):155-62. Gunja N. et al.
4-23 Hypnotic use and fatigue in multiple sclerosis. 2015, Sleep Med. 16(1):131-7. Braley TJ. et al.
4-24 Do sleep complaints predict persistent fatigue in older adults? 2015, J Am Geriatr Soc. 63(4):716-21. Endeshaw YW. et al.
4-25 Death by Propofol. 2017, J La State Med Soc. 169(2):28-32. Diaz JH. et al.
4-26 Barbiturates. 1997, Pediatr Rev. 18(8):260-4. Coupey SM. et al.
4-27 Mortality associated with anxiolytic and hypnotic drugs-A systematic review and meta-analysis. 2016, Aust N Z J Psychiatry. 50(6):520-33. Parsaik AK. et al.
4-28 Benzodiazepine harm: how can it be reduced? 2014, Br J Clin Pharmacol. 77(2):295-301. Lader M. et al.
4-29 Long-term persistence of withdrawal of temazepam, zopiclone, and zolpidem in older adults: a 3-year follow-up study. 2018, BMC Geriatr. 18(1):142. Puustinen J. et al.
4-30 Benzodiazepines reduce the tolerance to reward delay in rats. 1985, Psychopharmacology (Berl). 86(1-2):147-52. Thiébot MH. et al.
4-31 Anxiety or depression during withdrawal of hypnotic treatments. 1994, J Psychosom Res. 38 Suppl 1:113-23; discussion 118-23. Lader M. et al.
4-32 Dexmedetomidine as Single Continuous Sedative During Noninvasive Ventilation: Typical Usage, Hemodynamic Effects, and Withdrawal. 2018, Pediatr Crit Care Med. 19(4):287-297. Shutes BL. et al.
4-33 Efficacy of CBT for benzodiazepine discontinuation in patients with panic disorder: Further evaluation. 2010, Behav Res Ther. 48(8):720-7. Otto MW. et al.
4-34 Subjective evaluation of sleep and the use of hypnotics in nursing homes. 1993, Aging (Milano). 5(3):199-205. Seppälä M et al.
4-35 The "hypnotic state" and eye movements: Less there than meets the eye? 2017, PLoS One. 12(8):e0182546. Cardeña E. et al.
4-36 Trazodone and Parkinsonism: The Link Strengthens. 2018, Clin Neuropharmacol. 41(3):106-108. Sarwar AI. et al.
4-37 Sedative-hypnotic drug use among community-dwelling elderly in Taiwan. 2018, nt Psychogeriatr. 30(7):957-965. Tseng HY. et al.
4-38 Use of GABAergic sedatives after subarachnoid hemorrhage is associated with worse outcome-preliminary findings. 2016, J Clin Anesth. 35:118-122. Hertle DN. et al.
4-39 Risk of arteriovenous fistula failure associated with hypnotic use in hemodialysis patients: a nested case-control study. 2016, Pharmacoepidemiol Drug Saf. 25(8):889-97. Lin CF. et al.
4-40 Risk of arteriovenous fistula failure associated with hypnotic use in hemodialysis patients: a nested case-control study. 2016, Pharmacoepidemiol Drug Saf. 25(8):889-97. Lin CF. et al.
4-41 Anaesthesia in patients with liver disease. 2017, Curr Opin Anaesthesiol. 30(3):392-398. Starczewska MH. et al.
4-42 Comparative risk of new-onset diabetes following commencement of antipsychotics in New Zealand: a population-based clustered multiple baseline time series design. 2019, BMJ Open. 9(2):e022984. Currie O. et al.
4-43 Complete loss of libido with short-term use of lorazepam. 1988, Am J Psychiatry. 145(10):1313-4. Khandelwal SK.
4-44 Sedative hypnotics in older people with insomnia: meta-analysis of risks and benefits. 2005, BMJ. 331(7526):1169. Glass J. et al.

5-1 The glutamate/GABA-glutamine cycle: aspects of transport, neurotransmitter homeostasis and ammonia transfer. 2006, J Neurochem. 98(3):641-53. Bak LK. et al.
5-2 Neurotransmitters as food supplements: the effects of GABA on brain and behavior. 2015, Front Psychol. 6:1520. Boonstra E. et al.
5-3 Melatonin as a mitochondria-targeted antioxidant: one of evolution's best ideas. 2017, Cell Mol Life Sci. 74(21):3863-3881. Reiter RJ. et al.
5-4 Melatonin and male reproductive health: relevance of darkness and antioxidant properties. 2015, Curr Mol Med. 15(4):299-311. Rocha CS. et al.
5-5 Functions of melatonin in plants: a review. 2015, J Pineal Res. 59(2):133-50. Arnao MB. et al.
5-6 Melatonin for the prevention and treatment of jet lag. 2002, Cochrane Database Syst Rev. (2):CD001520. Herxheimer A. et al.
5-7 The effect of melatonin, magnesium, and zinc on primary insomnia in long-term care facility residents in Italy: a double-blind, placebo-controlled clinical trial. 2011, J Am Geriatr Soc. 59(1):82-90. Rondanelli M. et al.

**第 三 篇**

1-1 A Fluid Mechanics Hypercourse, 1996, MIT Press, ISBN: 978-0262561037. James A Fay.
1-2 Diagnosis of heart failure: the new classification of heart failure. 2018, Vnitr Lek. 64(9):847-851. Nussbaumerová B. et al.
1-3 Heart failure and sleep disorders. 2016, Nat Rev Cardiol.13(7):389-403. Parati G. et al.
1-4 Heart failure. 2017, Lancet. 390(10106):1981-1995. Metra M. et al.
1-5 Contemporary Controversies in Digoxin Use in Systolic Heart Failure. 2016, Curr Heart Fail Rep. 13(5):197-206. Albert CL. et al.
1-6 Mitral valve prolapse and Marfan syndrome. 2017, Congenit Heart Dis. 12(4):430-434. Thacoor A.
1-7 Orthostatic hypotension: a commonly unrecognized cause of symptoms in mitral valve prolapse. 1981, Am J Med. 71(5):746-50. Santos AD. et al.
1-8 Adrenergic hyperactivity and cardiac abnormality in primary disorders of sleep. 1980, Neurology. 30(2):113-9. Clark RW. et al.
1-9 Exercise testing in mitral valve prolapse before and after beta blockade. 1982, Br Heart J. 48(2):130-3. Abinader EG. et al.
1-10 Mitral Valve Repair in Degenerative Mitral Regurgitation: State of the Art. 2017, Prog Cardiovasc Dis. 60(3):386-393. De Bonis M. et al.
1-11 Ventricular arrhythmias and sudden death in tetralogy of Fallot. 2017, Arch Cardiovasc Dis. 110(5):354-362. Maury P. et al.
1-12 Influence of BMI on inducible ventricular tachycardia and mortality in patients with myocardial infarction and left ventricular dysfunction: The obesity paradox. 2018, Int J Cardiol. 265:148-154. Sivagangabalan G. et al.
1-13 Polymorphic Ventricular Tachycardia/Ventricular Fibrillation and Sudden Cardiac Death in the Normal Heart. 2016, Card Electrophysiol Clin. 8(3):581-91. Shah AJ. et al.
1-14 Sleep disorders in patients with postural tachycardia syndrome. 2016, Clin Auton Res. 26(1):67-73. Miglis MG. et al.
1-15 Calcium channel blockers and beta-blockers versus beta-blockers alone for preventing exercise-induced arrhythmias in catecholaminergic polymorphic ventricular tachycardia. 2007, Heart Rhythm. 4(9):1149-54. Rosso R. et al.
1-16 缺氧型高血壓，2016, 顯微鏡文化事業出版社，ISBN:9789868824331, 陳志明
1-17 Orthostatic hypotension: pathophysiology, assessment, treatment and the paradox of supine hypertension. 2017, Intern Med J. 47(4):370-379. Chisholm P. et al.
1-18 Insomnia and hypertension: A systematic review. 2018, Sleep Med Rev. 41:3-38. Jarrin DC. et al.
1-19 Management of Essential Hypertension. 2017, Cardiol Clin. 35(2):231-246. Ferdinand KC. et al.
1-20 Severity of angina pectoris and risk of ischemic stroke. 2002, Stroke. 33(1):245-50. Tanne D. et al.
1-21 Progress and challenges in translating the biology of atherosclerosis. 2011, Nature. 473(7347):317-25. Libby P. et al.
1-22 Roles and Mechanisms of Obstructive Sleep Apnea-Hypopnea Syndrome and Chronic Intermittent Hypoxia in Atherosclerosis: Evidence and Prospective. 2016, Oxid Med Cell Longev. 2016:8215082. Ma L. et al.
1-23 Management of patients with coronary heart disease in family medicine: correlates of quality of care. 2018, Int J Qual Health Care. 30(7):551-557.Tušek-Bunc K. et al.
1-24 Hypercoagulability Is a Stronger Risk Factor for Ischaemic Stroke than for Myocardial Infarction: A Systematic Review. 2015, PLoS One. 10(8):e0133523. Maino A. et al.
1-25 Hypercoagulability Is a Stronger Risk Factor for Ischaemic Stroke than for Myocardial Infarction: A Systematic Review. 2015, PLoS One. 10(8):e0133523. Maino A. et al.
1-26 The association between sleep characteristics and prothrombotic markers in a population-based sample: Chicago Area Sleep Study. 2014, Sleep Med. 15(8):973-8. Tosur Z. et al.
1-27 Controversies in the management of cancer-associated thrombosis. 2017, Expert Rev Hematol. 10(1):15-22. Carrier M. et al.
1-28 Management of distal deep vein thrombosis. 2017, Thromb Res. 149:48-55. Robert-Ebadi H. et al.
1-29 Hyperlipidemia and lipid peroxidation are dependent on the severity of chronic intermittent hypoxia. 2007, J Appl Physiol (1985). 102(2):557-63. Li J. et al.
1-30 Management of postmenopausal women who have hyperlipidemia. 1994, Am J Med. 96(6A):19S-24S. Larosa JC.
1-31 The relationship between insomnia with short sleep duration is associated with hypercholesterolemia: a cross-sectional study. 2016, J Adv Nurs. 72(2):339-47. Lin CL. et al.
1-32 Management of hyperlipidaemia. 2005, Aust Fam Physician. 34(6):447-53. Stocks N. et al.
1-33 Low oxygen delivery produced by anemia, hypoxia, and low cardiac output. 1991, J Surg Res. 51(5):425-33. Cilley RE. et al.
1-34 Prevalence and Types of Anemia in a Large Refugee Cohort in Western Europe in 2015. 2018, J Immigr Minor Health. 20(6):1332-1338. Jablonka A. et al.
1-35 Sleep disorders in adult sickle cell patients. 2015, J Clin Sleep Med. 11(3):219-23. Sharma S. et al.
1-36 Anemia: diagnosis and management. 2005, J Pediatr Health Care. 19(6):380-5. Coyer SM.
1-37 The hypoxia inducible factor/erythropoietin (EPO)/EPO receptor pathway is disturbed in a rat model of chronic kidney disease related anemia. 2018, PLoS One. 13(5):e0196684. Landau D. et al.
1-38 Matrix metalloproteinases MMP-7, MMP-9 and their tissue inhibitor TIMP-1: expression in chronic sinusitis vs nasal polyposis. 2004, Allergy. 59(1):54-60. Watelet JB. et al.
1-39 The prevalence of olfactory dysfunction in chronic rhinosinusitis. 2017, Laryngoscope. 127(2):309-320. Kohli P. et al.
1-40 Chronic rhinosinusitis and sleep: a contemporary review. 2013, Int Forum Allergy Rhinol. 3(11):941-9. Alt JA, Smith TL.
1-41 Antihistamines for treating rhinosinusitis: systematic review and meta-analysis of randomised controlled studies. 2018, J Laryngol Otol. 132(2):105-110. Seresirikachorn K. et al.
1-42 Matrix metalloproteinases as possible biomarkers of obstructive sleep apnea severity- A systematic review. 2019, Sleep Med Rev. 46:9-16. Franczak A. et al.
1-43 Diagnosis and management of sleep apnea syndrome. 2000, Clin Cornerstone. 2(5):39-47. Kryger MH.
1-44 Changes in lung volume and diaphragm muscle activity at sleep onset in obese obstructive sleep apnea patients vs. healthy-weight controls. 2010, J Appl Physiol (1985). 109(4):1027-36. Stadler DL. et al.
1-45 Snoring, obstructive sleep apnea, and surgery. 1999, Med Clin North Am. 83(1):85-

96. Barthel Sw. et al.
1-46 Right ventricular function during acute exacerbation of severe equine asthma. 2017, Equine Vet J. 49(5):603-608. Decloedt A. et al.
1-47 Perception of Asthma Symptoms as Assessed on the Visual Analog Scale in Subjects With Asthma: A Real-Life Study. 2016, Respir Care. 61(1):23-9. Ciprandi G. et al.
1-48 The Association Between Asthma and Sleep in Urban Adolescents With Undiagnosed Asthma. 2015, 85(8):519-26. J Sch Health. Koinis Mitchell D. et al.
1-49 Advances in adult and pediatric asthma. 2006, 117(3):512-8. J Allergy Clin Immunol. Apter AJ. et al.
1-50 Epigenetic changes in diabetes. 2016, Neurosci Lett. 625:64-9. Stephan JS. et al.
1-51 Early diagnosis, early treatment and the new diagnostic criteria of diabetes mellitus. 2000, Br Jnutr. 84 Suppl 2:S177-81. Kuzuya T.
1-52 Disturbed sleep and diabetes: A potential nexus of dementia risk. 2018, Metabolism. 84:893. Holingue C. et al.
1-53 Evaluation of a diabetes specialist-guided primary care diabetes treatment program. 2009, J Am Acad Nurse Pract. 21(1):24-30. King AB. et al.
1-54 Impaired histone deacetylases 5 and 6 expression mimics the effects of obesity and hypoxia on adipocyte function. 2016, Mol Metab. 5(12):1200-1207. Bricambert J. et al.
1-55 Metabolically healthy obesity: epidemiology, mechanisms, and clinical implications. 2013, Lancet Diabetes Endocrinol. 1(2):152-62. Stefan N. et al.
1-56 Disturbances of sleep and circadian rhythms: novel risk factors for obesity. 2016, Curr Opin Endocrinol Diabetes Obes. 23(5):353-9. Broussard JL. et al.
1-57 How physician obesity medicine specialists treated obesity before 2012 new drug approvals. 2015, Obes Surg. 25(1):186-90. Schmidt SL. et al.
1-58 Upregulation of histone deacetylase 2 in laser capture nigral microglia in Parkinson's disease. 2018, Neurobiol Aging. 68:134-141.Tan Y. et al.
1-59 Biomarkers for Parkinson's disease. 2011, Sci Transl Med. 3(79):79ps14. Sherer TB.
1-60 Sleep Dysfunction in Parkinson's Disease. 2017, Int Rev Neurobiol. 133:719-742. Falup-Pecurariu C. et al.
1-61 Parkinson's disease between internal medicine and neurology. 2016, J Neural Transm (Vienna). 123(1):3-17. Csoti I. et al.
1-62 Matrix Metalloproteinases in Alzheimer's Disease and Concurrent Cerebral Microbleeds. 2015, J Alzheimers Dis. 48(3):711-20. Scheltens P. et al.
1-63 Gender differences in behavioral and psychological symptoms of patients with Alzheimer's disease. 2017, Asian J Psychiatr. 26:124-128. Lee J. et al.
1-64 Sleep and Alzheimer disease pathology--a bidirectional relationship. 2014, Nat Rev Neurol. 10(2):115-9. Ju YE. et al.
1-65 Regenerative medicine in Alzheimer's disease. 2014,Transl Res. 163(4):432-8. Felsenstein KM. et al.
1-66 Epigenetic regulation of RAC1 induces synaptic remodeling in stress disorders and depression. 2013, Nat Med. 19(3):337-44. Golden SA. et al.
1-67 Depression symptoms moderate the association between emotion and communal behavior. 2017, J Couns Psychol. 64(3):269-279. Rappaport LM. et al.
1-68 Poor sleep predicts symptoms of depression and disability retirement due to depression. 2015,
J Affect Disord. 172:381-9. Paunio T, Korhonen T. et al.
1-69 Major Depressive Disorder, Dysthymia, and Subthreshold Depression in Adults. 2017, Can J Psychiatry. 62(1):11-23. MacQueen G. et al.
1-70 Epigenetic mechanisms of alcoholism and stress-related disorders. 2017, Alcohol. 60:7-18. Palmisano M. et al.
1-71 Health anxiety in obsessive compulsive disorder and obsessive compulsive symptoms in severe health anxiety: An investigation of symptom profiles. 2017, J Anxiety Disord. 45:80-86. Hedman E.et al.
1-72 Anxiety sensitivity and sleep-related problems in anxious youth. 2015, J Anxiety Disord. 32:66-72. Weiner CL. et al.
1-73 Comparison of colonoscopies performed under sedation with propofol or with midazolam or without sedation. 2003, Acta Med Austriaca. 30(1):13-6. Gasparović S. et al.
1-74 Matrix metalloproteinase, tissue inhibitor of metalloproteinase and transforming growth factor-beta 1 in frozen shoulder, and their changes as response to intensive stretching and supervised neglect exercise. 2013, J Orthop Sci. 18(4):519-27. Lubis AM. et al.
1-75 Shoulder pain and mobility deficits: adhesive capsulitis. 2013, J Orthop Sports Phys Ther. 43(5):A1-31. Kelley MJ. et al.
1-76 Sleep quality, pain, anxiety, depression and quality of life in patients with frozen shoulder1. 2019, J Back Musculoskelet Rehabil. 32(2):287-291. Toprak M. et al.
1-77 Corticosteroid injection for adhesive capsulitis in primary care: a systematic review of randomised clinical trials. 2016, Singapore Med J. 57(12):646-657. Koh KH.
1-78 Matrix metalloproteinases in inflammatory myopathies: enhanced immunoreactivity near atrophic myofibers. 2002, Acta Neurol Scand. 105(4):309-13. Schoser BG. et al.
1-79 Diagnosis, pathogenesis and treatment of myositis: recent advances. 2014, Clin Exp Immunol. 175(3):349-58. Carstens PO. et al.
1-80 Sleep disordered breathing and subclinical impairment of respiratory function are common in sporadic inclusion body myositis. 2014, Neuromuscul Disord. 24(12):1036-41. Rodríguez Cruz PM.et al.
1-81 The current status of treatment for inclusion-body myositis. 2006, Neurology. 66(2 Suppl 1):S30-2. Griggs RC.
1-82 Noninvasive assessment of UV-induced skin damage: comparison of optical measurements to histology and MMP expression. 2010, Photochem Photobiol. 86(1):138-45. Papazoglou E. et al.
1-83 The pattern and time course of somatosensory changes in the human UVB sunburn model reveal the presence of peripheral and central sensitization. 2013, Pain. 154(4):586-97. Gustorff B. et al.
1-84 UV-B-Induced Erythema in Human Skin: The Circadian Clock Is Ticking. 2018, J Invest Dermatol. 138(2):248-251. Sarkar S. et al.
1-85 Clinical management of the acute sunburn reaction. 2000, Cutis. 66(1):53-8. Driscoll MS. et al.
1-86 Matrix metalloproteinases: role in arthritis. 2006, Front Biosci. 11:529-43. Burrage PS. et al.
1-87 A comparison of osteoarthritis and rheumatoid arthritis: diagnosis and treatment. 1997, Nurse Pract. 22(9):20, 23-4, 27-8 passim; quiz 39-41. Ross C.
1-88 Sleep quality and correlates of poor sleep in patients with rheumatoid arthritis. 2015,Clin Rheumatol. 34(12):2029-39. Løppenthin K. et al.
1-89 Surgical Management of Septic Arthritis. 2016, Vet Clin North Am Food Anim Pract. 32(3):777-795 Mulon PY. et al.
1-90 Analysis of 16 different matrix metalloproteinases (MMP-1 to MMP-20) in the synovial membrane: different profiles in trauma and rheumatoid arthritis. 1999, Ann Rheum Dis. 58(11):691-7. Konttinen YT. et al.
1-91 Prospective evaluation of the sensitivity of physical examination in chest trauma. 2002, J Trauma. 53(6):1135-8. Bokhari F. et al.
1-92 Trauma-induced insomnia: A novel model for trauma and sleep research. 2016, Sleep Med Rev. 25:74-83. Sinha SS.
1-93 Discovering the truth about life after discharge: Long-term trauma-related mortality. 2016, J Trauma Acute Care Surg. 80(2):210-7. Callcut RA. et al.
1-94 Effect of matrix metalloproteinase promoter polymorphisms on endometriosis and adenomyosis risk: evidence from a meta-analysis. 2016, J Genet. 95(3):611-9. Ye H.et al.
1-95 Association between chronic pelvic pain symptoms and the presence of endometriosis. 2016, Arch Gynecol Obstet. 293(2):439-45. Apostolopoulos NV. et al.
1-96 Pain threshold and sleep quality in women with endometriosis. 2015, Eur J Pain. 19(1):15-20. Nunes FR. et al.
1-97 Aromatase as a target for treating endometriosis. 2018, J Obstet Gynaecol Res. 44(9):1673-1681. Mori T. et al.
1-98 HIF1α is required for osteoclast activation by estrogen deficiency in postmenopausal osteoporosis. 2013, Proc Natl Acad Sci U S A.110(41):16568-73. Miyauchi Y. et al.
1-99 A negative view of menopause: does the type of symptom matter? 2016, Climacteric. 19(6):581-587. Sood R. et al.
1-100 Sleep and Sleep Disorders in the Menopausal Transition. 2018, Sleep Med Clin. 13(3):443-456. Baker FC. et al.
1-101 Hormone therapy for the management of menopause symptoms. 2014, J Obstet Gynecol Neonatal Nurs. 43(2):226-35; quiz E18-9. Collins Fantasia H. et al.
1-102 Early Gestational Hypoxia and Adverse Developmental Outcomes. 2017, Birth Defects Res. 109(17):1358-1376. Ritchie HE. et al.
1-103 Cardiorespiratory symptoms during pregnancy--not always pulmonary embolism. 2006, Int J Obstet Anesth. 15(4):320-4. Evans PJ. et al.
1-104 Sleep disorders in pregnancy. 2014, Clin Chest Med. 35(3):571-87. Oyiengo D.et al
1-105 ICU patients during pregnancy. 2016, Anaesth Crit Care Pain Med. 35 Suppl 1:S51-S57. Zieleskiewicz L. et al.
1-106 Hyperthyroidism and pregnancy. 2013, Endocrinol Nutr. 60(9):535-43. Gargallo Fernández M.
1-107 The relationship of anxiety and depression to symptoms of hyperthyroidism using operational criteria. 1986, Gen Hosp Psychiatry. 8(1):23-8. Kathol RG. et al.
1-108 Prevalence of thyroid disease in patients with obstructive sleep apnea. 2011, Respir Med. 105(11):1755-60. Bahammam SA. et al.
1-109 Beta-adrenergic blockade for the treatment of hyperthyroidism. 1992, Am J Med. 93(1):61-8. Geffner DI. et al.
1-110 Efficacy of carvedilol in reversing hypertension induced by chronic intermittent hypoxia in rats. 2015, Eur J Pharmacol. 765:58-67. Diogo LN. et al.
1-111 Obstructive sleep apnea syndrome and sleep quality in hypertensive patients. 2017, Rev Assoc Med Bras (1992). 63(12):1055-1060. Bacci MR, Emboz JNM. et al.
1-112 Use of oral hypoglycemic and insulin agents in pregnant patients. 2013, Clin Lab Med. 33(2):235-42. Feldman DM. et al.
1-113 Patient-reported perceptions of side effects of antihyperglycemic medication and adherence to medication regimens in persons with diabetes mellitus.2007, Clin Ther. 29(1):177-80. Chao J. et al.
1-114 Effects of Sleep Deprivation on Hypoglycemia-Induced Cognitive Impairment and Recovery in Adults With Type 1 Diabetes. 2016, Diabetes Care. 39(5):750-6. Inkster BE. et al.
1-115 Impact of Sleep and Circadian Disruption on Energy Balance and Diabetes: A Summary of Workshop Discussions. 2015, Sleep. 38(12):1849-60. Arble DM. et al.
1-116 The antidepressant fluoxetine induces necrosis by energy depletion and mitochondrial calcium overload. 2017, Oncotarget. 8(2):3181-3196. Charles E. et al.
1-117 Exploring the role of drug-metabolising enzymes in antidepressant side effects. 2015, Psychopharmacology (Berl). 232(14):2609-17. Hodgson K. et al.
1-118 Antidepressant use and risk of suicide and attempted suicide or self harm in people aged 20 to 64: cohort study using a primary care database. 2015, BMJ. 350:h517. Coupland C. et al.
1-119 The Association Between the Use of Zolpidem and the Risk of Alzheimer's Disease Among Older People. 2017, J Am Geriatr Soc. 65(11):2488-2495. Cheng HT. et al.
1-120 Behavioral side effects of benzodiazepine hypnotics. 1985, Clin Neuropharmacol. 8 Suppl 1:S112- 7. Soldatos CR. et al.
1-121 A Review of Alprazolam Use, Misuse, and Withdrawal. 2018, J Addict Med. 12(1):4-10. Ait-Daoud N. et al.
1-122 Malfunction of vascular control in lifestyle-related diseases: formation of systemic hemoglobin-nitric oxide complex (HbNO) from dietary nitrite. 2004, J Pharmacol Sci. 96(4):395-400. Tsuchiya K. et al.
1-123 Platelet inhibition by nitrite is dependent on erythrocytes and deoxygenation. 2012, PLoS One. 7(1):e30380. Srihirun S. et al.
1-124 Serum nitrite and nitrate levels in children with obstructive sleep-disordered breathing. 2010, Sleep Med. 11(3):258-62. Kaditis A. et al.
1-125 Analysis of Nitrite and Nitrate in Foods: Overview of Chemical, Regulatory and Analytical Aspects. 2017, Adv Food Nutr Res. 81:65-107. Merino L. et al.
1-126 Caffeine and cardiac arrhythmias. 1991, Ann Intern Med. 114(2):147-50. Myers

MG.
1-127 Caffeine-induced rhabdomyolysis. 2014, Am J Emerg Med. 32(1):100. Golcuk Y. et al.
1-128 Caffeine challenge in insomniac patients after total sleep deprivation. 2006, Sleep Med. 7(2):141-5. Salín-Pascual RJ. et al.
1-129 Hypoxia-induced changes in recovery sleep, core body temperature, urinary 6-sulphatoxymelatonin and free cortisol after a simulated long-duration flight. 2009, J Sleep Res. 18(4):454-65. Coste O. et al.
1-130 Social jetlag and menstrual symptoms among female university students. 2019, Chronobiol Int. 36(2):258-264. Komada Y. et al.
1-131 The association of testosterone, sleep, and sexual function in men and women. 2011, Brain Res. 1416:80-104. Andersen ML. et al.
1-132 Melatonin as an antioxidant: under promises but over delivers. 2016, J Pineal Res. 61(3):253-78. Reiter RJ. et al.
1-133 Beta-adrenergic-regulated phosphorylation of the skeletal muscle Ca(V)1.1 channel in the fight-or-flight response. 2010, Proc Natl Acad Sci U S A. 107(43):18712-7. Emrick MA. et al.
1-134 Psychosocial versus physiological stress- Meta-analyses on deactivations and activations of the neural correlates of stress reactions. 2015, Neuroimage. 119:235-51. Kogler L. et al.
1-135 Sleep and Dreaming in Posttraumatic Stress Disorder. 2017, Curr Psychiatry Rep. 19(10):71. Miller KE. et al.
1-136 Side effects of treatment with benzodiazepines. 2010, Psychiatr Danub. 22(1):90-3. Uzun S. et al.
1-137 Acute high-altitude sickness. 2017, Eur Respir Rev. 26(143). Luks AM. et al.
1-138 Hypoxia-related altitude illnesses. 2013, J Travel Med. 20(4):247-55. Netzer N. et al.
1-139 High-altitude headache and acute mountain sickness. 2014, Neurologia. 29(9):533-40. Carod-Artal FJ.
1-140 Health Effects of Air Pollution: A Historical Review and Present Status. 2017, Nihon Eiseigaku Zasshi. 72(3):159-165. Shima M.
1-141 The association of annual air pollution exposure with blood pressure among patients with sleep-disordered breathing. 2016, Sci Total Environ. 543(Pt A):61-6. Liu WT. et al.
1-142 Antihistamine medication may alleviate negative effects of prenatal exposure to polycyclic aromatic hydrocarbons (PAH) on lung function in children. Birth cohort prospective study. 2015, 50(5):469-78. Jedrychowski WA. et al.
1-143 Cold hands, warm feet: sleep deprivation disrupts thermoregulation and its association with vigilance. 2012, Sleep. 35(12):1673-83. Someren EJ.
1-144 The sleep architecture of Australian volunteer firefighters during a multi-day simulated wildfire suppression: Impact of sleep restriction and temperature. 2017, Accid Anal Prev. 99(Pt B):389-394. Cvirn MA. et al.
1-145 Climate change and sleep: A systematic review of the literature and conceptual framework. 2018, Sleep Med Rev. 42:3-9. Rifkin DI. et al.

2-1 Milk Collected at Night Induces Sedative and Anxiolytic-Like Effects and Augments Pentobarbital-Induced Sleeping Behavior in Mice. 2015, J Med Food. 18(11):1255-61. dela Peña IJ. et al.
2-2 Changes in structures of milk proteins upon photo-oxidation. 2007, J Agric Food Chem. 55(26):10968-76. Dalsgaard TK. et al.
2-3 Histone-deacetylase inhibition and butyrate formation: Fecal slurry incubations with apple pectin and apple juice extracts. 2008, Nutrition. 24(4):366-74. Waldecker M. et al.
2-4 Analysis of cheese for histamine, tyramine, tryptamine, histidine, tyrosine, and tryptophane. 1985, J Dairy Sci. 68(11):2840-6. Chang SF. et al.
2-5 Behaviors: Involvement of Cl Channel Activation. 2011, Evid Based Complement Alternat Med. 2011:109164. Kim JW. et al.
2-6 Walnut ( Juglans regia) Peptides Reverse Sleep Deprivation-Induced Memory Impairment in Rat via Alleviating Oxidative Stress. 2018, J Agric Food Chem. 66(40):10617-10627. Wang S. et al.
2-7 Melatonin, serotonin, and tryptamine in some egyptian food and medicinal plants. 2002,J Med Food. 5(3):153-7. Badria FA. et al.
2-8 Effect of kiwifruit consumption on sleep quality in adults with sleep problems. 2011, Asia Pac J Clin Nutr. 20(2):169-74. Lin HH. et al.
2-9 Investigation of sedative and hypnotic effects of Amygdalus communis L. extract: behavioral assessments and EEG studies on rat. 2016, J Nat Med. 70(2):190-7. Abdollahnejad F. et al.
2-10 Effect of tart cherry juice (Prunus cerasus) on melatonin levels and enhanced sleep quality. 2012, Eur J Nutr. 51(8):909-16. Howatson G. et al.
2-11 Sleep-Promoting Effects and Possible Mechanisms of Action Associated with a Standardized Rice Bran Supplement. 2017, Nutrients. 9(5). Yang H. et al.
2-12 Pharmacological Evaluation of Mentha spicata L. and Plantago major L., Medicinal Plants Used to Treat Anxiety and Insomnia in Colombian Caribbean Coast. 2018, Evid Based Complement Alternat Med. 2018:5921514. Caro DC. et al.
2-13 Sleep-prolonging effect of Coriandrum sativum hydro-alcoholic extract in mice. 2012, Nat Prod Res. 26(22):2095-8. Rakhshandeh H. et al.
2-14 Behavior and Cognitive Dysfunction in Rat: Possible Mechanism of Action of 5-HT6 Receptor Antagonist. 2016, J Med Food. 19(9):870-81. Na JR. et al.
2-15 Effect of a 12-day balneotherapy programme on pain, mood, sleep, and depression in healthy elderly people. 2015, Psychogeriatrics. 15(1):14-9. Latorre-Román PÁ. et al.
2-16 Medical treatment with thiamine, coenzyme Q, vitamins E and C, and carnitine improved obstructive sleep apnea in an adult case of Leigh disease. 2013, Sleep Breath. 17(4):1129-35. Mermigkis C. et al.
2-17 Relationships among dietary nutrients and subjective sleep, objective sleep, and napping in women. 2010, Sleep Med. 11(2):180-4. Grandner MA. et al.
2-18 Effects of Vitamin B6 (Pyridoxine) and a B Complex Preparation on Dreaming and Sleep. 2018, Percept Mot Skills. 125(3):451-462. Aspy DJ. et al.
2-19 Association between serum vitamin B12 level and frailty in older adults. 2017, North Clin Istanb. 4(1):22-28. Dokuzlar O. et al.
2-20 Restless legs syndrome and sleep disturbance during pregnancy: the role of folate and iron. 2001, J Womens Health Gend Based Med. 10(4):335-41. Lee KA. et al.
2-21 The interfaces between vitamin D, sleep and pain. 2017, J Endocrinol. 234(1):R23-R36. de Oliveira DL. et al.
2-22 Resveratrol, tryptophanum, glycine and vitamin E: a nutraceutical approach to sleep disturbance and irritability in peri- and post-menopause. 2015, Minerva Ginecol. 67(1):1-5. Parazzini F.
2-23 The effect of magnesium supplementation on primary insomnia in elderly: A double-blind placebo-controlled clinical trial. 2012, J Res Med Sci. 17(12):1161-9. Abbasi B, Kimiagar M. et al.
2-24 丹參的奇效 ,2007, 商周出版社 , ISBN:9789861248714, 陳志明
2-25 Activation and modulation of recombinantly expressed serotonin receptor type 3A by terpenes and pungent substances. 2015, Biochem Biophys Res Commun. 467(4):1090-6. Ziemba PM. et al
2-26 Effects of hawthorn seed and pulp extracts on the central nervous system. 2010, Pharm Biol. 48(8):924-31. Can OD. et al.
2-27 NHBA isolated from Gastrodia elata exerts sedative and hypnotic effects in sodium pentobarbital-treated mice. 2012, Pharmacol Biochem Behav. 102(3):450-7. Zhang Y. et al.
2-28 Neuroprotective mechanism of Lycium barbarum polysaccharides against hippocampal-dependent spatial memory deficits in a rat model of obstructive sleep apnea. 2015, PLoS One. 10(2):e0117990. Lam CS. et al.
2-29 Effects of red ginseng extract on sleeping behaviors in human volunteers. 2013, J Ethnopharmacol. 149(2):597-9. Han HJ. et.al.
2-30 Isolation of dillapiol from a chemotype of Perilla frutescens as an active principle for prolonging hexobarbital-induced sleep. 1988, Chem Pharm Bull (Tokyo). 36(8):3153-5. Honda G. et al.
2-31 Effects of rhodiola crenulata on mice hearts under severe sleep apnea. 2015, BMC Complement Altern Med. 15:198. Lai MC. et al.
2-32 Sedative and hypnotic effects of Schisandrin B through increasing GABA/Glu ratio and upregulating the expression of GABAA in mice and rats. 2018, Biomed Pharmacother. 509-516.Li N. et al.
2-33 Neuroprotective Activities of Saffron and Crocin. 2016, Adv Neurobiol. 12:275-92. Soeda S. et al.
2-34 Biphasic effects of baicalin, an active constituent of Scutellaria baicalensis Georgi, in the spontaneous sleep-wake regulation. 2011, J Ethnopharmacol. 135(2):359-68. Chang HH. et al.
2-35 Effect of crocetin from Gardenia jasminoides Ellis on sleep: a pilot study. 2010, Phytomedicine. 17(11):840-3. Kuratsune H. et al.
2-36 Evaluation of the anxiolytic and antidepressant effects of asiatic acid, a compound from Gotu kola or Centella asiatica, in the male Sprague Dawley rat. 2015,AANA J. 83(2):91-8. Ceremuga TE.et al.
2-37 Effect of a medicinal plant (Passiflora incarnata L) on sleep. 2017, Sleep Sci. 10(3):96-100. Guerrero FA. et al.
2-38 Valerian for sleep: a systematic review and meta-analysis. 2006, 119(12):1005-12. Bent S. et al.
2-39 Effects of kava-kava extract on the sleep-wake cycle in sleep-disturbed rats. 2005, Psychopharmacology (Berl). 180(3):564-9. Shinomiya K. et al.
2-40 Effects of an intervention with drinking chamomile tea on sleep quality and depression in sleep disturbed postnatal women: a randomized controlled trial. 2016, J Adv Nurs. 72(2):306-15. Chang SM. et al.
2-41 The sedative effects of hops (Humulus lupulus), a component of beer, on the activity/rest rhythm. 2012, Acta Physiol Hung. 99(2):133-9. Franco L. et al.
2-42 The effects of Melissa officinalis supplementation on depression, anxiety, stress, and sleep disorder in patients with chronic stable angina. 2018, Clin Nutr ESPEN. 26:47-52. Haybar H. et al.
2-43 Anxiolytic, sedative, and hypnotic activities of aqueous extract of Morinda citrifolia fruit. 2014, J Ayurveda Integr Med. 5(2):73-5. Kannan S.et al.
2-44 Ziziphus spinosa seeds for insomnia: A review of chemistry and psychopharmacology. 2017, Phytomedicine. 34:38-43. Shergis JL. et al.
2-45 Drug-use pattern of Chinese herbal medicines in insomnia: a 4-year survey in Taiwan. 2009, J Clin Pharm Ther.34(5):555-60. Chen LC. et.al.
2-46 Lavender for Sleep, Rest, and Pain: Evidence for Practice and Research. 2017, Clin Nurse Spec. 31(2):74-76. O'Malley PA.
2-47 Pachymic Acid Enhances Pentobarbital-Induced Sleeping Behaviors via GABAA-ergic Systems in Mice. 2014, Biomol Ther (Seoul). 22(4):314-20. Shah VK. et al.
2-48 Hypnotic effects and GABAergic mechanism of licorice (Glycyrrhiza glabra) ethanol extract and its major flavonoid constituent glabrol. 2012, Bioorg Med Chem. 20(11):3493-501. Cho S. et al.
2-49 GABAergic/serotonergic receptors in rodent models. 2018, Biomed Pharmacother. 105:167-175. Jo K. et al.
2-50 The role of the seven crude drug components in the sleep-promoting effect of Yokukansan. 2016, J Ethnopharmacol. 177:19-27. Ogawa Y. et al.
2-51 Fast onset of action and the analgesic and sedative efficacy of essential oil from Rhizoma Chuanxiong after nasal administration. 2010, Pharmazie. 65(4):296-9. Guo J. et al.
2-52 Effect of Withania somnifera on Sleep-Wake Cycle in Sleep-Disturbed Rats: Possible GABAergic Mechanism. 2008, Indian J Pharm Sci. 70(6):806-10. Kumar A. et al.
2-53 Effects of Hypericum montbretti extract on the central nervous system and involvement of GABA (A)/Benzodiazepine receptors in its pharmacological activity. 2012, Phytother Res. 26(11):1695-700. Can OD. et al.

3-1 Short Meditation Trainings Enhance Non-REM Sleep Low-Frequency Oscillations. 2016,.PLoS One. 11(2):e0148961. Dentico D. et al.
3-2 Brief Mindfulness Meditation for Depression and Anxiety Symptoms in Patients Undergoing Hemodialysis: A Pilot Feasibility Study. 2017, Clin J Am Soc Nephrol.12(12):2008-2015.
Thomas Z. et al.

3-3 Practicing the power of now: essential teachings, meditations, and exercises from the power of now. 2001,New World Library, ISBN: 978-1577311959, Eckhart Tolle
3-4 開始冥想吧，2015, 商周出版社，ISBN: 9789862727591, 寶彩有菜
3-5 Meditation-related increases in GABAB modulated cortical inhibition. 2013, Brain Stimul. 6(3):397-402. Guglietti CL. et al.
3-6 Short Meditation Trainings Enhance Non-REM Sleep Low-Frequency Oscillations.2016, PLoS One.11(2):e0148961. Dentico D. et al.
3-7 Parasternal intercostal and diaphragm function during sleep. 2016, J Appl Physiol (1985).121(1):59-65.Yokoba M. et al.
3-8 Hypoxia switches episodic breathing to singlet breathing in red-eared slider turtles (Trachemys scripta) via a tropisetron-sensitive mechanism. 2015,Respir Physiol Neurobiol, 207:48-57, Johnson SM. et al.
3-9 儒學的氣論與功夫論，2005, 國立台灣大學出版中心，ISBN 9860023816, 楊儒賓等
3-10 Effect of equipment dead space on multiple breath washout measures.2015, Respirology.20(3):459-66. Benseler A. et al.
3-11 Stretching before sleep reduces the frequency and severity of nocturnal leg cramps in older adults: a randomised trial. 2012, J Physiother.58(1):17-22. Hallegraeff JM.et al.
3-12 Science of Yoga: Understand the Anatomy and Physiology to Perfect Your Practice, 2019, DK, ISBN: 978-1465479358, Ann Swanson
3-13 Effectiveness of Back Massage on Sleep Pattern among Patients with Congestive Cardiac Failure. 2017, Iran J Nurs Midwifery Res. 22(5):359-362. Sable A. et al.
3-14 Recent advances in massage therapy--a review.2015, Eur Rev Med Pharmacol Sci. 19(20):3843-9. Liu SL.et al.
3-15 Massage for low-back pain. 2015,Cochrane Database Syst Rev. (9):CD001929. Furlan AD. et al.
3-16 Deep tissue massage: What are we talking about? 2018, J Bodyw Mov Ther. 22(2):247-251. Koren Y. et al.
3-17 Yawning responses induced by local hypoxia in the paraventricular nucleus of the rat. 2000,
Behav Brain Res. 117(1-2):119-26. Kita I. et al.
3-18 Sleep after practice reduces the attentional blink. 2015, Atten Percept Psychophys. 77(6):1945-54. Cellini N. et al.
3-19 Narrative review: Do spontaneous eye blink parameters provide a useful assessment of state drowsiness? 2019, Sleep Med Rev. 45:95-104. Cori JM. et al.
3-20 The effect of resistance exercise on sleep: A systematic review of randomized controlled trials. 2018, Sleep Med Rev. 39:52-68. Kovacevic A. et al.
3-21 Obstructive sleep apnea and energy balance regulation: A systematic review. 2017,Sleep Med Rev. 34:59-69. Shechter A.
3-22 Energy expenditure and total sleep time: effect of physical exercise. 1982, Sleep.5(2):159-68.Montgomery I. et al.
3-23 Effects of Exercise on Sleep Among Young Women With Generalized Anxiety Disorder. 2015, Ment Health Phys Act.9:59-66.Herring MP. et al.
3-24 Effects of acute morning and evening exercise on subjective and objective sleep quality in older individuals with insomnia. 2017, Sleep Med.34:200-208. Morita Y. et al.

4-1 The effects of spectral tuning of evening ambient light on melatonin suppression, alertness and sleep. 2017, Physiol Behav. 177:221-229. Rahman SA. et al.
4-2 Non-circadian signals in the intensive care unit: Point prevalence morning, noon and night. 2018, Heart Lung. 47(6):610-615. Altman MT. et al.
4-3 Effects of LED-backlit computer screen and emotional selfregulation on human melatonin production. 2013, Conf Proc IEEE Eng Med Biol Soc. 2013:1704-7. Sroykham W. et al.
4-4 Blindfolding during wakefulness causes decrease in sleep slow wave activity. 2017, Physiol Rep. 5(7). Korf EM. et al.
4-5 The effects of spectral tuning of evening ambient light on melatonin suppression, alertness and sleep. 2017, Physiol Behav.177:221-229. Rahman SA. et al.
4-6 The effect of air conditioner sound on sleep latency, duration, and efficiency in young adults. 2019, Ann Thorac Med. 14(1):69-74. Alkahtani MN. et al.
4-7 Fatigue and sleep under large summer temperature differences. 2015,Environ Res. 138:17-21.Fujii H. et al.
4-8 Effects of truss mattress upon sleep and bed climate. 1998, Appl Human Sci. 17(6):233-7. Okamoto K. et al.
4-9 A bed temperature monitoring system for assessing body movement during sleep.1988, Clin Phys Physiol Meas. 9(2):139-45.Tamura T. et al.
4-10 Effects of feet warming using bed socks on sleep quality and thermoregulatory responses in a cool environment, 2018, J Physiol Anthropol, Apr 24;37(1):13, Ko Y, Lee JY.
4-11 Particulate matter concentrations in residences: an intervention study evaluating stand-alone filters and air conditioners. 2012, Indoor Air. 22(3):235-52.Batterman S. et al.
4-12 Prolonged respiratory illness after single overnight continuous positive airway pressure humidification: endotoxin as the suspect. 2009, South Med J. 102(12):1260-2. Raymond LW. et al.
4-13 Effects of two types of ambient sound during sleep.2010, Behav Sleep Med.8(1):40-7. Montgomery-Downs HE. et al.
4-14 Earplugs, Sleep Improvement, and Delirium: A Noisy Relationship. 2016, Crit Care Med. 44(5):1022-3. Devlin JW. et al.
4-15 Sleep disturbance before and after traffic noise attenuation in an apartment building.1983, J Acoust Soc Am. 73(3):877-9. Ohrström E. et al.
4-16 Women with both sleep problems and snoring show objective impairment of sleep.2018, Sleep Med.51:80-84. Åkerstedt T. et al.
4-17 Odor cueing during slow-wave sleep benefits memory independently of low cholinergic tone.2018, Psychopharmacology (Berl). 235(1):291-299. Klinzing JG.et al.
4-18 Effect of Inhaled Lavender and Sleep Hygiene on Self-Reported Sleep Issues: A Randomized Controlled Trial. 2015, J Altern Complement Med. 21(7):430-8. Lillehei AS. et al.
4-19 Effects of Rosmarinus officinalis L. on memory performance, anxiety, depression, and sleep quality in university students: A randomized clinical trial. 2018, Complement Ther Clin Pract.30:24-28 Nematolahi P. et al.
4-20 Determination of melatonin content in traditional Thai herbal remedies used as sleeping aids. 2014, Daru.22(1):6. Padumanonda T. et al.
4-21 Comparative anticonvulsant activities of the essential oils (EOs) from Cymbopogon winterianus Jowitt and Cymbopogon citratus (DC) Stapf. in mice. 2010, Naunyn Schmiedebergs Arch Pharmacol. 381(5):415-26. Silva MR. et al.
4-22 Bergamot Essential Oil Attenuates Anxiety-Like Behaviour in Rats. 2017, Molecules. 22(4). pii: E614. Rombolà L. et al.
4-23 Preliminary findings in the treatment of obstructive sleep apnea with transtracheal oxygen.1990. Sleep. 13(2):167-74. Chauncey JB. et al.
4-24 Filters reduce the risk of bacterial transmission from contaminated heated humidifiers used with CPAP for obstructive sleep apnea. 2007, J Clin Sleep Med. 3(7):700-5. Ortolano GA. et al.
4-25 The effect of nocturia on sleep. 2011, Sleep Med Rev. 15(2):91-7. Ancoli-Israel S. et al.
4-26 Bathing before sleep in the young and in the elderly. 1999, Eur J Appl Physiol Occup Physiol. 80(2):71-5. Kanda K. et al.
4-27 Sleep on a high heat capacity mattress increases conductive body heat loss and slow wave sleep. 2018, Physiol Behav. 185:23-30. Kräuchi K. et al.
4-28 The effect of bedding system selected by manual muscle testing on sleep-related cardiovascular functions. 2013, Biomed Res Int. 2013:937986. Kuo TB. et al.
4-29 Improving the quality of sleep with an optimal pillow: a randomized, comparative study. 2014, Tohoku J Exp Med. 233(3):183-8. Jeon MY. et al.
4-30 The effects of fabric for sleepwear and bedding on sleep at ambient temperatures of 17°C and 22°C. 2016, Nat Sci Sleep. 8:121-31. Shin M. et al.
4-31 Sleep environments and sleep physiology: A review. 2018, J Therm Biol. 78:192-203 Troynikov O.et al.
4-32 Effects of feet warming using bed socks on sleep quality and thermoregulatory responses in a cool environment. Ko Y. et al.

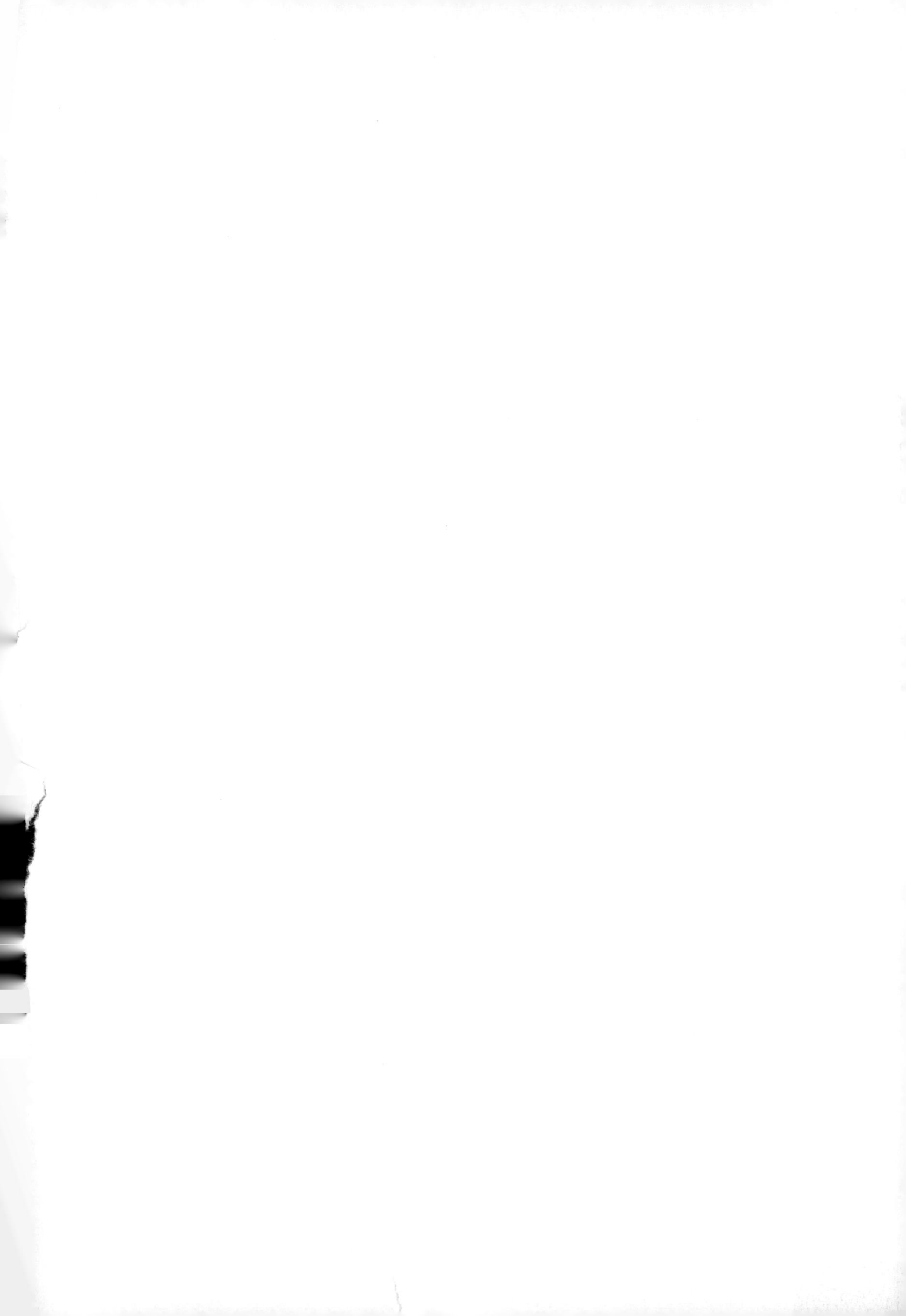

國家圖書館出版品預行編目（CIP）資料

睡眠救贖：缺氧型失眠一魚池平衡理論
/ 陳志明 作，
-- 初版，-- 台北市：顯微鏡文化，
2019.09
面； 公分. -（醫學革命系列）
ISBN 978-986-88243-6-2
（平裝）
1. 失眠 2. 缺氧 3. 睡眠障礙 4. 夢 5. 睡眠結構

醫學革命系列

**睡眠救贖：缺氧型失眠－魚池平衡理論**

作　　者／陳志明
編　　輯／陳麗卿 ● 黃聖筑
封面設計／熊柔柔
美術編輯／熊盼盼 ● 陳昱廷 ● 陳思妤
校　　稿／陳麗卿
出 版 者／顯微鏡文化事業出版社
地　　址／台北市中山區復興北路 168 號 11 樓
TEL：0908898675
作者網址／www.dr-balance.org.tw
讀者服務／dr.balance123@gmail.com
印　　刷／韋懋實業有限公司
代理經銷／白象文化事業有限公司
地　　址／台中市東區和平街 228 巷 44 號
TEL：04-22208589
FAX：04-22208505
出版日期／2019 年 9 月 初版
定　　價／400 元

**The Salvation of Sleep: Hypoxia Insonmia** --[*The Balance Fishpond Theory*]
By Dr. Balance C.M. Chen.


Published by arrangement with **Microscope Culture Publisher.**


ISBN 978-986-88243-6-2

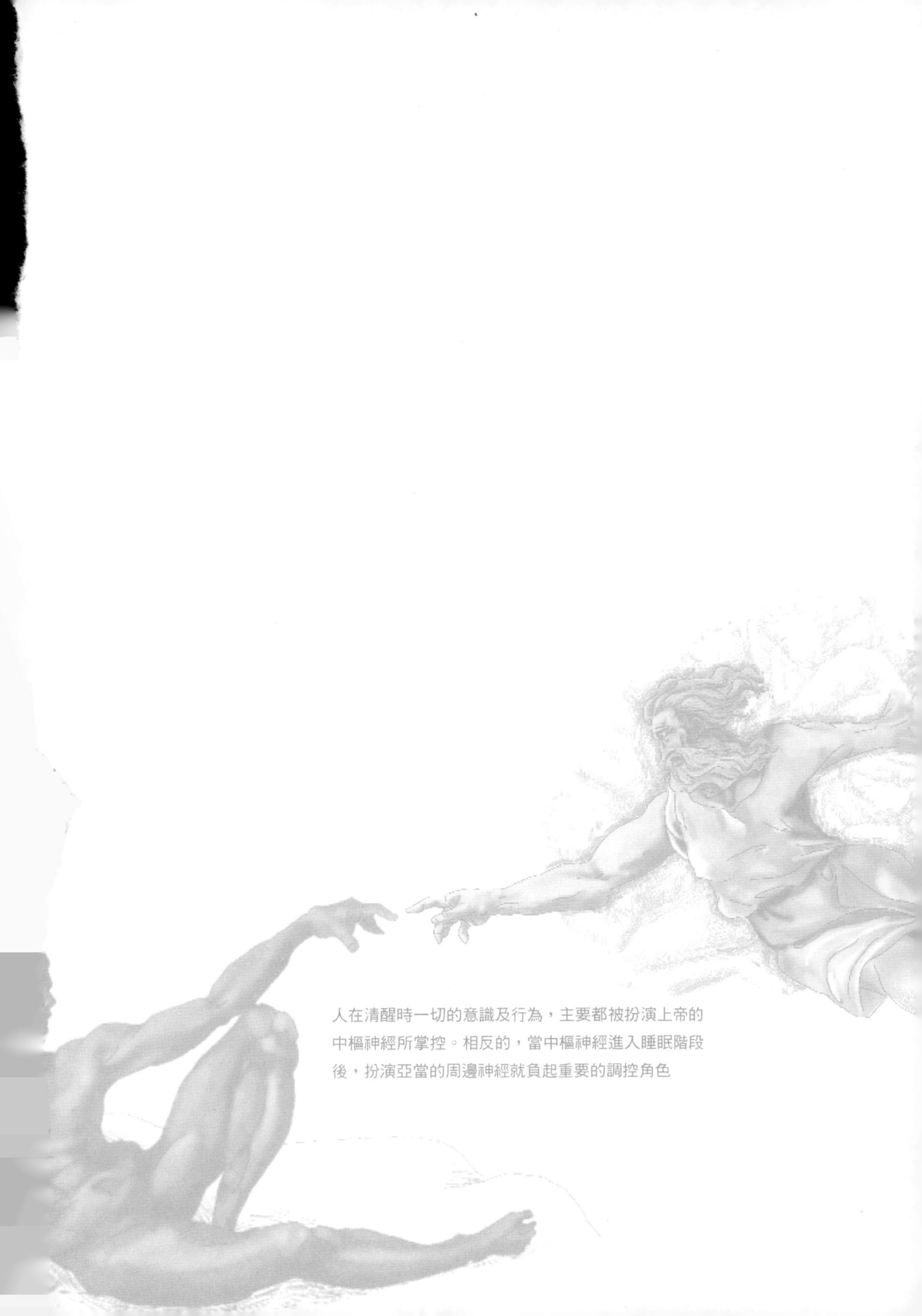

人在清醒時一切的意識及行為，主要都被扮演上帝的中樞神經所掌控。相反的，當中樞神經進入睡眠階段後，扮演亞當的周邊神經就負起重要的調控角色

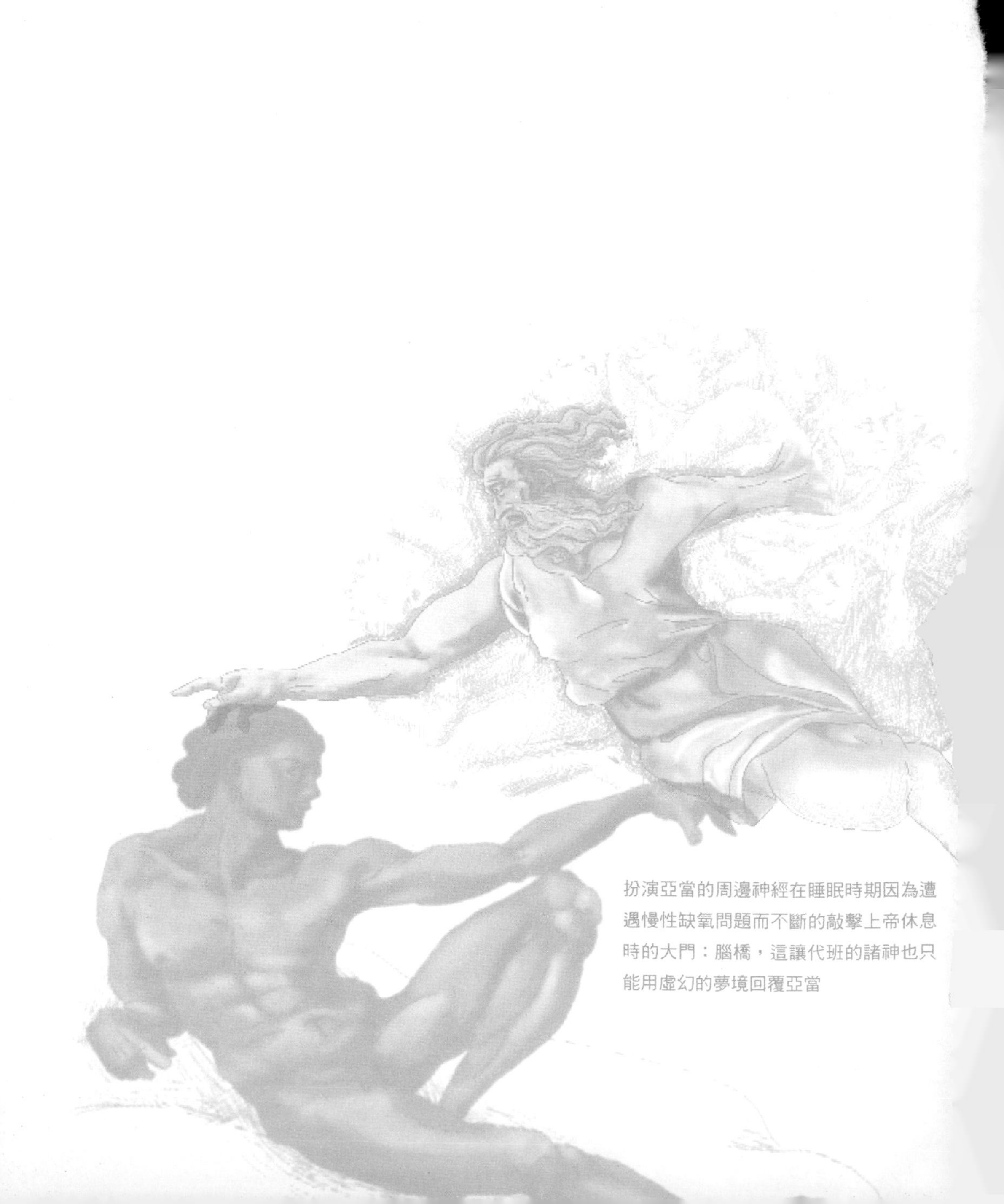

扮演亞當的周邊神經在睡眠時期因為遭遇慢性缺氧問題而不斷的敲擊上帝休息時的大門：腦橋，這讓代班的諸神也只能用虛幻的夢境回覆亞當